现代医学麻醉学

主 编　杨晓春　赵智慧　詹　锐　张春霞　董文理

XIANDAI YIXUE
MAZUIXUE

科学技术文献出版社
SCIENTIFIC AND TECHNICAL DOCUMENTATION PRESS
·北 京·

图书在版编目（CIP）数据

现代医学麻醉学 / 杨晓春等主编. — 北京 : 科学技术文献出版社, 2017.9
ISBN 978-7-5189-3353-2

Ⅰ. ①现… Ⅱ. ①杨… Ⅲ. ①麻醉学 Ⅳ. ①R614

中国版本图书馆CIP数据核字(2017)第230658号

现代医学麻醉学

策划编辑：曹沧晔　　责任编辑：曹沧晔　　责任校对：赵　瑗　　责任出版：张志平

出 版 者　科学技术文献出版社
地　　址　北京市复兴路15号　邮编 100038
编 务 部　(010) 58882938，58882087（传真）
发 行 部　(010) 58882868，58882874（传真）
邮 购 部　(010) 58882873
官方网址　www.stdp.com.cn
发 行 者　科学技术文献出版社发行
印 刷 者　大地图文快印有限公司
版　　次　2017年9月第1版　2017年9月第1次印刷
开　　本　880 × 1230　1/16
字　　数　533千
印　　张　17
书　　号　ISBN 978-7-5189-3353-2
定　　价　148.00元

前　言

麻醉是施行手术或进行诊断性检查时，为保障患者安全，创造良好的手术条件而采取的消除疼痛的各种方法，亦用于控制疼痛。近年来，随着临床医学的飞速发展，现代医疗条件和技术也不断提高，国内外临床麻醉学的发展也逐渐成熟，研究范围也日益拓宽且更加系统规范。编者们根据自身多年丰富的临床经验，并结合近年来中外临床麻醉专业领域内的最新发展，吐故纳新，倾力合著本书。

本书首先介绍了现代临床麻醉范畴、麻醉常用药物、气道控制技术、吸入全身麻醉技术、复合麻醉技术等；然后详细介绍了五官科手术麻醉、心脏手术麻醉、胸内手术麻醉、腹部外科手术麻醉等内容。全文条理清晰，图文并茂，以理论和实践原理相结合的原则，突出各种麻醉技术的实施，全面深入而讲究实用，适合麻醉科医师及其他相关人员使用。

本书编委均是高学历、高年资、精干的专业医务工作者，对各位同道的辛勤笔耕和认真校对深表感谢！鉴于本书涉及诸多专业，编写人员多，在各章内容的深度与广度上可能不太一致，且限于时间有限，书中可能存在不妥之处，望读者不吝指正，以便再版时修正。

编　者

2017 年 9 月

目　录

第一章　现代临床麻醉范畴……1
第一节　临床麻醉……1
第二节　急救与复苏……3
第三节　重症监测治疗……4
第四节　疼痛治疗与研究……8
第五节　麻醉门诊及其他任务……10
第二章　麻醉常用药物……11
第一节　临床麻醉中常见的药物相互作用……11
第二节　肌肉松弛药……15
第三节　激素类药……18
第四节　强心药……21
第五节　降血压药……23
第六节　升血压药……28
第三章　气道控制技术……33
第一节　面罩通气技术……33
第二节　气管插管技术……38
第三节　支气管插管技术……60
第四节　喉罩通气道及其临床应用……69
第五节　气管切开术和环甲膜穿刺术……75
第四章　吸入全身麻醉技术……79
第一节　吸入麻醉药的药理学基础……79
第二节　吸入麻醉技术的设备……86
第三节　吸入麻醉方式及影响因素……90
第四节　吸入麻醉的实施……91
第五节　紧闭回路吸入麻醉……94
第六节　低流量吸入麻醉技术……97
第五章　局部麻醉与神经阻滞……101
第一节　概述……101
第二节　表面麻醉……103
第三节　局部浸润麻醉……105
第四节　区域阻滞……106
第五节　静脉局部麻醉……107
第六节　神经干及神经丛阻滞……108
第七节　神经刺激仪在神经阻滞中的应用……127

第八节　超声引导在神经阻滞中的应用 …… 131
第六章　复合麻醉技术 …… 134
第一节　复合麻醉技术的分类 …… 134
第二节　复合麻醉的特点 …… 135
第三节　局部麻醉方法的复合 …… 136
第四节　局部麻醉复合全身麻醉 …… 137
第五节　吸入与静脉复合全身麻醉 …… 138
第七章　五官科手术麻醉 …… 140
第一节　眼科手术的麻醉 …… 140
第二节　耳鼻喉科手术的麻醉 …… 143
第三节　口腔颌面外科手术麻醉特点 …… 147
第四节　口腔颌面外科常见手术的麻醉 …… 149
第八章　心脏手术麻醉 …… 153
第一节　麻醉对循环系统的影响 …… 153
第二节　缺血性心脏病麻醉 …… 159
第三节　瓣膜病麻醉 …… 163
第四节　成人先天性心脏病麻醉 …… 168
第五节　主动脉手术麻醉 …… 170
第六节　缩窄性心包炎手术麻醉 …… 172
第七节　先天性心脏病麻醉 …… 174
第九章　胸内手术麻醉 …… 182
第一节　肺隔离技术 …… 182
第二节　常见胸内手术的术前准备 …… 193
第三节　常见胸内手术的麻醉 …… 198
第四节　肺部手术的麻醉 …… 202
第五节　气管手术的麻醉 …… 204
第六节　支气管镜与纵隔镜手术的麻醉 …… 208
第七节　纵隔手术的麻醉 …… 211
第八节　食管手术的麻醉 …… 214
第九节　特殊疾病的麻醉要点 …… 217
第十节　肺减容术的麻醉管理要点 …… 221
第十一节　肺移植手术的麻醉管理要点 …… 221
第十章　腹部外科手术的麻醉 …… 227
第一节　腹部疾病的病理生理 …… 227
第二节　麻醉前准备 …… 229
第三节　麻醉方法及麻醉处理 …… 230
第四节　胃肠道手术的麻醉 …… 230
第五节　肝胆胰手术麻醉 …… 232
第六节　嗜铬细胞瘤手术的麻醉 …… 241
第七节　皮质醇增多症手术的麻醉 …… 248
第八节　腹部创伤手术的麻醉 …… 250
第十一章　泌尿外科手术的麻醉 …… 254
第一节　泌尿外科手术麻醉生理与特点 …… 254

第二节　肾脏手术麻醉及并发症……………………………………………………………… 256
第三节　尿石症手术麻醉及并发症…………………………………………………………… 261
第四节　泌尿外科腹腔镜手术的麻醉………………………………………………………… 267
参考文献…………………………………………………………………………………… 269

第一章

现代临床麻醉范畴

第一节　临床麻醉

一、概述

临床麻醉的工作场所在手术室内，规模较大、条件较好的麻醉科，可在临床麻醉中建立分支学科（或称为亚科），如产科、心脏外科、脑外科、小儿外科麻醉等。临床麻醉的主要工作内容如下：

（1）为手术顺利进行提供安全、无痛、肌松、合理控制应激以及避免不愉快记忆等基本条件。

（2）提供完成手术所必需的特殊条件，如气管、支气管麻醉，控制性降压，低温，人工通气及体外循环等。

（3）对手术患者的生理功能进行全面、连续和定量的监测，并调控在预定的范围内，以维护患者的生命安全。应当指出，对患者生理功能进行监测与调控已成为临床麻醉的重要内容。这不仅涉及仪器与设备的先进性，更涉及麻醉医师的素质。

（4）预防并早期诊治各种并发症，以利术后顺利康复。

（5）向患者家属交代病情，危重疑难患者及大手术的麻醉处理必须征得家属的同意与签字后才能施行，必要时还需经院医务管理部门批准后实施。

二、麻醉前病情估计与准备

所有麻醉药和麻醉方法都可影响患者生理状态的稳定性；手术创伤和失血可使患者生理功能处于应激状态；外科疾病与并存的内科疾病又有各自不同的病理生理改变，这些因素都将造成机体生理潜能承受巨大负担。为减轻这种负担和提高手术麻醉的安全性，在手术麻醉前对全身情况和重要器官生理功能作出充分估计，并尽可能加以维护和纠正，这是外科手术治疗学中的一个重要环节，也是麻醉医师临床业务工作的主要方面。

全面的麻醉前估计和准备工作应包括以下几个方面：①全面了解患者的全身健康状况和特殊病情；②明确全身状况和器官功能存在哪些不足，麻醉前需要哪些积极准备；③明确器官疾病和特殊病情的危险所在，术中可能发生哪些并发症，需采取哪些防治措施；④估计和评定患者接受麻醉和手术的耐受力；⑤选定麻醉药、麻醉方法和麻醉前用药，拟定具体麻醉实施方案。

三、麻醉前用药

麻醉前用药（也称术前用药）是手术麻醉前的常规措施，主要目的是：①解除焦虑，充分镇静和产生遗忘；②稳定血流动力学；减少麻醉药需求量；③降低误吸胃内容物的危险程度；④提高痛阈，加强镇痛；抑制呼吸道腺体分泌；⑤防止术后恶心、呕吐。针对上述用药目的，临床上常选用五类麻醉前用药：神经安定类药；α_2 肾上腺素能激动药；抗组胺药和抗酸药；麻醉性镇痛药；抗胆碱药。

四、吸入全身麻醉

吸入全身麻醉是将麻醉气体或麻醉蒸汽吸入肺内，经肺泡进入血液循环，到达中枢神经系统而产生的全身麻醉。

吸入麻醉药在体内代谢、分解少，大部分以原型从肺排出体外，因此吸入麻醉容易控制，比较安全、有效，是现代麻醉中常用的一种方法。

五、静脉全身麻醉

将全麻药注入静脉，经血液循环作用于中枢神经系统而产生全身麻醉的方法称为静脉全身麻醉。静脉全身麻醉具有对呼吸道无刺激性，诱导迅速，苏醒较快，患者舒适，不燃烧，不爆炸和操作比较简单等优点。但静脉麻醉药多数镇痛不强，肌松差，注入后无法人工排除，一旦过量，只能依靠机体缓慢排泄，为其缺点。因此，使用前应详细了解药理性能，尤其是药代动力学改变，严格掌握用药指征和剂量，以避免发生意外。

六、气管、支气管内插管术

气管、支气管内插管术是临床麻醉中不可缺少的一项重要组成部分，是麻醉医师必须掌握的最基本操作技能，不仅广泛应用于麻醉实施，而且在危重患者呼吸循环的抢救复苏及治疗中也发挥重要作用。

七、局部麻醉

局部麻醉是指患者神志清醒，身体某一部位的感觉神经传导功能暂时被阻断，运动神经保持完好或同时又程度不同地被阻滞状态。这种阻滞应完全可逆，不产生组织损害。

常用的局部麻醉有表面麻醉、局部浸润麻醉、区域阻滞、神经传导阻滞四类。后者又可分为神经干阻滞、硬膜外阻滞及脊麻。静脉局部麻醉是局部麻醉另一种阻滞形式。

八、神经及神经丛阻滞

神经阻滞也称传导阻滞或传导麻醉，是将局麻药注射至神经干旁，暂时阻滞神经的传导功能，达到手术无痛的方法。由于神经是混合性的，不但感觉神经纤维被阻滞，运动神经纤维和交感、副交感神经纤维也同时不同程度地被阻滞。若阻滞成功，麻醉效果优于局部浸润麻醉。

九、椎管内麻醉

椎管内麻醉含蛛网膜下隙阻滞和硬膜外阻滞两种方法，后者还包括骶管阻滞。局麻药注入蛛网膜下隙主要作用于脊神经根所引起的阻滞称为蛛网膜下隙阻滞，统称为脊麻；局麻药在硬膜外间隙作用于脊神经，是感觉和交感神经完全被阻滞，运动神经部分地丧失功能，这种麻醉方法称为硬膜外阻滞。

十、针刺麻醉的方法

针麻创用以来，种类较多，按针刺部位分，有体针、耳针、头针、面针、鼻针、唇针、手针、足针及神经干针等法；按刺激条件分，有手法运针、脉冲电针、激光照射穴位、水针和按压穴位等法。临床上以体针或耳针脉冲电刺激针麻的应用最为普遍。

（杨晓春）

第二节　急救与复苏

一、急救

（一）严重心律失常

麻醉和手术期间心律失常的发生率为16%～62%不等，心脏病患者可高达60%，而非心脏病患者仅37%。重危患者和各类大手术，以及心脏病患者施行心脏或非心脏手术，严重心律失常是常见的并发症之一。因此，在麻醉手术期间及ICU中应加强心电图监测，以便迅速和正确地做出诊断，明确诱发因素，采取积极有效的防治措施，避免影响手术成功率和患者预后。

（二）急性肺水肿

急性肺水肿是指肺间质（血管外）液体积聚过多并侵入肺泡内。两肺听诊有湿性啰音，咳出泡沫样痰液，表现呼吸困难，可出现严重低氧血症。若不及时处理，后果十分严重。有许多疾病如急性左心衰竭等都能引起急性肺水肿，其发病机制不一，病理生理变化亦各异，研究和了解急性肺水肿形成的机制，将有助于肺水肿的早期诊断和预防，以便采取有效措施，使肺水肿迅速缓解。

（三）心力衰竭

心力衰竭是由多种原因引起的心功能不全综合征。因此，其治疗的关键是纠正基础病因及诱因，特别对非心脏性病因或诱因的控制是相当重要的。但是，对心力衰竭的控制也很重要，特别是急性心力衰竭，如不及时治疗，可危及患者生命。对心力衰竭治疗的基本原则是：①减轻心脏负荷，包括前负荷和后负荷。②增强心肌收缩力，使心输出量增加。③维持心肌供氧与耗氧的平衡，供氧主要取决于血液的氧合状态和冠状动脉血流，耗氧则主要与动脉压、心率、前负荷及心肌收缩性有关。

（四）急性肾衰竭

急性肾衰竭是由各种原因引起的肾功能急剧减损，导致水潴留、氮质血症、电解质及酸碱平衡紊乱等急性尿毒症的临床综合征。急性肾衰竭如能早期诊断、及时抢救和合理治疗，多数病例可逆转，是目前能得到完全恢复的重要器官功能衰竭之一。

二、复苏

在患者心跳呼吸停止时所采取的抢救措施称复苏术，抢救的目的不仅要使患者存活，而且要使患者意识恢复，此称为复苏。心肺脑复苏在临床上大致分为三个既有区别又有联系的阶段：基础生命支持→继续生命支持→长期生命支持。

（一）临床表现

心搏停止的患者表现为突然的心音和大动脉搏动消失，继而呼吸、神智消失。如不及时抢救即出现瞳孔散大、固定、肌肉软瘫、脊髓和基础防御（如咳嗽）反射消失；手术的患者则发生术野渗血停止；枕骨大孔疝的患者则首先表现为呼吸骤停。

经复苏治疗的病例，原发病不严重或初期复苏及时且有效者，呼吸功能和循环功能可逐渐恢复，原发病较重或初期复苏不及时者，循环功能即使基本稳定后，呼吸可能还未恢复或未完全恢复，心、肺、脑、肾等重要器官的病理生理状态不仅未必恢复，而且可能继续恶化。但经复苏后对这些重要器官功能进行严密的观察和必要的处理，部分患者可得以逐步康复。研究表明：4分钟内开展初期复苏，8分钟内后期复苏，患者存活率为43%；8～16分钟内开始后期复苏，存活率仅为10%；8～12分钟内开始初期复苏，16分钟后期复苏，存活率为6%。

（二）检查方法

心搏停止后，心电图可见三种情况：①心电活动消失，心电图呈直线。②室颤。③仍有生物电活动存在，但无有效机械收缩。

（三）诊断标准与诊断

A. 神智突然消失，大动脉搏动触不到。

B. 听不到心音，测不到血压。

C. 呼吸停止或呈叹息样呼吸，面色苍白或灰白。

D. 手术创面血色变紫、渗血或出血停止。

E. 瞳孔散大，无任何反射。应注意脑挫伤、颅骨骨折、颅内出血儿茶酚胺效应、安眠药中毒或使用阿托品类药物者瞳孔也会散大，应予以鉴别。

诊断：符合 A、B 与 C、D、E 即可确诊。在现场复苏时，为不延误抢救时机，据 A 即可确诊。

（四）复苏治疗效果判定标准

治愈：给予复苏治疗后，自主循环、呼吸恢复，瞳孔对光反射敏感，神志逐步清醒，智力恢复，参加正常工作。

有效：心肺复苏后遗留一定的精神行为或神经障碍，或者仅呈皮质下存活（持续的植物人状态）。

无效：心肺复苏后再度衰竭，在短期内死亡，或给予持续复苏治疗 30～60 分钟后仍无自主循环、呼吸出现者。

（五）复苏治疗原则

维持通气和换气功能；心脏按压以触及颈动脉或股动脉搏动；利用各种措施诱发心搏；维持循环功能、肾功能；维持水、电解质、酸碱平衡；贯穿始终的脑保护，防止或缓解脑水肿（和脑肿胀）的发展。

复苏可分为三个步骤：初期的通畅气道，恢复呼吸循环功能及实施脑保护；中期的药物治疗，电除颤、纠正内环境及进一步脑保护；后期的脑复苏及循环功能的维持。

（六）复苏治疗中应注意的问题

（1）一旦发现患者神智呼吸及大动脉搏动消失，应立即进行复苏，不应反复听心音或等心电图诊断而延误抢救。

（2）口对口人工呼吸的潮气量应为正常呼吸时的 2～3 倍，形成过度通气，以弥补吹入气氧含量低、二氧化碳含量高的缺陷。

（3）心包填塞、张力性气胸、新鲜肋骨骨折及心瓣膜置换术后的患者不应采用胸外心脏按压，宜开胸胸内挤压。老年人骨质较脆，胸廓缺乏弹性，易发生肋骨骨折，胸外心脏按压时应加倍小心。

（4）电除颤失败时，不宜无限制地增加电能，应纠正其他因素，如心肌缺血、血钾过低、心脏温度过低、高碳酸血症等。

（5）脑复苏中不应用硫喷妥钠，因此药虽可抑制惊厥，但负荷量的硫喷妥钠有明显的负性肌力作用及负性血流动力学作用。

（6）应用甘露醇要防止过度，使血容量不足、血液黏度增加、脑血流减少和电解质紊乱。

（杨晓春）

第三节　重症监测治疗

ICU 是在麻醉后恢复室（postanesthesia recovery room，PARR）的基础上发展起来的，真正具有现代规范的 ICU 建立于 1958 年美国 Baltimore City Hospital，属麻醉科管辖。ICU 在英国改名为 ITU（intensive therapy unit）。中文的意思是将患者集中加强监测治疗的单位。因此，国内有些单位称之为“加强医疗病房”，中华医学会麻醉学会则建议称为“重症监测治疗病房”。ICU 的特点有以下几方面：①是医院中对危重患者集中管理的场所。②具有一支对危重病症进行紧急急救与诊治的医师、护士队伍。③配备有先进的监测技术，能进行连续、定量的监测，可为临床诊治提供及时、准确的依据。④具有先进的治疗技术，对重要脏器功能衰竭可进行有效、持久的治疗。ICU 的宗旨是对危重患者提供高水准的医疗护理服务，最大限度地抢救患者。其主要任务是对危重患者进行抢救和实施监测治疗。通过精心地观察护理，对患者内环境及各重要脏器功能的全面监测和及时有效的治疗，从而减少并发症的发生率，降低病死率和提高抢救成功率和治愈率。ICU 的建立促进了危重病医学的崛起。

一、体制

综合来讲，ICU 的建制大致可分为专科 ICU、综合 ICU 和部分综合 ICU 三种形式。

（一）专科 ICU

专科 ICU 是各专科将本专业范围内的危重患者进行集中管理的加强监测治疗病房。例如，心血管内科的 CCU（cardiac care unit），呼吸内科的 RCU（respiratory care unit），儿科的 NCU（neonatal care unit），心胸外科的 TCU（thoracic care unit）等，此外烧伤科、神经科、脏器移植等都可设立自己的 ICU。不同专科的 ICU 有各自的收治范围和治疗特点，留住的时间等方面也不尽相同。专科 ICU 由专科负责管理，通常指派一名高年资的专科医师固定或定时轮转全面负责。专科 ICU 的特点与优势是对患者的原发病、专科处理、病情演变等从理论到实践均有较高的水平或造诣，实际上是专科处理在高水平上的延续。但其不足之处是对专科以外的诊治经验与能力相对不足，因而遇有紧急、危重情况，常需约请其他专科医师协同处理，如气管切开、气管插管、呼吸器治疗、血液透析等。麻醉科是最常被约请协助处理的科室之一。此外，建设 ICU 需要投入大量的财力、物力。因此，即使在经济相当发达国家的医院中，至今仍是根据各医院的优势即重点专科建立相应的专科 ICU。

（二）综合 ICU

是在专科 ICU 的基础上逐渐发展起来的跨科室的全院性综合监护病房（general ICU 或 multi－disciplinary ICU），以处理多学科危重病症为工作内容。综合 ICU 归属医院直接领导而成为医院中一个独立科室；也可由医院中的某一科室管辖，如麻醉科、内科或外科。综合 ICU 应由有专职医师管理，即从事于危重病医学的专科医师。这样的专职医师需要接受专门的培训和学习，取得资格才能胜任。在 GICU，专职医师全面负责 ICU 的日常工作，包括患者的转入转出，全面监测，治疗方案的制订和监督协助执行。以及与各专科医师的联络和协调等。原专科的床位医师每天应定期查房，负责专科处理。

综合 ICU 的特点与优势是克服了专科分割的缺陷，体现了医学的整体观念，也符合危重病发展的“共同通路”特点，其结果必然是有利于提高抢救成功率与医疗质量。但是，另一方面的难度是，要求一个 ICU 专职医师，对医学领域中如此众多的专科患者的专科特点均能有较深入、全面的了解是相当困难的，因而在这种 ICU 中，与专科医师的结合十分重要。

（三）部分综合 ICU

鉴于上述两种形式的优缺点，部分综合 ICU 的建立有利于扬长避短，部分综合 ICU 系指由多个邻近专科联合建立 ICU，较典型的例子是外科 ICU 或麻醉科 ICU（或麻醉后 ICU，PAICU）。两者主要收治外科各专科的术后危重患者，这些患者除了专科特点，有其外科手术后的共性。因此，综合性 ICU 的成立不应排斥专科 ICU 的建立，特别是术后综合 ICU 的建立具有重要价值，也是现代麻醉学的重要组成部分，本章将以此为重点进行介绍。

二、建设

（一）病房与床位要求

PAICU 的位置应与麻醉科、手术室相靠近，专科 ICU 则设置在专科病区内，在有条件的医院内所有的 ICU 应在同一个区域里，共同组成医院的危重病区域。ICU 病床设置一般按医院总床位数的 1%～2%。每张危重病床应有 15～18m^2 的面积；除此以外，还要有相同面积的支持区域，作为实验室、办公室、中心监测站、值班室、导管室、家属接待室、设备室、被服净物和污物处理室等。病房应是开放式，一般一大间放置 6～8 张床位，每张床位之间可安置可移动隔挡，另设一定数量的单人间，病房内设有护士站，稍高出地面，可看到所有病床，中心护士站应设有通讯联络设备和控制室内温度、光线和通气以及管理控制药物柜的操纵装置。每个床位至少要有 8～10 个 10～13 安培的电源插座，分布于床位的两边。电源最好来自不同的线路，在一旦发生故障时更换插座仍可使用。所有电源应与自动转换装置连接，电源中断时可自动启用备用系统。每个床位至少要两个氧气头，两个吸引器头，还要有压缩空气、笑气与氧的等量混合气体。

（二）仪器配备

ICU 需购置许多贵重仪器，选择仪器应根据 ICU 的任务，财力及工作人员的情况而定，一般仪器设备包括以下三方面：监测和专项治疗仪器设备；诊断仪器设备；护理设备。

（三）建立科学管理

ICU 的医护人员除执行卫生部颁发的有关医院各级人员职责，为了保证工作有秩序地进行，还需要建立和健全自身的各项制度，包括：早会制度、交接班制度、患者出入室制度、抢救工作制度、保护性医疗制度、死亡讨论制度、医疗差错事故报告制度、会诊制度、护理查房制度、药品管理制度、医嘱查对制度、用药查对制度、输血查对制度、仪器保管使用制度、消毒隔离制度、病区清洁卫生制度、财物管理制度、学习进修制度以及家属探视制度。同时还需要建立健全各种常规，包括体外循环术后监护常规、休克监护常规、呼吸器支持呼吸监护常规、气管造口护理常规、各种导管引流管护理常规和基础护理常规等。

三、人员配备

ICU 中专职医师的人数视病房的规模和工作量需求而定。不同形式的 ICU 应有所区别，医师与床位的比例一般为 0.5～1.0。ICU 设主任一名（专科 ICU 可由专科主任兼任），主治医师、住院医师按床位数决定。如隶属于麻醉科等一级科室（如内科、外科、急诊科等）管理，则低年资主治医师和住院医师可轮转，高年资主治医师应相对固定，ICU 主任可由一级科室的副主任兼任。ICU 的护士是固定的。不论何种 ICU，均应设专职护士长 1～2 名，护士人数根据对护理量的计算而确定，一般与床位的比例为 3.0 ∶ 1。护理量根据患者轻重程度一般分为以下四类。

第Ⅰ类：病危，此类患者至少有一个脏器发生功能衰竭随时有生命危险，每日护理量在 24 小时甚至更多，即患者床边不能离开人。第Ⅱ类：病重，主要是术后高危、病情较重，有脏器功能不全或随时有可能发展成为衰竭的患者，每日护理工作量在 8～16 小时，即每 24 小时至少有 1～2 个护士在床边监护。第Ⅲ类：一般，每日护理量在 4～8 小时。第Ⅳ类：自理，每日护理量在 4 小时以下。在以上各类患者中 ICU 只收治第Ⅰ、Ⅱ类患者，根据各医院 ICU 收治患者的特点计算所需护士人数，计算方法是：以每个患者每周所需护理工作时间，病房每周所需总护理小时数，除以一个护士每周可能提供的工作时间数按 40 小时计算，得出所需护士人数。这样的计算结果，加上周末、节假日等，一般 ICU 的床位与护士之比如前所述约为 1 ∶ 3.0。

除医师、护士外，ICU 还需要多种专门人才，如呼吸治疗师、管理仪器设备的医学工程师、放射科诊断医师和技术员。营养治疗师、院内感染管理人员、药剂师、实验室技术员、计算机工作人员、护理员、清洁工等。

四、收治对象

ICU 的收治对象来自各临床科室的危重患者如呼吸、循环等重要脏器和代谢有严重功能不全或可能发生急性功能衰竭随时可能有生命危险的患者。在 ICU 收治患者的选择上要明确以下两点：①患者是否有危重病存在或有潜在的危重病或严重的生理扰乱。②患者的危重程度和严重生理紊乱经积极处理后是否有获得成功的可能。

五、日常工作内容

（一）监测

包括呼吸、心血管、氧传递、水电解质和酸碱平衡，血液学和凝血机制、代谢、肝肾功能、胃肠道、神经系统和免疫与感染等。对不同病种的监测应有不同的侧重。

（二）治疗

ICU 治疗的重点是脏器功能支持和原发病控制，有以下几个特点。

1. 加强与集中　加强指对患者的监测、治疗等各方面都要强而有力。集中就是集中采用各种可能得到的最先进医疗监测和治疗手段，各专科的诊疗技术和现代医学最新医疗思想和医学工程最新成果。危重患者的病情有自然恶化的趋势，也有好转的可能，只有经过早期强而有力的治疗，才可能阻断恶化的趋势而争取好的可能。

2. 共同特点　病程的危重期，不论原发病来自哪里，患者都可能表现出许多共同特点，称为各种疾病危重期发展的共同道路。这时的患者不但表现各单个脏器的功能障碍，而且还突出地表现为脏器功能间的相互不平衡，表现为互相联系、互相影响和互为因果。因此对多脏器功能的全面支持成为临床上突出的工作内容。这种支持涉及各专科的医疗技术的运用，但不是它们的简单相加，而是要特别注意各脏器功能支持的平衡协调，阻断恶性循环，使患者转危为安，应当指出的是所有的治疗措施都可能会影响机体的平衡，越是强有力的治疗措施对平衡的影响也越大。患者的病情如仍集中在某一个脏器，则在支持这个脏器的基础上兼及其他脏器功能，就抓住了恢复平衡的大方向。如果患者的主要问题已突破了某一脏器的范围，而以多脏器功能损害为临床突出表现时，脏器支持的均衡性就成为十分突出的问题。

3. 整体观念　近代医学的进步使分科越来越细，有利于专科治疗成功率的提高，也带来了完整整体被分割的弊端。ICU 的患者其疾病涉及多个脏器，问题就复杂起来，对各个脏器的治疗原则可能是相互矛盾的。这就要求我们的治疗从整体的观念出发，注意各项脏器支持的相互协调。

4. 确定治疗的先后缓急　根据病情轻重缓急，拟订治疗方案，明确哪些病情需要紧急处理，哪些需要稍次之，在病情的发展中，当一个主要的紧急的问题获得缓解或解决，另一个问题可能会上升为主要矛盾，因此对病情作出动态估计并识别特定病变的病理生理影响在治疗中十分重要，也需有相当的经验和较高的临床判断力。

5. 区分和监测原发性治疗和继发性治疗　原发性治疗指针对原发疾病的处理措施，继发性治疗则对受继发影响的其他生命器官和系统，旨在对这些器官功能进行保护。两者在治疗上是既有紧密联系而又有区别的。

6. 区分支持治疗和替代治疗　支持治疗是针对重要器官系统发生严重功能不全，但尚属可逆性病变，旨在努力恢复重要器官系统自身功能的支持措施。若病变不可逆，重要器官系统功能达到不可恢复的程度，需用替代治疗。两种治疗在一定条件下可以互相转化。

六、与一般治疗病室的关系

（1）危重患者转到 ICU 后，ICU 医师应和原病房医师保持联系，使患者不但得到 ICU 的严密监测和积极治疗，同时也得到原病房医师的治疗意见。

（2）有关治疗的重要医嘱及患者转回原病房的决定，应在每日晨间查房或在急诊时与原病房医师共同商定。

（3）原病房医师每日应定期查房，并提出处理意见，非查房期间，原病房医师需更改医嘱时，应征求值班医师的意见，商讨决定。

（4）除执行会诊商定的医嘱外，ICU 值班医师在病情变化时有权作紧急处理。

（杨晓春）

第四节　疼痛治疗与研究

一、疼痛诊断的思维方法

临床镇痛的根本目的是消除患者的疼痛，解除患者的疾苦。而有效的疼痛治疗必须建立在明确诊断的基础之上，即对疼痛的来源有一个准确的判断。

疼痛是一个主观感觉，目前人们对疼痛的诊断也主要是根据这种主观感觉来进行。

因此，医生必须将收集的全部临床资料（主要来自三个方面，即病史采集、体格检查及辅助检查）进行分析，去粗取精，去伪存真，弄清它们之间的关系。这样，就需要一个适合疼痛诊断特点的思考方法，并且始终贯穿于诊断的全过程中。

在疼痛诊断时首先应明确以下五个方面：

1. 明确病变的原因和性质　即明确引起疼痛的病变是属于损伤、炎症、畸形、肿瘤，对肿瘤还要分清是良性的还是恶性的；炎症要分清是感染（一般、特殊）性的还是无菌性的；损伤要分清是急性外伤还是慢性劳损；畸形属于哪一种。明确病变的性质非常重要。除直接关系疼痛治疗的效果外，还可避免一些医疗意外和纠纷的发生。

2. 明确病变的组织或器官　即明确病变存在于哪个系统，哪个脏器。如软组织、骨关节、神经系统或内脏器官等。在软组织中还要明确是在肌肉、筋膜、韧带或滑囊等。

3. 明确病变的部位和深浅　病变部位是指病变在皮肤表面的投影，深浅是指病变的组织层次。只有对病变作准确地平面定位和立体定位，才能使治疗措施（包括药物）真正在病变局部和病变组织发挥作用，取得好的疗效：

4. 明确病程的急缓　发病的急缓，病程的长短，对治疗方法的选择有密切关系。如急性腰扭伤引起的后关节半脱位、滑膜嵌顿，用手法矫治可收到立竿见影的效果。但若已形成慢性病变，则需行神经阻滞、理疗和针刀等疗法。

5. 明确患者体质、重要生命器官的功能　疼痛的诊断，始终是围绕临床镇痛的根本目的而进行的。疼痛治疗的一些主要方法如神经阻滞疗法，有一定的危险性。因此，在疼痛的诊断过程中，应始终强调对全身状态即患者体质和重要生命器官功能的判定。年老、体弱、合并重要生命器官功能低下的患者，对阻滞疗法的耐受性差，应严格掌握适应证，控制麻醉药的用量。

在明确了以上五个方面的问题之后，就可以有针对性地选择一些治疗方法，在保证患者安全的前提下，争取最好的治疗效果，从而也就达到了诊断的根本目的。

二、疼痛的分类

由于疼痛涉及临床各个科室，而且千差万别，往往是同症异病或同病异症。许多疼痛既是一组典型的综合征，又是某些疾病的一组症状，况且疼痛又随着疾病的过程而千变万化，所以疼痛的分类至今尚难统一标准。许多学者多依其论著的主要论点而列及题类。近年，国际头痛学会和头痛分类委员会编著了头、颈、面疼痛的分类和诊断标准，虽具有一定的权威性，但作为统一的分类标准尚需实践的反馈。

三、疼痛治疗的方法

疼痛治疗的目的主要是通过消除或减轻疼痛的感觉和反应，改善血液循环，特别是局部小血管功能和微血管循环，解除骨骼肌或平滑肌痉挛，松解局部挛缩组织，改善神经营养，恢复正常神经功能，改善全身或主要脏器的功能状态，进行精神心理性治疗。

（一）药物治疗

1. 麻醉性镇痛药　最多用药为阿片类如吗啡及哌替啶、芬太尼等药，均有良好的镇痛作用，常用于急性剧烈疼痛，有成瘾性，因此应用受到限制。

2. 解热镇痛药 有水杨酸盐类（如阿司匹林），吡唆酮类（如氨基比林等），有解热消炎镇痛作用，对中等度急慢性疼痛有效，如肌肉痛、关节痛、头痛及风湿性疼痛效果较好，这些药物无成瘾性，但可出现胃肠反应等副作用。

3. 安定药 如地西泮、氯丙嗪等药，有抗焦虑、遗忘和镇静作用，和镇痛药合并应用可增强镇痛效果。

（二）神经阻滞

神经阻滞是疼痛治疗广泛应用的一种方法。通过神经阻滞可以达到治疗和诊断的目的，其治疗作用有阻断疼痛的神经传导通路，阻断由于疼痛引起的恶性循环，如解除由于疼痛刺激引起的血管收缩和肌肉痉挛而导致局部缺血、缺氧，进一步使疼痛加重的恶性循环；预防胸腹部手术后由于疼痛患者不敢咳嗽，而引起的肺部并发症；鉴别产生疼痛病变的部位，判断某些治疗措施的效果等。

1. 常用的药物 具体如下。

（1）局麻药：常用的有普鲁卡因、利多卡因和布比卡因等。普鲁卡因一般用1%～2%浓度，一次量10～30mL，适用于浅层组织神经阻滞；利多卡因发挥作用快，组织穿透性好，弥散范围广，一般采用0.5%～1%浓度10～15mL；布比卡因作用时间长达2～4小时，适于作疼痛治疗神经阻滞，用0.25%～0.5%浓度一次量10～20mL。

（2）肾上腺皮质激素：具有明显抗炎减轻炎症反应作用，一般用于慢性炎症性疼痛，常用药物有醋酸可的松、泼尼松龙、地塞米松等药物，常用混悬液针剂进行局部组织、关节腔内或硬脊膜外腔注射，每次剂量0.5～1mL，每周1次，2～3次为一疗程，与局麻药混合注射。高血压、糖尿病、溃疡病和急性化脓性炎症忌用。

（3）维生素：适用于周围神经炎、多发性神经炎等症引起的疼痛，常与局麻药、肾上腺皮质激素药合并应用，一般常用维生素 B_6 10～25mg，维生素 B_{12} 0.5～1.0mg，其疗效如何，尚需深入观察了解。

（4）神经破坏药：注射后主要使神经纤维产生变性，破坏对疼痛的传导，同时也可以引起神经感觉运动功能障碍，只应用于采用一般神经阻滞效果不佳的患者，常用的药物有10%～20%生理盐水，95%以上酒精或5%～10%酚甘油，行周围神经阻滞、蛛网膜下隙或硬膜外腔阻滞，临床均应严格应用指征。

2. 神经阻滞方法 根据不同的病情部位，采用不同的神经阻滞。

（1）脑神经阻滞：如头面部三叉神经阻滞、面神经阻滞等。

（2）脊神经阻滞：如枕部神经阻滞、颈丛及臂丛神经阻滞、肩胛上神经阻滞、肋间神经阻滞、椎旁神经阻滞、坐骨神经阻滞、腓神经阻滞等。

（3）椎管内神经阻滞：如蛛网膜下隙阻滞、硬膜外腔阻滞、骶管神经阻滞等。

（4）交感神经阻滞：如星状神经节阻滞、腹腔神经节阻滞、胸部腰部交感神经节阻滞等。

（5）局部神经阻滞：一般在患处找出压痛点，行局部神经阻滞。还有胸膜间镇痛用于术后镇痛。

（三）物理疗法

包括各种物理因素如冷、热、光、电、超声、振荡等物理治疗方法。

（四）外科手术

如三叉神经切断术、经皮脊髓束切断术，经鼻垂体破坏术、丘脑切除术等神经外科手术。

（五）精神心理疗法

如催眠术、松弛术、生物反馈疗法、行为疗法等。

（杨晓春）

第五节　麻醉门诊及其他任务

一、麻醉科门诊

麻醉科门诊的主要工作范围：

1. 麻醉前检查与准备　为缩短住院周期，保证麻醉前充分准备，凡拟接受择期手术的患者，在入院前应由麻醉医师在门诊按麻醉要求进行必要的检查与准备，然后将检查结果、准备情况、病情估计及麻醉处理意见等填表送到麻醉科病房。这样一来，患者入院后即可安排手术，缩短住院日期，可避免因麻醉前检查不全面而延期手术，麻醉前准备比较充裕，而且在患者入院前麻醉医师已能充分了解到病情及麻醉处理的难度，便于恰当的安排麻醉工作。

2. 出院患者的麻醉后随访　尤其是并发症的诊断与治疗由麻醉医师亲自诊治是十分必要的，因为某些并发症（如腰麻后头痛）由神经内科或其他科室诊治而疗效不够理想，而在麻醉医师不在场的情况下，把大量责任归咎于麻醉医师，也是对医疗及患者不负责任的表现。

3. 接受麻醉前会诊或咨询　如遇特殊病例，手术科室应提前请求会诊，负责麻醉医师应全面了解患者的疾病诊断，拟行手术步骤及要求，患者的全身状况，包括体检和实验室检查结果及主要治疗过程，麻醉史，药物过敏史，以及其他特殊情况等，从而估价患者对手术和麻醉的耐受力；讨论并选定麻醉方法，制订麻醉方案；讨论麻醉中可能发生的问题及相应的处理措施，如发现术前准备不足，应向手术医师建议需补充的术前准备和商讨最佳手术时机。麻醉科也应提前讨论并做必要的术前准备。

4. 麻醉治疗　凡利用麻醉学的理论与技术（包括氧疗及各种慢性肺部疾患患者的辅助呼吸治疗）进行的各种治疗可称麻醉治疗，麻醉治疗是麻醉科门诊的重要内容。

二、麻醉恢复室

麻醉恢复室是手术结束后继续观测病情，预防麻醉后近期并发症，保障患者安全，提高医疗质量的重要场所。此外，可缩短患者在手术室停留时间，提高手术台利用率。床位数与手术台比例约为1 ：1.5~1 ：2。麻醉恢复室是临床麻醉工作的一部分，在麻醉医师主持指导下由麻醉护士进行管理。

（1）凡麻醉结束后尚未清醒（含嗜睡），或虽已基本清醒但肌张力恢复不满意的患者均应进入麻醉恢复室。

（2）麻醉恢复室收治的患者应与ICU收治的患者各有侧重并互相衔接。

（3）麻醉恢复室应配备专业护士，协助麻醉医师负责病情监测与诊治，护士与床位的比例为1 ：2~1 ：3，麻醉医师与床位的比例为1 ：3~1 ：4。

（4）待患者清醒、生命及（或）重要器官功能稳定即可由麻醉恢复室送回病房，但麻醉后访视仍应有原麻醉者负责。

（5）凡遇到患者苏醒意外延长，或呼吸循环等功能不稳定者应及时送入ICU，以免延误病情。

三、麻醉学研究室或实验室

麻醉科实验室一般可附属在麻醉科内。为了科研工作的需要可成立研究室，成立研究室时必须具备以下条件：①要有学术水平较高、治学严谨，具有副教授以上职称的学科或学术带头人；②形成相对稳定的研究方向并有相应的研究课题或经费；③配备有开展研究所必需的专职实验室人员编制及仪器设备；④初步形成一支结构合理的人才梯队。

（杨晓春）

第二章

麻醉常用药物

第一节　临床麻醉中常见的药物相互作用

麻醉期间的药物相互作用包括了术前、术中和术后治疗用药与麻醉用药间的相互作用及麻醉中各种麻醉药之间的相互作用。

一、抗高血压药与麻醉

这类药物种类多，作用机制各不相同。利血平等萝芙木制剂主要是使儿茶酚胺储存耗竭，用药后在麻醉过程中可能发生严重低血压和心动过缓，因此，20 世纪 60 年代曾主张术前用过利舍平或其他耗竭儿茶酚胺药物的患者，应停药 2 周再施行麻醉和手术。但后来的研究确认麻醉过程中血压下降，主要应考虑高血压患者的病理生理变化，由于动脉粥样硬化的存在，心血管调节功能差，而并非完全由于抗高血压药与全麻药之间的相互作用所致。相反，接受抗高血压药物治疗的患者，如术前停用降压药，易出现血压反跳，急剧升高，甚至有引起心肌梗死、心力衰竭、脑血管意外等潜在的危险，且处理上远较低血压处理困难。所以，近年来意见已接近一致，即认为抗高血压药应继续用至术前。在麻醉处理上，应按高血压患者的要求。一旦出现血压下降，应及早用血管活性药，一般宜采用去氧肾上腺素或甲氧明。

利血平和 α 甲基多巴可耗竭中枢神经系统储存的儿茶酚胺引起中枢神经系统抑制，降低氟烷的 MAC。可乐定（clonidine）可激活中枢节前 α_2 受体，抑制去甲肾上腺素释放，显著增加吸入麻醉药氟烷的麻醉效能。

二、β 受体阻滞药与麻醉

β 受体阻滞药常用于治疗高血压、心绞痛和心律失常。虽然吸入麻醉药与 β 受体阻滞药都有负性心变力作用，因而在抑制心肌收缩力方面呈现协同作用，并可加重血压降低和心率减慢，但也因此降低心肌需氧量，所以，只要给予适当监测和治疗仍然可以保证患者安全。对术前长期应用 β 受体阻滞药治疗高血压或冠心病者，如果术前突然停药，可能会使病情恶化，围手术期高血压和心肌梗死的发生率增加，因而主张持续应用到手术当天。在这种情况下，应适当掌握吸入麻醉药的用量，并应加强对血流动力学的监测。

β 受体阻滞药可减少肝血流，抑制肝脏的氧化代谢，影响多种药物的代谢。布比卡因和利多卡因的清除率均被降低，多次给药时可能发生蓄积甚至达到毒性浓度。另外，β 受体阻滞药也会拮抗氨茶碱和其他 β_2 受体激动药的扩张支气管作用。

三、抗心律失常药与麻醉

奎尼丁、利多卡因和普鲁卡因能阻滞神经肌肉传导，增强去极化和非去极化肌松药的作用。用利多卡因治疗的心律失常患者，其肌松药的残余作用可能增强。奎尼丁能从蛋白结合部位置换地高辛，增加其血浆浓度。

利多卡因与70% N_2O 合用时能产生镇静甚至意识消失的作用。有时气管插管时用利多卡因防治“呛咳”反应的方法可能会加深麻醉并使苏醒延迟。

氟烷有时出现干扰房室传导的作用，这时如出现传导异常引起的心律失常，应用利多卡因和苯妥英钠时可使抑制更明显。因此，氟烷麻醉时发生心律失常用利多卡因治疗可能无效。

四、强心苷与麻醉

用强心苷治疗的患者，阿托品常作为术前用药，以防止由于应用胆碱能药、抗胆碱酯酶药以及迷走神经兴奋而产生的心律失常。硫喷妥钠对心肌有抑制作用，降低心排血量，因而有对抗强心苷作用。氟哌利多有 α 肾上腺素能阻断作用、对抗心律失常和稳定自主神经系统作用，可用于应用强心苷的患者。地西泮虽可提高心室的应激阈和加强利多卡因抗心律失常效能，但对洋地黄化患者所引起的室性心动过速则无效。在洋地黄化患者，应用地西泮后个别有出现心室颤动的报道。氯胺酮具有拟交感神经兴奋作用，可减低心脏对强心苷的耐受性，因此不宜与强心苷并用。乙醚、甲氧氟烷、氟烷均可降低强心苷对心脏的毒性。又因氟烷可延长房室传导系统的不应期而使传导性变慢，故在房室传导障碍或洋地黄化的患者，使用氟烷麻醉时应格外小心。

琥珀胆碱用于洋地黄化患者，容易引起室性心律失常。而筒箭毒碱可使这些心律失常消失。接受强心苷治疗的患者，应用泮库溴铵及加拉碘铵，可发生窦性心动过速，后者还可能发生室性心律失常，因为这两种药物有直接或间接的拟交感神经作用，导致循环中儿茶酚胺含量增加，增加对强心苷的敏感性，易引起心律失常。

低钾血症可诱发洋地黄中毒，凡可降低血清钾的药物和措施都可降低对强心苷的耐受性，因此，使用强心苷的患者麻醉中应用呋塞米（呋喃苯胺酸）等利尿药和羟丁酸钠时应引起警惕。过度通气所致的呼吸性碱中毒也可使血清钾降低，对洋地黄化的患者也可诱发心律失常，所以，对洋地黄化的患者麻醉期间应避免不适当的过度通气而致的呼吸性碱中毒。高钙血症能加剧强心苷毒性，引起严重的心律失常，故大量或快速输血后使用钙剂应慎重。

五、单胺氧化酶抑制药与麻醉

单胺氧化酶抑制药（MAOI）包括苯乙肼、异唑肼（闷可乐）、苯丙胺等，是治疗精神抑郁症或高血压的药。其主要药理作用是抑制体内单胺氧化酶，从而使多巴胺、5－羟色胺、去甲肾上腺素等在组织中积聚。这一药理作用可持续数周，在此期间因多种酶受到干扰，所以，单胺氧化酶抑制药与其他药物合用可产生不良反应，给接受单胺氧化酶抑制药治疗的患者注射治疗剂量哌替啶等麻醉性镇痛药，可引起循环虚脱和长时间昏迷，甚至死亡；单胺氧化酶抑制药使巴比妥类药作用延长，并可以与吩噻嗪类药相互作用，引起锥体外系反应和高血压；接受单胺氧化酶抑制药的患者对升压药又极为敏感，可引起高血压危象、脑出血，甚至死亡。故主张在术前至少停用2周，即使停药2～3周后，仍可能发生危险，麻醉时仍须慎重处理。麻醉前用药禁止用哌替啶等麻醉性镇痛药和吩噻嗪类药，可用阿托品和东莨菪碱。局麻药中不能加肾上腺素，脊椎麻醉和硬膜外阻滞最好不用，以免用升压药时发生危险。全身麻醉可选用恩氟烷、异氟烷、七氟烷，静脉硫喷妥钠剂量应减少，肌松药无禁忌。

一旦发生意外，应按以下措施处理：如应用麻醉性镇痛药后发生循环虚脱，可静脉注射氢化可的松，首次剂量至少100mg，每隔10～15分钟重复注射，同时静脉输平衡盐液或羟己基淀粉、琥珀明胶或尿联明胶250～500mL，直至循环稳定为止。如对升压药引起高血压反应，可静脉注射酚妥拉明5～10mg，必要时重复注射，直至症状消失。如有心动过速，静脉注射 β 受体阻滞药普萘洛尔，一次1～2mg，必要时10～15分钟后重复注射。

六、肾上腺素与麻醉

卤族吸入麻醉药对心脏有“促敏”作用，增加心肌对儿茶酚胺的致心律失常反应的敏感性。肾上腺素引起50%的患者出现室颤的剂量（ED_{50}）在氟烷、异氟烷和恩氟烷麻醉时分别是（2.11±1.5）

μg/kg、(6.72±0.66) μg/kg 和 (10.9±8.9) μg/kg。氟烷麻醉时儿童的致颤阈值高于成人。

可卡因和三环类抗抑郁药能干扰肾上腺素能神经末梢和节前神经末梢的儿茶酚胺再摄取；氯胺酮抑制神经元内儿茶酚胺的摄取，都能降低肾上腺素的致颤阈。使用这些药物的患者，特别是同时应用卤族吸入麻醉药时，对应用肾上腺素要给以充分注意。

七、钙通道阻滞药

钙通道阻滞药可阻滞钙离子向细胞内转运，降低血浆肾素的活性；抑制血管平滑肌的收缩，降低外周血管阻力，使血压降低；对心脏有不同程度的负性肌力作用，对窦房结的自律性和房室传导有抑制作用，使心率减慢；长期服用者，与全麻药对心肌抑制和血管扩张有协同作用；有增强局麻药对房室传导的阻滞作用；可增强芬太尼的心动过缓作用。吸入麻醉药与钙通道阻滞药之间在抑制心肌收缩力及外周血管阻力等方面有相加作用，而对心脏传导阻滞方面有协同作用。实验研究表明，在氟烷、恩氟烷或异氟烷麻醉时，如同时使用地尔硫䓬（diltiazem）可使地尔硫䓬的血药浓度提高30%～100%。在氟烷麻醉时同时使用维拉帕米（verapamil），可使血压降低和PR间期延长。在恩氟烷或异氟烷麻醉期间，随着维拉帕米的用量增加，血压、心脏指数的降低越来越明显，恩氟烷麻醉时更为明显。此外，异氟烷或氟烷与维拉帕米伍用，可使肺血管缺氧性收缩反应降低40%～90%，这在单肺通气时应特别注意。

八、组胺 H_2 受体拮抗药

西咪替丁常用于治疗消化性溃疡和反流性胃炎，也用于预防应激性溃疡的发生。西咪替丁可影响细胞色素酶P450，抑制一些药物在肝脏的代谢，也可因 H_2 受体阻断降低肝脏血流量发挥作用。西咪替丁能明显延长地西泮、咪达唑仑的镇静作用。西咪替丁抑制假性胆碱酯酶的活性，延长琥珀胆碱的神经肌肉阻滞时间。西咪替丁降低利多卡因的清除率，利多卡因的清除减慢，同时应注意利多卡因的毒性反应。阿片类如吗啡、哌替啶一部分经肝代谢，西咪替丁降低其清除率，使这些阿片类作用增强。

九、化疗药与麻醉

抗癌药及免疫抑制剂主要是经肝脏的混合功能氧化酶进行转化和代谢，化疗后必然对酶系功能产生干扰。由此增加患者对静脉麻醉药、麻醉性镇痛药等药的敏感性，容易发生对循环系统的抑制及麻醉药作用时间延长。此外，癌症患者的血清胆碱酯酶活性往往已有明显的抑制，化疗药也可干扰胆碱的合成或摄取，这对肌松药的应用可产生明显的影响。如环磷酰胺可明显增强琥珀胆碱的作用并延长其对呼吸抑制的时间。多柔比星（doxorubicin）和柔红霉素（daunomycin）可能引起心律失常，包括心脏阻滞和室速，呈剂量依赖性，并可能增加麻醉药对心肌的抑制作用。

十、抗癫痫药与麻醉

由于多数抗癫痫药的血浆蛋白结合率较高，如苯妥英钠，在麻醉期间发生相互竞争血浆蛋白结合部位，则可改变游离型和结合型药物的比例，常可导致药物的毒性增加。因全麻药都有中枢神经抑制作用，可因竞争与血浆蛋白结合或干扰酶系而影响全麻药的作用。如苯妥英钠与巴比妥类合用时，由于二者都有酶诱导作用，可增强对中枢神经及循环系统的抑制作用；与苯二氮䓬类药物合用，可增加苯妥英钠的毒性。

十一、抗生素与麻醉

胸腹部手术在关胸、关腹之前，为了预防感染，常常用新霉素、链霉素、卡那霉素等冲洗胸腔或腹腔，而这些抗生素具有箭毒样作用，可降低终板的敏感性，减少终板释放乙酰胆碱。与非去极化肌松药并用，易产生协同作用，出现所谓超敏感反应而致呼吸抑制延长，应引起重视。

应用青霉素时应注意电解质异常情况。大剂量青霉素G可引起高血钾或高血钠，因每一百万单位约有1.7mmol的钾或钠。羧苄西林、替卡西林（羧噻吩青霉素）产生非可再吸收性阴离子可能引起低钾血症。

十二、吸入麻醉药

硫喷妥钠、氯胺酮、咪达唑仑及丙泊酚都可使吸入麻醉药的用量减少，MAC 降低。麻醉性镇痛药与吸入麻醉药之间的相互作用是以降低 MAC 的程度来衡量。芬太尼、阿芬太尼和舒芬太尼都可降低吸入麻醉药的 MAC，但并不能使 MAC 降低到零，提示镇痛药并不是一种完全的麻醉药，应该与静脉或吸入全麻药合用。

因吸入麻醉药能增加心肌对内源性和外源性儿茶酚胺的敏感性而容易引起心律失常。在氟烷麻醉下同时应用肾上腺素或去甲肾上腺素，容易引起室性心动过速。研究认为，氟烷增加心肌对儿茶酚胺敏感性的程度最高，恩氟烷次之，异氟烷、七氟烷和地氟烷最小。

氧化亚氮全麻效能很差，不能单独用来做全麻，需与其他麻醉药伍用。

十三、静脉麻醉药

苯二氮䓬类的麻醉效应可被巴比妥类如硫喷妥钠增强，可能是苯二氮䓬受体与巴比妥结合点在同一大分子复合体上。苯二氮䓬类可降低硬膜外应用布比卡因的血清半衰期，有可能减低布比卡因的毒性反应。

硫喷妥钠与咪达唑仑合用可产生协同作用，硫喷妥钠的催眠作用可增加 96%。阿司匹林等药的蛋白结合率都较强，可增强硫喷妥钠的作用，包括对中枢和循环系统的抑制作用。因此，术前以上述药物治疗者，为避免硫喷妥钠在麻醉诱导时对循环的影响，应酌情减少用量。此外，硫喷妥钠可降低吸入麻醉药的 MAC，并可增强其对循环系统的抑制作用；与麻醉性镇痛药合用可进一步降低呼吸中枢对 CO_2 的敏感性，加重对呼吸的抑制作用；与非去极化肌松药合用可增强其肌松作用并延长作用时间。

阿片类药物与氯胺酮伍用在镇痛方面有协同作用，但对呼吸的抑制也增强。氯胺酮与硫喷妥钠或咪达唑仑之间，在催眠和抗伤害反应等方面都有相加作用，但未见协同作用。可能与氯胺酮的作用机制与硫喷妥钠不同有关。氯胺酮常与丙泊酚联合用于全凭静脉麻醉，在催眠或麻醉作用上有相加作用；丙泊酚对呼吸的抑制作用并未因氯胺酮而改变，但有利于维持血流动力学的稳定。

咪达唑仑与硫喷妥钠、丙泊酚及戊巴比妥有协同作用，咪达唑仑与阿片类药之间也有协同作用。

丙泊酚与硫喷妥钠及咪达唑仑之间有协同作用。丙泊酚与硫喷妥钠或咪达唑仑伍用时，可使硫喷妥钠的 ED_{50} 减少 55%，丙泊酚的 ED_{50} 减少 61%；小剂量的咪达唑仑（0.02mg/kg）可使丙泊酚的 ED_{50} 减少 31%。以丙泊酚行麻醉诱导时，与咪达唑仑（0.02mg/kg）伍用可使丙泊酚用量减少 49%；与阿芬太尼（0.02mg/kg）伍用有相加作用，可使丙泊酚的 ED_{90} 从 1.62mg/kg 降低到 1.24mg/kg；如果三种药联合应用，可使丙泊酚用量减少 86%。由于丙泊酚无明显镇痛作用，对心血管系统有较强的抑制作用，因此，临床上常与强效镇痛药联合应用。丙泊酚和阿芬太尼之间也可发生药效动力学方面的协同作用，二者合用比单独应用可产生更强的镇静和镇痛作用。而丙泊酚和芬太尼联合用于麻醉诱导仅有相加作用。利多卡因可明显增强丙泊酚的作用并与剂量相关。当静脉应用利多卡因 3.0mg/kg，可减少丙泊酚催眠剂量的 34.4%。因此，若在用丙泊酚之前用过利多卡因，应酌情减少丙泊酚的用量。丙泊酚与常用吸入麻醉药及肌松药之间未发现有明显的协同作用。丙泊酚可增加心肌对肾上腺素的敏感性，在丙泊酚麻醉期间，应用肾上腺素容易引起心律失常。

（赵智慧）

第二节　肌肉松弛药

一、去极化肌松药：琥珀胆碱

1. 作用特点　琥珀胆碱具有起效快、时效短的特征，不能为任何非去极化肌松药所替代，是一种非常有用的肌松药。

2. 对骨骼肌的作用　琥珀胆碱与突触后烟碱受体结合，表现出 Ach 样作用。琥珀胆碱还与接头外受体和突触前受体结合。

（1）琥珀胆碱引起的去极化作用为不协调的骨骼肌纤维成束收缩。

（2）琥珀胆碱增加咬肌张力，可能为气管内插管带来困难，咬肌痉挛亦可能与恶性高热有关。

（3）预先静脉注射少量非去极化肌松药，可防止琥珀胆碱引起强烈去极化表现，提示突触前受体主要与肌纤维成束收缩有关。

（4）琥珀胆碱对 NMJ 的阻断作用大概是由于其脱敏作用，即琥珀胆碱持续作为受体激动剂，以致敏感受体缺乏，使机体处于脱敏状态。

3. 去极化阻滞特点　具体如下。

（1）琥珀胆碱最初产生的阻滞为Ⅰ相阻滞：Ⅰ相去极化阻滞特点为肌颤搐幅度降低；对持续强直刺激的反应不出现衰减；四个成串刺激时，肌颤搐降低的幅度相等（$T_4/T_1>0.7$）；强直刺激后无易化；可被非去极化肌松药拮抗；可被抗胆碱酯酶药强化。

（2）持续、大剂量应用琥珀胆碱，可能发生Ⅱ相阻滞，出现非去极化阻滞特点。Ⅱ相阻滞的出现与琥珀胆碱效应的快速减敏表现相一致。

4. 琥珀胆碱的药理学　具体如下。

（1）琥珀胆碱被血浆胆碱酯酶（假性胆碱酯酶）迅速水解为胆碱和琥珀单胆碱，消除半衰期为2～4min，琥珀单胆碱的肌松作用约为琥珀胆碱的一半。

（2）麻醉性镇痛药－氧化亚氮复合麻醉时，琥珀胆碱的 ED_{95} 为 0.30～0.35mg/kg。

（3）静脉注射大剂量 1～2 mg/kg 琥珀胆碱，通常 1min 内起效。静脉注射琥珀胆碱 1 mg/kg，肌张力完全恢复需 10～12min。

（4）一小部分（1/1 500～1/3 000）患者具有遗传性不典型血浆胆碱酯酶，该酶不能水解琥珀胆碱。静脉注射 1～1.5mg/kg 琥珀胆碱，持续作用时间为 3～6h。

5. 琥珀胆碱的不良反应　包括心动过缓，尤其儿童，重复用药的成人更可能发生；过敏反应；肌纤维成束收缩；肌痛，肌纤维成束收缩并非其决定因素；胃内压升高，可被琥珀胆碱所致的食管下端括约肌压力显著升高所抵消；眼内压升高，由于琥珀胆碱对眼外肌的痉挛性收缩作用，预先静脉注射少量非去极化肌松药也不能完全防止；颅内压升高，影响较小，临床意义尚存疑问；血钾浓度短暂升高，神经损伤、疼痛、广泛创伤、男性儿童不明肌肉萎缩症等一般升高 0.5～1.0mEq/L；诱发恶性高热，咬肌痉挛可为其早期征象；不典型血浆假性胆碱酯酶存在或血浆假性胆碱酯酶活性被新斯的明（非依酚氯铵）抑制时，琥珀胆碱时效延长。

6. 临床应用　具体如下。

（1）琥珀胆碱的主要用药指征为气管插管，常用剂量为静脉注射 1mg/kg，若预先静脉注射小剂量非去极化肌松药，则琥珀胆碱剂量可增至 1.5～2.0mg/kg。

（2）不明肌肉萎缩症（unrecognized muscular dystrophy）：小儿应用琥珀胆碱可诱发高钾血症，并且琥珀胆碱应用于小儿，偶可激发恶性高热，因而小儿应慎用。

二、非去极化肌松药

（一）对神经肌接头的影响

（1）非去极化肌松药与突触受体结合（必须至少与一个α蛋白亚基结合），竞争性产生肌松作用。

（2）Ach 过多，尤其应用抗胆碱酯酶药时，可影响正常神经肌肉传递功能。

（二）非去极化肌松药特点

为肌颤搐幅度降低；对持续强直刺激的反应出现衰减；四个成串刺激时，$T_4/T_1<0.7$；强直刺激后出现易化；无肌纤维成束收缩；可被抗胆碱酯酶药拮抗；可被其他非去极化肌松药强化。

（三）药代动力学（表2－1）

表2－1　非去极化肌松药典型药代动力学资料

	分布容积（L/kg）	清除率［mL/（kg·min）］	消除半衰期（min）
阿曲库铵	0.2	5.5	20
杜什氯铵	0.2	2.5	95
米库氯铵			
顺式－反式	0.3	105	1.8
反式－反式	0.3	4.6	53
顺式－顺式	0.3	4.6	53
潘库溴铵	0.3	1～2	100～300
rapacuronium	0.2	73	99
罗库溴铵	0.3	4.7	130
维库溴铵	0.4	4.5	110

（1）源自非去极化肌松药血药浓度测定的药代动力学变量取决于所用剂量、抽样时间和测定的精确度。

（2）非去极化肌松药的分布容积均大致等于细胞外液量。

（四）起效与时效（表2－2）

表2－2　非去极化肌松药药理学参数比较

	ED_{95}（mg/kg）	最大起效时间（min）	恢复指数（min）	T_{90}（min）
阿曲库铵	0.2	5～6	10～15	20～25
顺阿曲库铵	0.05	5～6	10～15	20～25
杜什氯铵	0.025	10～14	30～50	80～100
米库氯铵	0.08～0.15	2～3	10～15	20
潘库溴铵	0.06	4～5	25	60
rapacuronium	1	1.5～2.5	8～10	20
罗库溴铵	0.3	2～3	10～15	20
维库溴铵	0.08	5～6	10～15	20

（1）静脉注射非去极化肌松药1～2min内血药浓度即达峰值，但5～7min后才出现最大肌松作用，反映心输出量、骨骼肌距心脏距离和骨骼肌血流量影响起效时间。

（2）非去极化肌松药血药浓度下降至临界水平之下所需时间决定其时效。

（五）常用非去极化肌松药（表2－1、表2－2、表2－3和表2－4）

表2－3 肌松药的自主神经系统和组胺释放效应

	自主神经节N胆碱受体	心脏M胆碱受体	组胺释放
琥珀胆碱	兴奋	兴奋	少
阿曲库铵	–	–	少
顺阿曲库铵	–	–	–
杜什氯铵	–	–	–
米库氯铵	–	–	少
潘库溴铵	–	–	–
rapacuronium	–	–	少
罗库溴铵	–	–	–
维库溴铵	–	–	–

表2－4 非去极化肌松药的清除机制

	肾排泄（%原形）	胆汁排出（%原形）	肝降解（%原形）	在血浆水解
阿曲库铵	–	–	?	自行降解、酶解
顺阿曲库铵	–	–	?	自行降解
杜什氯铵	70	30	?	–
米库氯铵	–	–	–	酶解
潘库溴铵	80	5～10	10～14	–
rapacuronium	<25	?	50	–
罗库溴铵	10～25	50～70	10～20	–
维库溴铵	15～25	40～75	20～30	–

1. 阿曲库铵（atracurium） 为苄异喹啉类、中时效非去极化肌松药。

（1）阿曲库铵在生理pH和体温下通过Hofmann消除自行降解，约占1/3，另外2/3经酯酶水解。阿曲库铵的代谢产物N－甲基四氢罂粟碱为一种脑兴奋剂，但应用临床剂量的阿曲库铵不可能有临床意义。

（2）快速静脉注射大剂量（$>2ED_{95}$）阿曲库铵，因组胺释放出现低血压和心动过速，若注药时间在1～3min以上，可减弱组胺释放所致的不良反应。

（3）阿曲库铵不经肝脏或肾脏代谢，所有年龄组患者需用剂量相似。阿曲库铵同所有非去极化肌松药一样，用于消瘦患者时均应减量。

2. 顺阿曲库铵（cisatracurium） 为苄异喹啉类、中时效非去极化肌松药。

（1）顺阿曲库铵为阿曲库铵十个同分异构体中的一个，同阿曲库铵在起效、时效、恢复和清除机制诸方面均相似。代谢不依赖肝脏和肾脏功能，主要通过Hofmann消除，但不能被非特异性血浆酯酶水解。

（2）顺阿曲库铵的代谢产物包括N－甲基四氢罂粟碱和monoquaternary acrlate，对NMJ均无作用。顺阿曲库铵产生的N－甲基四氢罂粟碱的峰值血浆浓度约为阿曲库铵的1/5。

（3）顺阿曲库铵的效能比阿曲库铵强，ED_{95}为0.05 mg/kg。大剂量（8倍ED_{95}）不引起组胺释放，无心血管不良反应。

（4）以恒定速率持续静脉输注顺阿曲库铵，易于维持稳定的肌松作用。顺阿曲库铵不经肝脏和肾脏消除，肌张力恢复不依赖药物用量或持续用药时间。

（5）抗胆碱酯酶药促进肌张力恢复。

3. 杜什氯铵（doxacurium） 为长时效非去极化肌松药，无心血管不良反应，无组胺释放作用。

4. 米库氯铵（mivacurium） 为短时效非去极化肌松药，系三种同分异构体混合物，由血浆胆碱酯酶分解。不典型血浆胆碱酯酶患者，米库氯铵较琥珀胆碱起效更慢，时效更长。

（1）静脉注射0.25mg/kg，起效时间约30s。95%肌颤搐恢复时间为30min，若肌张力迅速自然恢复，则不必拮抗。

（2）应用2倍ED_{95}剂量，心血管反应不明显；但应用3倍ED_{95}剂量，则使组胺充分释放，短暂降低平均动脉压约15%。

（3）抗胆碱酯酶药促进肌张力自然恢复，没有证据证明其抑制了血浆胆碱酯酶。

5. 潘库溴铵（pancuronium） 为长时效甾类非去极化肌松药，但无任何内分泌效应。

（1）潘库溴铵代谢为3羟基化合物，其肌松作用约为潘库溴铵的50%。

（2）潘库溴铵适度（通常15%）增快心率，升高血压，以及增加心排血量。

（3）潘库溴铵不释放组胺。

（4）应用大剂量阿片类药物麻醉的患者，用潘库溴铵进行肌松优于对心血管无影响的肌松药。

（5）与新型、价格更昂贵的短、中时效非去极化肌松药相比，潘库溴铵一直更广泛用于临床，主要是基于其价格优势，可用于时间超过2h手术的非去极化肌松药，其价格最低廉，但常规应用可增加术后骨骼肌无力的发生率。

（6）潘库溴铵的肌松作用比中时效非去极化肌松药更难以逆转。

6. rapacuronium 为一种氨基甾类非去极化肌松药。静脉注射1.5mg/kg，60s内可进行气管插管，35min内TOF比值自然恢复至0.7，而注药2~5min后即用新斯的明拮抗，则仅需17min。

（1）rapacuronium的17羟基代谢产物时效为rapacuronlum的2.5倍，经肾脏缓慢排泄。反复用药可致时效延长。

（2）尽管rapacuronium的时效长于琥珀胆碱，但仍是起效和肌张力恢复最快的非去极化肌松药。

（3）rapacuronium可引起轻微剂量依赖性心动过速、低血压和支气管痉挛。

7. 罗库溴铵（rocuronium） 为氨基甾类非去极化肌松药，起效较维库溴铵更快，而时效和药代动力学特点相似。静脉注射1mg/kg后60s即可得到良好的插管条件，与静脉注射1mg/kg琥珀胆碱相似。

（1）与其他短、中时效非去极化肌松药相比，罗库溴铵对膈肌和喉肌的肌松作用快于拇内收肌，产生相同的肌松程度约需2倍剂量。

（2）静脉注射大剂量（4倍ED_{95}）无血流动力学变化或组胺释放。

8. 维库溴铵（vecuronium） 为中时效氨基甾类非去极化肌松药，无组胺释放或心血管不良反应。

（1）维库溴铵为潘库溴铵分子去甲基生成的单季铵化合物，这使其Ach样作用减弱，脂溶性增强，促进了肝吸收。

（2）维库溴铵经自发脱乙酰基作用代谢，代谢产物中三羟基维库溴铵的肌松作用最强，约为维库溴铵的60%，经肾脏排泄。长期用于机械通气患者，肌无力时间延长。

（3）维库溴铵用于男性，其效能较女性差，时效亦较短，大概由于女性分布容积低，导致血药浓度高所致。

（4）维库溴铵在静脉套管中与硫喷妥钠意外混合，可形成巴比妥酸混合物，阻塞静脉套管。

（5）维库溴铵中时效、无解心脏迷走神经作用，所以适用于缺血性心脏病患者或时间较短的门诊手术。

（赵智慧）

第三节 激素类药

激素类药甚多，包括脑垂体激素、肾上腺皮质激素及性腺激素等，其中肾上腺皮质激素又可按生理功能差异分为：①盐皮质激素：主要作用于肾远曲小管，所致水、钠潴留与排钾，对调节电解质及体液平衡有重要作用；②糖皮质激素：具促进蛋白分解、糖原异生增加，对糖、脂肪、蛋白质代谢具有调节作用，可提高机体对不良刺激的抵抗力，也是麻醉治疗中的重要用药。

一、氢化可的松

1. 药理作用　氢化可的松（皮质醇，hydrocortisone）是肾上腺糖皮质激素，吸收后水解为氢化可的松发挥作用，主要影响糖、蛋白质、脂肪代谢，对水盐代谢影响小，具抗炎抗毒，抗休克和免疫抑制作用，能增加血中白细胞、红细胞、血小板数量，嗜中性白细胞减少，可提高中枢神经兴奋性，增进消化腺分泌，并有保钠排钾作用。

2. 适应证　具体如下。

（1）替代治疗：急性或慢性肾上腺功能减退症，肾上腺危象、先天性肾上腺皮质增生症。

（2）治疗自身免疫性疾病。

（3）治疗变态反应性疾病。

（4）用于感染性疾病的辅助治疗。

（5）用于抗休克治疗。

（6）血液系统恶性病治疗。

（7）眼科疾病治疗。除细菌性或病毒性感染和角膜溃疡外的各种眼疾。

（8）各种皮肤病的治疗。

（9）疼痛治疗中的应用主要用于各类具有明确压痛点的软组织伤、肩周炎、神经炎等疼痛治疗，可以作痛点注射或硬膜外腔给药，也可行局部软组织浸润注射。

3. 用法用量　①口服：每日 2 次，每次 20mg；②关节腔内注射：每次 1 ~ 2mL（25 ~ 50mg），鞘内注射 1mL（25mg）；③滴眼，用时摇匀；④局部外用。

4. 注意事项　①注射剂与滴眼剂用时混匀；②局部皮肤用时，用药量不可太大，时间尽可能缩短。

5. 不良反应　具体如下。

（1）医源性类皮质醇增多症：表现为向心性肥胖、满月脸、多毛、痤疮、水肿、低血钾、高血压、糖尿病等。

（2）肌萎缩和骨质疏松。

（3）诱发和加重感染。

（4）诱发和加重应激性溃疡。

（5）诱发精神症状。

（6）对胎儿的影响：妊娠早期应用皮质激素可能有致畸作用，妊娠后期则有可能引起胎儿肾上腺皮质萎缩，故孕妇忌用。

（7）停药反应：长期给药可致急性肾上腺皮质功能不全，表现有发热，肌痛，关节痛，全身无力，恶心，呕吐，甚至休克，昏迷，此因长期用药造成下丘脑和腺垂体的持续抑制，使 ACTH 释放减少而导致肾上腺皮质分泌功能减退，出现皮质功能不全，因此，使用皮质激素不可突然停药，而应逐渐减量直到停药。

6. 禁忌证　活动性消化性溃疡，严重高血压、精神病、糖尿病、骨质疏松、青光眼、库欣综合征、水痘、麻疹、真菌感染等。

二、泼尼松龙

1. 药理作用　泼尼松龙（氢化泼尼松，prednisolone）是糖皮质激素合成代用品，其糖代谢与抗炎作用为氢化可的松的 4 倍，水盐代谢作用较弱。

2. 适应证　适用于全身给药或局部注射，因其不需经肝代谢而起作用，可用于肝功不良患者。

3. 用法用量　口服：成人开始 10 ~ 40mg/d 分 2 ~ 3 次。维持 5 ~ 10mg/d。关节腔或软组织内注射：5 ~ 50mg/次，用量按关节大小而定，注意无菌操作。

4. 不良反应　见氢化可的松。

三、甲泼尼龙

1. 药理作用　甲泼尼龙（methylprednisolone）吸收缓慢，作用与泼尼松相似，其特点是抗炎作用和抗风湿作用强而持久。

2. 适应证　直接注入软组织或关节用于治疗类风湿性关节炎，骨关节炎，滑囊炎及皮质激素适应之炎症性疾病。

3. 用法用量　水性混悬液4～8mg，关节腔内注射剂量视关节大小。肌内注射可延长其全身作用，每2周40mg至每周80mg，最高每周120mg。

4. 注意事项　本品系混悬液，不能静脉注射，应避光保存，温度不应超过30℃，避免冰冻。

四、曲安西龙

1. 药理作用　曲安西龙（去炎松，triamcinolone）以糖代谢作用及抗炎作用比氢化可的松强5倍，水钠潴留作用轻微。

2. 适应证　类风湿性关节炎，其他结缔组织病，支气管哮喘，过敏性皮炎，神经性皮炎，湿疹等，尤适用于对皮质激素禁忌的伴有高血压和水肿的关节炎患者。

3. 用法用量　口服：开始每次4mg，每日2次，其双醋酸酯混悬剂用于肌内注射，皮下注射和关节腔内注射，作用缓慢而持久，疗效达2～3周以上。肌内注射：每1～4周1次40～80mg，皮下注射每次5～20mg，关节腔内注射每1～7周1次，5～40mg。

4. 注意事项、不良反应　见氢化可的松。

五、曲安奈德

1. 药理作用　曲安奈德（triamcinolone acetonide）系长效肾上腺皮激素类药，效力较可的松大20～30倍，注射剂吸收缓慢，数小时内生效，1～2d达最大效应，作用维持2～3周。

2. 适应证　用于难以控制的支气管哮喘，过敏性鼻炎，顽固性荨麻疹，湿疹，神经性皮炎，斑状牛皮癣，瘢痕，风湿性关节炎，滑膜炎，滑囊炎，腱鞘炎，急性扭伤和眼科炎症等。

3. 用法用量　支气管哮喘：肌内注射每次40mg，每3周1次，5次为1个疗程，重症用量加倍，6～12岁儿童用量减半，亦可用40mg在扁桃体穴或颈前，甲状软骨旁注射，每周1次，5次为1个疗程，注射前先用少量普鲁卡因局麻。

各种关节病：每次10～20mg，加0.25%利多卡因液10～20mL，一次进针至病灶，每周2～3次，症状好转后每周1～2次，4～5次为1个疗程。

4. 注意事项　用前混匀，不能静脉注射，孕妇不宜久用，病毒性，结核性或化脓性眼病者忌用。

5. 不良反应　偶见全身荨麻疹，支气管痉挛，月经紊乱，视力障碍。

六、地塞米松

1. 药理作用　地塞米松（氟美松，dexamethasone）的抗炎、抗毒作用及控制皮肤过敏的作用比泼尼松更显著，而对水钠潴留和促进排钾作用较轻微，对垂体，肾上腺皮质的抑制作用较强。

2. 适应证　用于肾上腺皮质功能减退、活动性风湿病、类风湿性关节炎、全身性红斑狼疮、严重支气管哮喘、皮炎、感染性休克、急性白血病。其不含盐类激素，尤适于治疗脑水肿、先天性肾上腺皮质增生等。也可用于诊断皮质醇增多症及其原因。

3. 用法用量　口服，每次0.75～3mg每次2～4次，维持量每日0.5～0.75mg。肌内注射地塞米松醋酸酯一次8～16mg，间隔2～3周肌内注射1次。静脉滴注地塞米松磷酸钠1次2～20mg，静脉滴注时以5%葡萄糖注射液500mL稀释。

4. 注意事项　凡有癔症史、精神病史、溃疡病、血栓性静脉炎、活动性肺结核、肠吻合手术后患者忌用或慎用。结核病、急性细菌性或病毒性感染患者应用时必须给予适当的抗感染治疗。

七、倍他米松

1. 药理作用　倍他米松（betamethasone）为地塞米松的同分异构体，其作用与地塞米松相同，唯抗炎作用较地塞米松强，作用迅速，不良反应少而轻。

2. 适应证　用于治疗活动性风湿病、类风湿性关节炎、红斑狼疮、重症支气管哮喘、严重皮炎、急性白血病，也用于某些感染的综合治疗。

3. 用法用量　口服，每日 0.25～1mg，每日 2 次。维持量为每日 0.5～1mg。肌内注射，本品醋酸酯一次 6～12mg。

（赵智慧）

第四节　强心药

一、洋地黄

1. 药理作用　洋地黄（digitalis）能加强心肌收缩力，增加心排血量，相对延长舒张期，而不增加心肌耗氧量，这是强心药治疗充血性心力衰竭的主要药理基础。由于心肌收缩力加强反射性地兴奋迷走神经而减慢心率，可终止窦性心动过速和室上性心动过速，但对室性心动过速无效。抑制心脏房室传导，减慢心室率，保护心室功能，是治疗房扑和房颤的药理基础。

2. 适应证　主要用于治疗慢性心功能不全和心律失常：房颤、房扑和室上性心动过速。

3. 用法用量　口服：常用量 0.05～0.2g/次，极量：0.4g/次，1g/d。全效量：20mg/kg，于 2～3d 内分次服完，首剂可服 0.2g，以后 0.1g/次，3 次/d。维持量：0.1g/次，1/d。

传统用法是先在短期内给予足量即以全效量达“洋地黄化”，然后逐日给以维持量以弥补每日消除量。口服地高辛 0.25～0.5mg，以后每 6～8h 给 0.25mg，至总量 1.25～1.5mg。也可口服洋地黄毒苷，每次 0.1mg，3～4/d，至总量 0.8～1.2mg。对病情紧急者静脉注射毛花苷 C 或毒毛花苷 K。

维持量应长期每日给予。地高辛口服每日维持量为 0.125～0.5mg，洋地黄毒苷为 0.1mg。

逐日恒量给药法是对病情不急的患者，逐日给 0.25～0.35mg，经 6～7d 就能发挥恒定的疗效。这种方法能明显降低中毒发生率。

4. 禁忌证　急性心肌梗死后的左心衰慎用。显著心动过缓、完全性房室传导阻滞、心绞痛发作频繁的患者忌用。

5. 不良反应　强心苷的安全范围较小，治疗量与中毒量较接近，一般治疗量接近中毒量的 60%，并且个体差异较大，采用统一的剂量对某些患者易引起中毒。较为常见的中毒反应有胃肠道反应，如厌食、恶心、呕吐、腹泻。中枢神经系统反应及视觉障碍表现为眩晕、头痛、疲倦、失眠、谵妄、黄视症、绿视症及视觉模糊。最为严重的是心脏毒性反应，常见的是各种心律失常，最多最常见的是室性期前收缩，还有房室传导阻滞、室上性及室性心动过速。

6. 注意事项　注意诱发中毒的因素，如低钾血症、严重心衰、严重心肌损害患者、肝肾功能不全患者均易引起中毒。用药期间禁用利舍平、肾上腺素、麻黄碱、异丙肾上腺素等。在服用强心甙期间注射钙剂可立即引起死亡，故禁用。

临床用药时，应以有效而无毒为标准，须根据患者反应找出每个人最合适的剂量。临床上判断疗效的指征是症状和体征的改善，如过速的心率减慢至 80～90 次/分，心律整齐，心悸气促症状改善，尿量增多，水肿消退，肿大的肝脏缩小，颈静脉怒张减轻，食欲增加，一般症状改善。即剂量个体化，同时严密观察患者用药后反应，酌情调整剂量、警惕中毒先兆症状，以便及时采取有效措施防止毒性作用的发展。

二、地高辛

1. 药理作用　地高辛（digoxin）作用与用途同洋地黄。唯加强心肌收缩力的作用较洋地黄毒苷强而快，维持时间短，口服后 1～2h 起效，静脉注射 15～30min 起效，作用维持 1～2d，作用完全消失需 4～7d，蓄积性较小，比较安全，能显著地减慢心率和较强的利尿作用。

2. 适应证　主要用于治疗充血性心力衰竭和维持疗效。

3. 用法用量　常用量：0.5～1.0mg/次。全效量：0.04mg/kg，于 2～3d 内分次服完，首剂可服 0.25～0.75mg，以后 0.25～0.5mg/次，6～8h 至全效量。维持量：0.25～0.5mg/d，分 1～2 次服。

4. 禁忌证　同洋地黄。

5. 不良反应　同洋地黄。

6. 注意事项　静脉注射时，应注意稀释后缓慢注射。

三、毛花苷 C

1. 药理作用　毛花苷 C（西地兰，lanatoside C）作用与洋地黄相似，唯作用快，排泄快，维持时间短，蓄积性小，治疗量与中毒量之间的范围大于其他洋地黄类强心苷。口服后吸收不完全，服后 2h 起效，维持 3～6d。

2. 适应证　适用于治疗急性充血性心力衰竭、室上性心动过速、心房纤颤伴有心室率增快者。

3. 用法用量　口服：缓给法全效量 0.5mg/次，4 次/d，连用数日；速给法全效量为 5～10mg/d。静脉注射：每次 0.2～0.4mg，用 25%～50% 葡萄糖液 20mL 稀释后缓注，（1～2）次/d。全效量 1.0～1.6mg，首剂 0.4～0.8mg，以后每 2～4h 再给予余量至全效量。维持量 0.4mg/d 或改用地高辛口服制剂。

4. 禁忌证　急性心肌炎患者慎用；窦性心动过缓、频发多源性室性期前收缩忌用。

5. 不良反应　同洋地黄。

6. 注意事项　2 周内用过洋地黄者应减量慎用，如出现恶心、室性期前收缩、传导阻滞应立即停药。

四、毒毛花苷 K

1. 药理作用　毒毛花苷 K（strophanthin K）为快效、短效类强心苷，加强心肌收缩力作用更强、作用更快，静脉注射 5～10min 起效、作用维持 1～4d。

2. 适应证　适用于急性充血性心力衰竭，对老年性心力衰竭的治疗作用良好，而对室上性心动过速的治疗效果不如洋地黄好。

3. 用法用量　静脉注射：全效量 0.25～0.5mg，首剂 0.125～0.25mg，加入 25% 葡萄糖溶液 20mL 缓注，以后酌情每次 0.125mg，直至全效量，一般间隔 2～6h。极量：0.5mg/次，1mg/d。维持量：改为服口服洋地黄制剂。

4. 禁忌证　1～2 周内用过洋地黄制剂者勿用，心血管有严重病变、心内膜炎，急慢性肾炎、急性心肌炎者忌用。

5. 不良反应　同洋地黄相似。

6. 注意事项　静脉注射时用 25% 葡萄糖液 20mL 稀释后，约 5min 缓慢注入。

五、多巴酚丁胺

1. 药理作用　多巴酚丁胺（dobutamine）为选择性心脏 β_1 受体兴奋剂，其加强心肌收缩力较洋地黄、多巴胺强，作用快而短，静脉给药后 1～2min 起效，10min 作用达高峰，血浆半衰期为 2min。本品能扩张冠状动脉，增加心排血量，但对心率和外周血管的作用较小，较少引起心动过速。

2. 适应证　对心肌梗死后心脏外科手术时心输出量低的休克患者疗效较好，且较安全，优于异丙基肾上腺素。用于急性心力衰竭、严重充血性心力衰竭、急性心肌梗死心力衰竭等的抢救。

3. 用法用量　静脉滴注：每次 20～25mg，加入 5% 葡萄糖溶液 250～500mL 中滴注，1 次/d。维持 2～10μg/（kg·min）。

4. 禁忌证 肥厚性梗阻型心肌病患者忌用。

5. 不良反应 少数患者有心悸、期前收缩、心动过速、收缩压升高等。1% ~2% 患者有头痛、恶心、精神激动、嗜睡等。

6. 注意事项 长期滴注可产生耐受性。滴速过快可引起血管扩张、血压下降。由于本品可促进房室传导，故房颤患者宜先用洋地黄再用本品。

六、氨力农

1. 药理作用 氨力农（amrinone）为磷酸二酯酶抑制剂，使心肌细胞内 cAMP 增多，促使心肌细胞内钙离子浓度增高，有明显的增强心肌收缩力、增加心排血量和扩张血管的作用，使外周血管阻力和肺血管阻力下降，能显著降低左心室充盈压和室壁张力，射血分数增加，心率和血压无明显变化，不增加心肌耗氧量。口服后 1h 生效，作用维持 4 ~6h；静脉注射 2min 生效，作用维持 1 ~2h。

2. 适应证 主要用于顽固性心力衰竭，尤其适用于高血压心脏病合并心衰、冠心病、心肌梗死合并心衰时救治；严重心力衰竭用强心苷无效时，加用本品有良好的强心作用。

3. 用法用量 口服：100 ~300mg/次，3 次/d。静脉注射：50 ~250mg/次。静脉滴注：0. 5 ~3mg/kg，最大量为 10mg/（kg · d）。

4. 禁忌证 严重低血压患者忌用，肝肾功能损害者慎用。

5. 不良反应 偶有室性期前收缩、血小板减小、恶心、呕吐、心率加快、眼结膜充血、肌痛、低血压、肝功能损害、过敏等。

6. 注意事项 必须将本品每 50mg 以注射用水 10mL 微温溶解，再用适量的等渗盐水稀释后使用；对房颤或房扑患者，因可增加房室传导，导致心室率加快，宜先用洋地黄制剂，以控制心率。

七、米力农

1. 药理作用 米力农（milrinone）为氨力农的衍生物，加强心肌收缩力作用比氨力农强 20 倍，且无明显的不良反应。

2. 适应证 适用于对常规治疗无效的严重心衰患者短期治疗。

3. 用法用量 口服：0. 5 ~1mg/kg，2 ~3 次/d。静脉注射：1mg/kg。

4. 禁忌证 对本品过敏者忌用；急性心肌梗死早期慎用。

5. 不良反应 可有低血压、胸痛、头痛、震颤、血小板减少症、低血钾和心律失常等。

（赵智慧）

第五节 降血压药

一、酚妥拉明

1. 药理作用 酚妥拉明（phentolamine）短效 α 受体阻滞药，起效快，用药 2min 内达高峰，时效 10 ~15min，使血管扩张血压下降，肺动脉压和外周血管阻力降低。由于阻滞肾上腺素能神经末梢突触前 α_2 受体，促进去甲肾上腺素释放，有时可致心律失常。另外，它有拟胆碱作用，使胃肠平滑肌兴奋，胃酸分泌增加，皮肤潮红。

2. 适应证 ①用于肾上腺嗜铬细胞瘤的诊断和此病骤发高血压危象以及手术前治疗；②用于外周血管痉挛性疾病；③用于治疗急性、慢性充血性心衰；④用于感染性、心源性和神经性休克的治疗；⑤用于室性期前收缩亦有效。

3. 用法用量 ①血管痉挛性疾病肌内注射或静脉注射，每次 5 ~10mg，20 ~30min 后可按需要重复给药；②抗休克以 0. 3mg/min 的剂量进行静脉滴注；③室性期前收缩开始 2d，每次口服 50mg，如无效，则以后 2d，将剂量增加至每次 25mg，4mg/d，如仍无效，可增至 40mg/d，如再无效，即应停用；

④诊断嗜铬细胞瘤静脉注射 5mg，注后每 30s 测血压 1 次，可连续测 10min，如在 2～4min 内血压，降低 4.67/3.33kPa（35～25mmHg）以上时为阳性结果；⑤作为阴茎海绵体内注射，可使阴茎海绵窦平滑肌松弛，扩张而勃起，可用于治疗阳痿，一次注射 1mg。

4. 禁忌证　胃、十二指肠溃疡病及冠心病患者、严重动脉硬化、肾功能减退者忌用。忌与铁剂配伍。

5. 不良反应　常见反应有低血压、胃肠道平滑肌兴奋所致的腹痛、腹泻、恶心、呕吐和诱发溃疡病，注射时可引起严重的心率加速，心律失常和心绞痛。

二、妥拉唑啉

1. 药理作用　妥拉唑啉（tolazoline）是 α－阻滞剂，使周围血管舒张、降低血压，但降压作用不稳定。

2. 适应证　用于肢端动脉痉挛，手足发绀，闭塞性血栓静脉炎等。

3. 用法用量　口服 1 次 15mg，3～4 次/d，肌内注射或皮下注射 25mg/次。

4. 禁忌证　胃溃疡、冠状动脉病患者忌用。

5. 不良反应　多有全身潮红、寒冷感、心动过速、恶心、上腹部疼痛、体位性低血压等。

三、酚苄明

1. 药理作用　酚苄明（phenoxybenzamine）是 α_1 受体阻滞剂、α_2 受体阻滞剂，作用似酚妥拉明，但起效慢，作用持久。

2. 适应证　用于外周血管痉挛性疾病、休克和嗜铬细胞瘤的治疗，也可用于早泄。

3. 用法用量　口服，用于血管痉挛性疾病，开始时 10mg/d，隔日增加 10mg；维持量，20mg/次，2/d。用于早泄，10mg/次，3 次/d。静脉注射：每日 0.5～1mg/kg。静脉滴注（抗休克）：0.5～1mg/kg，加入 5% 葡萄糖液 250～500mL 中静脉滴注（2h 滴完），1 日总量不超过 2mg/kg。

4. 不良反应　体位性低血压、心悸和鼻塞。胃肠刺激症状如恶心，呕吐和中枢神经系统抑制症状如思睡、疲乏。

5. 注意事项　肾、冠脉功能不全及脑血管患者慎用。

四、拉贝洛尔

1. 药理作用　拉贝洛尔（柳胺苄心定，labetalol）兼有 α 和 β 受体阻滞作用，α 受体阻滞作用为酚妥拉明的 1/6～1/10，其对 β 受体的作用比 α 受体的作用强。其 β 受体阻滞作用约为普萘洛尔的 1/2.5，但无心肌抑制作用。能降低卧位血压和周围血管阻力，一般不降低心排血量。口服迅速吸收，生物利用度低（40%），1～2h 时血药浓度达高峰，$t_{1/2}\beta$ 4h，蛋白结合率约 50%，主要在肝代谢失活。

2. 适应证　轻度至重度高血压和心绞痛，静脉注射可治疗高血压危象。也可用于嗜铬细胞瘤手术时控制血压和心律失常。

3. 用法用量　口服开始 100mg/次，2～3 次/d，如疗效不佳可增至 200mg/次，3～4 次/d。通常对轻、中、重度高血压的每日剂量相应为 300～800mg、600～1 200mg、1 200～2 400mg，如用利尿剂可适当减量；静脉注射 100～200mg/次。

4. 禁忌证　儿童、孕妇及哮喘、脑出血患者忌用静脉注射。

5. 不良反应　常见眩晕、乏力、幻觉、胃肠道障碍等。

五、乌拉地尔

1. 药理作用　乌拉地尔（urapidil）兼有外周和中枢降压作用。外周作用是阻滞 α_1 受体，中枢作用主要是兴奋脑干的 5－羟色胺受体，降低延髓心血管中枢的反馈调节。降压同时，本品不会引起反射性心动过速，$t_{1/2}\beta$ 4.7h，在肝脏广泛代谢，由肾脏排泄。

2. 适应证　用于各种类型高血压和肺动脉高压。

3. 用法用量　开始每日 2 次，每次 60mg，如需谨慎降低血压，开始每日 1 次，每次 30mg，剂量可逐步调整，维持剂范围为 30～180mg/d。

4. 禁忌证　妊娠或哺乳期妇女禁用。

5. 不良反应　偶有因血压降低引起的暂时性症状，如眩晕、恶心和头痛，罕见疲乏、心悸、胃肠不适以及体位性低血压。过度下降，可通过抬高下肢或扩容性补液改善之。

六、硝普钠

1. 药理作用　硝普钠（sodium nitroprusside）是强效速效血管扩张剂，其药理活性成分为亚硝基（NO）。可直接松弛小动脉和静脉血管平滑肌。因小动脉血管扩张，使外周血管阻力下降而降压，因静脉扩张使静脉回心血量减少，从而减少右室充盈压，减轻了前负荷。硝普钠在体内半衰期仅数分钟，故其作用短，静脉滴注一停，药物很快被代谢，作用迅速消失，最终产物即硫氰酸盐，排泄主要通过肾脏。

2. 适应证　用于高血压急症、高血压危象、心力衰竭。

3. 用法用量　用 5% 葡萄糖 3～5mL 溶解后，用 500mL 葡萄糖稀释，剂量按 1μg/（kg·min）速度输入，一般不超过 3μg/（kg·min），总量不超过 500μg/kg。

4. 不良反应　常见不良反应有呕吐、出汗、不安、头痛、心悸等，多数与滴注速度过快有关，停止给药或减量时可消退。

七、肼屈嗪

1. 药理作用　肼屈嗪（肼苯达嗪，hydralazine）直接松弛小动脉平滑肌，降低外周阻力而降低血压。有反射性兴奋交感神经而增加心率。增加心输出量，增加心肌耗氧量。降压时还伴有血浆肾素活性增高及水、钠潴留。口服吸收良好，经 1～3h 作用达高峰。

2. 适应证　适用于中、重度高血压，尤其是肾性高血压和舒张压较高者。

3. 用法用量　口服，每次 25～50mg，2 次/d。小儿每日每千克体重 0.75mg，分 3 次服。肌内注射，高血压危象，每次 10～20mg，必要时 6h 重复 1 次。静脉注射，每次 10～40mg，缓慢注射或泵注。

4. 不良反应　常见有心悸、诱发心绞痛，同时应用 β 受体阻滞剂可避免。可有恶心、呕吐、腹泻及神经系统症状如头痛、眩晕。长期用药易引起全身性红斑狼疮样综合征，部分患者血清中可有抗核抗体，停药可自行痊愈。

八、二氮嗪

1. 药理作用　二氮嗪（diazoxide）直接松弛动脉平滑肌，降低外周阻力而降低血压，在降压剂量时对静脉无作用。

可通过降压反射性兴奋交感神经，加快心率，增加心排血量，血浆肾素增多，水钠潴留。90% 与血浆蛋白结合，$t_{1/2}\beta$ 为 20～30h。

2. 适应证　对多数高血压急症有效，用于高血压危象抢救。

3. 用法用量　静脉注射每次 200～400mg，在 15～20s 注完，抢救高血压危象时，可在 0.5～3h 内再注射 1 次，每日总量不超过 1 200mg。

4. 不良反应　二氮嗪药液为强碱性（pH 为 11.6），故静脉注射常致静脉疼痛而引起静脉炎，最大缺点为引致水钠潴留，还可以引起高尿酸血症，高血糖症与锥体外系症状。偶可出现眩晕、恶心、头痛、皮疹、发热和脸红等，长期服用还可治多毛症。

5. 禁忌证　充血性心衰、糖尿病、肾功能不全的重型高血压患者及哺乳期妇女忌用。

6. 注意事项　对单胺氧化酶抑制剂和嗜铬细胞瘤引起的高血压无效。

九、硝酸甘油

1. 药理作用　硝酸甘油（nitroglycerin）直接松弛血管平滑肌，使周围血管扩张，扩张小静脉作用强，外周阻力减小，回心血量减少，心排血量降低，心脏负荷减轻，心肌氧耗量减少，因而心绞痛得到缓解。此外尚能促进侧支循环的形成，主要用于防治心绞痛发作。

2. 适应证　心绞痛的防治。

3. 用法用量　舌下含服一片（0.3mg 或 0.6mg），2～5min 即发挥作用，作用大约维持 30min。静脉输注开始 5～10μg/（kg·min），维持输速度 3～5g/（kg·min），一般不超过 10μg/（kg·min），总量不超过 0.5mg/（kg·h）。

4. 不良反应　①可有头痛、面部潮红、灼热感、耳鸣、眩晕、反射性心动过速，有时血压急剧下降，甚至发生昏厥；②大剂量可引起呕吐、烦躁不安、低血压、发绀（高铁血红蛋白血症）。长期使用可产生耐药性；③严重贫血、脑出血、颅内压增高、青光眼禁用；④禁用于缩窄性心包炎、严重低血压或未纠正的血容量过低；⑤对严重肝肾功能不全者慎用；⑥突发体位性低血压。

5. 注意事项　本品与降压药或血管扩张药合用，可使硝酸甘油的体位性降压作用增强。与乙酰胆碱，组胺或去甲肾上腺素合用，可降低抗心绞痛疗效。与三环抗抑郁药合用，可加强三环抗抑郁药所致的低血压和抗胆碱能效应。

十、硝酸异山梨酯

1. 药理作用　硝酸异山梨酯（isosorbide dinitrate）直接松弛平滑肌，改善外周和冠状动脉循环，减少心肌负荷和耗氧量，缓解心绞痛。作用较硝酸甘油持久。

2. 适应证　主要适用于心绞痛和充血性心力衰竭的治疗。

3. 用法用量　有效剂量为 0.5μg/（kg·min），如无不良反应可增至 1.2μg/（kg·min）。

4. 不良反应　和其他硝酸盐类药物同，给药初期使血管扩张，出现头痛、恶心等症状。

5. 禁忌证　禁用于贫血、头部创伤、脑流血、严重低血压或血容量不足和对硝酸盐类药物敏感的患者。

6. 注意事项　①使用过程中应严密观察心率和血压；②孕妇和哺乳期妇女禁用或慎用；③对甲状腺功能减退、营养不良、严重的肝肾疾病及体重过低者应谨慎。

十一、地尔硫䓬

1. 药理作用　地尔硫䓬（diltiazem）是苯噻嗪类 Ca^{2+} 拮抗剂，可以扩张冠脉及外周血管，增加冠脉流量并使血压下降。由于心脏负荷减轻，心脏耗氧量减少，并使冠脉痉挛解除而缓解心绞痛。口服后吸收完全，30min 血药浓度达峰值，$t_{1/2}\beta$ 4h。血浆蛋白的结合率约 80%，肝灭活 65%。

2. 适应证　①心绞痛预防和治疗，尤其是变异型心绞痛和冠脉痉挛之心绞痛；②室上性心律失常的预防；③高血压。

3. 用法用量　常规剂量为口服 30mg/次，3 次/d，缓释剂 90～180mg/次，1/d。

4. 禁忌证　①Ⅱ度以上房室传导阻滞、窦房阻滞；②孕妇禁用或慎用。

5. 不良反应　①头痛、眩晕、疲劳感；②心动过速；③胃部不适，食欲不振，便秘或腹泻；④体位低血压；⑤偶见肝损伤；⑥与降压药、β 阻滞剂合用可增强降压作用，但致心动过缓。

十二、维拉帕米

1. 药理作用　维拉帕米（异搏定，verapamil）为 Ca^{2+} 拮抗剂。抑制心肌传导组织细胞的 Ca^{2+} 内流而使舒张期自发去极化速率减低，窦房结冲动发放频率减慢，阻断房室结区折返性心动过速之折返环路。对外周血管有扩张作用，可使血压下降，但易出现反射性心率加快。直接扩张冠脉血管，增加冠脉血流量。口服吸收完全迅速，生物利用度为 10%～35%，1.5～2.5h 血药浓度达高峰，血浆蛋白结合率为 90%，大部分经肝代谢。

2. 适应证　①抗心绞痛；②抗心律失常；③抗高血压；④有报道用于肥厚性心肌病治疗。

3. 用法用量　口服 40mg/次，2～3 次/d。缓释片 120～240mg/次，1 次/d。静脉用于室上速，5～10mg 溶于 5% 葡萄糖 20～40mL 中，2～3min 注毕，可间隔 15min 重复 1 次，静脉滴注 5～10mg/h，日总量不超过 50～100mg。

4. 禁忌证　①失代偿心力衰竭；②房室传导阻滞，Ⅰ度慎用，Ⅱ～Ⅲ度禁用；③低血压和心源性休克；④严重窦缓；⑤因能缩短旁道不应期，故 w－p－w 伴发房颤时禁用。

5. 不良反应　①可有眩晕、恶心、呕吐、便秘、心悸、面色潮红、踝部及下肢水肿和疲乏无力感；②与 β 阻滞剂合用可引起低血压，心动过缓，传导阻滞甚至心脏停搏；③与地高辛合用可使后者血药浓度升高。与其他抗心律失常药、吸入性麻醉剂、肌松剂、卡马西平、锂盐、利福平等合用应慎重；④偶有过敏反应而出现皮疹或转氨酶升高。

十三、尼卡地平

1. 药理作用　尼卡地平（nicardipine）是 Ca^{2+} 第二代二氢吡类钙拮抗剂，能扩张血管，使血压下降，并使冠状动脉、脑血管和肾血管扩张，血流量增加。口服后 $t_{1/2}\beta$ 1.5h，主要经肝脏代谢。

2. 适应证　适用于原发性高血压，缺血性脑血管病，心肌缺血及慢性心力衰竭。

3. 用法用量　①口服 20mg/次，3 次/d，缓释剂 20～40mg/次，2 次/d；②术中异常高血压2～10μg/（kg·min）泵入；③高血压急症 0.5～6μg/（kg·min）泵入。

4. 禁忌证　①颅内出血性疾病急性期；②颅内高压；③肝肾功能降低，低血压和青光眼者应列为相对禁忌；④妊娠或准备妊娠者禁用。

5. 不良反应　①有时会出现肝功异常；②偶见血肌酐和非蛋白氮升高；③粒细胞减少；④恶心呕吐、胃部不适、食欲不振、便秘、腹泻或腹痛；⑤面潮红、热感、心悸、低血压、水肿等；⑥有时会出现皮疹。

十四、尼群地平

1. 药理作用　尼群地平（nitredipine）是血管平滑肌中钙离子通道高度有效抑制剂，具有持久的降压及血管扩张作用。能增加股动脉，肠系膜动脉及冠状动脉的血流，减少外周阻力，增加心搏出量，还具有利尿作用。$t_{1/2}\beta$ 2h，45% 在尿中排出，其余由胆汁排出。

2. 适应证　治疗各型高血压、冠心病及充血性心力衰竭。

3. 用法用量　用于原发性，继发性高血压，口服 20mg/次，1 次/d，日剂量可增至 40mg。低剂量 10mg/d，可连用 2～4 个月。

4. 不良反应　有头痛、潮红及心动过速，但不良反应均较轻。

5. 注意事项　暂不用于孕妇及哺乳期妇女。

十五、氨氯地平

1. 药理作用　氨氯地平（amlodipine）是新型二氢吡啶类长效钙拮抗剂，阻滞心肌和血管平滑肌细胞外钙离子经细胞膜的钙离子通道进入细胞。其能直接舒张血管平滑肌，具有抗高血压作用。通过以下作用减轻心肌缺血：①扩张外周小动脉，使外周阻力降低，从而使心肌的耗能和氧需减少；②扩张正常和缺血区的冠状动脉及冠状小动脉，使冠状动脉痉挛患者心肌供氧增加。口服吸收良好，6～12h 血药浓度达到高峰，生物利用度为 64%～80%，$t_{1/2}\beta$ 35～50h，每日 1 次，连续给药 7～8d 后血药浓度达至稳态，本品通过肝脏广泛代谢为无活性的代谢物，从 10% 的原药和 60% 代谢物由尿液排出，血浆蛋白结合率约为 97.5%。

2. 适应证　治疗各型高血压和稳定型心绞痛。

3. 用法用量　初始剂量 5mg，1 次/d，根据患者的临床反应，可将剂量增加至 10mg，1 次/d。

4. 禁忌证　对二氢吡啶类钙拮抗剂过敏患者禁用。

5. 不良反应　较常见的不良反应是头痛、水肿、疲劳、失眠、恶心、腹痛、面红、心悸和头晕；较少见的不良反应为瘙痒、皮疹、呼吸困难、无力、肌肉痉挛和消化不良。

6. 注意事项　①肝功能受损患者作用时间延长；②血药浓度的改变与肾功能损害程度无相关性，仅10%的药物以原形由尿液排出；③老年患者可使用正常剂量；④本品用于妊娠期或哺乳期的安全性尚未确定。

十六、卡托普利

1. 药理作用　卡托普利（captopril）竞争性地抑制血管紧张素转换酶（ACE），阻止血管紧张素Ⅰ转换成血管紧张素Ⅱ。并使醛固酮的分泌减少。可同时扩张小动脉和小静脉，并可减轻心脏负荷，改善心功能，而心率无明显变化。本品能增加肾血流量，但不影响肾小球滤过率。

口服15min出现降压作用，1～2h达高峰，1次服药可维持6h左右，主要以原形或其代谢物从尿中排泄。

2. 适应证　高血压、心力衰竭、急性心肌梗死后左室功能不全、糖尿病肾病。

3. 用法用量　①高血压：初始剂量为25mg，2～3次/d，可增至50mg，2～3次/d；②心力衰竭：初始剂量25mg，3次/d。也可与利尿或洋地黄合并使用。

4. 禁忌证　对本品过敏者禁用。

5. 不良反应　少数患者服药有乏力、眩晕、恶心、呕吐、味觉减退等反应，偶有皮疹、粒细胞减少、蛋白尿及血清谷丙谷草转氨酶升高等现象。但停药后可恢复。

6. 注意事项　①孕妇、哺乳期妇女慎用；②本品可使肾功能损害者血肌酐升高和少尿者发生高血钾症；③少数高肾素型高血压患者，特别是已使用利尿剂，严格限制钠或行血液透析者，用本品后可致血压骤降，老年人对本品的降压作用敏感，应加强观察。

十七、贝那普利

1. 药理作用　贝那普利（苯那普利，benazepril）可抑制血管紧张素转换酶（ACE），阻止血管紧张素Ⅰ转化成血管紧张素Ⅱ，从而减低血管紧张素Ⅱ介导的一切作用。该药也通过抑制血管舒张剂缓激肽的降解而起到降低血压的作用，多数患者服药后约1h开始出现降压作用，2～4h内达到高峰，降压作用至少持续24h，$t_{1/2}\beta$ 10～11h，主要经肾和胆汁排泄。

2. 适应证　各期高血压，充血性心力衰竭。

3. 用法用量　用于各期高血压，每日推荐剂量为10mg，若效果不佳，可加至每日20mg，每日最大推荐剂量40mg，分2次服用。

4. 禁忌证　①已知对本品过敏者及有血管神经水肿患者；②妊娠期前6个月可导致胎儿肾损害、脸及头颅畸形；③哺乳期妇女。

5. 不良反应　常见有头痛、头晕、疲劳、咳嗽加重、恶心、腹泻、咽痛、皮疹、潮红、神经过敏、血压过度降低、唇及面部水肿。

（赵智慧）

第六节　升血压药

一、肾上腺素

1. 药理作用　肾上腺素（adrenaline）直接作用于肾上腺素能α受体、β受体，α受体激动使皮肤黏膜、内脏血管收缩，β受体激动使心率增快，心肌收缩力加强，心排血量增加，致使收缩压中度升高，同时兴奋骨骼肌血管床的β_2受体，使血管扩张，从而使舒张压降低，大剂量时α受体兴奋，血管阻力升高，舒张压也增高。如剂量超过 10μg/（kg·min）则 α 受体作用占优势。

2. 适应证 ①用于过敏性休克、心脏骤停、支气管哮喘、过敏反应；②局部用于鼻黏膜及牙龈出血；③与局麻药合用。

3. 用法用量 成人用法用量：①心搏骤停，静脉注射 0.1～0.2mg，必要时重复应用；②过敏性休克 0.5～1mg 皮下或肌内注射，必要时每隔 5～15min 重复给药 1 次或可将 4mg 加入 500mL 葡萄糖中静脉滴注；③支气管哮喘，皮下注射 0.2～0.5mg 必要时每隔 4h 重复，剂量可增至 1mg/次；④作为血管收缩药用于麻醉期间，肾上腺素在局麻药中浓度，1∶100 000 或 1∶200 000，总量不超过 0.3mg。

4. 不良反应 头痛、心悸、大剂量可致血压急骤升高，亦可发生严重心律失常，如室颤等。

二、去甲肾上腺素

1. 药理作用 去甲肾上腺素（noradrenaline）强烈兴奋 α 受体，同时也兴奋 β 受体，但作用较弱，可使全身小动脉收缩，但冠状动脉扩张，外周阻力上升，血管收缩以皮肤黏膜血管和肾小球血管最明显，其次为肝、脑、肠系膜及骨骼肌，α 受体的兴奋使心脏收缩加强，心率加快心排血量增加，升压过高可反射性减慢心率、外周阻力增加，使心排血量反而下降。口服不吸收，皮下注射可引起组织坏死，临床一般静脉滴注起效迅速，主要在肝脏代谢，代谢产物经肾脏排出。

2. 适应证 用于各种休克。

3. 用法用量 开始以 0.02～0.15μg/（kg·min）速度静脉滴注，调整滴速达满意的血压水平。必要时可超过上述剂量，但需保持或补充血容量，口服治疗上消化道出血 8～16mg 加冷生理盐水 250mL，50mL/1～2h。

4. 不良反应 静脉注射外溢可致皮肤及肢体坏死，速度过快可引起室性、室上性期前收缩。持久使用后心排血量减少。缺氧、电解质平衡失调、器质性心脏病或过量时可出现心律失常，血压升高后可有心率减慢。偶有过敏出现皮疹、面部水肿、注射层部脱落。过量时出现严重头痛、高血压、呕吐、抽搐。

5. 注意事项 高血压、动脉硬化、无尿者忌用。闭塞性血管病、血栓性疾病及严重缺氧时慎用，孕妇慎用。与全麻药氟烷合用可发生室性心律失常，与 β 受体阻滞剂合用，可发生高血压、心动过缓。与降压药同用，作用抵消，与洋地黄类同用易发生心律失常，与麦角制剂合用，可引起严重高血压。

三、多巴酚丁胺

1. 药理作用 多巴酚丁胺（dobutamine）为选择性心脏 β_1 受体激动剂，对 β_2 受体、α 受体作用弱，直接兴奋 β_1 受体，增加心肌收缩力，但血压、心率一般保持不变或轻度增高，冠脉血流常增加，外周阻力和肺血管阻力降低。由于心排血量增加，肾脏血流量及尿量增加。

2. 适应证 用于心肌梗死后或心脏外科手术时心排血量低的休克患者。

3. 用法用量 用法：静脉滴注 250mg 加入 5% 葡萄糖溶液 250 或 500mL 中滴注 2.5～10μg/（kg·min）。

4. 不良反应 心悸、头痛、胸痛、气短、恶心，剂量大时出现收缩压增加，心率加快。

5. 注意事项 忌用于肥厚性梗阻性心肌病、房颤、高血压、重度主动脉瓣狭窄及室性心律失常者慎用。

四、多巴胺

1. 药理作用 多巴胺（dpamine）具有 β 受体和 α 受体激动作用，兴奋肾、肠系膜、冠状动脉、脑动脉的多巴胺受体，效应与剂量相关，小量时［0.5～2μg/（kg·min）］主要作用于多巴胺受体，肠系膜及肾血管扩张，改善肾功能。小至中等剂量［2～5μg/（kg·min）］直接兴奋 β_1 受体，间接促进去甲痛上腺素的释放，增加心肌收缩力；大剂量［大于 7μg/(kg·min)］时，α 受体兴奋，外周血管收缩，肾血流减少，收缩压舒张压均升高。

2. 适应证　用于各种类型休克。

3. 用法用量　静脉滴注或泵注，可在 0.5 ~ 15μg/（kg·min）调整。

4. 不良反应　胸痛、呼吸困难、心律失常、乏力常见。心动过缓、头痛、恶心呕吐者少见。

5. 注意事项　忌用于嗜铬细胞瘤、闭塞性血管病，冻伤、糖尿病性动脉内膜炎、雷诺现象（雷诺病）及频繁性心律失常时慎用。

五、增压素

1. 药理作用　增压素（angiotensinamide）与天然的血管紧张素在结构上略有不同，但药理作用上基本相似，直接兴奋小动脉血管平滑肌，使外周及内脏小动脉（肾动脉、冠状动脉）强烈收缩，升压作用明显，但不受肾上腺素能阻滞剂的影响，升压作用比去甲肾上腺素强，维持时间不长。

2. 适应证　用于外伤性休克及中毒及麻醉所致低血压。

3. 用法用量　静脉滴注，本品 1 ~ 1.25mg 加入 5% 葡萄糖或生理盐水中 500mL 静脉滴注，3 ~ 10μg/min，根据血压调整。

4. 不良反应　有时可引起头痛、头晕、眩晕。偶可致心绞痛，过量可致心动过缓。

5. 注意事项　心功能不全、高血压、冠心病、心动过缓者慎用。

六、异丙肾上腺素

1. 药理作用　异丙肾上腺素（isoprenaline）作用于 β 受体，对 β_1 和 β_2 受体均有强大的激动作用，对 α 受体几乎没有作用，从而兴奋心脏，加强心肌收缩力，增加心率，使心排血量加大，降低末梢血管的阻力。起效快，维持时间 1 ~ 2h，主要在肝内代谢，经肾脏排泄。

2. 适应证　抗休克，对于心源性及感染性休克均有效。也用于房室传导阻滞、心脏骤停、支气管哮喘。

3. 用法用量　抗休克 0.2 ~ 0.4mg 加入 5% 葡萄糖 200mL 中，以 0.5 ~ 2mL/min 速度静脉滴注，使收缩压维持于 12kPa（90mmHg），脉压 2.6kPa（20mmHg）以上，心率 120 次/min 以下，尿量增加，症状改善为妥。房室传导阻滞Ⅱ度，舌下 10mg/次，一次 4h，Ⅲ度房室传导阻滞，心率低于 40/min，用本品 0.5 ~ 1mg 加入 5% 葡萄糖 200 ~ 300mL 静脉滴注。支气管哮喘用 0.25% 气雾剂，每次吸入 1 ~ 2 喷，2 ~ 4 次/d，每次用药间隔不小于 2h，舌下含服 10 ~ 15mg/次，2 ~ 3 次/d，极量 20mg/次，60mg/d。

4. 不良反应　常见有口腔咽部发干、睡眠障碍，少见有头痛、眩晕、皮肤潮红、头痛、恶心呕吐、震颤、出汗、心率增快、全身乏力。

5. 注意事项　心律失常伴心动过速、心绞痛、冠状动脉供血不足、糖尿病、高血压、甲亢、洋地黄中毒所致的心动过速及嗜铬细胞瘤等慎用。

七、美芬丁胺

1. 药理作用　美芬丁胺（mephentermine）主要作用为激动 β 受体，增加心肌收缩力，并可使静脉收缩、静脉回流增加，从而心排血量增加，收缩压增高，对周围血管作用不大，升压作用较去甲肾上腺素弱，但持久。

2. 适应证　治疗心源性休克及低血压、鼻黏膜充血。

3. 用法用量　肌内注射或静脉注射 15 ~ 20mg/次，静脉滴注 15 ~ 30mg 加入 5% ~ 10% 葡萄糖 100mL，开始滴速稍快，待血压稳定后再行调整，口服 12.5 ~ 25mg/次，2 ~ 3/次，滴鼻 0.5% 溶液。

4. 不良反应　过量可致血压突然升高且可发生注射部位组织坏死，且抑制心脏功能。

5. 注意事项　出血性低血压、严重高血压、甲亢、近 2 周内使用过单胺氧化酶抑制剂者忌用，氯丙嗪所致的低血压忌用。

八、甲氧明

1. 药理作用 甲氧明（美速克新命，methoxamine）为 α 受体激动剂，直接作用于周围血管的 α 受体，导致血管收缩，收缩压舒张压均升高，作用较去甲肾上腺素弱而持久，由于血压升高可反射性使心率减慢，对心脏及中枢神经系统无明显兴奋作用，使肾血流量减少。

2. 适应证 用于低血压、大出血及心肌梗死后休克、室上性心动过速。

3. 用法用量 轻度低血压肌内注射 5～10mg，30min 后重复，急症病例收缩压＜8kPa（60mmHg），缓慢静脉注射 5～10mg，观察血压变化，可继续肌内注射 15mg，室上速 10～20mg 加入 5% 葡萄糖 100mL，静脉滴注也可用 10mg 加入 5% 葡萄糖 20mL 静脉注射，极量肌内注射一次不超过 20mg，一日不超过 60mg，静脉注射一次不超过 10mg。

4. 不良反应 大剂量时可出现高血压、心动过缓、头痛、少见有异常出汗、尿急。

5. 注意事项 ①冠心病、严重动脉粥样硬化、高血压、甲亢、嗜铬细胞瘤慎用；②老年人及孕妇慎用。

九、间羟胺

1. 药理作用 间羟胺（阿拉明，metaraminol）直接作用于 α 受体，间接作用是使去甲肾上腺素从储存部位释放出，使血管收缩，血压升高，升压效果较去甲肾上腺素弱，但较持久，由于兴奋心脏 β 受体从而有中等程度加强心脏收缩的作用，增加脑及冠状动脉的血流量。主要在肝脏代谢，代谢产物经胆汁及肾脏排泄。

2. 适应证 用于各种休克和手术时低血压。

3. 用法用量 静脉注射 1～2mg/次，直接推注，用于重症休克，静脉滴注 15～100mg 加入生理盐水或 5% 葡萄糖 500mL，调节滴速至血压达理想水平，极量 100mg/次（0.3～0.4mg/min）。

4. 不良反应 可发生心律失常，升压过快可致肺水肿，心搏骤停，过量则表现为抽搐，高血压，严重心律失常，药液外渗可发生周围组织坏死，红肿或形成脓肿。

5. 注意事项 甲亢、高血压、糖尿病、充血性心力衰竭者慎用。

十、去氧肾上腺素

1. 药理作用 去氧肾上腺素（phenylephrine）主要作用于 α 受体，有明显血管收缩作用，作用较去甲肾上腺素弱，但持久，毒性较小，可反射性兴奋迷走神经，使心率减慢，并有短暂散瞳作用，对心肌无兴奋作用，皮下或肌内注射该药 10～15min 后起效，静脉注射立即起效，维持时间较短。大剂量时可有微弱的 β 受体兴奋作用。

2. 适应证 感染性和过敏性休克，麻醉性低血压，散瞳检查。

3. 用法用量 升压作用肌内注射 2～5mg，10～15min 重复；静脉注射 0.2mg/次，10～15min 后重复，严重低血压和休克，10mg 加入 500mL 生理盐水或葡萄糖中静脉滴注，根据血压调整。当麻醉并发低血压时可紧急静脉注射 50～150μg 临时纠正难以用麻黄碱、间羟胺维持的低血压。散瞳检查时用 2%～5% 溶液滴眼。

4. 不良反应 治疗室上速过量可以出现心率快而且不规则，使用过量使血压过高，个别出现胸痛、眩晕震颤、呼吸困难。

5. 注意事项 ①心肌疾患、甲亢、高血压、动脉粥样硬化、心动过缓、糖尿病患者慎用；②妊娠晚期或分娩期慎用。

十一、麻黄碱

1. 药理作用 麻黄碱（ephedrine）可直接激动肾上腺受体，也可通过促使肾上腺素能神经末梢释放去甲肾上腺素而间接激动肾上腺素受体，对 α 和 β 受体均有激动作用。①心血管系统：冠脉和脑血管扩张，血流量增加。用药后血压升高，脉压加大。使心收缩力增强，心排血量增加；②支气管：松弛支气管平滑肌，其α效应尚可使支气管黏膜血管收缩，减轻充血水肿，有利于改善小气道阻塞；③中枢神经系统：兴奋大脑皮质和皮质下中枢，产生精神兴奋，失眠，不安和震颤等。作用较持久，$t_{1/2}\beta$为3～4h。

2. 适应证　①用于预防支气管哮喘发作和缓解轻度哮喘发作；②用于椎管内麻醉致低血压；③治疗各种原因引起的鼻黏膜充血、肿胀引起的鼻塞。

3. 用法用量　①支气管哮喘：口服，成人，常用量1次15～30mg，45～90mg/d；极量，每次60mg，150mg/d。儿童，每次0.5～1mg/kg，3次/d。皮下或肌内注射，成人，常用量，每次15～30mg，45～60mg/d；极量1次60mg，150mg/d；②椎管内麻醉低血压皮下或肌内注射20～50mg，或静脉注射10～15mg/次；③解除鼻黏膜充血、水肿，以0.5%～1%溶液滴鼻。

4. 注意事项　①大量长期使用可引起震颤、焦虑、失眠、头痛、心悸、发感、出汗等不良反应；②短期反复使用可致快速耐受现象，作用减弱，停药数小时可恢复；③甲状腺功能亢时症、高血压、动脉硬化、心绞痛等患者禁用；④忌与优降宁（帕吉林）等单胺氧化酶抑制剂合用，以免引起血压过高。

（赵智慧）

第三章

气道控制技术

气道控制是临床麻醉和急、危重治疗所需的关键技术，在临床医学中占有极其重要的地位。随着近年来新技术、新理论、新知识和新方法的不断涌现，气道控制的理论和实践均取得了很大的进步，从而使许多极其困难的气道问题得到解决成为可能。此不仅对危重症患者的成功治疗具有重要意义，而且是保证麻醉患者围术期安全的前提。本章阐述了临床上常用的气道控制技术。

第一节　面罩通气技术

一、面罩通气的适应证和禁忌证

（一）适应证

（1）气管插管前通过自主呼吸或人工通气进行预氧（包括复苏情况）。

（2）禁忌气管插管的患者。

（3）气管插管失败的患者。

（4）生命体征突发性恶化且需紧急给氧治疗的患者。

（5）输送麻醉气体进行麻醉。

（二）禁忌证

（1）胃内容物反流入气管内的可能性极大且需全身麻醉的患者，如饱胃、裂孔疝、食管运动功能紊乱和咽憩室。

（2）气体充入胃内可能性极高的患者，如因长期肌松或神经系统疾病导致咽部环形括约肌无力。

（3）需高气道压的患者，如肺或胸壁的顺应性降低、肥胖（体重 2 倍于标准体重）、明显脊柱侧弯，严重支气管痉挛。

（4）腹内压增高的患者，如大量腹水，机械或麻痹性肠梗阻。体位不良的患者，如明显的头低位、位于骨折复位床、施碎石术、CT 扫描和俯卧位等。

（5）需要维持气道通畅但必须避免头颈部操作（如颈椎骨折）或不能触摸颈部（如头颈部手术）或不能达满意面罩密闭（如面部创伤，口腔无牙伴槽齿后缩）的患者。

（6）表皮不完整的患者，如大疱性表皮松解症。

（7）用密闭面罩不能达到满意辅助或自主通气的患者是面罩通气的相对禁忌证。

二、面罩的结构和类型

面罩是一种无须其他器械即可将通气环路中气体输送至患者肺部的一种呼吸道管理器械，通常是由橡胶或塑料制成。普通面罩通常有主体，面部密封圈和接口所组成（图 3－1）。由于没有任何一种面罩能够适用于所有患者的面部，所以人们设计和制造了多种面罩供临床应用中选择（图 3－2）。另外，各种面罩又均有许多不同的型号，以方便使用。

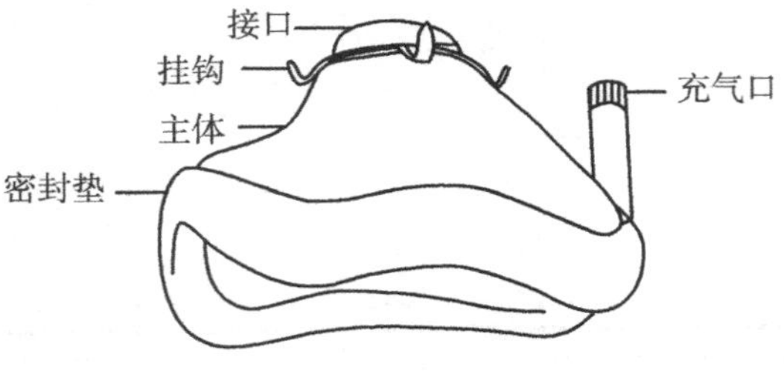

图 3-1 面罩的基本结构

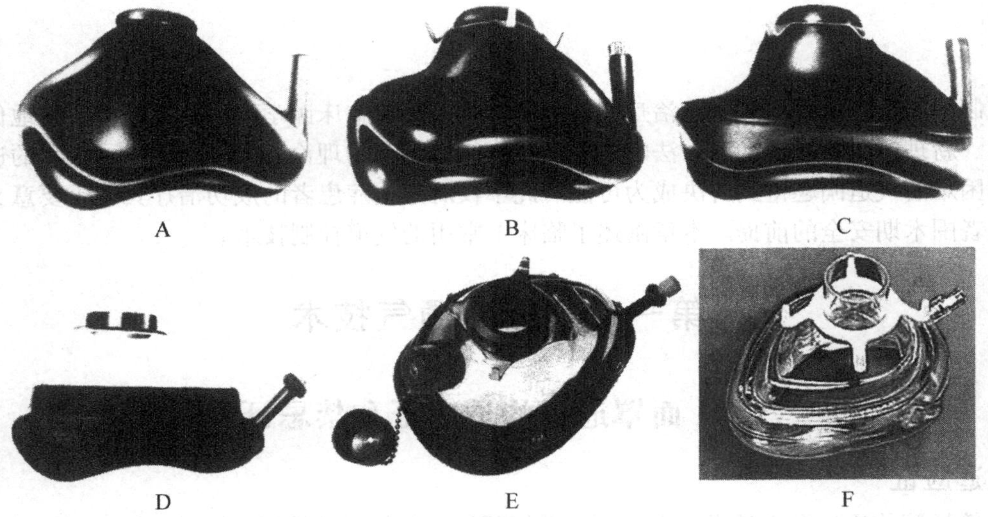

图 3-2 常用的面罩

A. 解剖形面罩；B. Trimar 面罩；C. 无鼻梁面罩；D. Ambu 透明面罩；
E. Patil - Syracuse 内镜面罩；F. 一次性 PVC 透明面罩

三、面罩的选择和准备

(一) 面罩的选择

为了达到最佳的应用效果，选用合适型号的面罩十分重要，因此应准备数种型号的面罩，并且必须在麻醉诱导前对面罩加以选择和试验。在保证良好密闭和满意通气的前提下，应尽可能选择最小的面罩，以减少无效腔。非透明面罩不易发现呕吐物，故不适用于饱胃、有呕吐和反流高度危险的患者。

面罩应适合操作者的手掌和患者的面部，解剖学面罩具有能适应患者鼻梁、下颌骨齿槽嵴和颧突的特征，如果可能，应优先选用。操作者还应注意选择握持较为容易和误压患者眼睛可能性最小的面罩。

(二) 面罩的准备

在应用环氧乙烷消毒面罩后，应对未充气的面部密封圈进行彻底的通风处理，因为吸收入橡胶的环氧乙烷可导致患者面部皮肤的化学性烧伤。

面罩的密封圈可以是已充气的或为可充气性。对于可充气性密封圈，应充入足量的气体，以免面罩有棱角接触患者面部。另外，对密封圈进行满意充气还可使面罩与面部接触各处的压力处于平衡状态。

四、面罩通气的方法

(一) 患者的准备

如果面罩太长，放置口咽通气道可使患者的面部拉长 1~2cm；如果放置口咽通气道后面罩又太短，应去除口咽通气道而改用鼻咽通气道，这样可沿鼻梁移动面罩 1~2cm，以使面罩在颏部更为合适。

（二）放置面罩的方法

1. 单手法　是最常用的方法（图 3－3）。即用左手握持面罩，拇指和食指放在面罩体部——即接口处的两侧，并向下用力，以使面罩贴紧面部保持密封。其他三个手指放置在下颌骨上，中指位于颏部，环指和/或小指位于下颌角处。然而值得注意的是，保证不对患者面部或颈部软组织施加压力极为重要，因为此可降低气道通畅的程度。

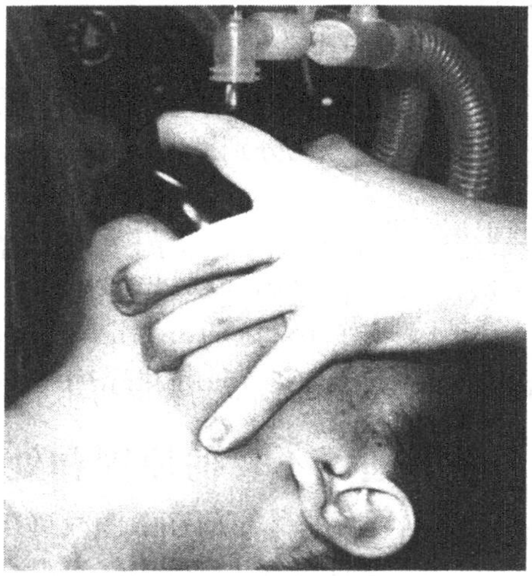

图 3－3　单手放置面罩的操作方法

2. 双手法　适用于需要开放气道（尤其是最困难的气道）且需要达到面罩密闭的各种情况。由于操作者需用两只手握持面罩，所以需要另外一位工作人员来进行辅助或控制呼吸。面罩操作者将双手的拇指放置在面罩接口或体部的两侧，其余手指放在下颌骨上，以提起患者的下颌且保持颈部伸展（图 3－4）。面罩操作者亦可将双手的拇指和食指放置在面罩体部的两侧，而用其他手指来维持气道开放，此种方法对防止面罩四周漏气极为有用。

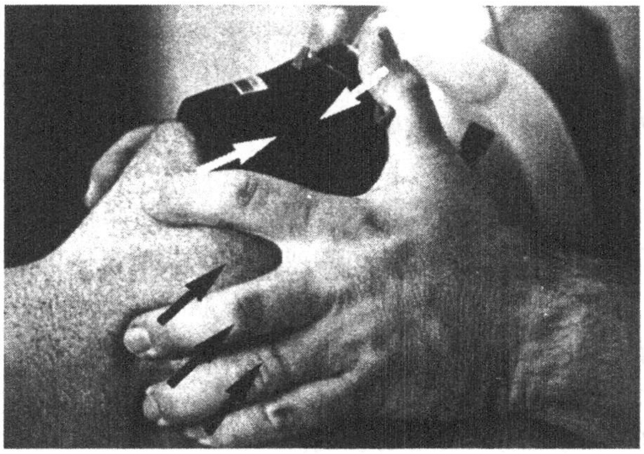

图 3－4　双手放置面罩的常用操作方法

（三）达满意面罩密闭的方法

应用面罩时必须使其四周完全密闭，此乃获得满意通气和满意吸入麻醉的基础，常用的措施如下。

1. 面罩鼻部的密闭　虽然使面罩鼻部的边沿展开可达到其鼻部的密闭，但是将面罩放在鼻梁时应注意不能压迫患者的眼睛。在通常情况下，操作者用拇指向下按压面罩的鼻部即可使鼻部达到密闭。

2. 面罩颏部的密闭　将面罩放置在患者面部后，应注意面罩与颏部的适应性，如果面罩的颏部位于牙齿水平，应更换较大号的面罩或将目前使用的面罩向下移动；如果面罩的颏部接触到了颏部而不是齿槽嵴，面罩的四周则不能被密闭。此时在口腔内插入一口咽通气道使面部延长 1～2cm 即可使面罩的颏部位于齿槽嵴部。另外，亦可改用较小的面罩，用手指向上推下颌骨进入面罩并同时旋转腕部向下推面罩鼻部即可达面罩颏部的密闭。

3. 面罩两侧的密闭　操作者用左手小鱼际肌将面颊部皮肤贴紧面罩一侧即可达到面罩左侧的密闭。面罩右侧的密闭可通过以下途径实现：①用手指压迫面罩的右侧，如拇指以及食指和中指的远端掌指关节；②内旋左侧前臂使面罩向右侧旋转。面罩的四周具有一定的伸展性，以供其适应较窄或较宽的面部。③由助手协助压迫面罩的漏气处。

4. 应用四头带　四头带通常是由黑橡胶制成，其中间部分为一四边形或圆形结构，在其两侧的边缘处有四个长条状固定带，固定带上预制有等距离的开孔。使用时，将四头带中间的圆形或四边形结构放在患者的头下，将四条固定带通过其上面的开孔分别固定在面罩接口处的挂钩上即能达到固定面罩和促进面罩密闭的作用。

使用中，位于下颌骨处的固定带趋于向后牵拉下颌，将下面的两条固定带在颏下部进行交叉不仅可达到更好的面罩密闭效果，而且能够对抗上面两条固定带的牵拉作用，从而减少面罩从鼻背部滑向额部的可能。值得注意的是，使用四头带时不能牵拉固定带太紧，以防止面罩或固定带造成患者面部的压迫性损伤。另外，还可在四头带与面颊之间放置纱布或棉垫，既可增加四头带的张力，亦可避免损伤。

五、面罩通气不良的原因和处理

面罩密闭应足以产生 2kPa（20cmH_2O）的气道正压并极小漏气。由于正常胃贲门括约肌压力在 2.0kPa（20cmH_2O）水平，所以限制气道正压在此水平可避免面罩通气中的胃充气，胃充气可限制膈肌运动和增加通过食管括约肌发生反流的可能性。如果采用 2.0kPa（20cmH_2O）的正压不能使患者获得满意的肺通气，应及时寻找原因并正确处理。

（一）原因

面罩通气不满意的常见原因包括：①气道在咽部被舌体阻塞；②声门痉挛使气道在喉部发生梗阻；③患者存在足够的肌肉张力防止胸廓扩张；④肺顺应性降低或气道阻力增加。气管牵曳（喉向尾端运动或胸部的矛盾活动）常提示患者存严重气道梗阻。

（二）处理措施

1. 气道管理操作三手法　当仰头、托下颌和张口这三种操作同时进行时称作气道管理操作三手法，此三种手法是保证面罩通气患者上气道通畅最确切的操作方法。这三种手法不仅可单独使用，而且可联合使用。

2. 应用通气道　在少数情况下，在面罩通气中采用气道管理操作三手法维持气道通畅相当困难，尤其在需要较长时间的情况下。此时可通过放置口咽或鼻咽通气道来协助维持气道通畅。

（1）口咽通气道：通常是由橡胶或塑料制成，外形呈 S 状，设计有不同型号（图 3－5）。当选择适宜尺寸的口咽通气道且放置位置正确时，其咽弯曲段正好是位于舌根后，通气管腔的前端是位于会厌的上方附近。如果口咽通气道太短，舌仍可能在口咽水平阻塞上气道；如果太长，口咽通气道可到达咽喉部接触会厌，甚至将会厌推向声门或进入食管的上端。

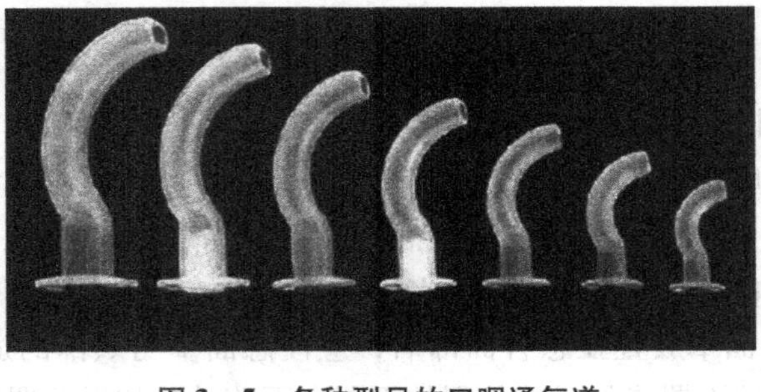

图 3－5　各种型号的口咽通气道

目前已经有带套囊口咽通气道（Cuffed oropharyngeal airway），其通气管前端安装有套囊，套囊充气后能使口咽部达有效的低压封闭，并可直接连接通气环路替代面罩通气，主要适用于不需气管插管且无误吸危险的短小手术患者。

（2）鼻咽通气道：通常是由塑料或软橡胶制成，外形如同气管导管，但质地较软，长约15cm左右，前端斜口较短且钝圆，有多种型号（图3－6），国际通用标准是根据其内径的毫米数来进行编号。正确插入后，鼻咽通气道的全长是从鼻至咽部；前端位于会厌上和舌根下，翼缘正好位于鼻孔外。当鼻咽通气道位置正确时，其前端通过将舌根部抬离咽后壁而维持上气道通畅。但是，如果鼻咽通气道太短或插入过浅，其前端则不能向上抬起舌根部，从而不能有效解除上气道梗阻。如果鼻咽通气道过长或插入过深，其前端不仅可刺激会厌及其周围组织而诱发喉痉挛，而且可将会厌压向声门口，或其前端进入食管上端，不但不能解除上气道梗阻，反而可使上气道梗阻加重。

与口咽通气道相比，清醒或半清醒的患者能更好地耐受鼻咽通气道，并且发生意外性位置不当及脱出的可能性较小；如果患者牙齿松动或全身条件极差或者是口腔内存在创伤或病理性情况，应用鼻咽通气道则更为适宜。

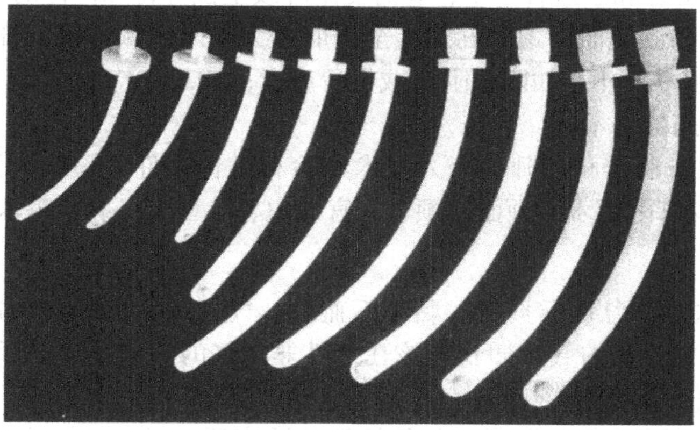

图3－6　各种型号的鼻咽通气道

3. 正压呼吸　在整个呼吸周期中维持气道正压可减轻软组织造成的气道梗阻。在呼气中，应适当调节通气环路的溢气阀，以维持大约1.5kPa（15cmH_2O）的正压［不应超过2kPa（20cmH_2O）］。辅助吸气时应达2.5kPa（25cmH_2O）的气道压。

4. 喉痉挛的处理　面罩通气中可因多种原因发生喉痉挛。一般来讲，在轻度和中度喉痉挛时，通过加深麻醉、消除局部刺激和给予氧气吸入一般即能有效解除。必须注意，在喉痉挛的情况下单靠患者主动吸氧常感不足，需行面罩加压给氧。轻度喉痉挛时宜于呼气时加压；中度喉痉挛时则宜于吸气时加压，并可静脉注射利多卡因1～2mg/kg；严重喉痉挛时应以较高的压力进行加压给氧，并应快速静脉注射琥珀胆碱来解除此种紧急情况。迫不得已时亦可实施环甲膜穿刺，经穿刺针行加压给氧或喷射通气。然而，在处理喉痉挛时，应用肌肉松弛药只是一种临时性措施，加深麻醉才是更确切的治疗。

六、面罩通气的注意事项

（1）在一些情况下，操作者用一只手维持面罩密闭和气道通畅会相当困难，此时可应用双手保持面罩密闭并进行气道控制，而由另外一个工作人员挤压呼吸囊进行肺通气。

（2）无效腔：在进行面罩通气时，面罩及其接头是无效腔增加的主要原因，必须提供满意的新鲜气流量，此在小儿具有极明显的临床意义。增大压迫面罩的压力，降低密封圈的容量，采用较小的面罩、缩短面罩相关接头长度、增大进入面罩的新鲜气流速度等措施均可减少无效腔。

（3）在长期面罩通气中，如果需要应用四头带协助维持面罩密闭，四头带上的张力不应过多超过达到面罩密封所需的压力，并且需要每隔15～30min即释放一次张力，并稍微移动面罩，以允许面罩下部的皮肤能够获得足够的血流灌流。另外，亦可采用外裹棉纱的海绵来防止面部皮肤受到过度的压迫。

当用四头带或棉纱海绵时，应极度小心谨防患者眼部的损伤，补偿面罩漏气的辅助措施是增加新鲜气流量。

（4）虽然使用 Ohio 解剖形面罩更易达到颏区和面颊区的密闭，但其密封圈太大偶尔可压迫眼球（即面罩位于鼻梁以上部位时），可用拇指向下推面罩，以使密封圈从眼部移开。

（詹 锐）

第二节 气管插管技术

一、气管插管的适应证和禁忌证

（一）适应证

1. 绝对适应证 是指患者生命的安危取决于是否采用气管插管，否则禁忌在全身麻醉下手术。主要包括：①颅内手术；②胸腔和心血管手术；③需要俯卧或坐位等特殊体位的手术；④湿肺手术；⑤气道难以保持通畅的患者（如颌、面、颈、五官等全身麻醉大手术，颈部肿瘤压迫气管患者，极度肥胖患者等）；⑥腹内压增高频繁呕吐（如肠梗阻）或饱胃患者；⑦某些特殊麻醉，如并用降温术和降压术等；⑧需要应用肌肉松弛药的手术。

2. 相对适应证 取决于麻醉科医师的个人技术经验和设备条件，一般均为简化麻醉管理而选用，如时间长于 2h 的任何全身麻醉手术；颌面、颈、五官等中、小型全身麻醉手术等。

（二）禁忌证

1. 绝对禁忌证 喉水肿、急性喉炎、喉黏膜下血肿、气管插管创伤可引起严重出血，除非急救，禁忌气管插管。另外，此类患者的气管插管应该在条件非常好的环境中（如手术室）实施，并应由经验丰富的医师（如麻醉科医师）操作。

2. 相对禁忌证 气道不完全性梗阻者有气管插管的适应证，但禁忌快速麻醉诱导气管插管。并存出血性血液病（如血友病、血小板减少性紫癜症等）者，气管插管创伤易诱发喉、声门或气管黏膜下出血或血肿，继发急性气道梗阻，宜列为相对禁忌证。主动脉瘤压迫气管者，气管插管可导致动脉瘤破裂，也宜列为相对禁忌证，如果需要施气管插管，动作需熟练、轻巧，避免意外性创伤。鼻道不通畅（如鼻咽部纤维血管瘤、鼻息肉或有反复鼻出血史）者，禁忌实施经鼻气管插管。麻醉科医师未掌握气管插管的基本知识或操作技术不熟练，或者气管插管设备不完善，应列为相对禁忌证。

二、常用的气管导管的结构、种类、型号和选择

气管导管（tracheal tube）又称气管内导管（endotracheal tube），可插入气管内，用于传递气体和吸入麻醉药进出肺部。经口和经鼻气管导管的设计是分别适宜于经口和经鼻途径插入。许多一次性气管导管均设计成"经口/经鼻"型，说明其既可经口途径插入，又可经鼻途径插入。

（一）气管导管的结构和种类

典型的气管导管结构见图 3－7。气管导管的弯曲半径为 12～16cm，在横断面上，气管导管的内外壁应为圆形。与管腔呈圆形的气管导管相比，管腔呈椭圆形的气管导管更易发生扭曲。

气管导管的机器端或近端连接有气管导管专用接头，通常保留在患者体外。患者端或气管端或远端是气管导管插入气管内的部分，前端开口呈斜坡状，称为气管导管的斜面。斜面与气管导管长轴之间的锐角称斜面角度，为 38°±8°。斜面的开口是对向左侧，此是因为气管导管最常从右侧插入，斜面开口向左有助于插入气管导管时操作者对声门的持续观察。

气管导管的前端应呈圆钝状，无锐利边缘。在斜面对侧的管壁上有一开孔，称作 Murphy 孔，存在此种开孔的气管导管称作 Murphy 型气管导管。设计 Murphy 孔的目的是作为气流流出气管导管的途径。Murphy 孔的面积必须不少于气管导管管腔横截面的 80%。一些气管导管在斜面侧还设计有第二个侧孔，

如果气管导管意外性进入右主支气管，此可为一安全性措施。无 Murphy 孔的气管导管称作 Magill 型气管导管，无 Murphy 孔可使套囊安置在靠近气管导管远端的位置。此不仅可减少气管导管意外性误入支气管的机会，而且可减轻对气管的损伤。

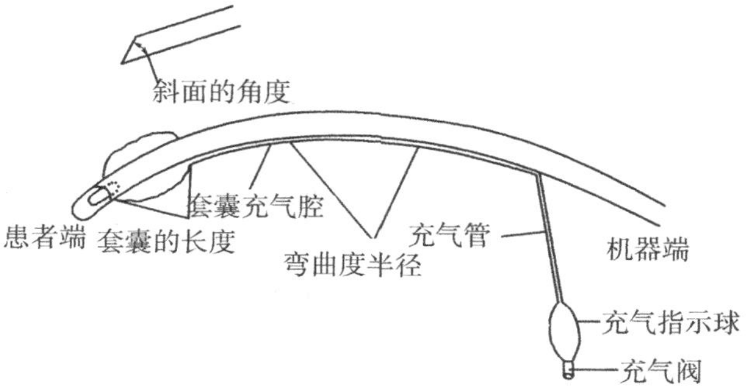

图 3-7 带套囊 Murphy 型气管导管的结构示意图

气管导管远端安装有套囊，设计套囊系统的目的是封闭气管导管和气管壁之间的间隙，以防口腔、鼻腔和咽部的内容物误吸进入气管，并保证正压通气中无气体从套囊处漏出。套囊亦可保持气管导管位于气管的中央部位，使气管导管前端损伤气管黏膜的可能性较小。套囊的充气装置包括两部分：①充气管：充气管包括位于气管导管壁内的部分和位于气管导管壁外的部分；②套囊充气指示球和充气阀。

通常在气管导管前端或气管导管全长内置放有放射显影标志，有助于用 X 线来确定插管后气管导管的位置。小儿气管导管在距前端 2cm 和 3cm 处分别标有单个或双个黑圈标记，其目的在指导气管导管插入气管的长度，以防止插入过深。

（二）气管导管的型号

气管导管型号有三种分类方法：①Magil 分类法：是最早的分类方法，将气管导管分成从 0 号（婴儿）至 10 号（大体型成年人）；②法制分类法：气管导管外径（mm）×3 即为其型号，此种方法已沿用多年；③以气管导管内径（mm）来编号：是目前标准的气管导管型号分类方法。

值得注意的是，由于气管导管壁厚度的差异，同样内径的气管导管可有不同的外径。气管导管的外径极为重要，尤其是在小儿，因为外径是决定气管导管能否通过喉部的关键因素。因此气管导管标准亦要求，内径≤6mm 的气管导管应同时以 mm 标示其外径。

（三）气管导管的选择

目前尚无简单明了的合适气管导管选择方法，通常是根据患者的年龄来选择气管导管的大小和插入深度（表 3-1）。但是值得注意的是，由于气管大小和形状变异甚为明显，所以使用者除选择预应用的一根气管导管之外，还应准备较此气管导管大 1 号和小 1 号的两根气管导管备用。如果预计气管插管操作困难，应先采用较细的气管导管，然后用气管导管交换器更换较粗的气管导管。

表 3-1 气管导管型号和插入深度的选择

年龄	内径（mm）	外径（mm）	经口插入长度（cm）
0~3 个月	3.5	4.8	11
3~6 个月	4.0	5.4	12
6~12 个月	4.5	6.2	12.5
2 岁	5.0	6.8	13.0
3 岁			13.5
4 岁	5.5	7.4	14.0
5 岁			14.5

续 表

年龄	内径（mm）	外径（mm）	经口插入长度（cm）
6 岁	6.0	8.2	15.0
7 岁			15.5
8 岁	6.5	8.8	16.0
9 岁			16.5
10 岁	7.0	9.6	17.0
11 岁			17.5
12 岁	7.5	10.2	18.0
13 岁			18.5
14 岁	8.0	11.0	21.0
成人女性	7.5～8.0	10.2～11.0	21.0
成人男性	8.5～9.0	11.6～12.2	22.0

在年龄较小的儿童（通常是4岁以下），气道的密封通常不是采用套囊，而是通过选用与环状软骨内径相匹配无套囊气管导管来达到。对于需要长期气管插管的小儿，一般认为气管插管后在气管导管和气管之间应存在轻微漏气，检查方法是保持患儿的头部处于中位，将听诊器放置在气管上端，在峰气道压为2～3.9kPa（20～40cmH_2O）时能够听到漏出气流声即可。如果产生漏气所需的气道压≥3.9kPa（40cmH_2O），则需更换较细的气管导管。对于具有高度误吸危险的儿童，如腹内压增高和口腔内手术的儿童，则应考虑选用带套囊气管导管。考虑到长期应用带套囊气管导管有增加气管软化的危险，所以应用中应定时给套囊放气5～10min。

三、气管插管的器械

气管插管的完成需要一定的器械用具，包括：喉镜、衔接管、插管芯、牙垫、插管钳、局部麻醉药喷雾器等常用用具，以及某些特殊器械，如光导纤维支气管镜、光导纤维喉镜、气道交换导管、弹性橡胶引导芯和光索等。

（一）常用的气管插管辅助器械

1. 直接喉镜（direct laryngoscope） 直接喉镜是用于显露喉及其相关的结构，最常用于气管插管，亦可用于口、咽和喉部病变的检查。

（1）直接喉镜的基本结构：包括镜柄和喉镜片。当将喉镜片和镜柄连接在一起，并使其处于使用位时，光源即被照亮（图3-8）。光源可位于镜柄内，亦可位于喉镜片上。

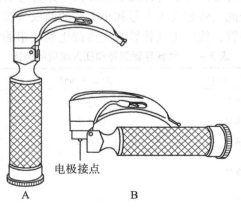

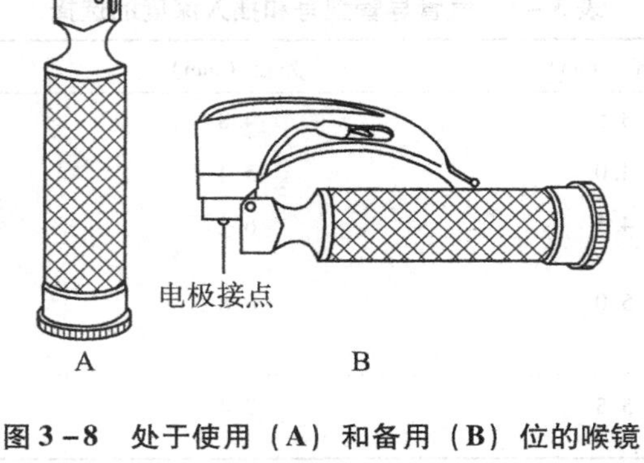

图3-8 处于使用（A）和备用（B）位的喉镜

1）镜柄：镜柄是操作者手持的部位。在镜柄和喉镜片之间最常采用钩槽状连接，即镜柄的顶端装有挂钩杆，可与喉镜片基底部的连接槽相匹配。此种连接方式不仅能够使喉镜片与镜柄进行快捷容易的连接和分离，而且具有自动开关功能，当喉镜片被提起处于使用位时，光源即被同时打开以提供照明。

如果镜柄的设计是接受自身带有照明灯泡的喉镜片，在其与喉镜片的接触部位有一金属电极接点，当镜柄和喉镜片相互衔接成使用位时，即可形成完整的电路。在带有光导纤维照明光源的镜柄内则装有卤素灯泡，当镜柄和喉镜片紧密衔接成使用位时，喉镜片即可向下压迫镜柄顶端的触发开关，从而使灯泡和电池之间形成完整的电路连接。此种设计可明显减少电路中的接点，降低了接触不良故障。另外，卤素灯泡的寿命亦是其他普通喉镜灯泡的 3 倍。

目前应用的镜柄有数型号（图 3－9）。在以下情况下，使用短镜柄则具有明显的优点：①使用普通镜柄时突出的胸部或/和乳房可与镜柄相接触并影响喉镜片正常插入的患者；②气管插管中必须行环状软骨压迫操作的患者；③穿戴有颈胸部管形石膏的患者；④严重头后仰受限的患者。

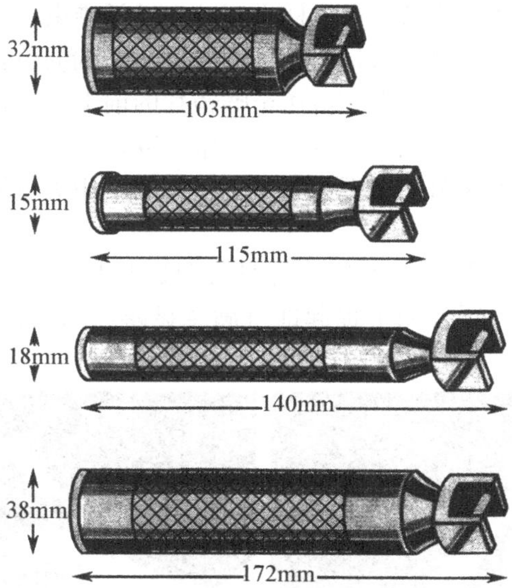

图 3－9　各种型号的镜柄

2）喉镜片：喉镜片是直接喉镜插入患者口腔的硬质部分。喉镜片有多种型号，其编号是随着型号的增大而增加。喉镜片由几个部分组成，包括头端（tip）、底座（base）、末端（heel）、舌板（tongue spatula）、翼缘 flange、连接板（web）和光源（light source）（图 3－10）。

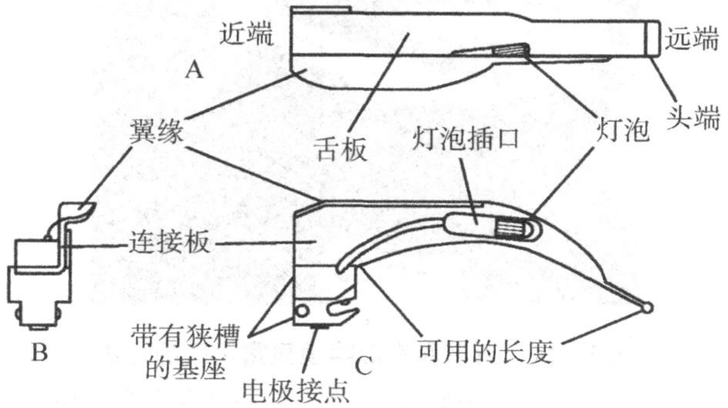

图 3－10　Macintosh 喉镜片的结构

A. 侧面观；B. 上面观；C. 横截面观

底座是喉镜片末端与镜柄相连的部分，有一狭槽可与镜柄的挂钩杆相连接。舌板是喉镜片的主体部分，用于推压和移开口腔内的软组织，特别是舌体，这样可使上切牙和舌体周围间隙在直接喉镜检查中呈直线视野，有助于喉部显露。舌板的长轴可部分或全长呈直形或弯形，根据舌板主体的形状，通常将喉镜片分为直形或弯形两种。

翼缘与舌板相平行，并通过连接板相连。在直接喉镜检查中，翼缘能将口腔内的组织从视野中移开。翼缘是喉镜片横切面的组成部分，在不同喉镜片之间的形状各异：从无翼缘（喉镜片像一个直形或弯形压舌板）至翼缘呈完全密闭的管形或 O 形；翼缘呈中度弯曲的横切面包括：C 形、扁平 C 形、U 形或反 Z 形。

喉镜片的头端是用于直接或间接抬起会厌，有助于显露喉部。喉镜片前端通常呈钝形增厚状，以防止其对口咽部组织的损伤。直形喉镜片的头端有多种设计目的，不仅有嵴形突起，而且呈弯曲形钩状，其目的是更直接和更有效地提起会厌。为有助于间接抬起会厌，可在喉镜片的头端设计有不同的弯曲和角度（即弯形喉镜片）。

喉镜片上可安装有灯泡或安装有传送来自镜柄光源的光导纤维束。大部分喉镜片上的灯泡是通过螺旋装在有金属触点的插口内，而且灯泡插口是位于靠近喉镜片头端的位置；在一些喉镜片，灯泡的插口是位于喉镜片的底座内，通过光导纤维将光线传送至喉镜片的前端，这样可有效避免口腔分泌物对灯口的污染。另外，采用光导纤维照明的喉镜片还可获得比常规喉镜片灯泡更强的光线。因为喉镜片中没有灯泡或电触点，所以清洁、消毒和灭菌处理更为容易，喉镜的使用更可靠。

（2）常用的直接喉镜

1）Macintosh 喉镜（弯形喉镜片）：此种喉镜片具有明显弯曲度，此特殊设计无须用喉镜片头端直接挑起会厌，喉镜片仅需进抵至会厌谷向上提起即可满意显露声门（图 3－11A），然后在会厌下方将气管导管插入气管内。

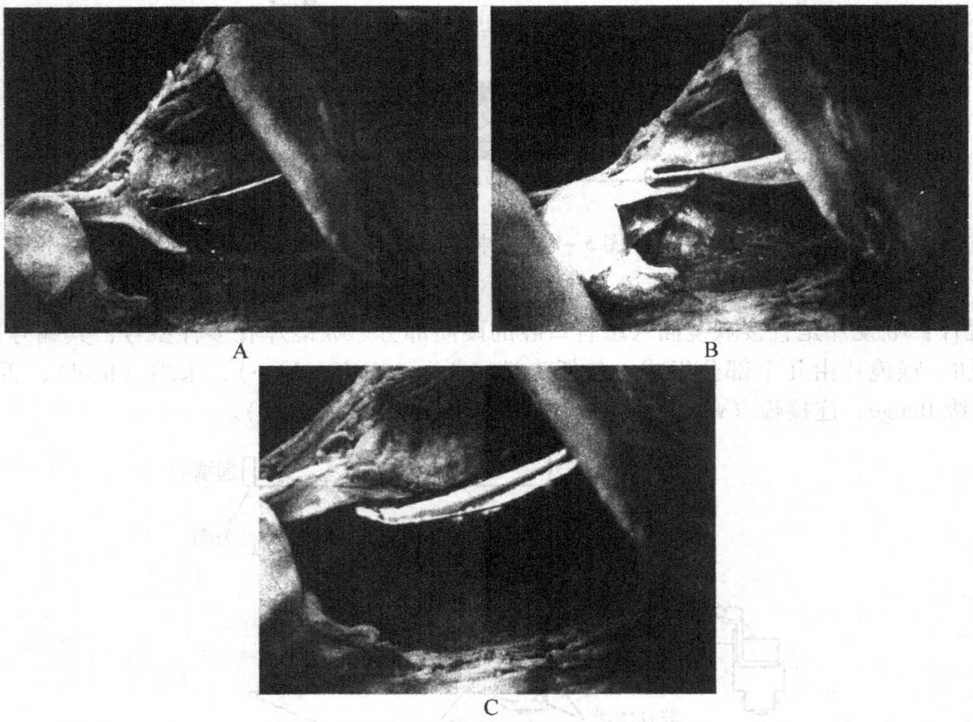

图 3－11　弯形和直形喉镜显露声门的方法

A. 将弯形镜片的前端放在会厌谷；B. 向上提起弯形镜片即可使会厌抬起；C. 直形镜片应置于会厌的下方将其直接提起

2）Miller 喉镜（直形喉镜片）：Miller 喉镜片具有以下特点：底座部较长且呈扁 C 形；头端较小；基底部较薄；主体的基本结构为直形，仅在距头端 2 英寸（5cm）处有一额外弧度。这些设计改变使直接喉镜操作时需要的张口度较小，并能更自由地前移下颌骨，所以当喉镜片小的圆形末端将舌体提起和喉镜片头端远侧将会厌抬起时，即可形成显露喉部的通道（图3－11B）。Miller喉镜片尤其适用于具有长而软会厌的患者。

2. 插管钳　在经鼻明视气管插管时，插管钳能够直接将气管导管前端对向声门。另外，亦能采用插管钳置入咽部填塞物和取出异物。常用的插管钳有Magill型插管钳和Rovenstin改良型插管钳（图3－12）。插管钳的握持端与气管导管相平行，手柄位于右侧，所以操作者通过用左手握持直接喉镜显露声门，用右手握持插管钳进行气管插管操作，且不妨碍视线。

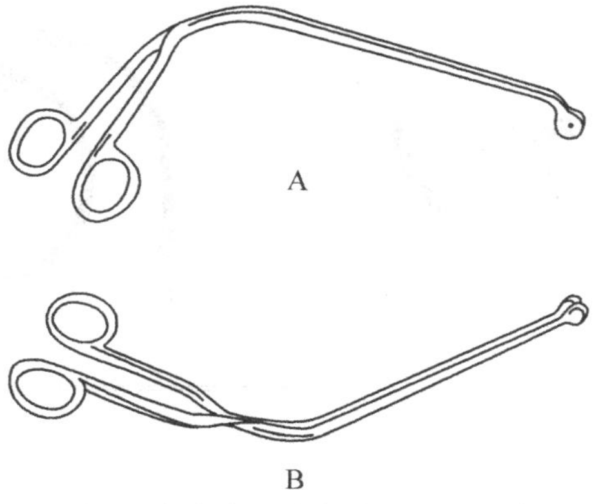

图3－12　Magill插管钳（A）和Rovenstin改良的插管钳（B）

3. 舌钳（图3－13）　舌钳是将患者舌体牵出口腔的专用器械，用于解除舌后坠导致的上气道梗阻。

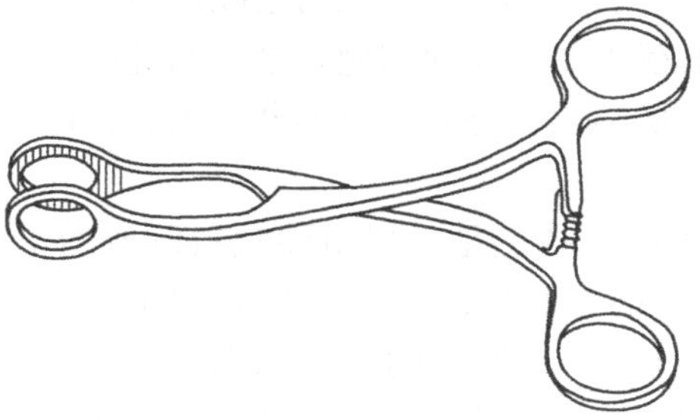

图3－13　舌钳示意图

4. 开口器　开口器是针对牙关紧闭的昏迷患者设计的，其目的是用来撬开其口腔，以便进一步插入人工气道。常用的开口器有旋进式和手钳式两种。使用旋进式开口器时，先退出螺丝手柄合拢开口叶片，由患者的一侧口角将开口叶片插入上下磨牙之间，旋进螺丝手柄，使叶片分开强行张开患者的口腔。使用手钳式开口器时，先松解手柄，合拢开口叶片，由患者的一侧口角将叶片插入上、下磨牙之间，合拢手柄，利用杠杆的力量撬开患者的口腔。

5. 局部麻醉药喷雾器　具体如下。

（1）普通喷雾器：一般的医用喷雾器均可供气管插管时使用，但为了便于工作，不宜一手持盛药瓶，一手挤压气球，否则操作者的双手均被占用，增加了操作的困难。一般只要将喷气球直接连接在盛药瓶的瓶口上，便能供单手操作之用（图3－14A）。此外也有特殊设计的喷雾器，使用起来不仅更感方便，而且基底宽大，不易倾倒（图3－14B和C）。喷雾器所喷出的雾滴以愈细愈好，若用高速氧气流取代喷气球即可达到此目的（图3－14D）。McIntosh设计的喷雾器是经鼻腔对喉头喷雾最佳的喷雾器。这种喷雾器的喷雾管为一条弯曲的橡胶导管，可以插入鼻腔而接近喉部（图3－14E）。支气管喷雾器前端的喷洒臂相当长，可将局部麻醉药喷洒至支气管内（图3－14F）。

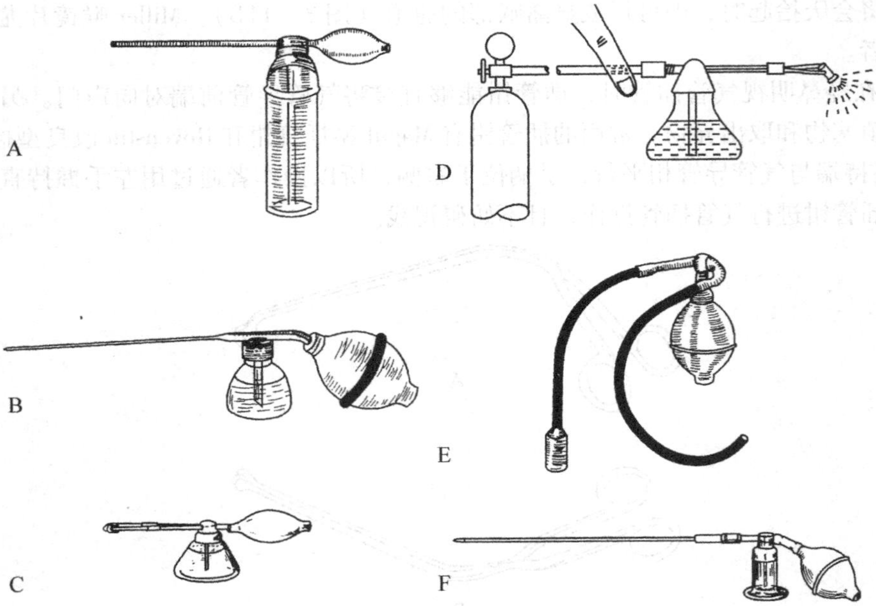

图 3-14　气管插管时常用的喷雾器

A. 便于单手操作的喷雾器；B. 和 C. 带有大基底的喷雾器；D. 以高速氧气流为动力的喷雾器；E. McIntosh 喷雾器；F. 支气管内喷雾器

（2）定量给药器：目前已有专门用于气道表面喷雾麻醉的定量给药器，是通过手指运动的机械能来击碎药液形成气溶胶的装置。其优点是不需使用抛射剂，因此配方、制造、包装较为简单。其缺点是产生的雾粒较粗，同时，随着药液的喷出，外界空气不断进入容器以补偿喷出药液遗留的空间，使药液受到污染。

（3）局部麻醉药喷洒装置：①喷洒棒：是一根由硬塑料制成的空心管，前端为一光滑的盲端；喷洒棒全长 20cm，前端的 5cm 呈向上的弯曲状；在其前 1/2 段的侧壁上有数个细小的侧孔，用于在气管内喷洒局部麻醉药；在距前端 10cm 处有一黑色的环行标志，以警示喷洒棒可插入声门下的最大长度。②喉麻管：由美国 Wolfe Tory 医疗器械公司生产，是一根由硬塑料制成的空心管，全长 25cm，其内部有硬质金属芯，可根据患者的气道形状进行塑型。空心管前端预制有数个细小开口，用于喷洒局部麻醉药。喷洒棒和喉麻管均是以注射器提供喷洒局部麻醉的动力。注射器前端的接口需有路厄锁卡装置，以与前部的喷洒装置成牢固连接，防止喷洒局部麻醉药过程中将其推入气道内。

6. 插管芯（图 3-15）　设计插管芯（intubation stylet）的目的是将其置放在气管导管内，以使气管导管能够维持预计使用的形状，常用于协助气管插管操作，亦可在气管插管前检查气管导管是否通畅。为了有效使用，理想的插管芯必须具有以下条件和特征：①具有足够的柔韧度，这样才可容易地改变其形状；②具有足够的僵硬度，以使其在气管插管操作中能够维持相应的形状；③应具有高度的耐磨性，使用中不会发生脱屑或断裂；④前端应光滑，以减少对软组织和气管导管的损伤；⑤至少应与所用的气管导管等长；⑥应具备能够限制其进入气管导管的装置。如果没有此种装置，应将插管芯的近端极度折弯；⑦近端应安装能牢固嵌入气管导管的附属物，以放止气管导管在插管芯上转动（图 3-16）。

7. 牙垫　牙垫是辅助气管导管固定并保护气管导管不被咬瘪的专用器械。牙垫的制作可利用一小木棍，外套以橡胶管，使用十分方便。亦可用外径为 8～10mm 的金属或硬塑料管，外套医用胶管制成，长 6～8cm。小儿用牙垫的外径为 4～6mm，长 3～5cm。目前已有用硬塑料特制的商品空心牙垫，两侧有月牙状缺口，能吻于气管导管的侧壁（图 3-17）。使用时，将牙垫与气管导管用胶布紧密地缠绕在一起进行并列固定，然后再交叉固定于患者的面颊部。另外，亦可将 4～6 层的纱布卷用胶带缠绕作为牙垫，放置在患者口内，纱布柔软可避免不必要的损伤，又可防止患者咬气管导管，并且纱布的吸湿作用可吸收患者口腔内的一些分泌物。

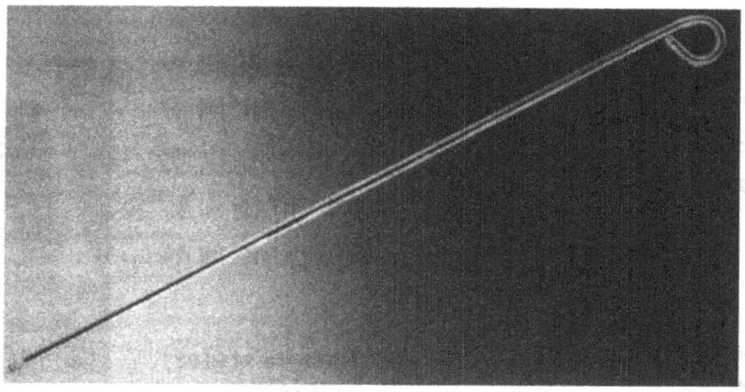

图 3－15　前端呈圆钝状的专用插管芯

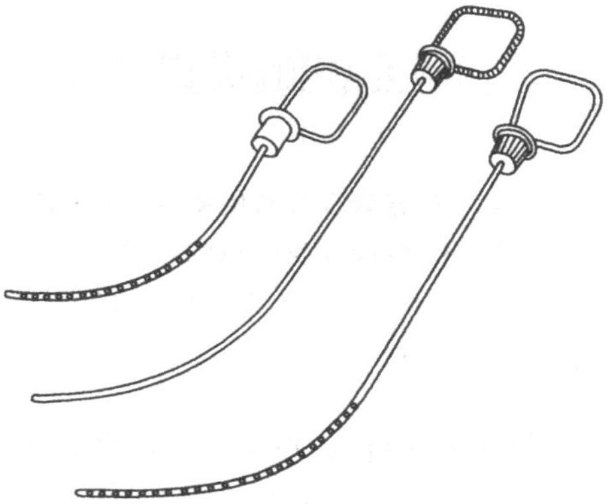

图 3－16　带有限制装置的专用插管芯

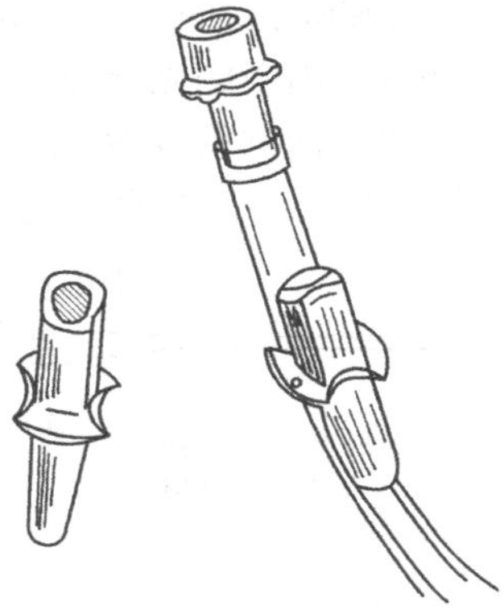

图 3－17　用硬塑料特制的空心牙垫（A）及其与气管插管的相互固定（B）

8. 衔接管　将气管导管与麻醉机相连接需用衔接管。目前麻醉机上两根螺纹管的衔接管皆为由硬塑料制成的 Y 形管，Y 形管前端最好是与一可卸下的 L 形衔接管相连接（皆为标准口径），这样既可与加压给氧面罩或气管导管相连接，又可与支气管导管的衔接管相连，使用颇为方便（图 3－18）。为了防止 Y 形管与 L 形衔接管之间发生脱连接，一些 L 形衔接管上还预制有防脱连接装置。

9. 吸引设备　完整的吸引设备是由吸引器、吸引瓶及吸引管道组成。常用的吸引器有电动吸引器、脚踏式吸引器、射流吸引器和中心吸引装置。吸引导管是用来吸除口腔和气管内分泌物的专门管道，可用橡胶导尿管改制而成，亦可采用一次性专用吸引导管。理想的吸引导管应具有分泌物吸出效果最好和组织创伤最小的特点。吸引导管近端存在开口比较理想，以允许空气进入，能在不脱离吸引装置的情况下防止负压的形成。近端开口要大于管腔，只有堵住近端开口才能进行有效的气管内吸引。

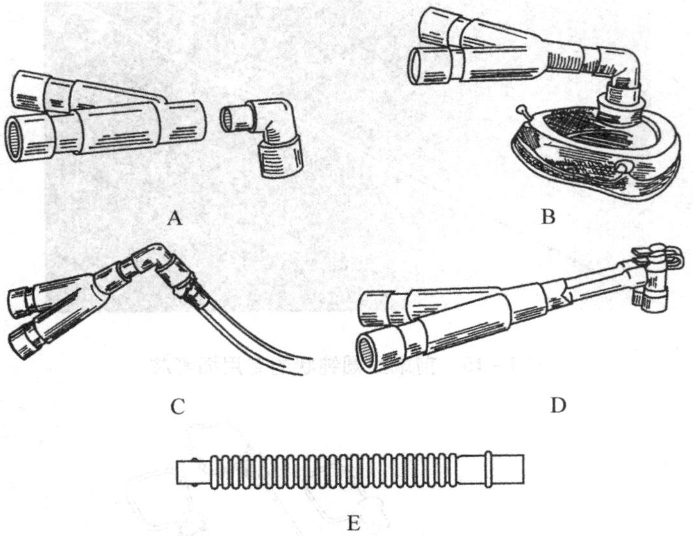

图 3-18　衔接管及其与相关装置的连接

A. Y 形管与 L 型衔接管的连接；B. 衔接管与面罩的连接；C. 衔接管与气管导管的连接；D. 衔接管与双腔支气管导管的连接；E. Y 形管与气管导管之间的弯曲性连接导管

（二）特殊的气管插管器械

1. 光导纤维支气管镜（fiberoptic bronchoscope，FOB）　FOB 的典型结构及其附属装置见图 3-19。FOB 是由镜头、光导缆和内镜光导缆组成。镜头分目镜部和操作部。操作部设有弯曲部操纵柄，冲洗吸引控制口以及介入管通道入口。光导缆是连接冷光源与镜头的装置，利用光纤全反射原理将冷光源引导到内镜的前端，以照明视野。内镜光导缆是 FOB 设备的效应部。分为软管部、可弯曲部和前端部。软管内部有光导束、弯曲牵引钢丝、操作通道和吸引通道等，外部由塑料软管所包裹，其表面标有白线标志，每格 5cm，据此可了解 FOB 的插入深度。内镜的光导缆至少应有两个纤维光导束，一束传导光，另一束将图像传回目镜供观察。内镜光导缆的弯曲部受操纵柄控制，可上下偏转引导内镜光导缆的方向；以调整观察的角度。FOB 前端有两个导光口、一个观察物镜头和一个介入吸引口。

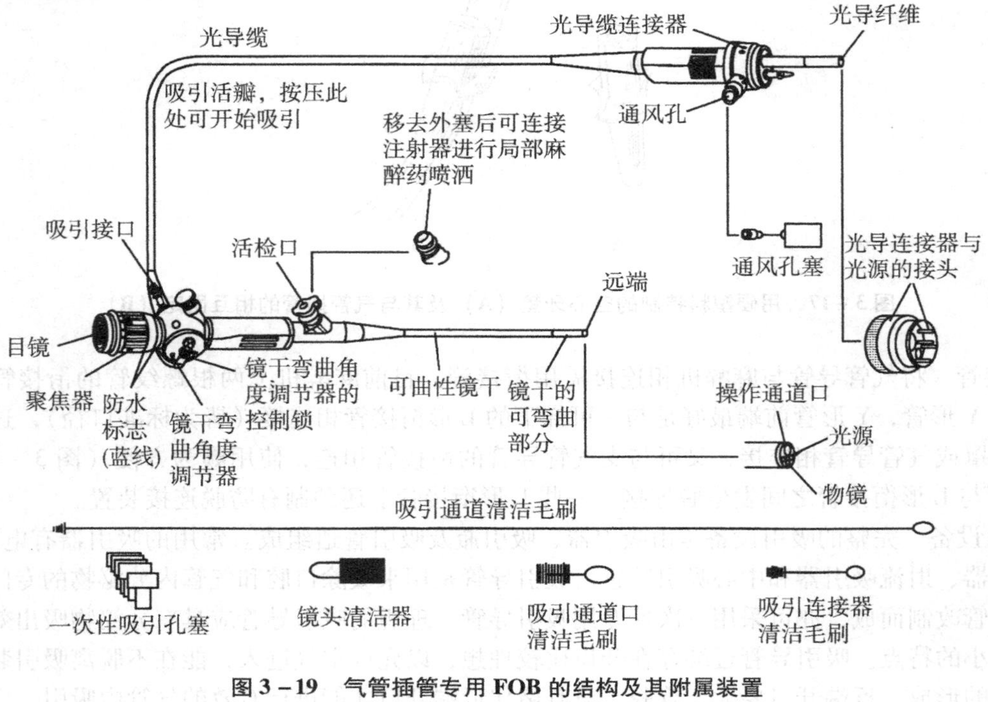

图 3-19　气管插管专用 FOB 的结构及其附属装置

目前先进的FOB已经不再应用光导纤维传导图像，而是在前端安装照相机和用导线传导图像，例如Chips bronchoscope，其主要优点是成像清晰、图像大且质量好、不易损伤。可避免普通FOB因光导纤维断裂所造成的小黑点。

在临床麻醉中应用FOB时，最重要的是FOB的外径，FOB的外径越细越好，长度450mm左右。不必有过粗的介入通道，能满足吸引或吹氧要求即可。较粗FOB的优点是吸引通道较粗和光导纤维束较多，但是其通过气管导管和细小气道较为困难。常用FOB的特征见表3－2。

表3－2　常用FOB的特征

FOB型号	镜干直径（mm）	镜干长度（mm）	操作通道直径（mm）	头端弯曲度（度）	视野（度）
Olympus					
LF－2✣	4.0	600	1.5	向上130° 向下130°	90
LF－P⁺	2.2	600	无	向上120° 向下120°	75
LF	1.8	550	无	无	75
BF－3C30	5.0	550	2.2	向上180° 向下130°	120
Pentax					
FB－10x	3.5	600	1.2	向上130° 向下130°	95
FB－15x	4.9	600	2.2	向上180° 向下130°	100
VB－1530*	5.5	600	1.2	向上180° 向下130°	120

注：✣插管专用FOB；+头端可曲的最细型号；*带摄像机。

FOB能明显增强麻醉科医师评估气道和处理困难气道的能力。在处理困难气道时，不仅可直接应用FOB进行气管插管操作，而且在其他气管插管技术失败后的紧急情况下，及时有效地应用FOB亦能使患者的气道得到有效控制，尤其是与其他气管插管技术联合应用时。另外，在困难气管插管患者气管导管位置的确定、气管导管更换、气管导管安全拔除和支气管导管定位等方面，应用FOB也有明显的优点。

2. 光导纤维喉镜　常用的光导纤维喉镜为Macintosh型，结构特点包括：弯曲喉镜片的弯曲度稍大于标准的Macintosh喉镜片；喉镜片的近端连接有一光导纤维目镜（图3－20）。在使用这种光导纤维喉镜前，首先需对目镜进行去雾处理和聚焦，然后采用标准方法将喉镜片插入口咽部，向前推进直至能够从目镜中看到会厌，用喉镜片远端稍微抬起会厌显露声门。一旦看到声门，将气管导管插入声门。因为观察声门是间接性的，所以开始使用时不仅寻找声门十分麻烦，并且将气管导管插入声门亦十分困难，需在反复应用后，操作才会较容易地完成。目前已有带光导纤维目镜的Miller型Kawahara光导纤维喉镜（图3－20B）

3. Bullard喉镜（图3－21）　此种硬质器械的功能如同间接光导纤维喉镜一样，喉镜片部分的设计与气道解剖结构相匹配，此种设计特征使其在显露喉部时无须进行头颈部操作，从而在颈椎病变患者应用具有明显的优越性。

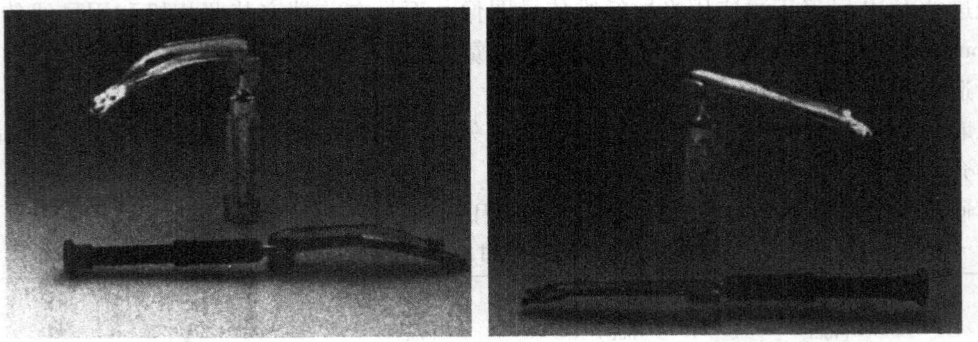

A　　B

图 3-20　Macintosh 型（A）和 Miller 型（B）光导纤维喉镜

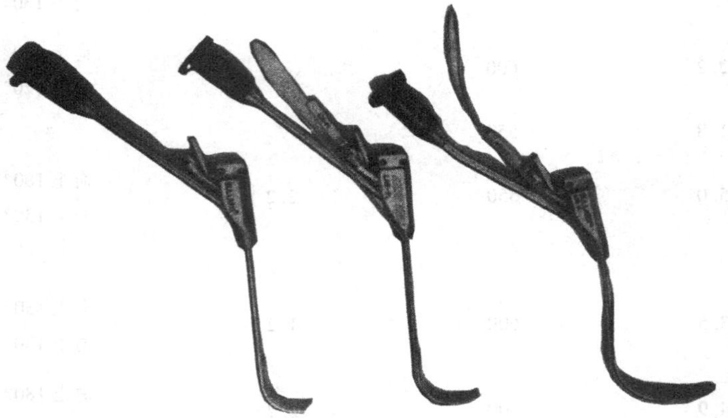

A　　B　　C

图 3-21　常用的 Bullard 喉镜

A. 未带专用插管芯的小儿型 Bullard 喉镜；B. 带专用插管芯的小儿型 Bullard 喉镜；C. 带专用插管芯的成人型 Bullard 喉镜

成年人用 Bullard 喉镜片的特征是：外形为 L 形；长度为 13.2cm；宽度为 1.3cm；弯曲度半径为 3.4cm；喉镜片的厚度为 0.64cm。光导纤维束位于喉镜片的后部，纤维束的前端位于距喉镜片前端 2.6mm 处，从而使操作者的视野位于咽后部，此设计有助于良好地显露喉部。Bullard 喉镜的其他特征包括：在喉镜近端安装有一内径为 3.7mm 的叉形管腔。叉形管腔的一个孔可安装厄锁卡，适宜于连接三通装置进行气道吸引、吸入氧气或喷洒局部麻醉药；叉形管腔的另一个孔是用于插入新型专用非柔顺性插管芯的近端。此管芯是用于辅助 Bullard 喉镜完成气管插管操作的新器械。小儿型 Bullard 喉镜片的长度和宽度均较成年人小，可带有或不带有专用插管芯。

4. Upsher 光导纤维喉镜（Upsher fiberoptic laryngoscope）　为一硬质器械，其主体无可活动的部件，此种喉镜不仅具有光导纤维的"拐角性"视野，而且具有常规喉镜片的可操作性。Upsher 光导纤维喉镜上的各种聚焦目镜有助于操作者在整个操作中获得良好的视野。另外，在其目镜上还可连接电视录像系统，从而适用于教学。

在能够熟练操作常规喉镜的基础上，掌握此种喉镜的操作技术相当容易，但将其用于困难气管插管则需一定的经验。

5. 硬质光导纤维芯喉镜（rigid fiberoptic style laryngoscope）　是一类新型气管插管设备，主要结构类似于光导纤维支气管镜，但是其镜干均为一个长 40～50cm 的金属芯，能根据操作需要进行塑形。目前常用的此类装置包括：硬质 Storz 纤维光束喉镜（rigid Storz fibroptic larygoscope）、Bonfils 插管纤维内镜（Bonfils Intubation Fibrescope）、StyletScope 光导纤维芯喉镜（StyletScope）、Shikani 光学插管芯（Shikani Optical Stylet）、SensaScope 喉镜和光导纤维可塑芯硬喉镜（fiberoptic rigidstyle laryngoscope）等

（图 3－22）。

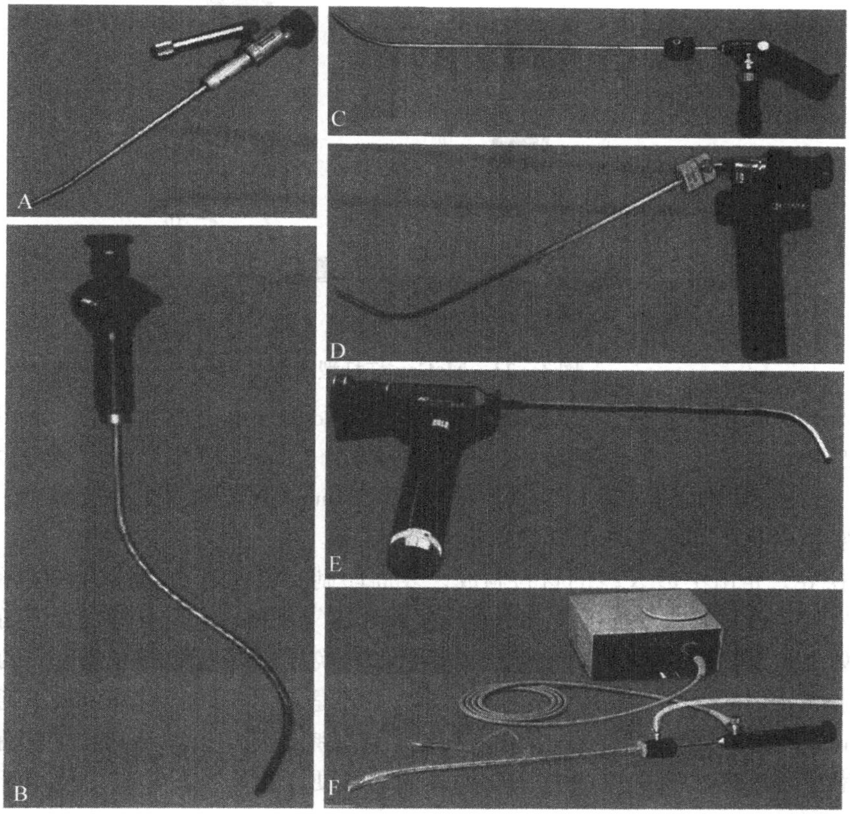

图 3－22　各种硬质光导纤维芯喉镜

A. StyletScope 光导纤维芯喉镜；B. SensaScope 纤维光束喉镜；C. Bonfils 插管纤维内镜；D. Shikani 光学插管芯；E. 光导纤维可塑芯硬喉镜；F. 硬质 Storz 喉镜

此类气管插管器械的主要优点是可按要求将镜干塑形成一定的弯度，有助于适应气道的解剖学弯曲。另外其镜干较硬，在口外操作就能使其在咽喉部按所需方向任意移动和进退，可相当容易地寻找到声门，从而可提高气管插管的成功率和缩短气管插管时间。主要缺点是镜干较硬，不适应鼻道的弯度，所以仅适用于经口气管插管。

6. 杠杆型喉镜（levering laryngoscope）　是标准弯形 Macintosh 喉镜的改良型，其能排除喉镜片下面与上切牙的接触，而维持杠杆的支点位于下咽部。其与 Macintosh 喉镜的区别在于杠杆喉镜片的头端可折叠，近端有一杠杆和弹簧驱动转盘，弹簧驱动转盘和可折叠头端通过连接杆相连接（图 3－23A）。喉镜片能够安装在标准镜柄上，操作方法类似于标准 Macintosh 喉镜，将喉镜片插入至口咽部，使喉镜片的前端位于会厌谷，向镜柄方向压迫杠杆，使喉镜片折叠的头端向上抬起大约 70°（图 3－23B），以牵拉会厌下韧带、抬起会厌和显露声门，用常规方式完成气管插管操作，然后松开杠杆压迫，使喉镜片的头端恢复正常的静息位。此种喉镜主要适用于虽然能够显露会厌但却不能将其挑起的异常情况。

7. 弹性橡胶引导芯或引导管（gum－elastic bougie or catheter）　又称气管插管引导器（intubation guide）。直径为 F15，长度为 60～65cm，外形细长，有弹性，表面光滑，内部呈空心状，其前端呈圆钝的钩状。早期的此类装置两端呈密封状，故多称作弹性橡胶引导芯或探条。目前已有两端呈开放状态的此类装置，故多称作弹性橡胶引导管，典型的装置是 Eschmann 弹性橡胶引导管。

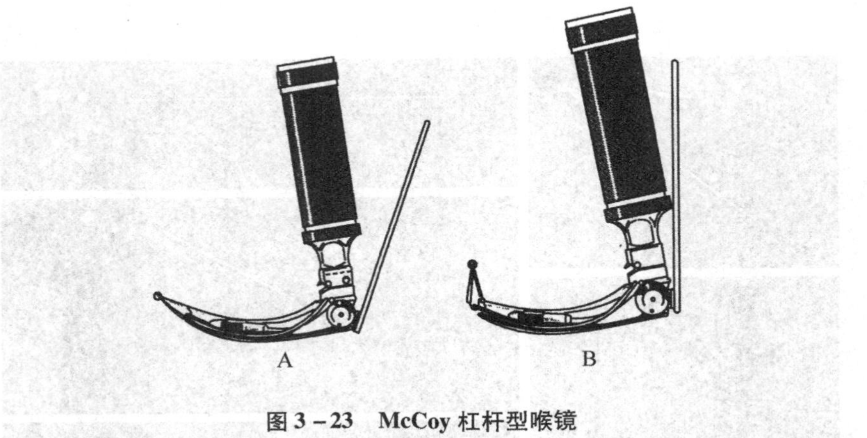

图3-23　McCoy杠杆型喉镜

8. 气道交换导管　目前已经有多种此类装置，其中以Cook气道交换导管最为常用。该装置为一中空导管芯，共有四种型号，其外径分别为2.7mm、3.7mm、4.7mm和6.33mm（分别相当于F8、F11、F14和F19号），分别适用于内径大于3.0mm、4.0mm、5.0mm和7.0mm的气管导管。直径最细的气道交换导管，其长度为45cm，其余三种型号的长度均为83cm。

Cook气道交换导管是由不透X线的材料制成，表面印制有以厘米为单位的刻度标志，前端呈圆钝形，近端有直径为15mm的标准专用接头，用于连接麻醉通气环路或人工复苏囊，亦可通过路厄锁卡接头装置与喷射呼吸机相连。F8、F14和F19号Cook气道交换导管有一个前端开口和两个远端侧孔。然而，Cook气道交换导管的长度和内径（1.6~3.4mm）均不适宜采用贮气囊进行人工通气，因为阻力太高。其专用的15mm接头主要用于连接氧气吹入装置。在高频通气中，远端侧孔少具有增加其抖动和发生气压伤危险的潜在可能性。但是Cook气道交换导管的僵硬度和外径使其极为适用于作气管导管交换器，特别是最粗的型号。

9. 光索　光索亦称照明插管芯、光棒或照明插管探芯，其基本结构均是一根可弯曲的导管，前端装有灯泡，后端连接装有电池和开关的手柄。在最近的十几年中，已先后有数种不同类型的照明插管芯产品问世，典型的有：Flexium型照明插管芯、Tubestat型照明插管芯、光导纤维型照明插管探芯（fiberoptic lighted intubation stilette）、光导纤维型照明插管芯（fiberoptic light stylet）和Trachlight™型光索（图3-24）。目前将此类装置统称为光索，并且是以Trachlight™型光索最为常用并且效果最佳，它包含了多项设计改进，灯泡的光线更亮，气管插管时可不受外界光线的干扰，另外其使用了可退出性硬质芯，不仅明显提高了气管插管的成功率，而且能够进行经口和经鼻气管插管。

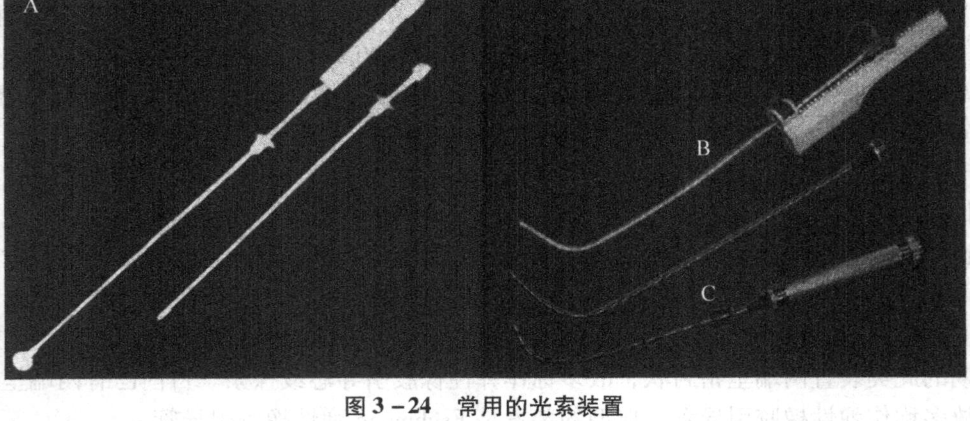

图3-24　常用的光索装置

A. Tubestat型照明插管芯；B. Trachlight™型光索；C. Flexium型照明插管芯

光索是利用颈部软组织透光的原理来引导气管导管进入气管内的。当带有光索的气管导管穿过声门时，在颈前的喉结下方可见到一个边界清晰明亮的光点；如果气管导管的前端顶在了会厌谷处，颈前的光亮点是出现在喉结上方，光强度稍弱于气管导管位于气管内时；而当气管导管被插入食管时，颈前的透光亮点则非常弥散，在正常室内光线下难以辨认。根据颈前光亮点的这些变化，在不使用喉镜的情况下，光索就可引导气管导管的前端相当容易和安全地进入气管内。

四、气管插管前的准备

（一）器械和物品的准备

表3－3中所列的器械是常规经口或经鼻气管插管和预防严重并发症所需的最小基本器械数，这些物品是根据气管插管操作步骤进行分类的。

表3－3　气管插管基本器械的准备

一、预氧和通气器械	四、直接喉镜操作相关设备
1. 打开氧源，并将其与麻醉机或人工呼吸囊相连接	14. 打开吸引器，并连接硬质塑料吸引头
2. 准备小、中、大号面罩	15. 插管钳和开口器
3. 准备小、中、大号口咽和鼻咽通气道	16. 光源正常的3号和4号Miller喉镜片
4. 压舌板	17. 光源正常的3号和4号Macintosh喉镜片
二、气管导管的准备	18. 置患者头部呈“嗅物位”的枕头或薄垫
5. 准备小、中、大三根经口插入的气管导管	五、固定气管导管所需的物品
6. 准备小、中、大三根经鼻插入的气管导管7. 准备柔韧的插管芯	19. 安息香酊剂
8. 将三通连接至10mL注射器	20. 胶布、脐形胶带和固定鼻气管导管的专用胶带
9. 准备4%利多卡因胶胨和软膏	21. 牙垫
三、麻醉物品	22. 4号丝线
10. 静脉麻醉药和肌肉松弛药	六、确定气管导管位置所需的器械
11. 注射器和针头	23. 听诊器
12. 多种剂量的4%利多卡因和2个安瓿的去氧肾上腺素	24. PI－rCO_2监测仪
13. 喷雾器和局部麻醉药	25. 脉搏氧饱和度仪

（二）操作区的准备

在气管插管操作前，应调整患者所在平面（病床、手术台、轮床等）的高度，使其基本与操作者肋间边缘的水平相一致，并将此平面固定。操作者的旁边应有一位有经验的助手，操作中能准确无误地及时将所需物品传递给气管插管操作者。

（三）口腔和咽部吸引

虽然口腔和咽部吸引对于全部患者每时每刻均是必要的，但在饱胃（刚进食不久）、气道创伤（血）、心脏和/或呼吸骤停（胃内容物和分泌物）及其气管插管试图失败（分泌物）的患者，口腔和咽部的吸引则显得更为重要。应采用粗口径、弯曲、透明、硬质的吸引导管来彻底清理这些部位。

（四）清醒气管插管患者的特殊准备

清醒气管插管是指在患者有意识且能与操作者满意合作的情况下进行气管插管处理，主要适用于饱胃（如餐后创伤、肠梗阻或胃肠道出血）、濒死、困难气管插管和呼吸功能衰竭的患者。除要求操作者具有熟练的气管插管技术外，还要对患者进行满意的准备工作，如心理准备、应用适量的镇静药物，在气管插管径路上进行满意的局部麻醉等，当咽部刺激反应活跃造成患者不合作时，采用任何方法进行气管插管都将十分困难。

对于清醒气管插管患者，心理准备必不可少。通过访视中与患者的交谈可了解到患者是否紧张和焦虑，估计其合作程度，此对配合清醒气管插管十分重要。征询患者对手术和麻醉有何顾虑和具体要求，并给予必要的解释和安慰。术前需用颠茄类药物，以使气道黏膜干燥，也便于局部麻醉药喷雾起作用。

完全不用任何镇静药常使某些患者难以耐受清醒气管插管操作，适当应用镇静药可以缓解患者的恐惧和烦恼，提高痛阈。但是，给予镇静药时应保留患者的意识状态，使其能按需要配合操作。另外，保留患者的意识可以使其在局部麻醉和气管插管操作时保持气道通畅，防止呼吸抑制，减少胃内容物误吸的发生率，明显减少患者对清醒气管插管操作的痛苦及不愉快的回忆。用于这种目的的药物通常是咪达唑仑、芬太尼、瑞芬太尼和丙泊酚等。目前在欧美国家，右旋美托咪啶（Dexmedetomidine）已经被广泛应用于清醒气管插管，其具有满意的镇静和镇痛功效，又无呼吸抑制作用。具体在国人中的应用有待临床应用的实践。

清醒气管插管前需对患者的气道进行完善的局部麻醉，常用方法有表面麻醉、神经阻滞和经气管内注射局部麻醉药。

（五）静脉麻醉诱导气管插管患者的特殊准备

1. 常规静脉麻醉诱导　对于大多数患者来讲，静脉麻醉诱导最为舒适。静脉麻醉诱导气管插管通常是在肌肉松弛药配合下方能完成，是目前最主要的麻醉诱导方法。如果由于各种原因不能使用肌肉松弛药时，则必须配合完善的气道表面麻醉才能进行。静脉麻醉诱导气管插管期间应保持循环功能稳定，并防止支气管痉挛的发生。麻醉诱导后气管插管完成前应保持气道通畅和氧合满意。

可用于静脉麻醉诱导的药物甚多，但迄今仍以丙泊酚和硫喷妥钠最为常用，其次是咪达唑仑和依托米酯等。可复合应用适当剂量的麻醉性镇痛药物如芬太尼、舒芬太尼和瑞芬太尼等，目的在于既不致使血流动力过分抑制，又要减轻气管插管时的心血管反应。

在常用的肌肉松弛药中，以琥珀胆碱对喉头及气管肌肉的松弛最为满意，其作用及消退速度均很快。一般在静脉注射琥珀胆碱（1.5～2mg/kg）后数十秒钟内可出现肌肉震颤的表现。一旦震颤消失，呼吸亦已完全麻痹，可迅速施行气管插管操作。如果气管插管未成功，呼吸也能迅速恢复，不致长时间进行人工通气。虽然该药的缺点较多，但作为气管插管使用，迄今尚无较其更为优越者。

随着新型肌肉松弛药的逐渐出现，应用其他非去极肌肉松弛药进行气管插管者也已日见增多。非去极肌肉松弛药可选用罗库溴铵、维库溴铵和阿曲库铵。这些药物的起效时间明显较琥珀胆碱慢，大约需要2～3min才可发挥肌肉松弛效应（峰效时间约7min），所以静脉注射后至少需要实施人工通气2min以上，方可行气管插管。静脉麻醉诱导用药宜与之相应配合，以免气管插管操作时麻醉深度已减浅而引起明显的心血管反应。

2. 快速序贯静脉诱导（intravenous rapid sequence induction）　主要适用于胃内容物反流误吸高度危险的患者，如饱胃、腹内压增高的患者。在麻醉诱导前需要对患者的气道进行全面的评估，如果怀疑存在困难气道，快速序贯静脉诱导则属于禁忌，此类患者最好是采用FOB引导清醒气管插管。

快速序贯静脉诱导的具体操作主要包括以下几点：

（1）患者取平卧位，准备好吸引器，气管导管内放置插管芯。

（2）采用面罩通过患者自主呼吸充分预氧，静脉给药前由助手在患者颈前实施环状软骨压迫（Sellick's maneuver），用力大约为3～4kg。如果不知3～4kg是多大压力，可以压迫至患者感到不舒适为准。

（3）肌肉松弛药的选择只有两种，常有琥珀胆碱，如果禁忌，则选用罗库溴铵，剂量为1～1.2mg/kg。

（4）静脉快速序贯给药（静脉麻醉药后应用肌肉松弛药）后，应尽量避免进行正压通气，等待30～60秒即可实施气管插管；如果气管插管失败，则应小心适度地予以人工通气，但不能松开环状软骨压迫。

（5）在验证气管插管成功即气管导管可见呼出气的水蒸气、胸廓起伏良好、可检测出CO_2（定性或定量）和双肺听诊正常，并进行套囊充气后，松开环状软骨压迫。

（六）预氧的准备

从插入直接喉镜至完成气管插管开始进行正压通气，必须经过一段时间，此时间的长短与显露声门的困难程度成正相关，与操作者的熟练程度呈负相关。因为即使最富经验的操作者也需30s到1min才能顺利完成气管插管操作，所以气管插管前应采用面罩给予100%的氧进行预氧。预氧可采用正压呼吸或自主呼吸。如果潮气量足够大和呼吸频率较快（即分钟通气量相当高），预氧时间可能仅需1min；而潮气量小和/或呼吸频率慢者（分钟通气量低），预氧时间应达 3～4min；对于困难气道患者、妊娠妇女和肥胖患者，预氧时间则应达 5min 以上。

（七）患者体位的准备

直接喉镜操作时，患者头部处于正确的位置极为重要。成功的直接喉镜操作需要将口轴、咽轴和喉轴重叠，这样从切牙至声门的径路几乎呈一条直线。当患者平卧并且头部处于正中位时，口轴、咽轴和喉轴各轴线处于成角相交状（图 3－25A）。设想在这样弯曲的径路上进行气管插管操作，事实上便很困难。为了使咽轴和喉轴处于同一直线，必须在头部下垫一枕头使头抬高 10cm（肩部仍处于手术台），这样颈部在胸部以上可发生屈曲（图 3－25B）。为了使口轴与咽轴、喉轴处于同一直线，应尽量做到使患者颈部前曲且寰枕关节作最大伸展（图 3－25C）。头部的此种位置通常称为“嗅物位”（sniff position）。处于“嗅物位”时，上气道的开放程度最大。应禁忌用力后仰头部而不抬高枕部（图 3－25D）。因为这种位置不仅可增加唇到声门的距离，而且能进一步旋转喉部向前，使口轴不能对准咽轴和喉轴。另外，如果在此体位下用喉镜显露声门，喉镜片极易像杠杆一样作用在最大的牙齿或齿龈上，从而造成其损伤。

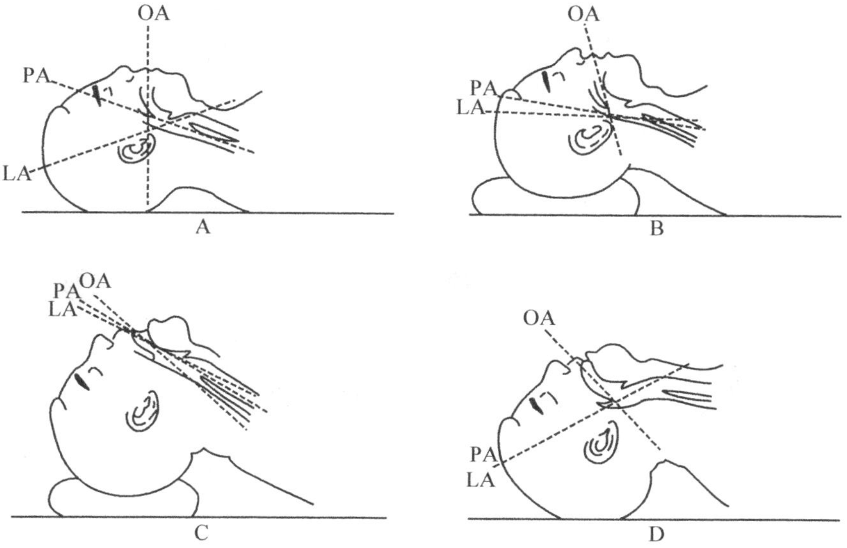

图 3－25　不同体位下气管插管径路的解剖轴线示意图

A. 头正中位，各轴线相交，使气管插管径路成弯曲状；B. 头正中抬高位，咽轴和喉轴相重叠；C. 头抬高、后仰位，口轴、咽轴和喉轴相重叠；D. 头后仰位，口轴与咽轴和喉轴不能重叠

（OA：口轴；PA：咽轴；LA：喉轴）

五、经口和经鼻明视气管插管技术

（一）经口明视气管插管技术

1. 张开患者的口腔　气管插管时应尽量张大患者的口腔。用左手握持喉镜的操作者，可用以下两种方式张开患者的口腔：①用右手使头尽量后仰，左手握持喉镜同时小指向下推颏部。②用右手拇指向下推患者右下磨牙，食指向上推右上磨牙。

2. 喉镜操作技术　在张开患者口腔之后，操作者用左手握持喉镜，从口腔右侧将喉镜片插入口腔（图 3－26A）。插入喉镜片时，用右手或由助手将右侧下唇从下切牙上移开，以防止将其夹在喉镜片和切牙之间造成损伤。然后同时向前推送喉镜片的前端至舌根部，并部分旋转腕部（图 3－26B）。向中线方向滑动镜片，如此舌将被镜片的凸缘完全推至口腔左侧。在喉镜片已作用在舌根部后，上提喉镜显露会厌（图 3－26C）。此后，操作者的左腕应保持直线，由左侧肩部和上臂做上提动作，如果操作者沿自然倾角进一步旋转和屈曲腕部，即可象杠杆一样升起喉镜，其支点即为上切牙或齿龈，从而可导致牙齿损坏或齿龈出血。当患者头部处于“嗅物位”时，提起下颌骨和舌的用力方向及其随后显露声门的方向应与患者的身体平面（从耳部至足部的连线）大约呈45°角。

一旦会厌显露，下一步的操作则有赖于所用的喉镜片，如果为弯形喉镜片，其前端应放在会厌谷即舌根与会厌咽面之间的间隙（图3－26D），然后向前向上移动喉镜片，以拉紧会厌下韧带，使会厌向上移动，首先显露杓状软骨，然后为其相关解剖结构，最终将喉口和声带置于视野中（图3－26E）。喉镜片插入会厌谷太深以及继续向垂直方向旋动手柄可以向下推会厌遮挡在声门口上，影响喉部的显露（图3－26F）。如果使用直形镜片，其前端应该刚好到达会厌喉面的下方（图3－26B），与弯形喉镜片一样，向前向上移动直形喉镜片即可显露声门，无论采用何种类型的喉镜片，用右手在颈部压迫或侧移甲状软骨均有助于声门的显露。

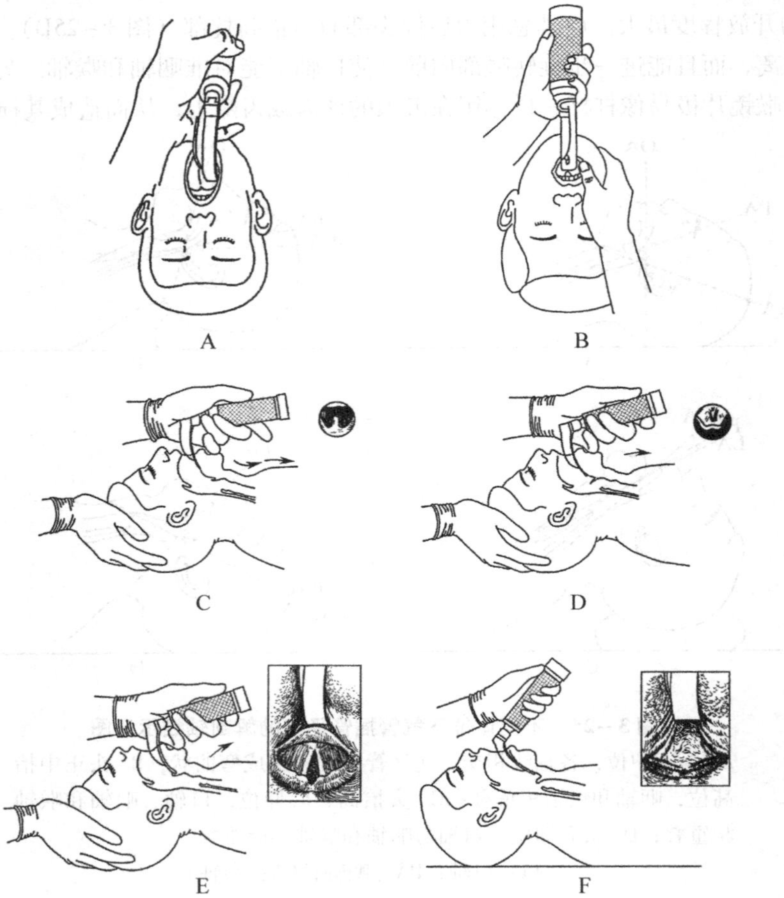

图3－26　Machintosh喉镜的操作技术

（右上角框图所示为直接喉镜下所见的喉部结构）

显露喉头时初学者常犯三种错误：第一：喉镜插入过深，使整个喉头被提起来，反而挡着声门，显露出食道开口。第二：没有用镜片的侧翼把舌体推向口腔左侧，舌头从镜片右侧膨出，挡住直视声门视线及插管通路，造成插管困难甚至失败。第三：眼睛靠得太近，以至于不得不像瞄准一样眯着一只眼，失去了视觉的空间和立体感，使气管插管操作出现误差。

3. 气管导管的插入　只要声门显露满意，插入气管导管实际上十分容易。声门显露后应在明视下将气管早管插入声门，并确保进入一定的深度。成年人一般套囊通过声门后再进入2cm。然后右手固定住导管（拇指及食指握住导管，其余三指靠在患者下颌上），用左手将喉镜片从口腔内退出，给套囊充气，直至指示球能感到中度张力，然后将气管导管与通气装置连接，并用100%的氧进行肺通气。套囊内充气到中等张力，连接呼吸环路用100%的氧通气。

4. 气管导管位置的确定 在固定气管导管前，一项极为重要的操作即是证明气管导管是位于气管内的正确位置。

（1）气管导管确实已插入气管-支气管树内，而非食管内。

1）简单但非绝对可靠的征象：主要包括：①胸部听诊有呼吸音；②胃上部听诊无呼吸音；③无胃膨胀，胸部有起伏状动作，吸气中肋间隙饱满；④能自动呼出足够的潮气量；⑤呼气时在气管导管上有呼吸气体的潮气出现，并于吸气时消失；⑥压迫胸部时可听到有气体从气管导管内排出，人工挤压贮气囊感到顺应性合适；⑦压迫胸骨上切迹处，可感到有波动感传送至套囊指示球；相反，触压气管导管套囊的指示球，亦可在胸骨切迹上感受到波动；⑧脉搏氧饱和度良好。由于食管内插管可导致进行性动脉脱氧饱和，从而脉搏氧饱和度仪也是最近用于确认气管插管的一个有用的监测装置。

2）绝对可靠的征象：包括：①直视下看见气管导管进入声门。在将气管导管插入声门的操作中，向后压迫气管导管的凹面有助于直接观察其是否位于声门开口内。②通过气管导管插入 FOB 观察到气管软骨环和气管隆突，但是 FOB 不能作为确认气管插管的常规方法。③每次呼吸均能观察到正常的 CO_2 曲线（心搏停止患者则无 CO_2 排出）是确认气管内插管的唯一非创伤性绝对可靠的征象。因此，无论何时何地进行气管插管，均应尽可能采用 $P_{ET}CO_2$ 监测。然而值得注意的是，由于气管导管插入食管亦可出现短暂的 CO_2 曲线，所以通常要求应至少观察 3～4 次呼吸的 CO_2 曲线。

根据 ASA 的临床麻醉指南，在每一例患者气管插管之后，必须至少做到以下四项来证实气管导管已经被插入气管内：①人工挤压呼吸囊患者胸部有起伏动作；②呼气时在气管导管上有呼吸气体的潮气出现，并于吸气时消失；③通气中可连续检测出 CO_2（定性或定量）；④双侧胸部听诊有呼吸音，并且无胃膨胀。ASA 也明确规定，没有 CO_2 监测的气管插管是不符合标准的操作。

如果气管插管后通气时无 CO_2 波形，且不能听到呼吸音和/或看到胸壁运动，应立即拔除气管导管，用面罩和呼吸囊给患者通气数次，检查气管导管无堵塞后再试图进行气管插管。在面罩通气期可考虑改变气管导管的弯曲度和头颈部的位置，并在颈部进行甲状软骨压迫。

（2）确认气管导管的前端位于隆突之上，并且双肺通气对称。

1）观察双侧胸廓是否有同等程度的膨起，用听诊器检查双肺各周围肺野是否均有一致的呼吸音。但是，听诊全肺呼吸音一致并不能保证气管导管没有位于主支气管内。

2）根据多项研究的结果，成年女性和男性患者分别将气管导管插入至 21cm 和 23cm 的深度不会造成主支气管插管。

3）在胸骨上窝和套囊指示球上触诊波动性压力改变亦是定位气管导管位于气管内合适位置的一个简单的方法。

4）在手术室外进行气管插管时，必要时可用胸部 X 线检查来确认气管导管的位置，气管导管的理想位置是其前端位于气管中部。

如果怀疑气管导管进入主支气管，应后退气管导管，每次 1cm，然后再重新进行检查。在确定气管导管位置之后，应记录气管导管在门齿处的刻度，以供术中出现疑问时进行核对。

5. 气管导管的固定 牢靠固定气管导管不仅为了防止气管导管意外性脱出，而且还可减少气管导管在气道内的活动摩擦。采用胶布把导管粘在皮肤上是固定气管导管的常用方法。对于胡须浓密的患者或胶布无法粘住皮肤的患者可用专用棉带系住气管导管，然后把棉带绕到患者颈后再系住。另一种方法是用牙线固定气管导管，在气管导管的门齿水平处缠 2 层胶布，用 6 号缝线系住任一上或下门齿，再在气管导管胶布上缠绕系上结，使气管导管与门齿固定在一起。对无牙的患者，可在麻醉后用缝针线穿过牙龈，再系住气管导管。术中不用肌肉松弛药的患者，为了避免患者咬闭气管导管，可在上下牙之间放入牙垫。

6. 其他 在牢固固定气管导管后，应彻底吸引口腔和咽部，然后将气管导管套囊放气，使正压吸气中有气体漏出，然后在正压吸气中再逐渐将套囊充气，直至达到刚好不漏气的程度。

（二）经鼻明视气管插管技术

1. 适应证和禁忌证 经鼻气管插管较经口气管插管的操作更为困难，但患者对经鼻气管插管的耐受性优于经口气管插管。对于口内手术、某些困难气管插管或需长期机械通气的患者，可优先选用经鼻气管插管。鼻腔异常、广泛面部骨折、颅底骨折和全身凝血异常的患者，应慎用经鼻气管插管。

2. 准备工作　给鼻黏膜滴入血管收缩药如1：10 000的肾上腺素、100μg/mL的苯肾上腺素或专用的丁苄唑啉（xylometazoline），既可避免气管导管通过鼻腔时擦伤出血，还可使鼻通道增宽。也可在鼻腔内插入专用的软质鼻咽通气道，逐渐增大其型号，以检查鼻腔的通畅性并扩张鼻道。另一方面，将鼻气管导管前端放入热水中使其变软，并涂上水溶性润滑剂，也可减少对鼻黏膜的损伤出血，并有利于鼻气管导管顺利通过鼻后孔的弯曲。如果实施清醒经鼻气管插管还应在鼻腔滴入表面麻醉药，如2%～4%利多卡因或0.5%～1%丁卡因。

应选择通气较好的一侧鼻腔实施经鼻气管插管操作。如果两侧鼻腔通气一样好，一般首选左侧鼻腔，因为气管导管的斜面是朝向左侧（图3－27A）；经鼻气管插管时鼻气管导管前端的斜面是向着鼻甲，尖端是向着鼻中隔，这样可避免鼻气管导管前端顶入鼻中隔间隙。另外，于左侧鼻腔实施气管插管操作也有利于用右手操纵插管钳。

如果选用右侧鼻腔进行气管插管，则需将鼻气管导管旋转180°，以使鼻气管导管的斜面对着鼻甲（图3－27B）。直至鼻气管导管前端通过鼻甲处，再将鼻气管导管向回旋转180°，以使其弯度适应患者鼻道的解剖。

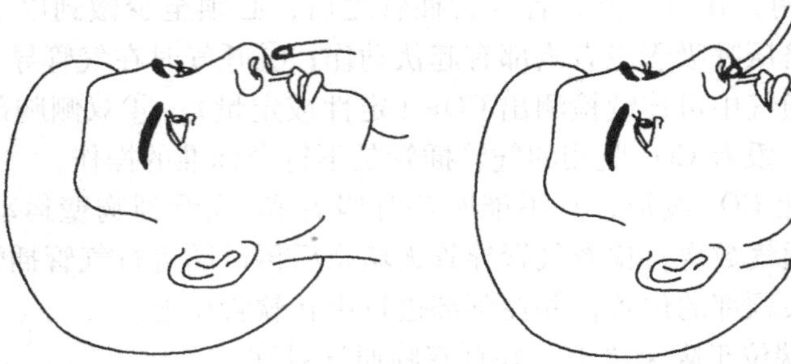

图3－27　鼻插管入口时气管导管斜面的选择

A. 经左侧鼻腔插管；B. 经右侧鼻腔插管

3. 操作技术　具体如下。

（1）鼻气管导管在鼻腔的推进：将鼻气管导管插入鼻孔后，将其向后、向尾和向中间方向平稳推送，直至推送鼻气管导管的阻力明显降低，说明鼻气管导管已进入口咽部，此时成年人通常的插入深度为15～16cm。如果鼻气管导管通过鼻腔发生困难，可换用直径较细且润滑较好的鼻气管导管；必要时可在推送鼻气管导管通过鼻腔和鼻咽部时对其施加轻度的旋转动作。

鼻气管导管在鼻腔所经过的途径从侧面观类似一U形。应注意保持鼻气管导管的弯度，以促进其沿此曲线途径向前推进。一旦鼻气管导管经过鼻腔到达鼻咽部，必须向下转过咽部。在鼻气管导管的转向中，其前端可以顶在鼻咽部后壁，阻碍鼻气管导管向前的进一步推进。此时可稍后退鼻气管导管，并进一步后仰患者头部，以促进鼻气管导管平稳无创伤性地通过鼻咽部。如果未进行此操作即用暴力推送鼻气管导管，鼻咽部后壁的表面黏膜可被撕裂，从而使鼻气管导管进入黏膜下组织（图3－28）。

（2）喉镜操作：经鼻明视气管插管时的喉镜操作技术类似于经口明视气管插管，可参照本节的相关内容。

（3）气管插管操作：一旦鼻气管导管到达口咽部，必须将其前端对准声门口，如果鼻气管导管前端过度向前、向后或向一侧偏离声门，则必须采取一些纠正性措施将其对向声门口。在采用纠正性措施前，需先后退鼻气管导管少许。

如果鼻气管导管前端偏向右侧，可通过在鼻外部旋转鼻气管导管来改变其前端的方向。如果是偏向右侧，应先逆时针旋转鼻气管导管，然后再向前推进；如果是偏向左侧，则应先顺时针方向旋转鼻气管导管的近端，然后再向前推进。

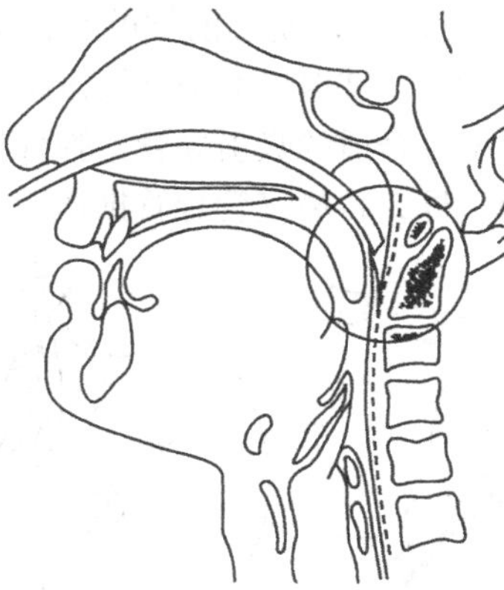

图 3－28 鼻气管导管误入鼻咽部黏膜下组织

如果鼻气管导管向前位偏离，可屈曲患者头部或在颈部提起喉部和气管（前移），以使鼻气管导管前端相对于声门的位置发生后移。

如果鼻气管导管向后位偏离，几乎均意味着食管内插管。通过后仰患者头部可以使鼻气管导管前端的后位偏离得到纠正。因为此操作可使鼻气管导管前端相对于喉部的位置发生前移。采用带拉环的 Endotrol 气管导管亦可相当容易地纠正鼻气管导管的后位偏离。另外，向下推压喉部亦可使鼻气管导管后位偏离得到纠正，因为此操作可使喉部相对于鼻气管导管前端的位置发生后移（图 3－29）。

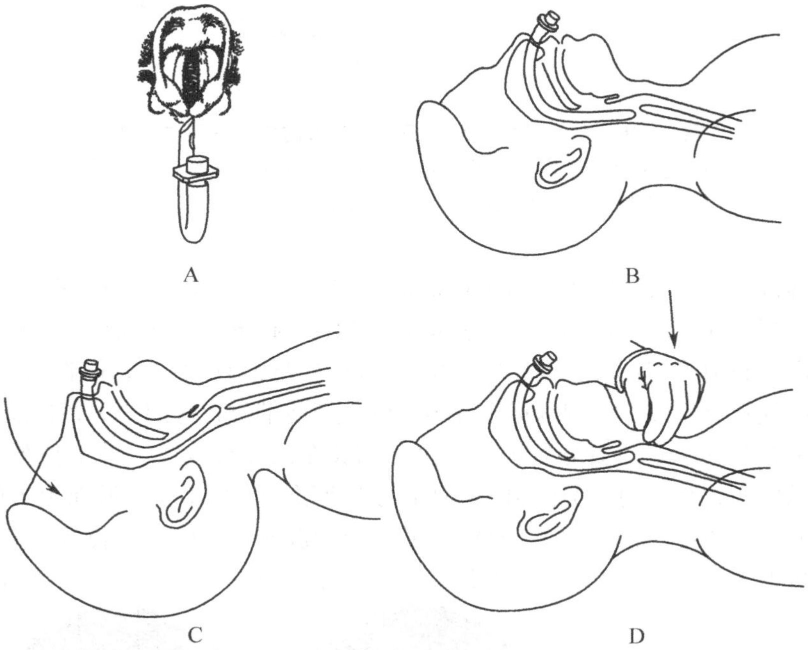

图 3－29 鼻气管导管前端位于声门下方的处理

因为操作者的一只手必须握持喉镜，另一只手需进行头部或咽部操作，所以当各相应部位处于同一直线时，需要由助手将鼻气管导管协助推送入声门内。此外，如果鼻气管导管位于中线但太靠后，且不能用仰头、向后推压气管和用 Endotrol 气管导管的拉环来纠正时，可用 Magill 插管钳在咽部提起鼻气管导管的前端（但应避免夹持套囊），将其直接向前对准声门。但是，最好是用由助手来推送鼻气管导管的近端，这样，操作者仅需将鼻气管导管的前端简单地对准声门即可，而不需用插管钳拉着鼻气管导管向前推送。另外，亦可应用一钩形装置来协助将鼻气管导管的前端提起，以使其对准声门。

在一些情况下，当鼻气管导管的前端刚进入气管时，由于鼻气管导管的自然弯曲度，可使鼻气管导管的前端直接顶在气管前壁上，从而干扰进一步向前推送鼻气管导管（图 3－30A）。如果发生此问题，可通过以下措施来解决：①顺时针旋转鼻气管导管90°，使其前端的斜面对向气管的前壁，然后再推送鼻气管导管，往往可使其受阻得到解决（图3－30B）。②退出喉镜并缓慢抬起患者的头部，使鼻气管导管的前端离开气管前壁（图3－30C）；③由助手将型号合适的吸引导管、弹性橡胶引导芯、气管导管交换器等通过气管导管插入气管内，然后以这些装置为引导，将鼻气管导管推送至气管内的合适位置（图3－30D）。

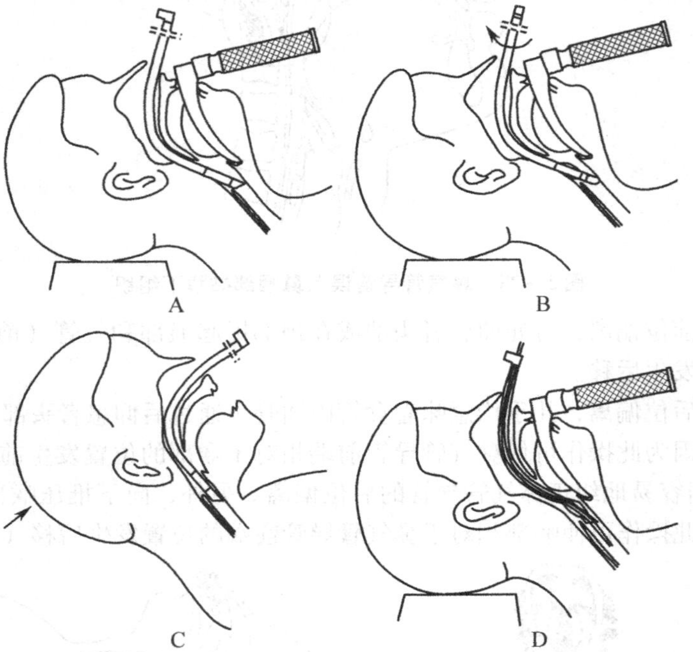

图3－30　鼻气管导管前端受阻于气管前壁及其解决方法

A. 鼻气管导管受阻于气管的前壁；B. 逆时针旋转鼻气管导管；
C. 缓慢抬起患者的头部；D. 采用引导装置协助

鼻气管导管前端进入声门后，应继续向下推送鼻气管导管，直至套囊到达声门下2cm处。此时鼻气管导管在鼻孔部的刻度标记在女性和男性患者通常为24cm和26cm。比经口气管插管时大约长3cm。

气管插管完成后，必须确切证实鼻气管导管位置正确（见经口明视气管插管），此在经鼻气管插管时极为关键，因为鼻气管导管外部的刻度标志和鼻气管导管前端位置之间的关系目前仍未确切证实。

（4）鼻气管导管的固定：鼻气管导管的固定可采用胶布法或缝线法。采用胶布固定法时，需要一块宽4cm，长8cm的胶布，将其剪成类似图3－31A的工字形，先将工字形胶布上方的横行胶条粘贴在鼻背和两侧鼻翼及面颊部的皮肤上（图3－31B）；将工字形胶布下方的横行胶条缠绕在鼻孔下方的鼻气管导管四周，将连接上下两个胶条之间的竖行胶条牢固粘贴在鼻气管导管的上方（图3－31C）。

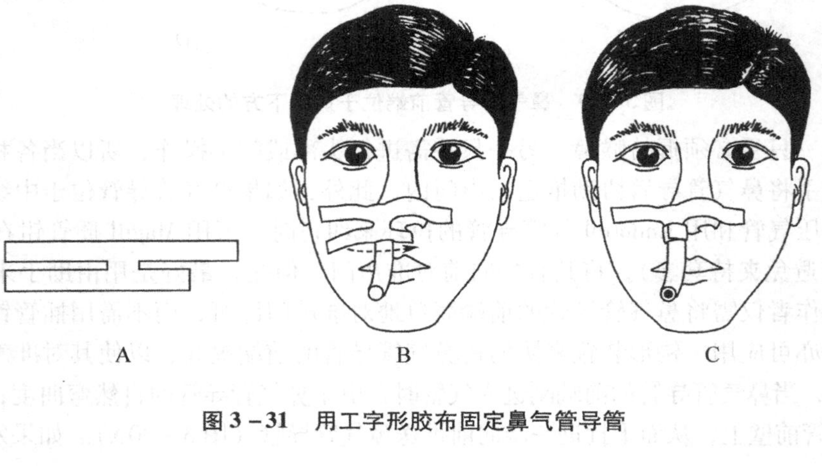

图3－31　用工字形胶布固定鼻气管导管

除胶布法之外，还可将缝针线穿过鼻中隔固定鼻气管导管。为保证固定安全，可先在鼻气管导管的固定部位缠绕胶带，然后按图 3－32 所示的方法在鼻气管导管两侧打结进行固定。另外，亦可将针线穿过鼻气管导管壁将其固定。

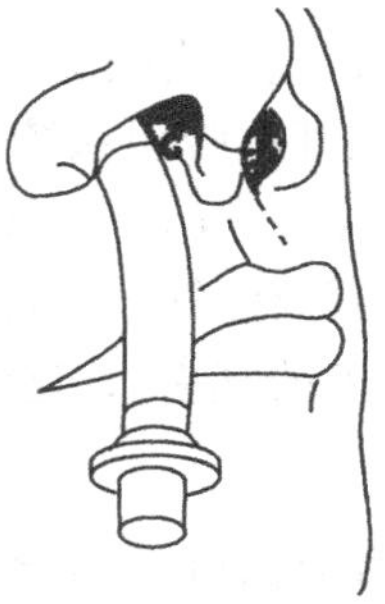

图 3－32　用缝线法固定鼻气管导管

六、气管插管的并发症

与气管插管有关的并发症可发生在气管插管操作时、气管导管留置期间、拔除气管导管和拔管后（表 3－4）。在喉镜和气管插管操作中，不但可引起气道及其周围组织的损伤，而且可引起短暂的急性生理功能紊乱。在此期间发生的意外情况主要是气道梗阻和其他呼吸功能紊乱。气管导管留置期间患者发生的并发症通常与机器设备出现故障有关。拔管期间的生理功能紊乱与气管插管时相似。另外，拔管时患者还可出现急性呼吸困难，此期亦是麻醉科医师十分关注的一个阶段。拔管后短期内出现的并发症有：即刻出现的呼吸气体交换严重障碍；延迟出现的轻度不适感如咽喉痛和肌痛。气管插管诱发的病理性变化进行性发展可导致严重的晚期并发症，尤其是进行长期气管插管的患者。

表 3－4　气管插管的并发症

一、气管插管操作中
- 1. 直接损伤
- 2. 颈椎骨折和/或半脱位
- 3. 出血
- 4. 眼损伤
- 5. 纵隔气肿和气胸
- 6. 咽部损伤
- 7. 胃内容物和异物的误吸
- 8. 气管导管误插入食管内
- 9. 气管导管位置不当

二、气管导管留置中
- 1. 气道梗阻
  - （1）气管导管外梗阻
  - （2）气管导管内梗阻
  - （3）气管导管自身梗阻
- 2. 气管和支气管破裂
- 3. 胃内容物误吸
- 4. 气管导管意外性脱出
- 5. 气管导管着火

三、拔管时
- 1. 气管导管拔除困难
- 2. 气管塌陷
- 3. 气道梗阻
- 4. 胃内容物误吸

四、拔管后
- 1. 早期（0～24h）
  - （1）咽喉痛
  - （2）神经损伤
  - （3）声门水肿（声门上、杓状软骨和声门下）
  - （4）声音嘶哑
  - （5）声带麻痹
- 2. 中期（24～72h）
  - 感染
- 3. 晚期（＞72h）
  - （1）喉部溃疡、肉芽肿和声带小结
  - （2）声带粘连
  - （3）喉－气管假膜或蹼状物形成
  - （4）喉纤维化
  - （5）气管狭窄
  - （6）口腔和咽部损伤
  - （7）非气道组织的损伤

七、拔管及其注意事项

（一）拔管前的准备工作

拔管前应吸净患者口腔及气管内的分泌物，气管内吸引时应采用较细的吸痰管，直径不超气管内径一半，一般不超过50秒，以免造成肺不张。采用开放吸引系统吸痰，吸引导管前端到位后才开始吸引，如果分泌物较多，可重复几次，一般分泌物主要是在声门下、气管导管套囊上端的区域里。所以拔管前套囊放气不宜采用抽吸的方法，而是仅开放口腔外套囊注气口就行了（如自闭阀的导管，可在注气口接上一取掉注射塞的针管，或干脆用刀划破导管在口腔外的气囊），这样拔管时可带出套囊周围的分泌物。

（二）拔管时机的掌握

拔管时机的掌握应根据患者的情况及麻醉科医师的经验。一般来讲，麻醉药物的呼吸抑制作用已消失，患者的咳嗽、吞咽反射活跃，自主呼吸气体交换量恢复正常；并且生命体征平稳，即可准备拔管。具体的讲，潮气量应在300～400mL以上，呼吸频率应大于10次/分和小于30次/分，肌力恢复正常（如可持续抬头5秒以上）。

对气道高敏感的患者（易喉痉挛、哮喘）或为了避免过强的刺激造成心血管反应及颅内高压，麻醉诱导时气道管理无异常的患者，也可以在较深的麻醉下拔管，即在2MAC以上的麻醉深度下拔管，患者需要恢复自主呼吸，并具有满意的潮气量和呼吸频率。值得强调的是，对于饱胃和困难气管插管的患者以及口腔手术仍有渗血的患者，或上下颌作了钢丝固定的患者等特殊情况，应等患者完全清醒后再拔管。

（三）拔管的注意事项

（1）拔管前一刻，患者应吸纯氧3min以上，然后给予中等过度通气，并间断给予几次叹息式通气，即通气用较高的压力（30～40cmH_2O），持续3～5秒充分的扩张肺（麻醉中塌陷的肺小叶）。

（2）在患者吸气末时给予正压通气，同时将气管套囊放气，然后再次在患者吸气末时给予正压通气，同时轻轻抽出气管导管；或在患者吸气时略挤压呼吸囊，给予20～30cmH_2O的压力，同时开放气管套囊，接着轻轻抽出导管。这样做是①有利于排出套囊外上端积存的分泌物。②患者拔管后即刻有足够肺容量进行咳嗽，而不必作深吸气。③可以有效减少喉痉挛。拔管太浅时，患者可能出现严重呛咳屏气或喉痉挛。

（3）拔管时应缓慢抽出导管（3～5秒）快速抽出导管会引起较强刺激，并且无法带出导囊周围的分泌物。对高危患者及婴幼儿，为了避免拔管时的屏气及喉痉挛，可在拔管前2min，静脉给予利多卡因1.5～2mg/kg。

（4）拔管后即刻不要急于给患者加压吸氧，应立即再次用吸引器清除口腔分泌物，然后再给氧及必要时辅助呼吸。拔管后要鼓励患者深呼吸，认真观察有无喉痉挛、喘鸣或气道阻塞。

（5）对于长期气管插管（1周以上）的患者以及在短时间内大量补液的患者，应特别注意防止喉水肿而造成拔管后声门阻塞，此类患者的再次气管插管常常极度困难。对于此类患者，我们建议做套囊试验，即开放气管导管套囊，同时堵住气管导管的末端，如果患者仍能进行通气，说明拔管后患者大多不会出现呼吸困难。相反，拔管则应慎重，并应做好紧急控制气道的充分准备。

（詹　锐）

第三节　支气管插管技术

一、支气管插管的适应证、禁忌证

（一）绝对适应证

（1）将一侧肺与另一侧肺隔开，以避免肺内容物溢出或污染：如一侧部肺化脓性感染或发生大出血。

（2）通气分布的控制，常见原因有：①支气管胸膜瘘；②支气管胸膜皮肤瘘；③对大的传导性气道进行手术开窗治疗；④巨大的单侧肺囊肿或肺大泡；⑤气管、支气管树损伤。

（3）单侧支气管肺灌洗，如肺泡蛋白沉积症。

（二）相对适应证

（1）手术显露—高度优先，常见手术有：①胸主动脉瘤修补术；②肺切除术；③肺上叶切除术。

（2）手术显露—低度优先，常见手术有：①肺中叶和肺下叶切除术，亚肺段切除术；②食管切除术；③胸腔镜检查术；④胸椎手术。

（3）慢性完全阻塞性单肺栓塞移出后的体外循环治疗。

（4）单侧 ARDS 的双肺差异通气治疗。

（三）相对禁忌证

有数种临床情况是应用双腔支气管导管（double lumen bronchial tubes，DLBT）的相对禁忌证，因为在这些情况下插入 DLBT 存在相当程度的困难或危险。这些情况包括：①饱胃（具有误吸危险）。②插入 DLBT 的径路上存在病变，如气道狭窄和气管 - 支气管腔内肿瘤，插入 DLBT 操作中易造成病变损伤。③F28 的 DLBT 不能顺利通过喉部狭小的患者。④上气道的解剖畸形，如颌骨退缩、突牙、粗颈和喉头高等亦能影响 DLBT 的安全插入。⑤已插有单腔气管导管且不能耐受短暂脱离机械呼吸和 PEEP 的危重症患者。在这些情况下，通过单腔气管导管用 FOB 放置支气管阻塞器或用 FOB 将单腔气管导管放置于所需的主支气管均能安全有效地达到双肺隔离。

二、常用的双腔支气管导管的结构和类型

（一）结构特征

早期的 DLBT 由红橡胶制成。目前的一次性 DLBT 由聚氯乙烯（PVC）制成，放置在经过消毒的包装内，包装内有专用插管芯，接头，吸引导管和能实施 CPAP 的装置。

1. 接头　接头不仅能够将 DLBT 的两个管腔与通气环路相连，而且应能够进行单肺通气、单肺吸引、双侧差别肺通、双肺应用不同的呼气末正压（PEEP）通气和对一侧肺进行 FOB 检查等。

2. 双腔导管　DLBT 的两个管腔连接在一起，气管腔是开口于隆突上，而支气管导管则延伸至相应的主支气管内。支气管导管远侧部分的成角适合于相应的主支气管成角。根据 DLBT 支气管导管位置的差别，可将 DLBT 分为右侧和左侧 DLBT。左侧 DLBT 意味着左肺导管是放置在左主支气管内，而右肺导管是位于气管内，从而左侧 DLBT 的左肺导管比右肺导管长（图 3 - 33A）。右侧 DLBT 意味着右肺导管是放置在右主支气管内，而左肺导管则是位于气管内，从而右侧 DLBT 的右肺导管比左肺导管长（图 3 - 33B）。

3. DLBT 的弯曲　DLBT 有两个弯曲，近端弯度位于上、中 1/3 交界处，向垂直方向弯曲，凹面向前，相当于从口腔至咽喉部的生理弯曲度。远端弯曲近隆突钩处，朝向水平方向，凹面向左或向右，此弯曲度相当于气管至左或右主支气管的生理弯曲度。两个弯度可使 DLBT 更好地置放在正确位置。

4. 隆突钩　DLBT 前端的隆突钩不仅有助于其正确插入，而且可减少插入后 DLBT 的活动。但隆突钩亦可造成一些潜在问题，如：①增加插入 DLBT 的困难程度；②损伤气道；③DLBT位置不当；④肺切除术中影响支气管的缝合；⑤隆突钩可脱落遗留在支气管树内等。

5. 套囊和充气系统　每根 DLBT 至少应有两个套囊，气管套囊正好是位于气管开口之上，支气管套囊则是位于支气管导管前端的上方，一些右侧 DLBT 有两个支气管套囊。支气管套囊比气管套囊短，可使双侧肺隔离和密闭。气管套囊的功能类似于单腔气管导管的套囊。

每个套囊均有独立的充气系统，并有相应标记，所以确定预充气的套囊相当容易。如果支气管套囊为蓝色，其充气指示球和/或充气装置均有蓝色标记或全部被染成蓝色。

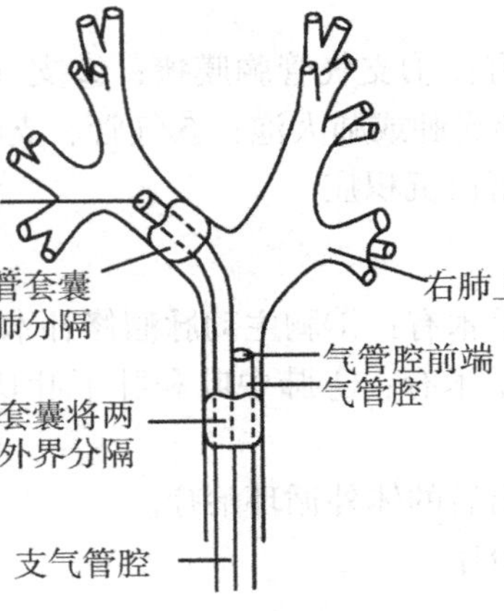

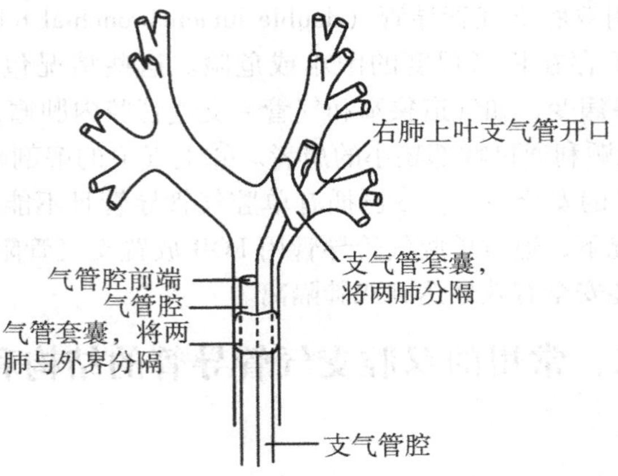

图 3-33　左侧和右侧 DLBT 的结构和特征模式图

（二）常用的 DLBT

目前常用的各种 DLBT 不仅具有不同的特征，而且位置安全范围各异。

1. Carlens DLBT　是最早用于单肺通气的 DLBT，设计用于左侧支气管内插管，并带有隆突钩。早期的 Carlens DLBT 由红橡胶制成，目前常用一次性 PVC 型 DLBT，虽然此类 Carlens DLBT 的设计类似于红橡胶型 DLBT，但其套囊为低压型。Carlens DLBT 的位置安全范围在女性和男性患者分别为 18～23mm 和 22～27mm。

2. White DLBT　此设计用于右主支气管内插管的 DLBT。由红橡胶或 PVC 制成，带有隆突钩。在红橡胶型 White DLBT，支气管套囊上预制有通气狭缝，其位置与右肺上叶支气管开口相对应；在 PVC 型 White DLBT，支气管套囊为一环形结构，位于右肺上叶支气管开口以上部位，所以套囊充气后可将支气管导管推离支气管壁。

3. Robertshaw DLBT　具体如下。

（1）Robertshaw 左侧 DLBT：目前临床上使用的一次性 Robertshaw 左侧 DLBT 是由透明 PVC 制成。Robertshaw 左侧 DLBT 有别于 Carlens DLBT，主要表现在管腔较粗（但外径相同）且呈 D 型；无隆突钩；有更佳的预制弯曲度，以防止导管扭曲。支气管导管成角为 40°（图 3-34）。研究发现，Robertshaw 左侧 DLBT 的位置安全范围在男性和女性患者分别为16～27mm 和 12～23mm。

（2）Robertshaw 右侧 DLBT：目前使用的 Robertshaw 右侧 DLBT 有红橡胶和 PVC 两种类型，型号类似于左侧 DLBT。支气管导管的成角为 20°。支气管导管套囊处的右侧预制有狭缝，当位置合适时，该狭缝正好对准右肺上叶支气管开口（图 3-35）。PVC 型 Robertshaw 右侧 DLBT 的右肺上叶通气狭缝直径小于红橡胶型 DLBT，套囊未环绕通气狭缝，而是位于狭缝近端的侧面，并向中间面偏移。套囊能推动支气管导管紧贴在右肺上叶支气管开口侧的支气管壁，从而达到准确地气道密闭。Robertshaw 右侧 DLBT 的位置安全范围为 11mm 或1 ~4mm。盲探插入红橡胶 Robertshaw 右侧 DLBT 时，右肺上叶梗阻的发生率极低。在未用 FOB 的情况下，可使 90% 以上的病例达到满意的插管位置。

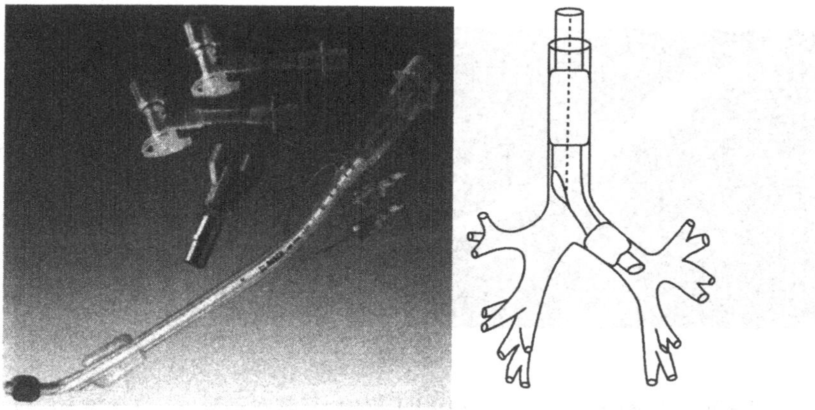

A　　　　　　　　　　B

图 3 –34　PVC 型 Robertshaw 左侧 DLBT（A）及其在气管 – 支气管树内的位置（B）

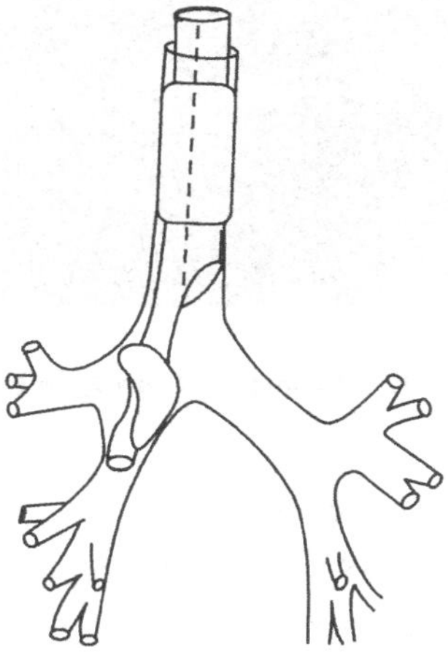

图 3 –35　Robertshaw 右侧 DLBT 在气管 – 支气管树内的位置

4. Broncho – Cath 双腔支气管导管　具体如下。

（1）Broncho – Cath 右侧 DLBT：在设计上有别于其他右侧 DLBT，其支气管套囊大致呈 S 形或斜坡状环形，支气管套囊独特的斜坡状环形设计能够增加此种 DLBT 位置的安全范围。与靠近支气管内侧壁的套囊部分相比，靠近右肺上叶支气管开口处的套囊边缘距气管更近（图 3 – 36）。通气狭缝正好位于支气管套囊下方，大致接近于右肺上叶开口处。在男性和女性患者，该类 DLBT 的位置安全范围分别为 9mm 和 5mm。

（2）Broncho – Cath 左侧 DLBT：Broncho – Cath 左侧 DLBT 类似于右侧同类 DLBT（图3 – 37）。目前使用的此种 DLBT 带有隆突钩，支气管导管成角大约为 35°，位于气管套囊下 4. 5cm 处。此种 DLBT 在女性和男性患者的位置安全范围分别为 15mm 和 20mm。

与红橡胶性 Carlens 和 Robertshaw 类 DLBT 相比，应用 Broncho – Cath 左侧 DLBT 时插入操作不仅更容易，而且合并症较少。

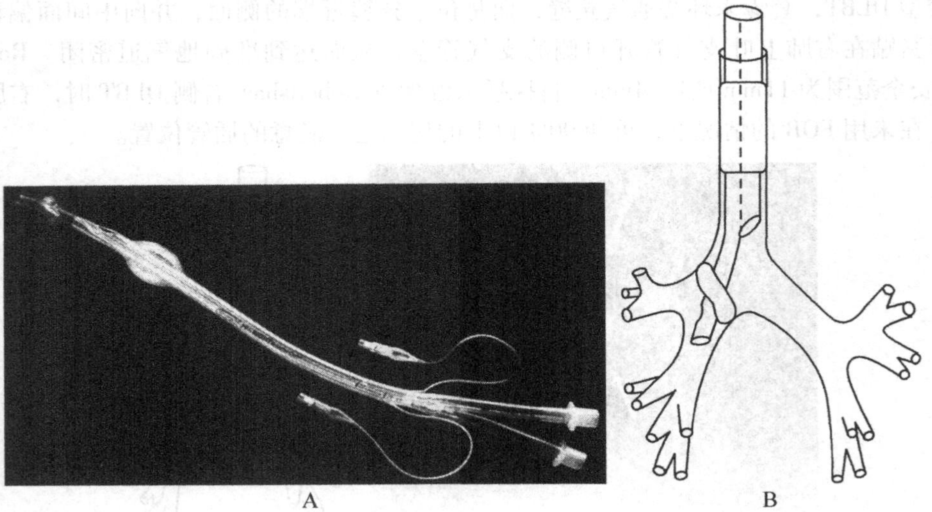

图 3-36　Broncho-Cath 右侧 DLBT（A）及其在气管-支气管树内的位置（B）

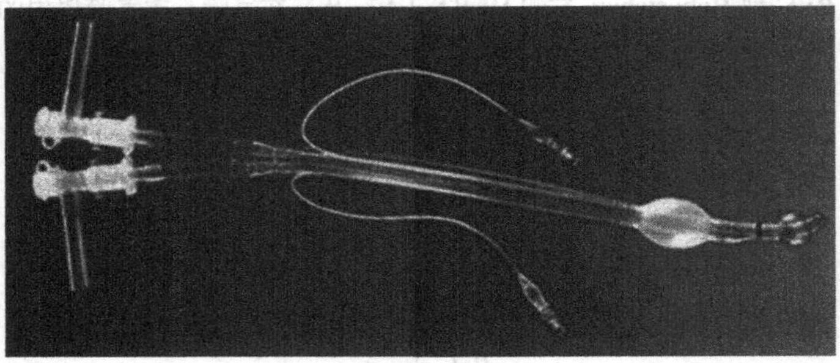

图 3-37　Broncho-Cath 左侧 DLBT

5. Sheri-Bronch 双腔支气管导管　具体如下。

（1）Sheri-Bronch 左侧 DLBT（图 3-38）：与其他左侧 DLBT 类似，支气管导管与 DLBT 主干的成角为 34°。平均位置安全范围在女性和男性患者分别为 14mm 和 19mm。

（2）Sheri-Bronch 右侧 DLBT（图 3-38）：其支气管导管上有两个宽度为 5mm 的窄形套囊，分别位于右肺上叶通气狭缝的近端和远端，通气狭缝长 13～14mm，狭缝的近端支气管套囊正好适宜于短的右主支气管。与右侧 Robertshaw 和 Broncho-Cath DLBT 相比，应用右侧 Sheri-Bronch 右侧 DLBT 时的通气满意率最高。

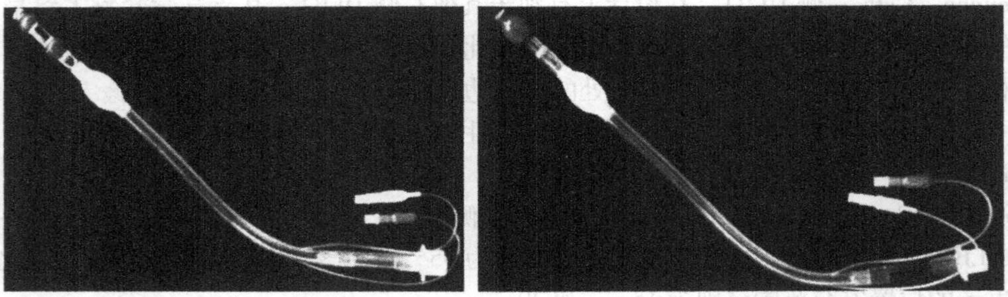

图 3-38　Sheri-Bronch 右侧（A）和左侧（B）DLBT 及其套囊和充气系统

（三）DLBT 的型号及选择

由 PVC 制成的右侧和左侧 DLBT 共有五种常用的型号，F28、F35、F37、F39 和 F41。通常认为，应尽可能选用最粗且通过声门较容易的 DLBT。对于成年男性和女性患者，通常分别选用 F41 和 F39 号的 DLBT；成年患者很少需要 F35 号的 DLBT，但是如果大号 DLBT 通过声门或隆突困难，或在主支气管内外存在梗阻的情况下，则需插入较小型号 DLBT。F28 和 F35 号 DLBT 仅用于体重低于 40kg 的患者。目前一些厂商也生产有用于小儿的 F25 和 F26 号 DLBT。

选用大号 DLBT 的优点有：①能降低气流阻力；②有助于进行气道吸引和插入 FOB；③能减少将 DLBT 气管腔插入主支气管的可能；④套囊需要的充气量较少，从而发生气道压迫性损伤的可能性较小。如果选用的 DLBT 太细，则需较大的支气管套囊容量来密闭气道，可迫使整个 DLBT 向头侧移动，使功能性支气管密闭更为困难。

三、双腔支气管导管插入操作和定位技术

（一）DLBT 的插入操作技术

由于一次性 PVC 型 Robertshaw DLBT 是目前众多麻醉科医师最喜欢选用的 DLBT，所以本节主要以 Robertshaw 左侧 DLBT 为例来阐述 DLBT 的插入操作技术。

1. 常规插入操作方法　具体如下。

（1）声门显露：通常采用弯形喉镜片显露声门，因为其形状接近于 DLBT 的弯曲度，从而能为 DLBT 的插入操作提供最大的可视空间。但在突牙或高喉头患者，直形喉镜片可能更好。

（2）DLBT 的插入：在插入 Robertshaw 左侧 DLBT 的开始，应将其远端弯曲的凹面向前；在 DLBT 前端通过声门后，移去插管芯，然后逆钟向左旋转 DLBT90°，使 DLBT 远端弯曲的凹面对向左侧，而近端弯曲的凹面向前。在旋转 DLBT 中，应持续向前用力提起喉镜，以防咽喉部结构压在 DLBT 周围而干扰其远端自由旋转 90°。如果 DLBT 的近端旋转 90°，而远端没有旋转够 90°，不仅可引起 DLBT 的主管腔扭曲或打折，而且可妨碍将 DLBT 的远端顺利放置在主支气管内。

旋转 DLBT 后，继续向下推送直至达最大插入深度，即两侧管腔近端的结合部已接近或处于牙齿水平（在正常成年人通常为 28cm 处）；或是在推送 DLBT 中遇到中等阻力，说明 DLBT 前端已确切进入主支气管内。

2. 通过 FOB 引导插入 DLBT　在临床工作中，可用 FOB 协助将 DLBT 的支气管导管插入至相应的主支气管内。首先按上述的常规操作方式将 DLBT 插入气管内，直至气管套囊进入声门，将气管套囊充气，通过 DLBT 的两管腔进行双肺通气。然后经通气环路 L 形接头上的自封性隔膜将 FOB 插入 DLBT 支气管腔内；通过 FOB 将支气管导管推送至相应的主支气管内；从支气管腔内退出 FOB，继续向下推送 DLBT，直至其到达确切的位置。

（二）DLBT 的定位技术

1. 常规检查方法　一旦认为 DLBT 的前端已处于主支气管内，应进行以下检查，以保证 DLBT 能够发挥正常功能。将气管和支气管套囊充气，直至外部的指示球有中等的张力（支气管套囊充气不应超过 2mL），进行数次正压呼吸，听诊和观察双侧胸部，如双肺通气良好，证明 DLBT 在气管内，而非食管内。

如果仅有单侧呼吸音或胸部运动，DLBT 的两管腔可能均进入了一侧主支气管。如果两管腔进入了左主支气管，其临床表现极类似于食管内插管，同样食管内插管也易被误认为是左主支气管插管。在此种情况下，应很快将套囊放气，同时将 DLBT 退出 1 ~ 2cm，再充气套囊，重新评估通气，直至双侧均可听到呼吸音。如果双侧肺部均不能听到呼吸音，并且 DLBT 已明显退出许多，应完全拔出 DLBT，在面罩通气后重新进行插管操作。

在听到双侧呼吸音后，夹闭一侧管腔，该侧的呼吸音和胸壁运动应消失，而对侧的呼吸音和胸壁运动仍然存在；然后松开夹闭，此侧的呼吸音和胸部运动应再次出现。在单侧夹闭中，应比较通气肺的呼

吸音，同时可见单侧胸部活动。另外，在通气侧透明 DLBT 的管壁上，呼气时可出现湿气而吸气时消失。然后在对侧进行夹闭和松夹闭试验，以保证满意的肺隔离和套囊密闭。

总之，当 DLBT 位置正确时，双肺呼吸音正常，在单侧夹闭后应有相应的单侧通气，胸廓起伏和下降与呼吸音相一致，通气肺顺应性正常，无漏气出现，每次潮气呼吸均有呼吸湿气的出现和消失（图 3－39）。相反，当 DLBT 位置不当时，可出现以下各种情况：呼吸音差，与单侧夹闭的相关性差；胸部运动方式不正常；通气肺顺应性差；漏气；透明管壁上的呼吸湿气相当稳定。值得注意的是，即使临床征象说明 DLBT 位置合适，但用 FOB 检查仍可有相当高的位置不当发生率。

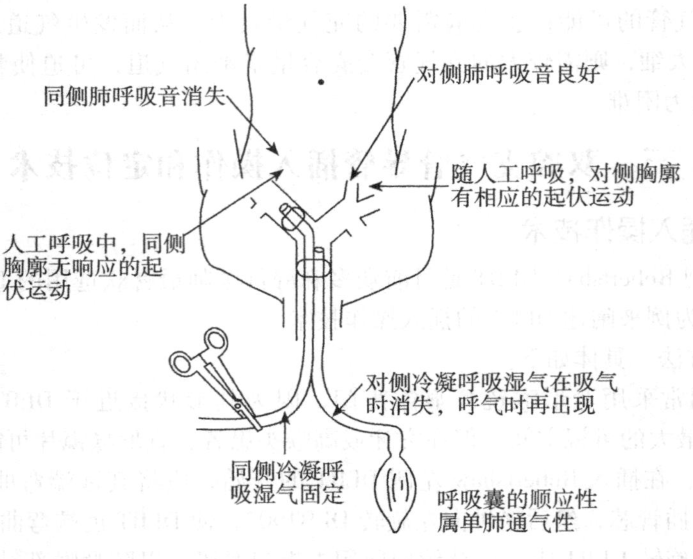

图 3－39　检查 DLBT 正确位置的示意图

2. 采用 FOB 检查 DLBT 的位置　正如前述，即使临床征象说明 DLBT 位置正确，用 FOB 检查仍能发现有 48% 的 DLBT 位置不当。当仅用临床征象检查 DLBT 位置时，25% 的患者在术中可发生相关的问题，如非阻塞肺无通气、阻塞肺出现通气或两肺未完全被隔离等。因此，ASA 规定，采用 FOB 检查 DLBT 的位置是必须的操作，并且有条件的医院应该将 FOB 留在手术室，直至手术结束。在任何一次体位变动后，均必须采用 FOB 检查 DLBT 的位置，以策安全。

（1）左侧 DLBT 位置的检查：在任何情况下，左侧 DLBT 的确切位置均能通过在气管腔内插入 FOB 而很快得到确定，很少需要将 FOB 插至左侧支气管导管内。应用左侧 DLBT 时，从右侧气管腔内观察，应能清楚看到气管隆突的垂直前切面，左侧支气管导管向左走向，左侧支气管导管套囊的上界应位于隆突以下（图 3－40 和图 3－41）。

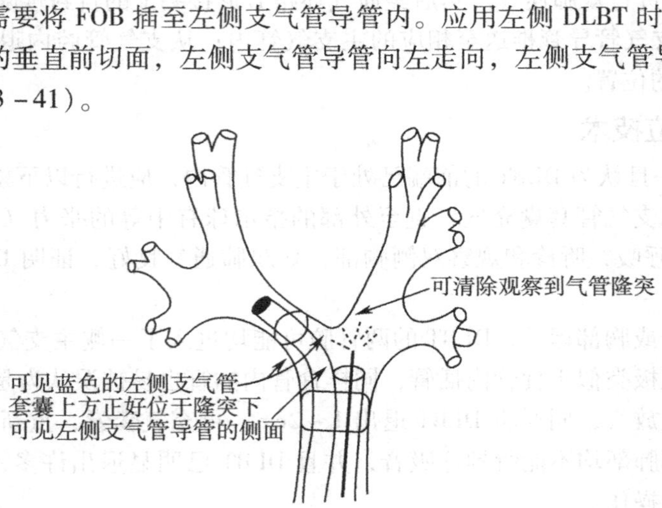

图 3－40　通过左侧 DLBT 的气管腔插入 FOB 检查其位置

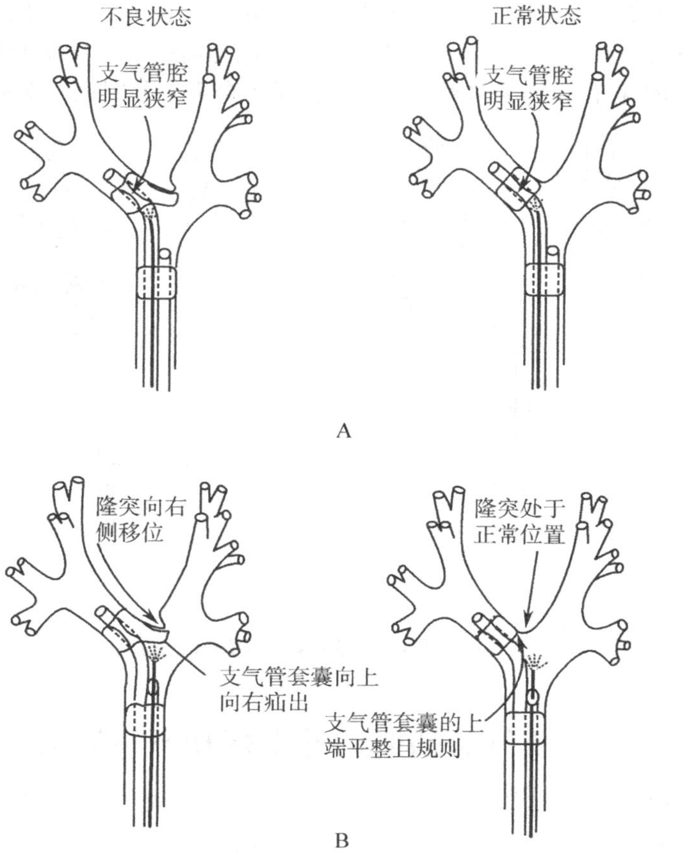

图3-41 用FOB检查左侧DLBT位置时可见到的异常和正常情况

在应用FOB引导插入左侧DLBT以及实施支气管肺灌洗（对DLBT位置和套囊密封要求相当严格）的患者，应从DLBT的左侧支气管导管进行FOB观察，此时可见稍微变窄的左侧支气管导管管腔（由支气管套囊内压力造成）及其远离支气管导管末端的支气管隆突。如果左侧支气管导管套囊的压力过高，可见左侧支气管导管的管腔极度狭窄。因此，FOB检查除能发现明显的DLBT位置不当外，还能发现以下问题：①左侧套囊充气过度和压力过高；②套囊疝出至气管隆突之上；③隆突向右偏移（套囊疝出和隆突偏移可造成右主支气管开口阻塞和损害右肺通气）；④左侧支气管导管的管腔狭窄等。另外，当采用的DLBT型号偏小时，密封支气管的套囊需要高充气量，此能将整个DLBT向头端推出，造成功能性支气管封闭更加困难。

（2）右侧DLBT位置的检查：采用右侧DLBT时，从左侧气管腔向下观察，应能清楚看到气管隆突的垂直前切面，右侧支气管导管向右走行（图3-42A）。因为右侧支气管套囊的上界位于隆突以下，所以不能被看到。从右侧支气管导管管腔向下看，其可有轻微狭窄，在支气管导管前端的远处可见右肺中叶和下叶的支气管隆突。

在用FOB进行右侧DLBT位置检查时，最重要的是观察右肺上叶的通气孔，向上弯曲FOB头端，通过右肺上叶通气孔应能直接看到右肺上叶支气管开口（图3-42B）；右肺上叶通气孔不应重叠在支气管黏膜之上，亦不应有支气管黏膜覆盖在右肺上叶通气孔上。因为将右肺上叶通气孔对准右肺上叶支气管开口极易出现失误，所以人们更愿选用左侧DLBT。

3. 通过胸部X线检查确定DLBT的位置　在一些患者，胸部X线检查的有用性大于常规的单侧肺部听诊和夹闭试验，但较FOB检查的精确差。为了进行胸部X线检查，在DLBT的左、右侧管腔前端均应有不透X线的标记。在X线胸片上确认DLBT位置的关键是观察气管腔前端的标志与气管隆突的关系，气管腔前端的标志必须位于气管隆突以上，但是此并不能保证DLBT的位置正确，因为此项检查不能显示右肺上叶支气管的轻微梗阻。如果不能看到气管隆突（如胸部前后位平片），则不能用此法来确定 DLBT 的位置。另外，胸部 X 线检查不仅相当耗时（因为需拍片和冲洗胶片），价格昂贵和实施极为困难，而且可引起 DLBT 移位，因为将贮片盒放置在手术台下十分困难，常常需要移动患者。

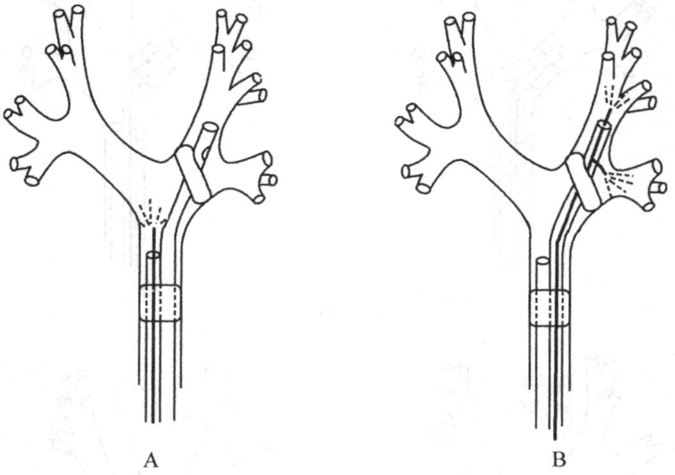

图 3-42　用 FOB 检查右侧 DLBT 的位置

四、支气管插管的并发症和不良影响

1. 低氧血症　是应用 DLBT 施行肺隔离的最常见并发症，可能与以下因素有关：①右上肺支气管开口被堵塞；②单肺通气继发通气/灌流比不匹配，原先双肺通气量进入单侧肺，易致通气过多而相对灌流不足，因而肺分流增加。③应用挥发性麻醉药引起肺血管扩张而导致肺分流量增加。

为了预防低氧血症的发生，在应用 DLBT 进行气道管理时应特别注意以下问题：①尽可能长时间地维持双肺通气，例如在开胸前和非重要胸内手术操作时。②单肺通气开始应用的潮气量与双肺通气时一样，不必调整或/和降低潮气量，一般大约 10mL/kg。③调节呼吸频率，使 $PaCO_2$ 维持在低于 5.3kPa（40mmHg）的水平。④采用 1.0 的 FiO_2。⑤频繁或持续监测 PaO_2 和 $PaCO_2$。⑥对非通气侧肺采用纯氧充气，并保持 5cm 的 CPAP。⑦对通气肺加用 5～7cmH_2O 的 PEEP。必须强调，在具体操作时一定要先⑥后⑦，否则结果可能会适得其反。⑧如果低氧血症明显，如 SpO_2 低于 85%，应通知外科医生后采用双肺通气或尽早夹闭单肺切除患者的肺动脉。

2. DLBT 位置不正确　最常见的原因是导管选择过长，以致插入主支气管太深，可出现气道阻塞、肺不张、肺膨隆不能萎陷、氧饱和度降低。DLBT 选择过粗则不能插入主支气管。另外，在将 DLBT 满意定位和固定之后，防止患者头部过度屈曲或过度后仰极为重要。如果在正确定位 DLBT 后将患者的头部过度屈曲，其支气管套囊向下移动则有造成上叶支气管开口阻塞的可能。相反，过度伸展患者头部则可使 DLBT 向上移动，支气管套囊可从左主支气管内脱出进入气管内，有造成气道部分或完全性梗阻以及双肺隔离失败的可能。因此选择适合的 DLBT、正确定位 DLBT，并经常应用 FOB 进行 DLBT 位置检查是预防位置不当的必要措施。

3. 气管支气管破裂　是一种危险的并发症，与操作者缺乏经验；插管芯应用不恰当；反复粗暴试插；存在气管支气管异常；气管导管或支气管导管套囊过度膨胀；缝线将 DLBT 固定于胸腔内组织；手术切断 DLBT 前端以及老龄组织脆变等因素有关。对气管支气管破裂的确诊可能存在一定的困难，临床征象多数仅为缓慢进行性出血、发绀、皮下气肿、气胸或肺顺应性改变，可能难以据此做出明确的诊断。

对此项并发症应从预防着手：选用高质量的插管芯；支气管导管套囊充气不超过 2mL；用吸入混合气给支气管套囊充气；移动患者体位或头位时，应先放出套囊气体；在处理和切断支气管前，应先放出套囊气体，仔细退出 DLBT 的位置；手术结束拔管应是十分容易，拔管无须用暴力，拔管后应检查支气管导管的完整性等。

4. 其他并发症　包括损伤性喉头炎、肺动脉流出道阻塞所致的心跳骤停、肺动脉缝线误缝于 DLBT 壁等。拔管时可发生轻微出血、黏膜瘀斑、杓状软骨脱臼、喉头和声带损伤等。

（詹　锐）

第四节　喉罩通气道及其临床应用

喉罩通气道（laryngeal mask airway，LMA）是 Brain 在 1983 年发明并首先提倡使用的一种新型通气道。将 LMA 插入咽喉部，充气后其能在喉周围形成一个密封圈，既可让患者自主呼吸，又能施行正压通气，属介于气管插管与面罩之间的通气工具。

一、喉罩的结构、类型、用途和优缺点

（一）LMA 的结构

LMA 由通气导管和通气罩两部分组成。通气导管与普通气管导管相似，用硅胶制成，其近端开口可与麻醉机或呼吸机的通气环路相连接，远端开口与通气罩相连；通气罩可在喉部形成通气道。通气罩呈椭圆形，用软橡胶制成，周边隆起，其内为空腔。在通气导管与通气罩连接处，导管腔的斜面为 30°；通气导管后面的黑线有助于识别通气导管的扭曲；在通气导管进入通气罩入口的上部，有两条垂直栅栏，使其形成数条纵行裂隙，以防会厌阻塞管腔。通气罩近端与充气管相连，通过充气管向内注气即可使之膨胀（图 3－43）。

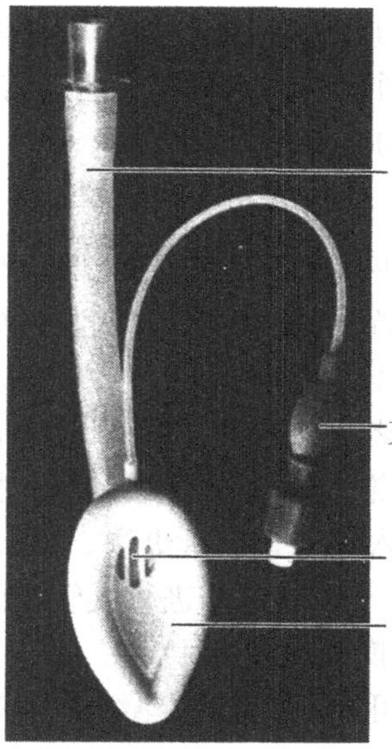

图 3－43　LMA 的结构

（二）LMA 的型号和选择

目前有七种型号的 LMA：①1 号：用于体重 <5kg 的新生儿和婴儿。②1.5 号：用于体重 5～10kg 的婴儿。③2 号：用于体重 10～20kg 的小儿。④2.5 号：适用于体重 20～30kg 的小儿。⑤3 号：用于体重大于 30kg 的小儿及体型瘦小的成人；⑥4 号：用于正常体重的成年人。⑦5 号：适用于形体较大的成人。

（三）LMA 的用途

1. 常规气道　目前 LMA 在临床上的应用十分广泛，几乎涉及各种各样的手术过程。但其最适用于短小手术和门诊手术患者。因为其可避免气管插管和使用肌肉松弛药。另外，麻醉中应用 LMA 维持气道也明显优于标准面罩，因为其无须用手托下颌，操作者可脱出手来做监测、记录或其他工作。

对于高血压和缺血性心脏病患者，为了避免气管插管时的心率和血压明显波动，必要时可采用 LMA，因插入 LMA 不会像气管插管那样引起心率和血压的明显改变。对于气管炎和哮喘患者，选用 LMA 也可避免气管插管所致的气管刺激。在职业演员，为防止气管插管引起的声带损伤，可选用 LMA 来维持气道。

2. FOB 检查　经 LMA 插入 FOB 可进行气管、喉部检查，取异物或活检。与气管插管相比，在 LMA 下视野广，手术操作容易，经 Y 接头可容易地进行麻醉维持，使麻醉与检查同时进行。小儿气管纤细，应用 FOB 时，因气管导管较小儿气管细，所以经气管导管插入 FOB 受限。但是通过 LMA 插入 FOB 时，不仅气道通气阻力较应用气管导管时低，而且通气更容易。

3. 处理困难气道　LMA 不仅能使气管插管失败患者获得满意的肺通气，而且亦可用于面罩通气和气管插管困难的患者。另外，通过 LMA 亦可进行气管插管操作，成功率高达 90% 以上。同时用 FOB 时更为有效，如果将 LMA 与 FOB、光索、弹性橡胶引导芯和逆行引导气管插管技术联合应用，气管插管成功率可达 100%，并且气管插管的时间较短。目前 LMA 已成为处理困难气道患者的标准救援性喉上通气装置之一。

4. 在急救医学中的应用　在急救复苏中，LMA 通气较面罩更为有效，比气管插管操作更为简便，一般不需直接喉镜即可插入，操作人员也无须严格的培训。即使没有使用 LMA 经验的医护人员，第一次插入成功者为 80%，再次插入后临床通气满意者可高达 98%。成功率远高于气管插管和面罩通气。稍加培训，护士使用 LMA 也能有效进行人工通气，从而可为抢救赢得了时间。另外，应用 LMA 时，复苏仅需两个人，而有效地人工复苏囊 - 面罩通气和环状软骨压迫则需三个人。应用面罩通气时，虽然环状软骨压迫可有效预防反流，但有干扰通气的可能性。

（四）LMA 的优点

（1）LMA 的插入和使用容易，无须肌肉松弛药和喉镜，能保证 94% 以上患者的气道通畅。随经验积累，使用成功率增加，甚至可超过 99%，首次插入的成功率为 67% ~99%。即使不能熟练进行气管插管操作的人员，插入 LMA 的成功率亦相当高。

（2）在预计维持气道通畅十分困难的患者（如无牙和托下颌不能的患者），LMA 也能维持满意的气道。与应用面罩相比，使用 LMA 时的脱氧饱和发生率较低，气道控制操作较少，工作人员体力消耗较低。在使用颈椎圈固定的患者，LMA 的插入较气管插管更快、更轻柔和更准确。

（3）在困难气道处理中，可用 LMA 维持气道或协助进行气管插管。在麻醉诱导后面罩不能通气且气管插管困难的患者，插入 LMA 维持气道可挽救患者的生命。

（4）无论患者头颈部处于何种位置，均可插入 LMA。熟练操作者可从患者侧面或前面将 LMA 正确插入。在现场急救中，当接近患者困难不能进行气管插管时，可使用 LMA 维持气道。

（5）LMA 可用于自主呼吸、人工控制呼吸或机械通气中。在保护性反射恢复和患者能够吞咽分泌物前，患者能良好耐受 LMA。所以在许多患者拔除 LMA 前，无须进行口咽部吸引。

（6）应用 LMA 时的手术室污染较应用面罩时轻。联用紧闭清除系统时，能将残余麻醉气体浓度降低至类似于应用气管插管时的水平。

（7）应用 LMA 时，能在通气维持中进行 FOB 检查，从而能够评价声带功能和对气管 - 支气管树进行观察。所以在甲状腺手术，为了防止喉返神经损伤，术中刺激喉返神经时，可通过 LMA 插入 FOB 来观察声带的活动。

（8）使用 LMA 能避免气管插管的许多并发症。因为无须使用喉镜，所以不会损伤牙齿。应用 LMA 后的咽喉疼痛发生率仅为 0 ~12%，明显低于气管插管（28.6%），应用 LMA 时的菌血症发生率极低

(6.7%)。与气管导管相比，插入 LMA 所需要的麻醉深度较浅和心血管反应较轻，麻醉维持中通气阻力较小，附加吸气功较低。

(9) LMA 能避免使用面罩时的许多并发症，如皮炎，眼和面神经损伤等。另外，应用 LMA 时不能形成高气道压，所以可以预防气压伤。

(10) LMA 可重复使用，能节省费用。采用高压蒸汽消毒 LMA，可重复使用 200 次。

(五) LMA 的缺点

(1) 在一些患者和一些情况下，不宜使用 LMA。如具有误吸和反流高度危险的患者；需要高通气压的患者以及具有出血倾向的患者。

(2) 在 LMA 插入和麻醉维持中，需较深的麻醉水平，以防止患者对手术刺激的反应。在麻醉深度不满意时，可发生咳嗽、屏气、呕吐、牙关紧闭、喉痉挛和气管痉挛。在哮喘、慢性梗阻性肺疾病和严重吸烟患者，此类问题更易发生。

二、应用 LMA 的禁忌证

(一) 绝对禁忌证

(1) 饱胃和未禁食的患者是使用 LMA 的绝对禁忌证：因为 LMA 不仅不能防止胃内容物误吸，而且可增加反流物吸入气道的危险。

(2) 具有反流和误吸危险的患者亦是应用 LMA 的绝对禁忌证，如肥胖、裂孔疝、妊娠、烧伤、自主神经功能障碍、肠梗阻、急腹症、重度外伤患者和有胃内容物反流史的患者。

(3) LMA 不能防止气管受压和气管软化患者麻醉后发生的气道梗阻，所以也为使用 LMA 的禁忌证。

(二) 相对禁忌证

1. 肺顺应性降低或高肺阻力的患者　此类患者通常需用 2.5～2.9kPa（25～30cmH_2O）的正压通气，常发生通气罩周围漏气和麻醉气体进入胃内，不仅实施正压通气困难，而且可增加反流和误吸的发生率。

2. 咽喉部病变的患者　如咽喉部存在脓肿、血肿、水肿、组织损伤和肿瘤的患者。当喉部病变导致上气道梗阻时，也应禁忌使用 LMA。

3. 困难气管插管的患者　虽然在未预知的气管插管困难患者或气管插管失败的患者可以应用 LMA，但有气管插管困难病史或预计气管插管困难的患者，应相对禁忌使用 LMA。即在此类患者不能用 LMA 代替气管插管，气管插管是保证此类患者安全的根本措施。

4. 气道不易接近或气管插管不易完成的患者　如采用俯卧、侧卧和 Jackknife 体位的患者或需麻醉科医师远离手术台时。因在这些情况下如果 LMA 发生位置不当或脱出以及呕吐和反流时，麻醉科医师不能立即进行气管插管和其他处理。

三、LMA 的插入操作方法

(一) 准备工作

(1) 仔细检查通气罩和通气导管，以确保无阻塞或含有异物；检查通气罩内通气口上方的栅栏有无损坏。

(2) 将通气罩充气，如果发现褪色、漏气、损伤或部分凸起，应废弃。检查无漏气后尽可能抽尽通气罩内的气体，正确的抽气方法是：将一合适型号的注射器连接至 LMA 的充气阀上，把通气罩的凹面放在一清洁平面上，用左手的食指和中指分别压住通气罩的两侧，然后用右手回抽注射器，直至感到有中等度的阻力。满意抽气后，通气罩可形成一个边缘向后翻的椭圆形盘。如此在插入 LMA 时，其前端光滑、纤细和形成相对有韧度的角度，有利于其通过会厌下方和防止会厌下翻阻塞气道。

(3) 通气导管应能向后弯曲 180°，且无扭折发生。

（4）消毒：消毒前应抽尽通气罩内的气体，用高压蒸气消毒（最高温度不得超过134℃），不应使用戊二醛、甲醛或环氧乙烷消毒。

（5）在插入前，在通气罩的背面涂上水溶性润滑剂，以利于LMA的插入，但通气罩的前面尽量少涂或不涂润滑剂。另外，在通气罩内部涂抹润滑剂过多还可形成黏痂阻塞其通气口。

（二）麻醉诱导

插入LMA时可不使用肌肉松弛药，但麻醉深度应略深于使用口咽通气道时，以消除咽反射并使下颌松弛，否则插入LMA中有引起咳嗽或喉痉挛的高度可能。据报道，联用肌肉松弛药可改善LMA的插入成功率。另外，在清醒患者满意表面麻醉后，亦能耐受LMA的插入操作。

（三）标准插入操作方法

由Brain推荐的标准插入操作方法有以下两种：

1. 执笔式　具体如下。

（1）操作者用非优势手从后面推患者的枕部，以使患者的颈部伸展和头后仰（标准“嗅物位”）。由助手或操作者用优势手的中指张开患者口腔。

（2）操作者如执笔样用食指和拇指握持LMA，握持部位应尽可能靠近通气罩和通气导管的结合处，通气罩的开口面向患者的颏部。

（3）紧贴患者上切牙的内面将LMA的前端插入口腔内（图3－44A）。此时最重要的是将通气导管与手术台保持平行而不是垂直。然后以食指向下用力将LMA紧贴硬腭推送入口腔（图3－44B）。

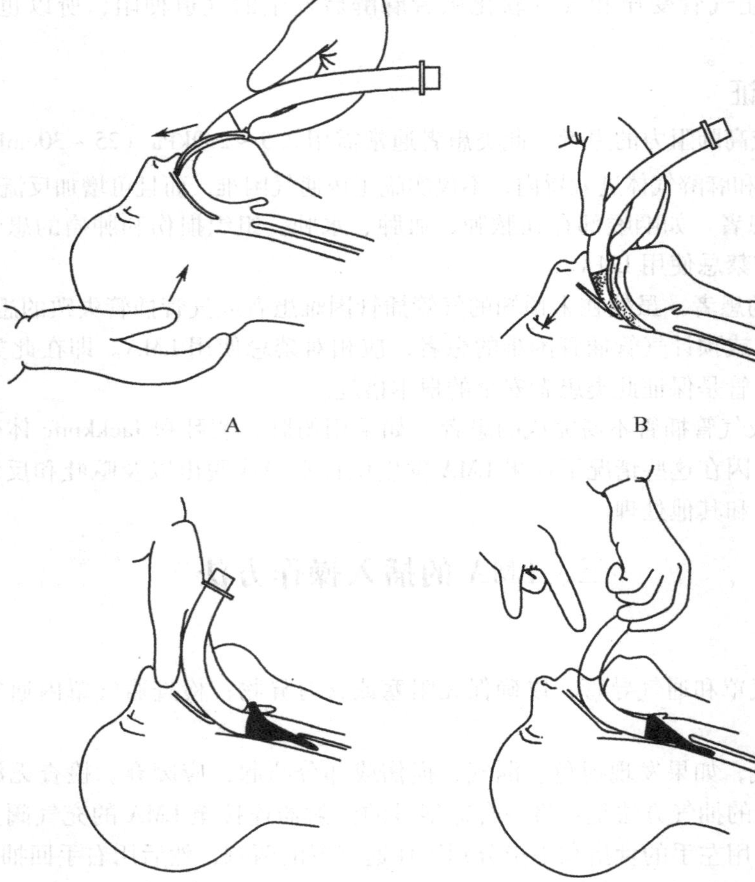

A　B　C　D

图3－44　LMA的标准插入方法

（4）将食指放在通气导管和通气罩的结合处向内推送 LMA。推送中必须保证通气罩的前端未向后翻起。当通气罩前端向下到达咽后壁时，应能感到方向的改变，尽可能用食指将 LMA 推送至下咽部。当推送 LMA 至满意深度时，可感到有阻力（图 3－44C）。然后用非优势手握持通气导管固定 LMA 在正确位置，再退出优势手食指（图 3－44D）。

（5）在有经验的操作者，用食指可将 LMA 推送至满意位置。但是，如果认为 LMA 没有被满意推送至下咽部或操作者手太小。需用非优势手向下继续推送 LMA 至满意位置。

（6）用适量的空气充起通气罩。通气罩充气时，通气导管通常能从口腔稍微退出（平均 0.7cm）；甲状腺和环状软骨上面的组织轻微隆起。在通气罩充气前，不应将通气导管固定或与通气环路相连接。因为充气中如果握持通气导管，有造成 LMA 位置太深的可能。

（7）将 LMA 与通气环路相连接，并评估通气的满意程度，如果不能进行满意通气，除非考虑是由于麻醉深度过浅造成的声门闭合，否则应拔除 LMA。拔除 LMA 后进行面罩通气，然后按前述的方法准备 LMA 的通气罩；并再次插入。

2. 拇指插入方法　此法是将拇指放在通气导管和通气罩的结合部推送 LMA，而不是用食指，在拇指推送 LMA 中，其余四指在患者面部之上向前张开。此方法常用于从后部接近患者较为困难的情况，如患者被卡在事故车中。

（四）LMA 插入困难的常见原因

1. 麻醉深度不满意　如果麻醉深度不满意，可致 LMA 的插入操作失败。此外，由喉痉挛所致的气道梗阻易被误认是 LMA 插入失败。

2. 张口受限　患者张口受限可使 LMA 插入发生困难，因为 LMA 不能通过牙齿之间。另外，张口受限亦可使食指进入口腔推送 LMA 发生困难，从而 LMA 位置不当的发生率增加。

3. 通过咽后壁困难　当 LMA 的前端刚刚通过舌后部改变方向进入下咽部时，推送即可发生困难，而且此种困难在小儿多于成年人。当通气罩压迫舌部使其后移至咽喉部并阻塞插入通道时，可使 LMA 推送发生困难。如果在与咽后壁垂直的方向上推送 LMA，此问题更可能发生（图 3－45）。

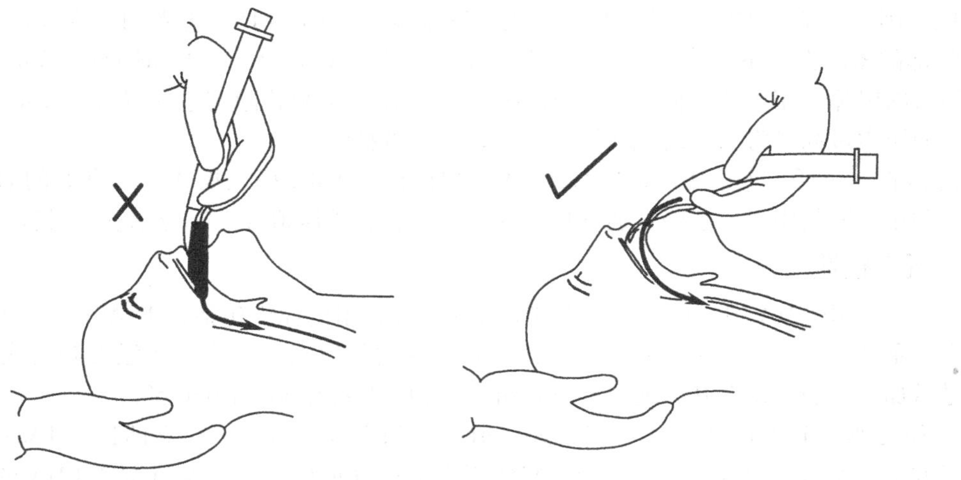

图 3－45　插入方法不当可造成 LMA 通过咽后壁困难

4. 头、颈部活动受限　从理论上讲，当头颈部处于正中位或屈曲位时，LMA 的插入可能更加困难。因为在此情况下口轴和咽轴在舌根部的成角相当锐（图 3－46A）。当患者处于颈部屈曲和头部后仰位（“嗅物位”）时，LMA 的插入操作最容易，因为在此种体位下口轴和咽轴在舌根部的成角相当平缓（图 3－46B）。

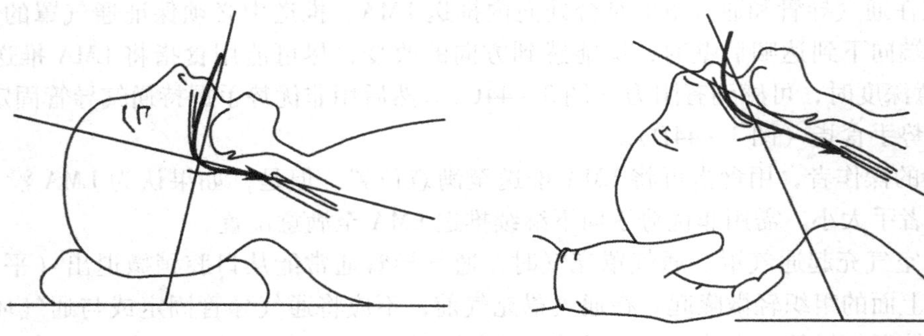

A　　　　　　　　　　　　　　　B

图3－46　患者头、颈部位置对LMA插入操作的影响

A. 患者头颈部处于正中位或屈曲位；B. 患者处于颈部屈曲和头部后仰位

5. 咽部病理　咽后壁的变形或水肿仍可使LMA的前端插入受阻，如扁桃腺肥大。在口咽部肿瘤患者，不仅LMA插入困难，而且可造成组织损伤。从而在这种情况下，LMA的应用属相对禁忌。

6. 加强型LMA　加强型LMA的主要特征是通气导管的长度、壁厚和强度增加，部分厂商生产的LMA的通气管壁内还埋置有金属螺旋。与标准型LMA相比，加强型LMA的插入需要更熟练的技术。如果操作方法不正确，加强型LMA的插入更为困难。在操作熟练者，加强型LMA的插入与标准型LMA一样容易，但在缺乏经验者，即使采用正确的插入方法。也不易将其放置于正确的位置。

四、应用LMA的并发症

（一）误吸和反流

与带套囊的气管导管相比，LMA不能有效防止胃内容物误吸。研究发现，应用LMA患者的胃内容物反流发生率可高达33%，但是，具有临床意义的误吸发生率仅为1/9 000～1/250 000。

1. 可能原因　包括：①插入LMA后进行支气管镜检查，6%～15%患者的食管开口处于通气罩内。②LMA在喉部的密闭性并不完全，一般认为开启压在1.5～2kPa（15～20cmH_2O）。③应用LMA时，食管下端括约肌的屏障作用可能降低，LMA也不能防止反流物经梨状隐窝进入喉部。④应用LMA进行人工通气时，如压力过高可将大量的气体压入胃中，引起胃扩张。

2. 预防措施　包括：①选用合适型号的LMA和仔细的LMA插入操作。②良好的肌肉松弛、低通气罩充气压和正压通气中尽可能降低通气压。③进行环状软骨压迫等。④应用食管引流型LMA。

（二）气道梗阻

1. 原因　在应用LMA中，可导致气道部分或完全性梗阻的原因包括：①LMA位置不当。②通气罩折叠、会厌下垂部分遮盖声门和环状软骨后区前移。③通气罩充气过度。④温度升高或N_2O弥散使通气罩内容量增加。⑤通气罩旋转、通气导管扭折、异物、喉痉挛和声门闭合等。

2. 预防和处理　①因LMA位置不当造成气道梗阻和患者缺氧时，应立即拔出LMA重新插入或改用其他通气方法。②对于通气罩压迫会厌引起的不完全性气道梗阻，应及时调整LMA的位置。③避免采用通气罩过量充气法来防止漏气，因充气过量可将通气罩从咽喉部挤出而引起气道梗阻。在此种情况下，将通气罩中多余的气体放出并向下进一步推送LMA多可使气道梗阻得到缓解。在一些患者，因LMA的插入操作不规范，使通气罩顶在咽后壁反向折叠成角，可造成严重的气道梗阻，此时必须将LMA拔出重插。④在麻醉深度不满意的情况下，插入LMA可造成声门闭合和屏气，但只要暂时不移动LMA，在20～30秒后声门闭合会自动消失。喉痉挛的发生率较低，为1%～3%，主要发生在麻醉诱导期和苏醒期。一旦发生喉痉挛，应充分供氧，待麻醉加深后方能移动LMA。

（三）气道损伤和咽喉疼痛

1. 气道损伤　LMA可引起咽后壁或会厌水肿。如果会厌贴在通气导管进入通气罩的开口上，即可发生会厌水肿。在出血质患者，能引起声带血肿。另外，操作不当可造成腭垂和扁桃腺损伤以及腮腺一过性水肿。

2. 咽喉疼痛　使用 LMA 引起的咽喉疼痛发生率为 0～12%（平均为 3.9%），与同期使用气管插管患者的咽喉疼痛发生率（28.6%）相比要低得多。一般认为，应用 LMA 后咽喉疼痛的发生率与使用面罩后的发生率相同。但在应用 LMA 不熟练的情况下，咽喉痛的发生率可增加到 12%。

（四）LMA 意外性脱出

1. 原因　最常发生于麻醉维持期和苏醒期。常见原因是：患者头部位置改变、固定不牢、通气罩充气过量、LMA 型号不合适等。

2. 预防措施　包括：选择合适型号的 LMA、减少通气罩的充气量、托起下颌、固定头部位置等，如果 LMA 仅滑出 2～3cm，通常能将其推送回合适的位置。

（五）通气罩周围漏气

通气罩周围漏气的发生率为 8%～20%。大多由通气罩型号、位置或充气量不合适所致。通过改变 LMA 的位置、型号以及通气罩内的充气量，可以纠正部分患者的漏气现象。另外，正压通气中压力过高亦是导致通气罩周围漏气的原因之一。

（六）胃胀气

如果 LMA 不能准确占据下咽部，特别是通气罩使喉部发生不完全性梗阻时，正压通气中气体可进入胃中。当麻醉深度不满意造成声门关闭时，也能发生胃胀气。小儿发生此合并症的可能性高于成年人。

（詹　锐）

第五节　气管切开术和环甲膜穿刺术

一、气管切开术和环甲膜穿刺术的适应证和禁忌证

（一）适应证

（1）在手术室，经口或经鼻气管插管和/或 FOB 引导气管插管失败并且需要立即进行气道控制的患者，例如出现面罩通气不能且气管插管失败情况的患者。

（2）在急诊科，任何原因引起的声门上喉阻塞，尤其是病因不能很快解除的患者，例如严重颌面、颈椎、头颈部和多处创伤的患者和急性喉炎的患者，均是实施紧急气管切开术的适应证。但是目前在急诊科，经皮扩张紧急环甲膜切开术已在很大程度上取代了紧急气管切开术，因为其操作简单、快速，而且并发症少。紧急气管切开术仅适用于直接喉部挫伤和婴幼儿的急诊气道控制。

（3）在 ICU，需要长期进行机械通气和各种原因导致的下气道分泌物潴留的患者，亦是气管切开术的适应证。

（4）其他手术的前置手术：例如在施下颌、口腔、咽、喉部大手术时，为了防止血液、分泌物或呕吐物向下流入下气道，或术后局部组织肿胀阻塞气道，可先行气管切开术。

（二）禁忌证

气管切开术和环甲膜穿刺术的绝对和相对禁忌证相当少，但在以下情况下应用值得慎重。

（1）出血性疾病或凝血机制紊乱使患者有发生出血的倾向，从而可在气管切开和环甲膜穿刺术中出现危险情况。

（2）不熟悉气管切开术和环甲膜穿刺术的医师，或无此方面经验的医师，如果无上级医师或专业医师的指导，不应实施气管切开术和环甲膜穿刺术，因为无经验操作是发生术后并发症的最主要原因。

二、气管套管的选择

术前选好合适的气管套管十分重要，气管套管由内芯、内管和外管所组成。气管套管按其内径及长短分号，各气管套管的号数、内径和适用的患者年龄见表 3－5。选择好合适的气管套管后，还应配备两个相应的内管，并在外管底板上系好固定系带。术后需要进行辅助呼吸的患者，应在外管配好相同型号的硅橡胶套囊，并进行套囊充气试验。

表 3－5　气管套管选用表

型号	00	0	1	2	3	4	5	6
内径（mm）	4.0	4.5	5	6	7	8	9	10
长度（mm）	40	45	55	60	65	70	75	80
适用年龄	1～5 月	6～12 月	2 岁	3～5 岁	6～12 岁	13～18 岁	女成人	男成人

三、气管切开术的操作及注意事项

全部的气管切开术均应在手术室由操作熟练的手术医师进行，并应有麻醉科医师参加，以负责监护患者以及在气管切开术之前应用气管插管来控制气道。

（一）患者的体位

患者的体位对于成功进行气管切开术十分重要。患者应仰卧在手术台上，如果可能应在患者的肩下横向垫一小枕，以使其颈部处于过度伸展状态（图 3－47）。在可疑或已证实存在颈椎损伤的患者，则应禁忌颈部过度伸展。如果可能，头部手术台可抬高大约 15°，以减少静脉出血。

在摆好患者体位后，应仔细观察局部解剖的体表标志，包括颏突、甲状软骨尖、环甲膜和胸骨切迹，必要时应作好标记。一般来讲，气管切开术的皮肤切口大约位于胸骨上端二指处。

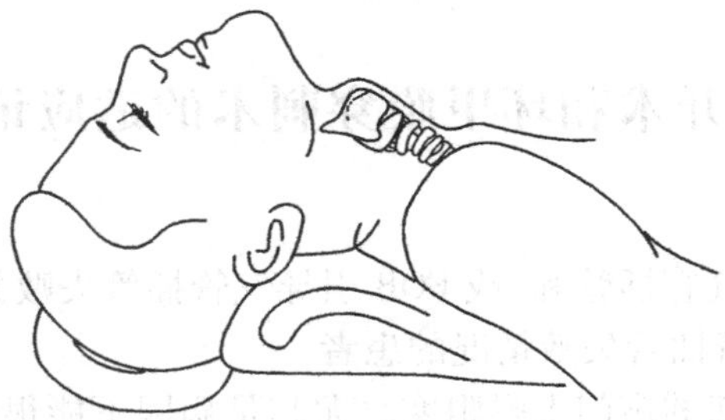

图 3－47　施气管切开术时患者的体位

（二）麻醉处理

常规采用局部浸润麻醉，在局部麻醉药中加入适量的肾上腺素，以减少术中出血。但在紧急情况亦可不用局部麻醉，直接进行气管切开术。

（三）手术处理要点

（1）用手术刀横向切开皮肤，横向分开皮下组织和颈阔肌，显露甲状腺。操作中必须注意止血。

（2）完全切断甲状腺峡部，并将其断端予以包埋缝合。这样能更好地对气管进行手术解剖，以保证气管造瘘口是位于第二和第三气管环之间。这样除了美观效果之外，在其他方面亦甚为重要，因为造瘘口位置较高可引起术后声门下狭窄，位置太低可导致无名动脉的破坏，有引起气管－无名动脉瘘的可能。

（3）气管的寻找：术中寻找气管发生困难的可能原因有：①术中紧张、手术创伤出血和组织结构显露差。②头后仰位置不够，气管深在，或患者头位置歪斜偏向一侧，致使气管位置偏斜。③因两侧拉钩用力不均，将气管拉向一侧或于拉钩下，术中继续向后分离可至食道甚至颈椎或颈动脉。④因甲状腺峡部过于宽大导致术中气管显露差，此种情况以儿童及青年女性多见。⑤胸腺覆盖：儿童胸腺大，术中因胸膜腔负压过高，颈前组织切开分离后，致使胸腺上移，覆盖于气管前部，术中应注意保护，用拉钩将胸腺推回压住即可继续手术。

（4）气管分离完毕，手术医师应再次检查所选择的气管套管，并在套囊内注入空气，以保证其没有漏气。然后再彻底抽空套囊，并用钝头的内芯替换内管。用水溶性润滑软膏涂抹在气管套管的前端，以利于其插入气管切口处。气管套管型号的选择取决于气管的大小。一般来讲，气管套管应大约占气管直径的3/4。

（5）在第二和第三气管环之间做十字形切口，一旦气管被切开，必须迅速用牵开器或弯血管钳将气管切口撑开并予以适当扩张，若有分泌物自气管切口咳出，可用吸引器将其吸除，然后再从扩张后的气管切口插入合适的气管套管。

（6）气管插管患者实施气管切开术时，在气管切口扩大后，在深部应能看到气管导管，此时麻醉科医师应将气管导管套囊放气，在手术医师的直视下向头端缓慢退出气管导管，当气管导管的前端刚刚退至气管切口的上部时，首先将气管套管的前端对着气管后壁沿切口插入，一旦其前端安全进入气管切口，在垂直方向将气管套管的前端旋转90°，此时气管套管的前端正好朝向隆突部，向下推送气管套管进入气管深部。推送中应特别注意不要伤及气管后壁黏膜。

（7）气管套管插入后取出内芯，在气管套管腔内放置吸引导管进行吸引，通过吸引导管中吸出分泌物能进一步证明气管套管已被安全插入气管内。然后再插入内管，并连接合适的通气环路接头，将套囊充气，当气管和套囊之间达满意密闭时，由麻醉科医师检查肺通气情况。气管套管正确位置的确认方法同气管插管，由听诊、胸廓起伏和 CO_2 曲线等检查组成，必要时可通过气管套管插入 FOB 予以确认。

（8）满意插入气管套管后，气管切口不必缝合而应保持开放，将棉斜纹带穿置在气管套管翼部的两侧，并绕至颈后将其牢固地缚于颈部，以固定气管套管。

（9）仔细检查伤口，如有出血应予结扎止血，手术完毕于气管套管周围放一块开口的纱布垫。

（四）术中注意事项

（1）术中应注意始终保持患者的头部处于正中及后仰位。

（2）随时观察病情变化，注意呼吸节律的改变及有无缺 O_2 的发生。必要时经鼻导管或面罩吸氧，保持呼吸平稳，以有利于手术操作的顺利进行。

（3）两侧拉钩的牵引力应保持均衡，避免偏向一侧，以使气管保持在正中位。

（4）随时用吸引器或干纱布清除手术野的血液，以保证组织结构层次清晰。

（5）在气管切开术中，需重点监测患者的血压、心率、呼吸频率、心电图、SPO_2，尤其是进行紧急气管切开术的患者，以及时发现患者病情的变化。

（6）保持液体通畅，随时根据患者的病情应用各种急救药物。

四、环甲膜穿刺术的操作和注意事项

（一）环甲膜穿刺技术

伸展患者颈部，操作者用食指触摸环甲膜（图3－48A）。然后用12号或14号静脉穿刺套管针，与皮肤成角30°，向尾端方向穿刺环甲膜（图3－48B）。在套管上连接一只完全排空或盛有数毫升清亮液体的20mL注射器，在穿刺操作中持续抽吸注射器，一旦抽出空气即可证实其进入气管内（图3－48C）；撤出针芯，向前推送外套管，一旦外套管的尾翼达到皮肤处，需再次用注射器进行抽吸试验，以确认外套管已确切位于气管内，然后将外套管尾端直接连接至经气管喷射通气（transtracheal jet ventilaton，TTJV）系统即可（图3－48D）。

在外套管与TTJV系统连接后，必须由专人用一只手牢固固定位于气管内的外套管，以防其发生位置移动，直至建立通畅的气道，如自然气道已开放或已完成气管插管和气管切开术等。

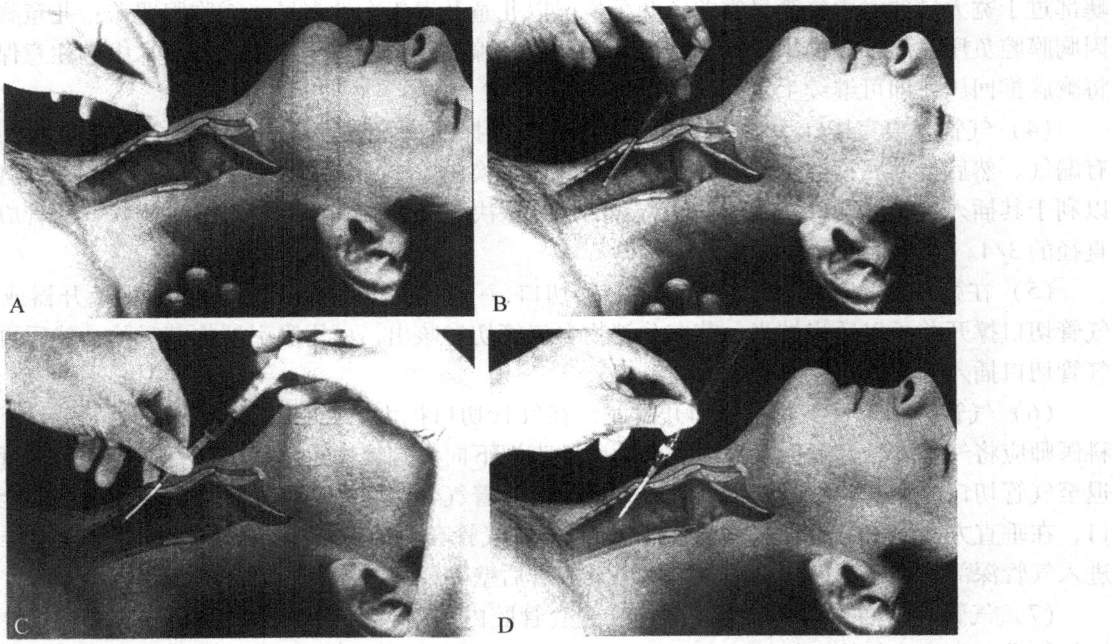

图 3－48　环甲膜穿刺技术

（二）操作注意事项

（1）在实施环甲膜穿刺术时，不宜使用过长的穿刺针，而且一旦穿刺针的前端进入气道内便不宜再深入，以免贯穿气管而进入食管，否则可有发生食管－喉头瘘的可能。

（2）穿刺操作中，穿刺针的前端应对向尾侧，而非头侧，以避免穿刺针前端被推送至声门以上的位置。

（3）潜在并发症：包括：咯血、皮下气肿、纵隔气肿、迷走神经反射、缺 O_2 和感染。此外尚有穿破颈部大血管导致大出血的可能。特别是在紧急情况下或由无经验和未经培训的医师进行操作时。

五、经皮穿刺环甲膜切开术

为了简化紧急情况下环甲膜切开术的操作过程，德国的 VBM 医疗器械生产公司推出了一种全新的环甲膜切开装置——环甲膜穿刺套针。该装置的基本结构类似于静脉穿刺套管针，为一个与穿刺针安装在一起的气道套管。使用中无须用手术刀片切开皮肤和采用扩张器反复扩张气道套管进入呼吸道的通路，故操作更为简单，使用更为方便。目前已有该装置的全套无菌包装商业成品出售，开包后即可使用。

采用环甲膜穿刺套针进行环甲膜切开术的主要操作步骤如下：将患者头颈部后伸，必要时可在颈下垫高。取出“环甲膜穿刺套针”，用一手握好注射器。用另一手食指在颈部中线中段触到环状软骨，用拇指及中指固定两侧皮肤。将注射器与颈部呈 90°刺入皮肤。由于穿刺套针的前端锐利及呈锥形，故不需用手术刀切开皮肤。穿刺中持续用接在环甲膜穿刺套针尾端的注射器进行抽吸，一旦有空气被抽出，即说明环甲膜穿刺套针的前端已进入气管内。此时，需将穿刺进针的角度改变为 60°，然后将环甲膜穿刺套针进一步向下推进，直至到达气道套管的阻止器处。该阻止器可防止进针过度所致的气管后壁穿孔。用注射器抽气再次确定气道套管的位置，此时环甲膜穿刺套针的前端应位于气管正中。移去气道套管上的阻止器，握紧注射器和穿刺针，沿穿刺针将气道套管送入气管内。移走注射器和穿刺针，用固定带固定气道套管。将延长管连接至气道套管的接口上，将连接管与人工复苏囊或呼吸机连接。

（詹　锐）

第四章

吸入全身麻醉技术

吸入全身麻醉是利用一定的设备装置使麻醉气体通过肺泡进入血液循环，作用于中枢神经系统而产生全身麻醉效应的一种麻醉方法。由于其实施需要相应的设备和装置及操控技术，故只有熟练掌握吸入麻醉的基本概念与操作系统，方能将吸入麻醉技术安全有效地应用于临床。

第一节　吸入麻醉药的药理学基础

一、肺泡最低有效浓度

（一）定义

肺泡最低有效浓度（minimum alveolar concentration，MAC）是指在一个大气压下，50%的患者对外科手术切皮引起的伤害性刺激不产生体动或逃避反应时肺泡内麻醉药浓度，一般以所测呼气终末吸入麻醉药浓度予以代表（表4－1）。

表4－1　常用吸入麻醉药的MAC（1个大气压下，37℃）

	0.65MAC	1.0MAC	MACawake	2MAC
氧化亚氮	65.00	105	41.00	202
氟烷	0.48	0.75	0.30	1.50
恩氟烷	1.09	1.7	0.67	3.36
异氟烷	0.75	1.2	0.46	2.32
七氟烷	1.11	2.0	0.78	3.42
地氟烷	6.0	–	–	–
氙气	–	71	–	–

注：氧化亚氮：N_2O。

（二）MAC的临床意义

（1）吸入麻醉药在肺泡与血液内达到平衡后，MAC即可能反映脑内吸入麻醉药分压，类似于量－效曲线的ED_{50}，一般认为可借此评价不同吸入麻醉药的效能，且此时与其他组织的摄取和分布无关。但MAC不能代表反映麻醉深度的所有指标，在相等的MAC下，药物对机体的生理影响并不相同。

（2）由于进入麻醉状态主要取决于麻醉药的分子数量而不是分子类型，因此，MAC具有相加性，即若同时吸入两种麻醉药，各为0.5MAC，其麻醉效能相当于1.0MAC的单一吸入麻醉药。临床上利用此特性复合应用两种吸入麻醉药，以减轻各自的不良反应。

（3）外科手术一般需要1.5～2.0MAC方可达到适当的麻醉深度。

（三）MAC的延伸

1. MAC_{95}　其意义类同于ED_{95}，可使95%的患者达到对切皮引起的伤害性刺激无体动反应时的

MAC，一般为 1.3MAC。

2. MAC awake　MAC $awake_{50}$，即停止吸入全麻后患者半数苏醒时肺泡气浓度，亦即 50% 患者能执行简单的指令时呼气终末吸入麻醉药浓度（代表肺泡气浓度）；MAC $awake_{95}$是指 95% 患者达到上述条件。一般可视为患者苏醒时脑内吸入全麻药分压，不同吸入麻醉药的 MAC awake 均约为 0.4MAC。

3. MAC EI　指患者气管插管时声带不动以及插管前后不发生体动时的 MAC，其中 MAC EI_{50}为 50% 患者满足上述插管条件时的肺泡气麻醉药浓度，通常为 1.5MAC；MAC EI_{95}则是 95% 患者满足上述条件时的肺泡气麻醉药浓度，一般为 1.9MAC。

4. MAC BAR　为阻滞肾上腺素能反应的肺泡气麻醉药浓度，MAC BAR_{50}意即 50% 的患者在切皮时不引起交感、肾上腺素等内分泌反应的 MAC，一般为 1.6MAC；MAC BAR_{95}则为 95% 的患者不出现此应激反应的 MAC，通常为 2.5MAC。

（四）与 MAC 相关的因素

1. 影响 MAC 的内在因素　具体如下。

（1）体温：在哺乳动物中，MAC 可随着体温下降而下降，此特性系由麻醉气体的液相效能在温度下降时仍能保持相对稳定所决定，但体温每下降 1℃时不同麻醉药的 MAC 下降幅度不一致。

（2）年龄：MAC 值在 6 个月龄时最高，以后随年龄增长而下降，一般年龄每增长 10 年，MAC 值下降 6%，至 80 岁时，其 MAC 仅为婴儿期的一半。

（3）甲状腺功能：在甲亢状态下，由于全身各组织对吸入麻醉药的摄取量相应增加，故 MAC 无明显影响；但亦有学者认为 MAC 值下降。

（4）妊娠：妊娠可使 MAC 降低，尤其是前 8 周，MAC 下降 1/3，产后 72h 后 MAC 即可恢复至妊娠前水平。

（5）血压：平均动脉压（MAP）<50mmHg 时可使 MAC 下降，高血压则对 MAC 影响不大。

（6）血容量：贫血状态时，红细胞压积（Hct）$<10\%$ 可使 MAC 下降，等容性贫血时影响不大。

（7）动脉二氧化碳分压（$PaCO_2$）、动脉氧分压（PaO_2）：$PaCO_2>90$mmHg 或 $PaO_2<40$mmHg（动物研究）时均可使 MAC 下降。

（8）酸碱度：一般认为代谢性酸中毒可降低 MAC。

（9）离子浓度：在动物实验中发现，低钠血症可使 MAC 下降，而高钠血症则升高 MAC，血浆镁离子高于正常值 5 倍以内不影响 MAC，但在 10 倍范围内，则降低 MAC，而高钾血症对 MAC 则无明显影响。

（10）酒精：急性酒精中毒可使 MAC 下降，但长期嗜酒者 MAC 上升。

2. 药物对 MAC 的影响　具体如下。

（1）升高 MAC：使中枢儿茶酚胺释放增加的药物如右旋苯丙胺等。

（2）降低 MAC：使中枢儿茶酚胺释放减少的药物如利舍平、甲基多巴等以及局麻药（可卡因除外）、阿片类、氯胺酮、巴比妥类、苯二氮䓬类、胆碱酯酶抑制剂、α-肾上腺素受体阻滞药等降低 MAC。近年来的研究表明，以羟乙基淀粉、明胶、平衡盐等行高容量血液稀释亦可降低 MAC。

3. 其他因素　种族、性别、昼夜变化均不影响 MAC。传统观念认为麻醉持续时间不影响 MAC，但近年来的许多研究表明，吸入麻醉持续时间、伤害性刺激方式和部位均可影响 MAC。在动物研究中，当生物体所处环境压力增加，MAC 则下降，称为“麻醉作用的压力逆转”，其产生机制及意义目前尚无定论。

二、吸入麻醉药的药动学

麻醉气体在各种组织器官的分配系数是决定其摄取、分布、排泄的重要因素，分配系数与麻醉诱导、维持及苏醒过程密切相关。

1. 吸收　具体如下。

（1）吸入麻醉药的吸收过程包括麻醉药从麻醉机挥发罐，氧化亚氮（N_2O）从气体管道经过呼吸管道到达血液循环。在向肺泡内输送气体的过程中，麻醉药吸入浓度越高，肺泡内气体浓度上升越快，此为浓度效应。若两种不同浓度的麻醉气体同时输送，则高浓度气体（称为第一气体）被吸收的同时，可提高低浓度气体（称为第二气体）的吸收速率，此种现象谓之第二气体效应（图4-1）。常用吸入麻醉药的分配系数，见表4-2。

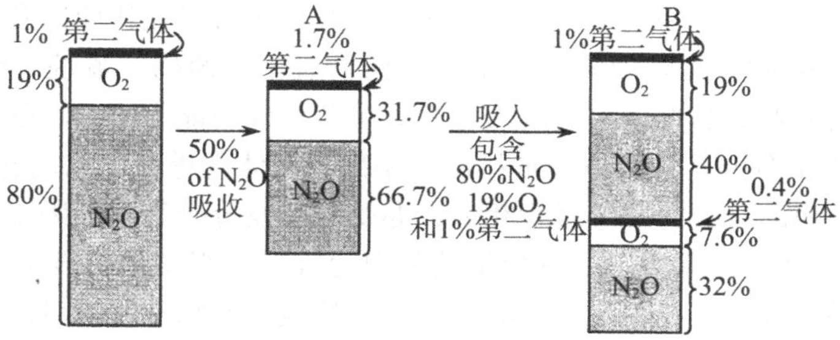

图4-1　第二气体效应

表4-2　常用吸入麻醉药的分配系数（1个大气压下，37℃）

	血/气	脑/血	肌肉/血	脂肪/血
氧化亚氮	0.47	1.1	1.2	2.3
氟烷	2.5	1.9	3.4	51
恩氟烷	1.8	1.4	1.7	36
异氟烷	1.4	1.6	2.9	45
七氟烷	0.65	1.7	3.1	48
地氟烷	0.45	1.3	2.0	27
氙气	0.115	0.13	0.1	-

（2）肺循环对吸入麻醉药的摄取取决于麻醉气体的血/气分配系数（λ）、心排出量（Q）和肺泡-静脉血麻醉药分压差（P_A-P_V），通常用公式“摄取＝[（λ）×（Q）×（P_A-P_V）/大气压]”表示，λ大者，麻醉气体易溶于血，可经肺循环被迅速移走，使肺泡内分压上升速度慢，麻醉诱导时间长；λ小者则相反，其麻醉诱导时间缩短。肺循环与心排出量对肺内吸入麻醉药分压的影响与其同理，肺血流增加以及心排血量增加，均能使药物迅速被血流移走而降低肺泡内分压。而存在心衰、休克等情况时，药物移走速度减慢，肺内分压则很快上升。

2. 分布　具体如下。

（1）吸入麻醉药吸收进入血液循环后，很快随血流到达全身各组织器官。某一组织所摄取的麻醉药量与组织的容积、组织对麻醉药的亲和性或该药的溶解度密切相关。气体麻醉药在各个器官内的分布与麻醉诱导、维持以及恢复均密切相关。

（2）一般根据麻醉药的分布将不同组织分为四组：脑、心、肝、肾、内分泌器官等为血管丰富组织（VRG），在诱导早期便能摄取大量的药物，使组织内麻醉药分压与动脉血分压迅速达到平衡，在4～8min内，便能达到动脉血中的95%；肌肉和皮肤组成肌肉群（MG），在VRG达平衡后的长时间内，MG是主要的麻醉药分布系统，在2～4h内可达到平衡；脂肪群（FG）是MG达平衡后的主要药物贮藏库；由韧带、肌腱、骨骼和软组织等组成的血管稀疏组织（VPG）血流灌注少，所以并不参与麻醉药的分布。

（3）在麻醉诱导开始时，VRG的摄取决定脑内达到所需MAC的时间。在麻醉维持阶段，麻醉药在不同组织内的分布差异相当大，并影响麻醉药的用量以及药物对各器官的作用。当停止输送麻醉气体，机体转入麻醉恢复阶段时，VRG的分压迅速下降，并与肺泡内分压相等。但对MG、FG、VPG而言，麻醉时间长短决定其达到平衡与否及药物摄取量的多少。因此在麻醉恢复中，若麻醉维持时间短，血流灌注量少的组织由于吸入麻醉药量少，此时仍未与血中浓度达到平衡而继续摄取，从而使动脉血中麻醉药浓度下降，对麻醉的苏醒具有促进作用；但长时间麻醉后，上述组织群内吸入麻醉药摄取量增多并已达平衡，一旦血中麻醉药浓度降低，则低血流灌注组织中向血中释放麻醉药，再分布至 VRG，使苏醒时间延长。

3. 转化　各种吸入麻醉药在体内均有不同程度的生物转化，目前在临床应用的吸入麻醉药中，以地氟烷在体内代谢最少。吸入麻醉药脂溶性大，首先要在肝内进行氧化代谢以及与亲水基团结合，最后才能经肾排出体外。肝内的细胞色素 P450，是主要的药物氧化代谢酶。氟烷、甲氧氟烷、N_2O 均有自身酶诱导作用，长时间吸入亚麻醉剂量的健康人，其肝脏药物代谢能力明显增强。

4. 排泄　麻醉气体大部分通过肺部以原形排出，小部分在体内进行生物转化，极少量经手术创面、皮肤排出体外。吸入麻醉药的排泄与麻醉过程相似，亦受吸收及分布等相关因素的影响，其中最大影响因素为血液溶解度、组织/血分配系数、心排出量及肺泡通气量。组织溶解度大者，从组织释放回血液到肺泡的速率则减慢，导致苏醒延长。足够的心排出量可快速将药物从组织带到血液中，再经血液从肺泡排出。目前临床所应用的吸入麻醉药均具有苏醒快的优点，停止吸入后多能在 6～10min 内达到苏醒浓度以下，尤其与 N_2O 合用时，苏醒更迅速、平稳。

三、临床常用吸入麻醉药的药理学特点

（一）氟烷

氟烷（fluothane，halothane）又名三氟氯溴乙烷，1951 年由 Sukling 合成，1956 年开始广泛应用于临床。

1. 药物作用　具体如下。

（1）中枢神经系统：氟烷为强效吸入麻醉药，对中枢神经系统可产生较强的抑制作用，但镇痛作用差，并有扩张脑血管作用，可增高颅内压。

（2）循环系统：氟烷对循环系统有较强的抑制作用，主要表现为抑制心肌和扩张外周血管。由于其抑制交感和副交感中枢，削弱去甲肾上腺素对外周血管的作用，因而交感神经对维持内环境稳定的调控作用减弱，使氟烷对心脏的抑制得不到代偿，两者共同影响使血压下降程度较其他吸入麻醉药强。

（3）呼吸系统：氟烷对呼吸道无刺激，不引起咳嗽和喉痉挛，可用于小儿麻醉诱导，同时由于其具有抑制腺体分泌和扩张支气管的作用，故术后肺部并发症少。

（4）肝脏：对肝脏有一定影响，尤其是短期内再次接受氟烷麻醉者，可出现“氟烷相关性肝炎”。肝损害的表现为：在麻醉后 7d 内发热，同时伴有胃肠道症状，血中嗜酸性粒细胞增多，血清天冬氨酸转氨酶（谷草转氨酶）、碱性磷酸酶增高，凝血酶原时间延长，并可出现黄疸，病死率高。建议在 3 个月内避免重复吸入氟烷。

（5）肾脏：氟烷降低血压的同时可减少肾小球滤过率及肾血流量，直至血压恢复，对肾脏无直接损害。

（6）子宫：浅麻醉时对子宫无明显影响，加深麻醉则可使子宫松弛，收缩无力；用于产科宫内翻转术虽较理想，但可增加产后出血。

（7）内分泌系统：氟烷麻醉时可使血中 ADH、ACTH、肾上腺皮质醇、甲状腺素浓度增高。浅麻醉时升高血中儿茶酚胺浓度，加深麻醉后则无影响。不影响人类生长激素及胰岛素水平。

2. 临床应用　氟烷麻醉效能强，适用于各科手术，尤其适用于出血较多、需控制性降压的患者。对气道无刺激，诱导和苏醒迅速，适用于吸入诱导，尤其小儿麻醉诱导。有扩张支气管的作用，可用于哮喘、慢性支气管炎或湿肺患者。不升高血糖，可适用于糖尿病患者。术后很少发生恶心、呕吐，肠蠕动恢复快。但氟烷具有较强的呼吸、循环抑制作用，不适用于心功能不全以及休克等心血管功能不稳定的患者；由于可增高心肌对肾上腺素的敏感性，从而易致心律失常。安全范围小，镇痛作用弱，肌松不充分，对橡胶、金属有腐蚀作用，并可发生严重的肝损害，故虽麻醉效能强，但目前已不主张单独

使用。

（二）异氟烷

异氟烷（isoflurane，forane）是恩氟烷的同分异构体，合成于 1965 年，自 1978 年始广泛应用于临床。

1. 药物作用 具体如下。

（1）中枢神经系统：异氟烷对中枢神经系统的抑制呈剂量依赖性，在低 CO_2 条件下对颅内压的影响小于氟烷和恩氟烷，吸入浓度达 0.6～1.1MAC 时，不增加脑血流量；1.6MAC 时，脑血流量虽增加，但增幅不如氟烷。深麻醉、低 CO_2 或施加听刺激时不产生恩氟烷样的抽搐，故可安全用于癫痫患者。

（2）循环系统：异氟烷对心血管功能仅有轻度抑制作用。在 2.0MAC 以内，对心肌的抑制小，能降低心肌氧耗量及冠脉阻力，但不减少冠脉血流量；异氟烷致血压下降的主要原因是其降低周围血管阻力。异氟烷能增快心率，却较少引起心律失常。

（3）呼吸系统：异氟烷抑制呼吸与剂量相关，可大幅度降低肺通气量，在增高 CO_2 的同时抑制中枢对其引起的通气反应。异氟烷增加肺阻力，并能使肺顺应性和功能余气量减少。

（4）肝脏：异氟烷物理性质稳定，临床应用证实对肝脏无损害，潜在的肝脏毒性很小。

（5）肾脏：异氟烷在体内代谢少，对肾功能影响小，虽能通过降低全身血压而减少肾血流量，但并无明显肾功能抑制和损害，长时间麻醉后血清尿素氮、肌酐和尿酸不增加。

（6）子宫：异氟烷对子宫肌肉收缩有抑制作用，与剂量相关。浅麻醉时并不抑制分娩子宫的收缩，深麻醉时则有较大的抑制作用，故能增加分娩子宫的出血。浅麻醉时对胎儿无影响，但深麻醉时由于降低子宫血流灌注，可对胎儿产生不良影响。异氟烷类同于恩氟烷，能增加人流术中的子宫出血，故不提倡用于该类手术。

（7）神经肌肉：异氟烷有肌肉松弛作用，能强化去极化和非去极化肌松药的效应，术中可减少肌松药的用量，因此适用于重症肌无力患者。

2. 临床应用 异氟烷具有很多优点，其麻醉诱导迅速，苏醒快，不易引起呕吐，可适用于各种手术。由于其对心血管功能影响很轻，并可扩张冠脉，故可安全用于老年、冠心病患者。不增加脑血流量，适用于神经外科或颅内压增高的手术，尤其是癫痫患者。吸入低浓度异氟烷尚可用于 ICU 患者的镇静。

异氟烷镇痛作用较差，并有一定刺激性气味，麻醉诱导时小儿难以合作。能增快心率；由于扩张阻力血管而降低血压。可增加子宫出血，不适用于产科麻醉。

（三）恩氟烷

恩氟烷（enflurane，ethrane）由 Terrell 在 1963 年合成，于 20 世纪 70 年代应用于临床。

1. 药物作用 具体如下。

（1）中枢神经系统：对中枢神经系统的抑制随血中浓度升高而加深，吸入 3%～3.5% 的浓度时，可产生暴发性中枢神经抑制，脑电图呈现单发或重复发生的惊厥性棘波，临床上可伴有四肢肌肉强直性、阵挛性抽搐。惊厥性棘波是恩氟烷深麻醉的特征性脑电波，也称之为癫痫样脑电活动，低 CO_2 时棘波更多，此种发作为自限性暂时性。在动脉压波动不大时，恩氟烷可使脑血管扩张，增加脑血流量，从而使颅内压增高。

（2）循环系统：恩氟烷对循环系统的抑制程度呈剂量依赖性。增快心率，抑制心肌收缩力，并能减少每搏量及心排血量，使血压下降，而右房压增高。血压下降与心肌抑制相关外，尚由外周血管阻力下降所致。血压下降与麻醉深度呈平行关系，可作为麻醉深度的判断指标。恩氟烷不增加心肌对儿茶酚胺的敏感性，可安全用于嗜铬细胞瘤患者的麻醉。

（3）呼吸系统：恩氟烷对呼吸道无刺激作用，不增加气道分泌物，不引起气道痉挛和咳嗽。但对呼吸有较强的抑制作用，强于其他吸入麻醉药，主要是减少潮气量，也可降低肺顺应性。

（4）肝脏：对肝脏功能影响轻微，研究表明多次重复吸入恩氟烷不产生明显的肝脏损害。

（5）肾脏：对肾脏功能有轻度抑制作用，但麻醉结束后可迅速恢复。恩氟烷麻醉后血清中无机氟可升高，但未超过肾功能损害的阈值，如术前肾功能受损者，需谨慎或避免应用。

（6）子宫：恩氟烷有松弛子宫平滑肌的作用，呈与用药剂量相关性宫缩减弱，甚至出现宫缩乏力或产后出血。

（7）神经肌肉：恩氟烷具有肌肉松弛作用，亦可增强肌松药的神经肌肉阻滞效能，单独使用所产生的肌松作用可满足手术的需要。恩氟烷的肌肉松弛作用与剂量相关，新斯的明不能完全逆转其神经肌肉阻滞作用。

（8）眼内压：恩氟烷能降低眼内压，故可适用于眼科手术。

（9）内分泌：恩氟烷麻醉时可使血中醛固酮浓度增高，而对皮质激素、胰岛素、ACTH、ADH及血糖则均无影响。

2. 临床应用　恩氟烷诱导及苏醒相对较迅速，恶心、呕吐发生率低，对气道刺激性少，不增加气道分泌物，肌松效果佳，可适用于各部位、各种年龄的手术，如重症肌无力、嗜铬细胞瘤手术等。但恩氟烷对心肌有抑制作用，在吸入高浓度时可产生癫痫样脑电活动，深麻醉时抑制循环及呼吸。因此对于严重的心、肝、肾脏疾病以及癫痫、颅内压过高患者需慎用或禁用。

（四）七氟烷

七氟烷（sevoflurane）由Regan于1968年合成，1990年在日本正式开始使用。

1. 药物作用　具体如下。

（1）中枢神经系统：七氟烷抑制中脑网状结构的多种神经元活动，与剂量相关，在吸入4%浓度时，脑电图可出现有节律的慢波，随麻醉加深慢波逐渐减少，出现类似巴比妥盐样的棘状波群。麻醉过深时可出现全身痉挛，但较恩氟烷轻。七氟烷亦增加颅内压，降低脑灌注压，但程度较氟烷弱。

（2）循环系统：吸入一定浓度的七氟烷（2%～4%），可抑制左室收缩及心泵功能，且与剂量相关，对心率的影响不大，但能使血压下降，与其抑制心功能、减少心排血量以及扩张阻力血管有关。

（3）呼吸系统：七氟烷对气道的刺激非常轻，尤其适用于小儿麻醉面罩诱导，此特点与氟烷相似。在麻醉加深的同时，对呼吸的抑制亦相应增强。

（4）肝脏：七氟烷麻醉可使肝脏血流量一过性减少，对门静脉的影响稍大，但均能恢复到术前水平。

（5）肾脏：七氟烷的组织溶解性低，在体内的代谢相对较少，肾毒性小，故目前尚未见七氟烷引起肾脏损害的报道。

（6）神经肌肉：七氟烷与其他吸入麻醉药一样，可强化肌松药的作用。

2. 临床应用　七氟烷因诱导、苏醒快，气道刺激少，麻醉深度容易控制，适用于各种全麻手术，亦为小儿麻醉诱导及门诊手术的良好选择。七氟烷遇碱石灰不稳定，能一过性降低肝血流量，故一月内使用吸入全麻、有肝损害的患者需慎用。当新鲜气流量较少时，管道内可产生化合物A，因而使用七氟烷时需保证足够的新鲜气流。

（五）N_2O

N_2O（nitrous oxide），亦即笑气，1779年由Priestley合成，自1844年Wells用于拔牙麻醉始，广泛用于临床，历史悠久。

1. 药物作用　具体如下。

（1）中枢神经系统：吸入30%～50% N_2O即有较强的镇痛作用，浓度在80%以上方产生麻醉作用，可见其麻醉效能较弱，MAC在所有吸入麻醉药中居于最高，达105，并有增高颅内压的作用。

（2）循环系统：N_2O对心肌无直接抑制作用，不影响心率、心排血量、血压、周围血管阻力等，但在单纯N_2O麻醉下，可出现平均动脉压、右房压、食管温度升高，全身血管阻力增高，瞳孔增大。

（3）呼吸系统：对呼吸道无刺激，不抑制呼吸，术前如使用镇痛药，N_2O可增强术前药的呼吸抑制作用。

2. 临床应用 N_2O 诱导迅速，苏醒快，镇痛效果强，对气道无刺激，无呼吸抑制作用，可安全用于各种非气管插管患者的麻醉，但由于其麻醉作用弱，常需吸入较高浓度，易出现缺氧，故常与其他吸入麻醉药复合应用，并可增强其麻醉效能，同时使麻醉后恢复更趋于平稳。N_2O 对循环影响小，可安全用于严重休克或危重患者，以及分娩镇痛或剖宫产患者。长期使用 N_2O 对骨髓有抑制作用，一般以吸入 50% 48h 内为宜。使用高浓度的 N_2O 容易引起术中缺氧。N_2O 麻醉还可使体内含气空腔容积增大，以吸入 3h 后最明显，故肠梗阻、气腹、空气栓塞、气胸、气脑造影等有闭合空腔存在时，体外循环、辅助体外循环时禁用。近期对于 N_2O 的应用及其相关不良影响，尤其吸入高浓度（70%），存在很大争议。

（六）地氟烷

地氟烷（desflurane）为近年投入使用的吸入麻醉药，1959 年至 1966 年间由 Terrell 等人合成，直至 1988 年方通过鉴定，于 1990 年初在临床试用。

1. 药物作用 具体如下。

（1）中枢神经系统：地氟烷对中枢神经系统呈剂量相关性抑制，但并不引起癫痫样脑电活动，其脑皮质抑制作用与异氟烷相似。如同其他吸入麻醉药，大剂量时可引起脑血管扩张，并减弱脑血管的自身调节功能。

（2）循环系统：与其他吸入麻醉药相似，地氟烷对心功能亦呈剂量依赖性抑制，也可扩张阻力血管，但在一定 MAC 下与 N_2O 合用能减轻其循环抑制及增快心率的作用。在冠心病患者，地氟烷能抑制劈开胸骨时的血压反应，维持正常的心脏指数及肺毛细血管楔压。

（3）呼吸系统：地氟烷对呼吸功能的抑制作用较异氟烷、恩氟烷弱，可减少分钟通气量，增加 CO_2，抑制机体对高 CO_2 的通气反应。

（4）肝、肾脏：地氟烷对肝、肾功能无明显的抑制及损害作用。

（5）神经肌肉：地氟烷的神经肌肉阻滞作用强于其他氟化烷类吸入麻醉药。

2. 临床应用 地氟烷具有组织溶解度低，麻醉诱导、苏醒快，对循环功能影响小和在体内几乎无代谢产物等特点，属于较好的吸入麻醉药，但由于价格昂贵，有刺激性气味，麻醉效能较同类弱，故在实际应用中受限。此外，由于其蒸汽压是其他吸入麻醉药的 4 倍左右，沸点接近室温，因此要用专一的抗高蒸发压、电加热蒸发器。

（七）氙气

氙气（xenon）属于惰性气体，化学性质稳定，不产生环境污染，具备吸入麻醉药的许多理想条件，2001 年作为药物开始应用。

1. 药物作用 具体如下。

（1）中枢神经系统：氙气的麻醉效能强于 N_2O，两者镇痛作用相仿，吸入低浓度的氙气即可提高人体的痛阈，延长对听觉刺激的反应时间，对中枢神经系统具有兴奋与抑制双重作用，当吸入浓度达 60% 时，可增加脑血流量。

（2）循环系统：不影响心肌收缩力，由于此药的镇痛作用而降低机体应激反应，有利于心血管系统的稳定。

（3）呼吸系统：对呼吸道无刺激，由于氙气血/气分配系数低，排出迅速，故自主呼吸恢复较快；其对肺顺应性影响小，适用于老年人以及慢性肺病的患者。

2. 临床应用 氙气的麻醉效能显著强于 N_2O，诱导和苏醒迅速，具有较强的镇痛效应。对心功能无明显影响，血流动力学稳定，不影响肺顺应性，对呼吸道无刺激，是较理想的吸入麻醉药，尤其对心功能储备差的患者。但由于氙气提取困难，且不能人工合成，导致价格昂贵，输送困难，目前在临床不可能广泛应用，尚需进一步深入进行临床应用研究。

（董文理）

第二节 吸入麻醉技术的设备

一、麻醉机简介

麻醉机是实施吸入麻醉技术不可缺少的设备，其发展过程为提供高质量吸入麻醉管理的关键，从简单的气动装置发展至晚近相当完善的麻醉工作站，从单一送气系统发展至复合型监控反馈系统，使吸入麻醉技术也因此向更加高效、安全、可控的方向发展。

（一）麻醉机基本组成部件

1. 气源　现代麻醉机一般都含有氧气、N_2O 的进气管道，甚至根据需要提供空气进气口。

（1）压缩气筒：压缩气筒是活动式的气体来源，一般医院均有氧气、N_2O、CO_2 以及空气等压缩气筒。压缩气筒要求有明确的完整标签说明所贮气体，应有不同的接头阀门，称为轴针系统，可防止在连接过程中出现错误；同时，在气筒出口应有压力调节器，以调整进出气筒的气体压力。

（2）中心供气系统：多数医院均已有中心供气系统，主要是氧气，目前国内亦有较多医院设 N_2O 中心供气系统。中心供气系统可提供连续、稳定的供气，但必须时刻保证其压力及流量充足、准确，以免造成意外。

（3）压力调节器：也称减压阀，通过减压阀可向通气回路提供低而稳定的压力，一般保证压力在 0.3～0.4mPa。

（4）压力表：是连接在气筒阀和减压阀之间的压力提示装置，所指示的是压缩气筒内压力。

2. 流量计装置　流量计可精确控制进入气体出口的气流。常用的流量计有悬浮转子式和串联型流量计。打开气源后，可调节旋钮，气体通过流量管，使活动的指示浮标显示，可得知通过流量控制阀门的流量，流量管上的刻度提示气流速度。

3. 流量控制阀门　由流量控制钮、针形阀、阀座和阀门挡块组成，处于麻醉机的中压系统与低压系统之间，调节流量控制阀门，可调节进入气道的气体流量，在含有两种气体流量计时，可通过配比方式，以机械或联动方式对氧气和 N_2O 流量进行自动调节，防止因气体流量过大而发生缺氧。

4. CO_2 吸收装置　为循环紧闭式麻醉必配装置，内装有碱石灰，可直接吸收气道回路中的 CO_2，在吸收时发生化学反应，同时使指示剂发生颜色变化。在麻醉通气过程中，若碱石灰过于干燥，可增加一氧化碳以及化合物 A 的生成，需予以注意。

5. 麻醉气体回收装置　麻醉气体排放可污染手术室内空气，对医护人员可产生不良影响。因此，在麻醉通气系统的末端，一般装有麻醉废气回收装置，并可通过管道排放至手术室外。

6. 麻醉蒸发器　麻醉机中蒸发器是实施吸入麻醉的主要部件，一般装有 2～3 种不同吸入麻醉药的专用蒸发器，并以串联形式相连，但中间装有可防止同时开启的连锁装置。现代麻醉机可排除温度、流量、压力等因素的影响，即所谓温度、流量、压力自动补偿，能精确的稀释和控制吸入麻醉药的蒸汽浓度。

（二）麻醉蒸发器的类型及使用

1. 常用类型　具体如下。

（1）可变旁路蒸发器：如 Datex - Ohmeda Tec 4、Tec 5 和 Tec 7，North American Drager Vapor 19. n 和 20. n 等，可变旁路是指调节输出药物浓度的方法，此类蒸发器通过浓度控制盘的设定决定进入旁路室和蒸发室的气流比例，从而决定输出饱和蒸汽的浓度。适用气体为氟烷、恩氟烷、异氟烷和七氟烷。

（2）地氟烷蒸发器：如 Datex - Ohmeda Tec 6，为地氟烷的专用蒸发器。由于地氟烷的 MAC 是其他麻醉气体的 3～4 倍，沸点接近室温，因此需使用专用的抗高蒸发压、电加热蒸发器控制其蒸发。

（3）盒式蒸发器：如 Datex - Ohmeda Aladin，其属于电控蒸发器，可用于氟烷、异氟烷、恩氟烷、七氟烷和地氟烷等 5 种麻醉药，由于该蒸发器采取独特的蒸发器系统，可识别不同气体的药盒，采取不同的蒸发方式使输出浓度均达到要求。是目前较先进的麻醉蒸发器。

2. 影响蒸发器输出的因素　具体如下。

（1）气体流速：当气体流速过高（ >15L/min）或者过低（ <250mL/min）时，均将降低输出气体浓度。

（2）温度：温度可影响麻醉药物的挥发，目前麻醉蒸发器均有温度补偿系统，可保证蒸发器内温度时刻达到气体蒸发的条件。

（3）间歇性反压力：正压通气以及快速充气时可产生“泵吸效应”，称为间歇性反压力，最终可使麻醉气体的输出浓度高于浓度控制钮设定值。尤其在高频率通气、高吸气峰压、呼气相压力快速下降时，此种效应影响更大。

（4）载气成分：由于 N_2O 在含氟麻醉气体中的溶解度高于氧气，因此，在混合输送气体时，可相应产生浓度变化，在调整输出气体浓度刻度时，需考虑此影响。

3. 使用注意事项　专用蒸发器只可装专用药液；不可斜放；药液不可加入过多或过少，避免溢出或引起输出浓度过低；气流太大或者突然开启可导致药液进入呼吸环路；浓度转盘不能错位，否则可引起浓度不准确；使用前要进行漏气检查，以免泄漏，在进行漏气检查时，需打开蒸发器。

二、麻醉通气系统

麻醉通气系统亦即麻醉呼吸回路，提供麻醉混合气体输送给患者。同时，患者通过此系统进行呼吸，不同麻醉通气系统可产生不同麻醉效果以及呼吸类型。

（一）Mapleson 系统

（1）属于半紧闭麻醉系统，有 A～F 六个类型（图 4－2），其系统及各部件简单。A～F 每个系统中多种因素可影响 CO_2 的重吸收：新鲜气流量、分钟通气量、通气模式（自主呼吸/控制呼吸）、潮气量、呼吸频率、吸/呼比、呼气末停顿时间、最大吸气流速、储气管容积、呼吸囊容积、面罩通气、气管插管通气、CO_2 采样管位置等。目前 Mapleson A、B、C 系统已经很少用，D 和 E、F 系统仍广泛应用，其中 D 系统最具代表性。

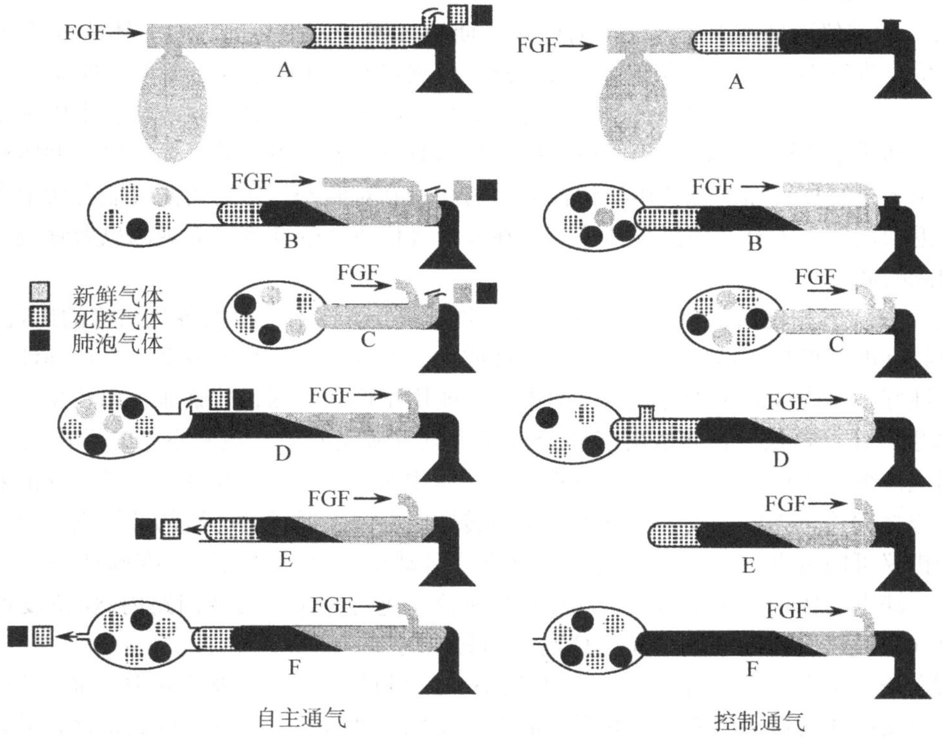

图 4－2　Mapleson 系统 A－F

（2）Bain 回路为 Mapleson D 的改良型，可用于自主呼吸及控制呼吸，具有轻便、可重复使用等优点，当新鲜气流量达到分钟通气量的 2.5 倍时可防止重复吸入。

（二）循环回路系统

1. 循环回路　循环回路为目前最常用的麻醉通气系统，具有贮气囊和呼出气的部分或全部重复吸入。重复吸入的程度依赖于回路的设计以及新鲜气流量大小，可分为半开放型，半紧闭型和紧闭型。在紧闭回路系统中，新鲜气流量等于患者气体的总消耗量，呼吸机的安全阀和减压阀处于关闭状态，所有 CO_2 被全部吸收。

2. 循环回路的优点　吸入气体浓度十分稳定，呼出气体中的水分和热量丢失少，减少了麻醉气体对手术室内的污染。

3. 循环回路的缺点　由于循环回路的构造比较复杂，各个接头处容易出现泄漏、错接、堵塞等意外。而一旦阀门发生故障，可带来相当大的危险，回路可能堵塞或重复吸入。因此在循环回路中，必须定时检查各种设置、接头以及患者通气情况。

三、吸入麻醉气体的浓度和深度监测技术

在进行吸入麻醉时，对吸入麻醉药与气体的浓度监测是保证以及提高吸入麻醉安全性的重要手段。

（一）吸入麻醉药以及相关气体的浓度监测

1. 红外线气体分析仪　红外线气体分析仪是临床中最为常用的吸入麻醉药监测设备，其以特定波长的红外线照射待测定气体，透过的红外光强度与被测物质浓度成反比，当其被红外光检测器检出并与已知参照气体比较后即可计算出被测物质的百分比浓度。可分为主流型和旁流型，主流型只能测定 CO_2 和 O_2 的浓度，而旁流型则可测定所有常用挥发性麻醉气体、O_2、N_2O 和 CO_2 浓度。加装滤光轮的分析仪每个呼吸周期可进行数百次测量，实现实时更新监测波形及读数。但此类分析仪受多种因素干扰，易发生误差，在分析数据时必须排除监测气体中其他气体成分及水蒸气等干扰，并由于其反应时间相对慢，当呼吸频率过快时可影响吸入与呼出的浓度检测值。

2. 质谱仪　质谱仪测量范围广，反应时间短，使用方便，为相当理想的气体浓度监测仪，其根据质谱图提供的信息进行多种物质的定性和定量分析，可测定 O_2、CO_2、N_2、N_2O、挥发性麻醉气体以及氙气等气体成分。可分为共享型和单一型，前者可安装于中央室，经管道系统与若干周围站相连，使用轮流阀在不同时间采集不同患者的呼吸气体，以满足同时监测若干患者的需要；单一型体积小，移动灵活，可对某一患者进行连续监测。使用质谱仪时，需注意其对麻醉气体的监测可能有所偏离；同时样气经测量后不再返回回路，需补充新鲜气体流量；在发生气栓或气管插管等需观测患者呼吸气体浓度的突然变化时，间隔时间过长。

3. 气相色谱仪　气相色谱仪利用以气相作为流动相的色谱技术，根据各色谱峰的出现位置、峰高、峰下面积及再经标准气样校正即可得到样品中各种成分的浓度。具有高灵敏度、高选择性、高效能，通用性强、重复性好、所需样品量少等优点，但由于不能用于连续监测，故临床应用较少。

4. 拉曼散射气体分析仪　拉曼散射气体分析仪由氦氖激光光源、检测室、光学检测系统和电子系统组成，待测气体被送入仪器，在检测室内激光与气体相遇产生散射，并且每一波长的散射光子数均与某一被测气体浓度相关，光电二极管探测出光子后转换成电流，通过对电流的计算则可得知各气体成分的浓度。该分析仪可同时进行多种气体的浓度测定，启动快，反应时间短，准确性高，可进行实时监测，使用简单。缺点为体积和重量均大于红外光分析仪，进行测量后可使回路内 N_2 浓度增高，并不能检测氦气、氩气和氙气，且气体中含有 N_2O 也影响其他气体的检测。

5. 压电晶体振荡式气体分析器　当吸入麻醉药被该分析器中的一块振荡晶体表面的液体层吸收后，其质量的增加改变晶体的振动频率，由此引起的电流变化与吸入麻醉药的浓度成正比，借此可得知麻醉药的浓度。其准确性高，N_2O、乙醇等对吸入麻醉药的浓度测定影响小，预热快。但不能测定 O_2、CO_2、N_2 和 N_2O 浓度，也不能区别各种挥发性麻醉药，当吸入混合麻醉气体时，其读数接近各药物浓

度之和。

（二）吸入麻醉深度的监测技术

麻醉深度监测复杂且难以统一标准，在临床麻醉中，对术中患者的意识、疼痛、体动以及自主反应的监测一直是麻醉科医生判断麻醉深度的指标。在长久的研究过程中，目前较公认的能切实反应麻醉深度的指标为脑电监测（包括双频谱指数、熵、Narcortrend）、诱发电位监测（包括脑干听觉诱发电位、中潜伏期听觉诱发电位、听觉诱发电位指数、事件相关电位）和脑成像技术（包括 PET 和功能磁共振成像）。

四、废气清除系统

施行吸入麻醉过程中会产生一定量的废气，包括麻醉气体的原形及其代谢产物，此类废气在手术室中达到一定浓度时，可对医护人员产生不利影响。目前虽尚无足够的数据证明麻醉废气影响生殖、促发肿瘤等，但清除废气仍是手术室中值得关注的重要问题。

（一）传统的废气清除系统的组成

1. 废气收集系统　麻醉废气从 APL 阀或呼吸机的排气孔排出，这些多余的废气通常由特定的装置集合后进入输送管道。

2. 输送管道　负责将废气输送至处理中心，输送管道的通畅是预防回路内压力增高的首要问题，一般要求管道尽量短，且具备一定硬度，防止扭曲。

3. 中间装置　中间装置的作用是防止系统中出现过度的负压或正压，必须具备正压及负压释放功能，根据负压与正压释放的方式，可分为开放式中间装置以及闭合式中间装置。开放式中间装置与大气相连，需要一个储气室，其压力释放孔处于储气室顶端，储气室及负压吸引的大小决定整个装置的排放效率。闭合式中间装置通过阀门与大气相通，必须具备正压排气通道，避免下游受压等情况时系统内出现过高压力，造成气压伤。闭合式装置中若采取主动式负压吸引，则尚需使用负压进气阀，避免系统内过度负压。

4. 废弃排放系统　负责将废气从中间装置输送至处理装置。

5. 废气处理装置　分为主动式和被动式，目前常使用负压吸引的主动式处理装置。如前所述，主动式系统的中间装置中，必须使用负压进气阀以及储气囊，并且需根据常用气流量的大小进行负压大小的调节。而被动式则依靠废气本身的压力将废气排出系统之外，必须具备正压排气阀。

（二）废气清除系统中存在的问题

（1）废气清除系统增加麻醉机的复杂性，对麻醉机的性能提出更高的要求。

（2）所增添的管道设计以及系统的运转增加麻醉管理中出错的概率。

（3）系统中管道的堵塞或扭曲可使回路内压力增高，气压伤的可能性提高。

（4）主动式排放装置使用的负压吸引可使回路中出现过度负压现象，影响通气。

（三）国内研制的改进式废气排除装置

1. 迷宫式麻醉废气吸附器　其专利号为 ZL98226685.5。主要由盒盖、分流罩、滤网和盒体组成的迷宫式通气容器和装在盒体内的活性炭组成，具有结构简单、体积小、活性炭用量少及吸附效率高等优点，装在麻醉呼吸机的废气排出口上，可使排出的麻醉废气含量减少 90% 以上，起到净化空气的作用，能有效保护医护人员身体健康。

2. 麻醉废气排除装置缓冲系统　其专利号为 ZL2004 20071427.2。包括上连接管、T 形管、调节阀门、下连接管、储气囊、透气管。其中上连接管的下端与 T 形管的上端相连接，T 形管的下端与调节阀门的上端相连接，调节阀门的下端与下连接管的上端相连接，而 T 形管的支路在中段位置连接储气囊，此支路在末端位置连接透气管。适用于各类麻醉机（紧闭式与半紧闭式）。

3. 尚在研制中的新型废气排除装置　包括四个组成部分：单向活瓣，储气囊，正压排气阀，负压调节器。其储气囊的设计在负压吸引条件下，能保证只清除已被排出麻醉机的废气，而不影响整个麻醉回路中的压力以及气体量。

（董文理）

第三节　吸入麻醉方式及影响因素

一、吸入麻醉方式的分类

（一）按照流量分类

1. 低流量吸入麻醉　低流量麻醉是指新鲜气流量小于分钟通气量的一半，一般小于2L/min。由于该法能减少麻醉药的用量并可得到较好的麻醉效果，故目前临床常用。但仅在半紧闭式和紧闭式两种方式下，且有 CO_2 吸收装置时方能应用低流量吸入麻醉。

2. 高流量吸入麻醉　新鲜气流量通常大于4L/min，虽可保证吸入麻醉药浓度的稳定，但由于对环境污染重，耗费大，故目前少用。

（二）按照使用的回路分类

1. 开放式　开放式回路为最早、亦是最简单的麻醉回路。系统与患者之间无连接，不增加气道阻力，无效腔小，可适用于婴幼儿。但由于需要较大的新鲜气流，且无密闭性，对空气的污染严重，不能实行控制呼吸，现已不用。

2. 半开放式　半开放式为部分气体重复吸入，经典的回路为 Mapleson 系统。如前所述，以 Bain 回路应用最为广泛，新鲜气流量达到分钟通气量的 2 倍能完全避免 CO_2 重复吸入，行控制/辅助呼吸时，其效率在五个系统中为最高。

3. 紧闭式　紧闭回路中新鲜气体流量等于患者体内耗氧量，可视为一种定量麻醉，麻醉中可精确计算出所需补充的各种气体流量。呼出气体全部通过 CO_2 吸收罐，然后混合新鲜气流再全部重复吸入，但一般不宜用于婴幼儿。

4. 半紧闭式　本方式的特点是一部分呼出气体通过逸气阀排出回路，另一部分通过 CO_2 吸收罐后与新鲜气流混合被重复吸入。由于此方式浪费药物，并污染空气，如气流量过小及吸入氧浓度不高时可引起缺氧，现已少用。

二、影响因素

（一）CO_2 吸收

1. 回路的设置　麻醉回路的设置为 CO_2 重复吸入程度的关键性因素，在使用回路进行不同手术的麻醉时，尤其是各个不同年龄阶段，需首先考虑 CO_2 重复吸入程度对患者生理的影响。

2. CO_2 吸收罐　一般麻醉机中 CO_2 吸收罐内为碱石灰，分为钠、钙与钡石灰，在吸收 CO_2 过程中发生化学反应，以将其清除。吸收剂的湿度、效能、颗粒的大小、吸收罐的泄漏等因素均可影响 CO_2 的吸收。

（二）新鲜气流量

在各种通气方式中，对新鲜气流量大小的要求不一，欲达不同重复吸收程度，首先须调整新鲜气流量。同时，为按需调控诱导与苏醒速度，在通气过程中也可调整新鲜气流量。

（三）呼吸回路

1. 完整性　呼吸回路的完整性是防止出现意外的首要条件，由于系统中均存在多个接头以及控制装置，而接头的脱落常可造成严重的医疗意外，故一般麻醉机均配有监测回路是否完整的装置，但麻醉科医师的观测及检查更为重要，对呼吸次数与胸廓起伏度的观察最为直接，此外尚需结合其生命体征的实时监测结果。

2. 通畅性 回路中有多个活瓣，在其出现堵塞时，可出现张力性气胸、气压伤等严重情况，亦导致 CO_2 不断被重复吸入。

（董文理）

第四节 吸入麻醉的实施

一、吸入麻醉的诱导

（一）良好的麻醉诱导要求

（1）用药简单无不良反应。

（2）生命体征平稳。

（3）具有良好的顺行性遗忘、止痛完全、肌肉松弛。

（4）内环境稳定、内分泌反应平稳。

（5）利于麻醉维持等。

（二）吸入麻醉的诱导方法

1. 慢诱导法 即递增吸入麻醉药浓度。具体实施：麻醉诱导前常规建立静脉通道；将面罩固定于患者的口鼻部，吸氧去氮后打开麻醉挥发罐，开始给予低浓度的吸入麻醉药，每隔一段时间缓慢增加全麻药的浓度至所需麻醉深度 MAC，同时检测患者对外界刺激的反应。如果需要可插入口咽或鼻咽通气导管，以维持呼吸道通畅。浓度递增式慢诱导法可使麻醉诱导较平稳，但同时诱导时间延长，增加兴奋期出现意外的可能性。

2. 快诱导法 即吸入高浓度麻醉药。具体实施：建立静脉通道，使用面罩吸纯氧去氮，然后吸入高浓度气体麻醉药，在患者意识丧失后可用呼吸气囊加压吸入麻醉气体，但压力不宜过高，避免发生急性胃扩张引发呕吐甚至导致误吸。直至达到所需麻醉深度。快速诱导中若使用高浓度、具有刺激性（如异氟醚）吸入麻醉药，可出现呛咳、分泌物异常增加以及喉痉挛等反应，伴有脉搏血氧饱和度（SpO_2）一过性下降。

3. 诱导时间的长短 主要取决于新鲜气流的大小及不同个体对麻醉气体和氧的摄取率。起始阶段可因下列因素缩短。

（1）适当大的新鲜气流以加速去氮及麻醉药的吸入。

（2）选择合适的吸入麻醉药（对呼吸道刺激小、血/气分配系数低者）。

（3）快速增加吸入麻醉药浓度，以加速其达到预定浓度。

（4）逐步减少新鲜气流量。

4. 小儿吸入麻醉诱导 吸入麻醉药在小儿诱导中有避免肌肉及静脉注射时的哭闹，诱导平稳、迅速等优点；但在诱导过程中，由于小儿合作性差，故诱导时需特殊处理。

（1）术前用药可使小儿较容易接受面罩诱导，可保持患儿在安静状态下自主呼吸吸入麻醉药。

（2）药物选择：七氟烷血/气分配系数低，诱导迅速，且无明显气道刺激性，气味较易被小儿接受，麻醉诱导迅速，是目前进行小儿吸入全麻诱导的较佳选择。地氟烷血/气分配系数较七氟烷低，但对呼吸道有刺激性，单独诱导时容易发生呛咳，屏气，甚至喉痉挛。异氟烷对呼吸道刺激性最大，同样可引起呛咳，屏气，喉或支气管痉挛，不宜用于小儿麻醉诱导。恩氟烷与异氟烷是同分异构体，其为强效吸入全麻药，对呼吸道刺激性较小且能扩张支气管，哮喘患儿亦可选择。但恩氟烷对呼吸、循环抑制程度较重，且高浓度下可诱发脑电图棘波，故诱导时尽量避免。氟烷无刺激性，药效强，在早期常用于小儿诱导，但其血/气分配系数高，起效慢，且对器官存在毒性作用，故已少用。

（3）注意事项

1）小儿合作性差，对面罩扣压存在恐惧感，术前用药可使其较易接受；较大患儿则在实施过程中给予安慰以及提示。

2）在患儿进入深度镇静状态下，可适当手控加压通气，使其迅速进入麻醉状态，避免兴奋期躁动及呕吐等不利因素加重诱导风险。

3）小儿宜选择快诱导法，缩短诱导时间，减少诱导期间出现的各种并发症。

二、吸入麻醉的维持和苏醒

（一）吸入麻醉的维持

应注意吸入麻醉诱导与维持间的衔接，并力求平稳过渡。气管插管后立即给予肌松药，同时可吸入30%～50% N_2O 及0.8～1.3MAC挥发性麻醉药。吸入麻醉期间应保持患者充分镇静、无痛、良好的肌松，遏制应激反应，血流动力学平稳。吸入麻醉药本身虽具有肌松作用，但为满足重大或特殊手术所需的良好肌松，如单纯加深吸入麻醉深度以求达到所需的肌松程度，可能导致麻醉过深、循环过度抑制。此时需静脉定时注射肌松药以维持适当肌松。挥发性麻醉药与非去极化肌松药合用时可产生协同作用，明显强化非去极化肌松药的阻滞效应，故二者合用时应适当减少肌松药的用量。

（二）因人按需调控吸入麻醉深度

术中应根据术前用药剂量与种类及个体反应差异、患者基础情况、手术特点与术中对手术伤害性刺激的反应程度予以调控麻醉深度，维持平稳的麻醉需以熟练掌握麻醉药理学特性为基础，并充分了解手术操作步骤，能提前3～5min预测手术刺激强度，及时调整麻醉深度，满足手术要求。目前低流量吸入麻醉是维持麻醉的主要方法。在不改变患者分钟通气量时，深度麻醉的调控主要通过调节挥发罐浓度刻度和增加新鲜气流量。

（三）吸入麻醉后苏醒

术毕应尽快促使患者苏醒，恢复自主呼吸及对刺激的反应，尤其呼吸道保护性反射，以达到拔除气管导管的要求。麻醉后恢复速度主要取决于麻醉药的溶解度。在麻醉后恢复过程中，随着通气不断清除肺泡中的麻醉药，回到肺部的静脉血与肺泡之间可逐渐形成麻醉药分压梯度，此梯度驱使麻醉药进入肺泡，从而对抗通气使肺泡内麻醉药浓度降低的趋势。溶解度较低的吸入麻醉药如异氟烷，对抗通气清除麻醉药的作用比溶解度较高的氟烷更为有效，因为溶解度较高的氟烷在血液中的储存量更大，而在同一麻醉时间及分压下可有更多的异氟烷被转运回肺泡。肺泡内氟烷的分压下降速度较七氟烷慢，而后者又慢于地氟烷。吸入麻醉诱导及加深麻醉的速度亦受此特性的影响，其速度为地氟烷>七氟烷>异氟烷。吸入麻醉药的清除速度决定患者苏醒的快慢，因此目前常用吸入全麻药在手术结束前大约15min关闭挥发罐，N_2O 可在手术结束前5～10min停用。但此（15min）仅为相对的时间概念，需根据手术时间长短、年龄、性别、体质状况等个体差异灵活调整。手术结束后，应用高流量纯氧迅速冲洗呼吸回路内残余的吸入麻醉药。当肺泡内吸入麻醉药浓度降至0.4MAC（有报道为0.5或0.58MAC）时，约95%的患者可按医生指令睁眼，即MAC $awake_{95}$。吸入麻醉药洗出越快越彻底越有利于患者平稳的苏醒，过多的残留不仅可导致患者烦躁、呕吐、误吸，且抑制呼吸。在洗出吸入性麻醉药时，静脉可辅助给予：①镇痛药（如氟比洛酚脂）等，以增加患者对气管导管的耐受性，有利于尽早排除吸入麻醉药，减轻拔管时的应激反应；②5-HT_3 受体拮抗剂（如恩丹西酮和阿扎西琼），防止胃内容物反流；③肾上腺素能受体阻断剂和选择性 β_2 受体拮抗剂（如美托洛尔、艾司洛尔），减轻应激反应所致的不良反应；④钙离子拮抗剂（如尼卡地平、硝苯地平、尼莫地平），改善冠脉循环、扩张支气管、抑制心动过速。力求全麻患者苏醒过程安全、迅速、平稳、舒适，减少并发症及意外。

三、吸入麻醉深度的判断

麻醉深度是麻醉与伤害性刺激共同作用于机体而产生的一种受抑制状态的程度。术中应维持适度的麻醉深度，防止麻醉过深或过浅对患者造成不良影响，满足手术的需要，保证患者围术期的安全，因此如何正确判断吸入麻醉的深度显得至关重要。

（一）麻醉深度临床判断

Plomley 于 1847 年首先明确提出“麻醉深度”的概念，并将其分为三期：陶醉（Intoxication）期、兴奋（Excitement）期和深麻醉（the deeper levels of narcosis）期。1937 年 Guedel 根据乙醚麻醉时患者的临床表现描述经典乙醚麻醉分期：痛觉消失期（Analgesia）、兴奋谵妄期（Delirium）、外科手术期（Surgical stage）、呼吸麻痹期（Respiratoryanalysis）。对于乙醚麻醉而言，Guedel 的麻醉分期临床实用，可明确地界定患者的麻醉深度。而随着现代新型吸入麻醉药、静脉全麻药、镇痛药及肌松药的不断问世及广泛使用，Guedel 的麻醉深度分期便失去其临床意义，麻醉深度的概念及分期与临床中使用的不同麻醉药物密切相关。

（二）麻醉深度分期

现临床通常将麻醉深度分为浅麻醉期，手术麻醉期和深麻醉期，如表 4－3 所示，对于掌握临床麻醉深度有一定参考意义。术中密切观察患者，综合以上各项反应作出合理判断，并根据手术刺激的强弱及时调节麻醉深度，以适应手术需要。

表 4－3　临床麻醉深度判断标准

麻醉分期	呼吸	循环	眼征	其他
浅麻醉期	不规则	血压上升	睫毛反射（－）	吞咽反射（＋）
	呛咳	脉搏↑	眼球运动（＋）	出汗
	气道阻力↑		眼睑反射（＋）	分泌物↑
	喉痉挛		流泪	刺激时体动
手术麻醉期	规律	血压稍低但稳定，	眼睑反射（－）	刺激时无体动
	气道阻力↓	手术刺激无改变	眼球固定中央	黏膜分泌物消失
深麻醉期	膈肌呼吸	血压、脉搏↓	对光反射（－）	
	呼吸浅快	循环衰竭	瞳孔散大	
	呼吸停止			

（三）麻醉深度的临床检测

麻醉中可应用脑电图分析麻醉深度，但因其临床实施中影响因素较多，并未推广应用，为克服其缺陷，近年发展形成的双频指数（bispectral index，BIS）脑电图分析，认为其对判断麻醉深度有较大实用价值。BIS 的范围为 0～100，数字大小表示大脑抑制程度深浅，脑电双频指数虽来自于大脑神经细胞的自发性电活动，但很多因素均可影响 BIS，所以用其判断麻醉深度并不十分可信。将体感诱发电位（somatosensory evokedpotential，SEP）、脑干听觉诱发电位（brainstem auditory evoked potential，BAEP）用于麻醉深度监测亦为研究热点。利用中潜伏期脑干听觉诱发电位监测全麻下的意识变化，以手术刺激下的内隐记忆消失作为合适麻醉深度的监测标准均正在研究中。人工神经网络（artificial neural networks，ANN）是近年发展起来的脑电分析技术，根据 EEG 4 个特征波形 α、β、γ、δ 的平均功率作为其频谱的特征参数，再加上血流动力学参数如血压、心率以及 MAC 等数据，利用 AR 模型、聚类分析和 Bayes 估计理论，最终形成 ANN 参数代表麻醉深度，其临床应用有待进一步探索。2003 年 Datex－Ohmeda 公司推出 S/5T MM－Entropy 模块，第一次将熵值数的概念作为监测麻醉深度的一种手段，并在临床麻醉中应用。其他如复杂度和小波分析法、患者状态指数（the patientstate index，PSI）、功率谱分析（power spectral analyses，PSA）、唾液 cGMP 含量分析等方法，均处在临床研究阶段，可能具有良好的发展前景。

（四）麻醉深度的调控

在手术过程中随着麻醉与伤害性刺激强度各自消长变化，相对应即时麻醉深度处于动态变化之中。麻醉深度调控目的是使患者意识丧失，镇痛完全，无术中知晓，但也不能镇静过度；同时需保持血压、心率、酸碱、电解质、血糖、儿茶酚胺等内环境正常稳定；提供满足手术要求的条件。因此，临床麻醉中需及时、实时监测，依据个体差异，按需调控麻醉深度，达到相对“理想麻醉深度”。

四、吸入全麻的优缺点

吸入全麻具有作用全面、麻醉深度易于监控、保护重要生命器官等优点。但同时兼有污染环境、肝肾毒性、抑制缺氧性肺血管收缩、恶心、呕吐及恶性高热等缺点。静脉全麻诱导迅速、患者舒适、对呼吸道无刺激、苏醒迅速、无污染、不燃不爆、操作方便及不需要特殊设备，但可控性不如吸入麻醉药。当药物过量时不能像吸入麻醉药那样通过增加通气予以“洗出”，而只能等待机体对药物的代谢和排除，对麻醉深度的估计往往依赖于患者的临床表现和麻醉医生的经验，而缺乏如监测体内吸入麻醉药浓度相类似的直观证据，二者优缺点对比如表4－4所示。

表4－4　吸入麻醉与静脉麻醉对比

吸入麻醉	静脉麻醉
起效慢、诱导过程有兴奋期	起效快、诱导迅速、无兴奋期
有镇痛效应	基本无镇痛作用
有肌松作用	无肌松作用
无知晓	术中可能知晓
术后恶心呕吐多见	术后呕吐、恶心发生率低
需要一定复杂的麻醉设备	设备简单
操作简单，可控性好	操作可控性差
有环境污染	无环境污染
基本不代谢	代谢物可能有药理活性
个体差异小	个体差异大
可用MAC代表麻醉深度	尚无明确的麻醉深度指标（最小滴注速率MIR）

（董文理）

第五节　紧闭回路吸入麻醉

一、紧闭回路吸入麻醉的技术设备要求

紧闭回路麻醉为在紧闭环路下达到所需的麻醉深度，严格按照患者实际消耗的麻醉气体量及代谢消耗的氧气量予以补充，并维持适度麻醉深度的麻醉方法。

麻醉过程中整个系统与外界隔绝，麻醉药物由新鲜气体及重复吸入气体带入呼吸道，呼出气中的CO_2被碱石灰吸收，剩余气体被重复吸入，对技术设备要求如下。

1. 专用挥发罐　挥发罐应能在＜200mL/min的流量下输出较精确的药物浓度，即便如此，麻醉诱导仍难以在短时间内达到所需肺泡浓度。因此诱导时采用回路内注射给药或大新鲜气流量，以期在短时间内达到所需的肺泡浓度。

2. 检测仪　配备必要的气体浓度监测仪，其采样量应小，且不破坏药物，并能将测量过的气样回输入回路。

3. 呼吸机　只能应用折叠囊直立式呼吸机，使用中注意保持折叠囊充气适中，不宜过满或不足，以此观察回路内每次呼吸的气体容量。

4. 流量计　流量计必须精确，以利于低流量输出。

5. CO_2及麻醉气体吸收器　确保碱石灰间隙容量大于患者的潮气量；同时碱石灰应保持湿润，过干不仅吸收CO_2效率降低，且可吸收大量挥发性麻醉药，在紧闭回路中配备高效麻醉气体吸附器，可在

麻醉清醒过程中快速吸附麻醉气体，缩短患者清醒时间。

6. 回路中避免使用橡胶制品　因橡胶能吸收挥发性麻醉药，可采用吸收较少的聚乙烯回路。回路及各连接处必须完全密闭。

如 Drager PhsioFlex 麻醉机，其为高智能、专用于紧闭吸入麻醉的新型麻醉机。机内回路完全紧闭，含有与传统麻醉机完全不同的配置，如膜室、鼓风轮、控制计算机、麻醉剂注入设备、麻醉气体吸附器、计算机控制的 O_2、N_2、N_2O 进气阀门等，以实现不同的自控工作方式。上述配置有机组合可自动监测各项参数，并通过计算机伺服反馈控制设备的工作状态。其特点如下。

（1）吸入麻醉药通过伺服反馈注入麻醉回路，而不是通过挥发罐输入。

（2）输入麻醉回路的新鲜气流量大小通过伺服反馈自动控制。

（3）自动控制取代手动调节。

（4）具有本身独特的操作流程，现有麻醉设备的许多操作理念和习惯在 Phsio Flex 麻醉机上均不适用。

计算机控制紧闭回路麻醉是在完全紧闭环路下以重要生命体征、挥发性麻醉药浓度及肌松程度为效应信息反馈控制麻醉药输入，以保证紧闭回路内一定的气体容积和挥发性麻醉药浓度，达到所需麻醉深度的一项技术，其出现代表吸入全身麻醉的发展方向。

二、紧闭回路麻醉的实施

紧闭回路麻醉通常需要补充三种气体，即 O_2、N_2O 和一种高效挥发性麻醉药，每种气体的补充均受不同因素影响。氧气的补充应保持稳定，但应除外刺激引起交感系统兴奋性反应、体温改变或寒战使代谢发生变化。N_2O 的补充相对可予以预测，部分原因是其吸入浓度一般不经常变动。溶解度很低（特别是在脂肪中）以及最易透皮丢失（丢失量稳定）的麻醉药在补充时同样可预测。

（一）麻醉前准确计算氧耗量及吸入麻醉药量

（1）机体对 O_2 的摄入为恒量，根据体重 $Kg^{3/4}$ 法则可计算每分钟耗氧量（VO_2，单位 mL/min）：$VO_2 = 10 \times BW\ (kg)^{3/4}$（Brody 公式），其中 BW 为体重（单位 kg）。$VT = VA/RR + VD + Vcomp$，其中 VT 为潮气量；VA 为分钟肺泡通气量；RR = 每分钟呼吸次数；VD = 解剖无效腔，气管插管时 = 1mL/kg；Vcomp = 回路的压缩容量。当 VO_2 确定后，在假设呼吸商正常（0.8）和大气压 101.3kPa 条件下，通过调节呼吸机的 VT 达到所要求的 $PaCO_2$ 水平。$PaCO_2\ (kPa) = [570 \times VO_2/RR \times (VT - VD - Vcomp)]/7.5$，$570 = [(760 - 47) \times 0.8]$。紧闭回路麻醉平稳后麻醉气体在麻醉系统中所占比例保持不变，麻醉气体摄取率符合 Lowe 公式：$QAN = f \times MAC \times \lambda B/G \times t^{-0.5}$（mL/min），其中 QAN = 麻醉气体摄取率（mL 蒸汽/min）；$f = 1.3 - N_2O\ (\%)/100$；MAC = 最低肺泡有效浓度（mL 蒸气/dl）；λB/G = 血/气分配系数；t = 麻醉任意时间。麻醉气体的摄取率随时间推移成指数形式下降，即 QAN 与 $t^{-0.5}$ 成比例，此即为摄取率的时间平方根法则，其意为各时间平方根相同的间隔之间所吸收的麻醉药量相同。例如：0～1、1～4、4～9min 等之间的吸收麻醉药量相同，其剂量定义为单位量（unit dose）。蒸气单位量（mL）$= 2 \times f \times MAC \times \lambda B/G \times Q$，$f = 1.3 - N_2O\ (\%)/100$。液体单位量约为蒸气单位量的 1/200。由于 N_2O 的实际摄取量仅为预计量的 70%，因此 N_2O 的计算单位量应乘以 0.7。根据以上公式，即可计算各种吸入麻醉药的单位量和给药程序。

（2）为便于临床医师计算，可在表 4-5、表 4-6、表 4-7 中查找，如体重与表内数值不符，可取相邻的近似值。

表 4-5　体重与相应的生理量

体重（kg）	$kg^{3/4}$	VO_2（mL/min）	VCO_2（mL/min）	VA（dl/min）	Q（dl/min）
5	3.3	33	26.4	5.28	6.6
10	5.6	56	44.8	8.96	11.2
15	7.6	76	60.8	12.16	15.2

续 表

体重（kg）	$kg^{3/4}$	VO_2（mL/min）	VCO_2（mL/min）	VA（dl/min）	Q（dl/min）
20	9.5	95	76.0	15.20	19.0
25	11.2	112	89.6	17.92	22.4
30	12.8	128	102.4	20.48	25.6
35	14.4	144	115.2	23.04	28.8
40	15.9	159	127.2	25.44	31.8
45	17.4	174	139.2	27.84	34.8
50	18.8	188	150.4	30.08	37.6
55	20.2	202	161.6	32.32	40.4
60	21.6	216	172.8	34.56	43.2
65	22.9	229	183.2	36.64	45.8
70	24.2	242	193.6	38.72	48.4
75	25.5	255	204.0	40.80	51.0
80	26.8	268	214.4	42.88	53.6
85	28.0	280	224.4	44.80	56.0
90	29.2	292	233.6	46.72	58.4
95	30.4	304	243.2	48.64	60.8
100	31.6	316	252.8	50.56	63.2

表 4-6 吸入麻醉药的物理特性

麻醉药	MAC（%）	AB/G	蒸气压（20℃）kPa	37℃时液态蒸发后气压体积（mL）
氟烷	0.76	2.30	32.37	240
恩氟烷	1.70	1.90	24	210
异氟烷	1.30	1.48	33.33	206
N_2O	101.00	0.47	5306.6	-

表 4-7 吸入麻醉药的单位量（mL）

体重（kg）	相	氟烷	恩氟烷	异氟烷	65%N_2O
10	气	50	92	55	475
	液	0.21	0.44	0.27	
20	气	86	160	95	813
	液	0.36	0.76	0.46	
30	气	116	215	128	1 095
	液	0.48	1.02	0.62	
40	气	145	269	160	1 368
	液	0.61	1.28	0.78	
50	气	172	319	190	1 625
	液	0.72	1.52	0.92	
60	气	195	361	215	1 839
	液	0.81	1.72	1.04	
70	气	218	403	240	2 053

续 表

体重（kg）	相	氟烷	恩氟烷	异氟烷	65% N_2O
	液	0.91	1.92	1.16	
80	气	241	445	265	2 267
	液	1.00	2.12	1.29	
90	气	264	487	290	2 481
	液	1.10	2.32	1.41	
100	气	286	529	315	2 694
	液	1.20	2.52	1.53	

注：表中剂量为不加 N_2O 的剂量，如加用65% N_2O，则剂量应减半。

例如一患者体重为50kg，术中用异氟烷维持麻醉100min，其异氟烷用量计算如下：查表4－7得知50kg患者单纯异氟烷维持麻醉对应液体单位量为0.92mL，维持麻醉100min异氟烷消耗量＝1 000.5×0.92＝9.2mL。

（二）紧闭回路麻醉的实施

紧闭回路麻醉前，对患者实施充分吸氧去氮。此后每隔1～3h采用高流量半紧闭回路方式通气5min，以排除 N_2 及其他代谢废气，保持 N_2O 和 O_2 浓度的稳定。给药方法包括直接向呼吸回路注射液态挥发性麻醉药和依靠挥发罐蒸发两种。注射法给药可注射预充剂量，以便在较短的时间内使之达到诱导所需的麻醉药浓度，然后间隔补充单位剂量维持回路内麻醉药挥发气浓度。采用注射泵持续泵注液态挥发性麻醉药可避免间隔给药产生的浓度波动，使吸入麻醉如同持续静脉输注麻醉。以挥发罐方式给药仅适合于麻醉的维持阶段。而在诱导时应使用常规方法和气体流量，不仅有利于吸氧去氮，且加快麻醉药的摄取。

（三）紧闭回路麻醉应注意的问题

（1）在使用 N_2O 时，应监测 O_2 浓度、血氧饱和度、$P_{ET}CO_2$ 以及麻醉气体的吸入和呼出浓度，及时检查更换 CO_2 吸附剂，如发现缺氧和 CO_2 蓄积应及时纠正。

（2）确保气体回路无漏气。

（3）气体流量计要准确。

（4）密切注意观察呼吸囊的膨胀程度，调节气流量，使气囊膨胀程度保持基本不变，不必机械地按计算给药。

（5）如有意外立即转为半开放式麻醉。

（董文理）

第六节 低流量吸入麻醉技术

一、低流量吸入麻醉的技术设备要求

（一）设备要求

施行低流量吸入麻醉必须使用满足相应技术条件的麻醉机，该麻醉机应具备下述配置。

（1）精密或电子气体流量计：麻醉机必须能进行精确的气体流量监测，一般要求流量的最低范围达50～100mL/min，每一刻度为50mL，并定期检测其准确性。

（2）高挥发性能和高精度的麻醉挥发器。

（3）能有效监测麻醉机内部循环气体总量并实行机械控制/辅助通气的呼吸回路目前常用的呼吸回

路分为带有新鲜气体隔离阀的悬挂式风箱回路（代表机型为 Drager 系列麻醉机），以及不带新鲜气体隔离阀的倒置式风箱回路（代表机型为 Ohmeda、Panlon 系列麻醉机及国内大多数麻醉机型）。

（二）密闭性要求

为保证低流量吸入麻醉的有效实施，麻醉前应进行麻醉机密闭性和机械顺应性的检测（目前部分国际先进机型具备自我检测能力）。多数麻醉机型要求内部压力达 $30cmH_2O$ 时，系统泄漏量小于 100mL/min，若其超过 200mL/min，则禁止使用该机施行低流量吸入麻醉。系统机械顺应性不作强制性检测要求。

（三）CO_2 吸收装置

由于低流量吸入麻醉中重复吸入的气体成分较大，因而可增加 CO_2 吸收剂的消耗量。在施行低流量吸入麻醉前，应及时更换 CO_2 吸收剂，采用较大容量的 CO_2 吸收装置和高效能的 CO_2 吸收剂。必要时监测呼气末二氧化碳（$P_{ET}CO_2$）浓度。

（四）气体监测

在施行低流量吸入麻醉并进行气体成分分析监测时，必须了解气体监测仪的工作方式为主流型或旁流型采样方式。主流型气体采样方式不影响麻醉机内部循环气体总量，对低流量吸入麻醉无不利影响；旁流型气体采样方式需由麻醉回路中抽取气样（50～300mL/min 不等），应在新鲜气体供给时适当增加此部分流量，以满足气体总量平衡的要求。

（五）废气排放问题

低流量吸入麻醉减少麻醉废气的排放较其他方法虽具有一定优势，但在使用过程中仍有麻醉废气自麻醉机中源源不断地排出，仍需使用废气清除系统，以保障手术室内部工作人员的身体健康。

二、低流量吸入麻醉的实施

低流量吸入麻醉是在使用重复吸入型麻醉装置系统、新鲜气流量小于分钟通气量的一半（通常少于 2L/min）的条件下所实施的全身麻醉方法。此法具有操作简单，费用低，增强湿化、减少热量丢失、减少麻醉药向环境中释放，并可更好评估通气量等优点。实施麻醉中应监测吸入 O_2、$P_{ET}CO_2$ 及挥发性麻醉气体浓度。

（一）低流量吸入麻醉的操作过程

（1）在低流量输送系统中，麻醉药的溶解度、新鲜气流量等可影响蒸发罐输出麻醉药（FD）与肺泡内麻醉药浓度（FA）之间的比值。同时为节省医疗花费，要求对麻醉实行相对精确地控制，麻醉医师可根据气流量、麻醉时间和所选的麻醉药估计各种麻醉在费用上的差别。

（2）根据上述各因素可采取以下麻醉方案：在麻醉初期给予高流量，而后采取低流量；在麻醉早期（摄取量最多的时间段）给予较高的气流量（4～6L/min），继而随着摄取量的减少逐渐降低气流量；麻醉诱导后 5～15min 内给予 2～4L 的气流量，随后气流量设定在 1L/min。如果平均气流量为 1L/min，用表 4-8 中的 4 种麻醉药实施麻醉达 1h 需要的液体麻醉药量为 6.5mL（氟烷）至 26mL（地氟烷）。此类麻醉药的需要量相差 4 倍，而效能却相差 8 倍，其原因为输送的麻醉药量要超出达到麻醉效能的需要量，输送的麻醉药量尚需补充机体摄取量以及通过溢流阀的损失量。难溶性麻醉药如地氟烷和七氟烷的摄取和损失相对较少，此为效能弱 8 倍，而需要量仅多 4 倍的原因，当气流量更低时差距可更小。此阶段除应根据麻醉深度调节挥发器输出浓度外，尚应密切观察麻醉机内部的循环气体总量和 $P_{ET}CO_2$ 浓度，使用 N_2O-O_2 吸入麻醉时，应连续监测吸入氧浓度，必要时进行多种气体成分的连续监测。

表 4-8 在不同气流量下维持肺泡气浓度等于 1MAC 所需液体麻醉药 mL 数

麻醉时间 (min)	麻醉药 (mL)	气流量 L/min（不包括麻醉药）				
		0.2	1.0	2.0	4.0	6.0
30	氟烷	3.0	4.1	5.4	8.0	10.5
60		4.6	6.5	9.0	13.9	18.8
30	异氟烷	4.0	5.8	8.0	12.3	16.7
60		6.3	9.6	13.9	22.3	30.7
30	七氟烷	3.3	6.3	10.1	17.6	25.2
60		4.9	10.9	18.2	33.0	47.8
30	地氟烷	6.7	14.8	25.0	45.2	65.4
60		10.1	26.1	46.0	85.8	126.0

（二）麻醉深度的调控

在低流量吸入麻醉过程中，当新鲜气流量下降后，新鲜气体中和麻醉回路内吸入麻醉药浓度之差增加。回路内与新鲜气流中麻醉气体浓度平衡有一定的时间滞后，可用时间常数 T 表示，如表 4-9 所示。新鲜气流量越小，时间常数越大。回路内麻醉气体的成分比例发生变化达到稳定越滞后，此时应采取措施及时调控麻醉深度，如静脉注射镇静、镇痛药及增加新鲜气流量等。在麻醉过程中呼吸回路内 O_2 的浓度可下降，其原因有：①新鲜气体成分不变而流量减少时；②新鲜气体流量不变而 N_2O 浓度增加时；③成分和流量不变而麻醉时间延长时。因而在麻醉中必须提高新鲜气流中的氧浓度并予以连续检测。为保证吸入气中的氧浓度至少达到 30%，采取：①设定低流量：50vol. % O_2（0.5L/min），最低流量：60vol. % O_2（0.3L/min）；②快速调整氧浓度至最低报警限以上：将新鲜气流中的氧浓度提高 10vol. % 及 N_2O 浓度降低 10vol. %。

表 4-9 时间系数 T 与新鲜气流量的关系

新鲜气流量（L/min）	0.5	1	2	4	8
时间常数（min）	50	11.5	4.5	2.0	1.0

（三）苏醒

低流量吸入麻醉时间较长，在手术即将结束时，关闭挥发器和其他麻醉气体的输入，同时将新鲜气体流量加大（4L/min 以上，纯氧），便于能迅速以高流量的纯氧对回路系统进行冲洗，降低麻醉气体浓度，尽早让患者恢复自主呼吸，必要时采用 SIMV 模式以避免通气不足或低氧血症，促使患者尽快苏醒。

三、实施低流量吸入麻醉的并发症

1. 缺氧　低流量麻醉时，如果吸入混合气体，吸入气中新鲜气流越少，气体重复吸入的比例越高，而实际吸入氧浓度降低。因此为确保吸入气中氧浓度在安全范围内，新鲜气体流速降低时，新鲜气中的氧浓度应相应提高。机体对 N_2O 的摄取随时间的延长而减少，N_2O : O_2 为 1 : 1，麻醉 60min 后，N_2O 的摄取量为 130mL/min，而氧摄取量保持稳定，为 200 ~ 250mL/min。在麻醉过程中，血液中释放出的氮气因麻醉时间的延长亦可导致蓄积，从而降低氧浓度。

2. CO_2 蓄积　进行低流量麻醉时，回路中应有效清除 CO_2，此为必不可少的条件。钠石灰应用时间长短主要取决于重复吸入程度和吸收罐容积。因此在实施低流量麻醉时应先观察吸收罐中钠石灰的应用情况，及时更换，以避免 CO_2 蓄积，同时应连续监测 $P_{ET}CO_2$ 浓度，及时发现并纠正 CO_2 蓄积。

3. 吸入麻醉药的过量和不足　挥发性麻醉药的计算与新鲜气体容量有关，现已很少将挥发罐置于环路系统内。因其在低新鲜气流时，较短时间内可使吸入麻醉药浓度上升至挥发罐设定浓度的数倍，易导致吸入麻醉气体的蓄积。同时如果新鲜气体的成分不变，由于N_2O的摄取呈指数性下降，吸入气体的N_2O和O_2的浓度可持续性变化，此时若N_2O的摄取处于高水平，其浓度则下降；如摄取减少，则浓度升高；若新鲜气流提早减少，同时氧浓度提高不当，则可能出现N_2O不足。挥发罐设置于环路外时，挥发气与吸入气中吸入麻醉药的浓度有一定梯度，后者取决于新鲜气体的流速。如使用低流量新鲜气流，以恒定的速度维持麻醉30min后，肺泡中氟烷的浓度仅为挥发罐设定浓度的1/4。因而必须向通气系统供应大量的麻醉气体以满足需要。在麻醉早期，用低流量新鲜气流无法达到此目的，可应用去氮方法清除潴留的氮，因此在麻醉的初始阶段15～20min内，应使用3～4L/min以上的新鲜气流，此后在气体监测下可将新鲜气流调控至0.5～1L/min，以策安全。当新鲜气流量少于1L/min时，应常规连续监测药物浓度，应用多种气体监测仪对麻醉气体成分进行监测，可增加低流量吸入麻醉的安全性，便于该技术的掌握和推广。

4. 微量气体蓄积　具体如下。

（1）存在于人体和肺部的氮气约为2.7L。以高流量新鲜气体吸氧去氮，在15～20min内可排出氮气2L，剩余量则只能从灌注少的组织中缓慢释放。在有效去氮后麻醉系统与外界隔离（即紧闭循环式），1h后氮气浓度大于3%～10%。长时间低流量麻醉，系统内氮气可达15%。甲烷浓度的大量升高可影响红外分光监测氟烷浓度。但只要不存在缺氧，N_2与甲烷的蓄积可不损害机体或器官功能。

（2）具有血液高溶解度或高亲和力的微量气体，如丙酮、乙烯醇、一氧化碳等，此类气体不宜用高流量新鲜气流短时间冲洗清除。为保证围术期安全，在失代偿的糖尿病患者、吸烟者，溶血、贫血、紫质症以及输血的患者中进行低流量麻醉时，新鲜气流量不得低于1L/min。

（3）吸入性麻醉药的降解产物在长时间低流量麻醉时，如七氟烷的降解复合物$CF_2[=C(CF_3)OCH_2F]$估计可达60ppm，其最大值易导致肾小管组织的损害。七氟烷是否引起潜在性的肾损害尚需进一步研究，目前建议吸入七氟烷或氟烷时流速不应低于2L/min，以确保可持续缓慢冲洗潜在的毒性降解产物。

（董文理）

第五章

局部麻醉与神经阻滞

第一节　概述

局部麻醉也称部位麻醉（regional anesthesia），是指在患者神志清醒状态下，局麻药应用于身体局部，使机体某一部分的感觉神经传导功能暂时被阻断，运动神经传导保持完好或同时有程度不等的被阻滞状态。这种阻滞应完全可逆，不产生明显的组织损害。局部麻醉优点在于简便易行、安全性大、患者清醒、并发症少和对患者生理功能影响小。

成功地完成一项局部麻醉，要求麻醉医师掌握局部解剖结构及局麻药药理学知识，并能熟练进行各项局麻操作，另一方面，麻醉医师应加强与患者的沟通，在麻醉前给患者介绍此类麻醉的优缺点，选用的原因及操作步骤，使患者有充分思想准备，从而能够更好配合。

一、局部麻醉分类

常见的局部麻醉有表面麻醉（topical anesthesia）、局部浸润麻醉（infiltration anesthesia）、区域阻滞（field block）、神经阻滞（nerve blockade）四类。后者又可分为神经干阻滞、硬膜外阻滞及脊麻。静脉局部麻醉（intravenous regional anesthesia）是局部麻醉另一种形式。整形科医师在吸脂术中应用的肿胀麻醉（tumescent anesthesia）实际上也是一种局部麻醉技术。

二、局部麻醉的特征

与全身麻醉相比，局部麻醉在某些方面具有其独特的优越性。首先，局部麻醉对神志没有影响；其次，局部麻醉还可起到一定程度的术后镇痛的作用；此外，局部麻醉还有操作简便、安全、并发症少、对患者生理功能影响小、可阻断各种不良神经反应、减轻手术创伤所致的应激反应及恢复快等优点。

但是临床上局部麻醉与全身麻醉往往相互补充，我们不能把这两种麻醉方式完全隔离开来，而应该视之为针对不同患者所采取的具有个性化麻醉方案的一部分。如对于小儿、精神病或神志不清患者，不宜单独使用局部麻醉完成手术，必须辅以基础麻醉或全麻；而局部麻醉也可作为全身麻醉的辅助手段，增强麻醉效果，减少全麻药用量。

三、术前用药及监测

（一）术前用药

局部麻醉前用药主要包括镇静催眠药、镇痛药，抗组胺药及抗胆碱能药等。其主要目的在于消除患者紧张情绪；减轻操作时的不适感，尤其在置入穿刺针、寻找异感或使用神经刺激仪时；镇静催眠使患者遗忘掉围手术期经历；并可提高局麻药惊厥阈值。

常规镇静剂量的苯二氮䓬类药物及巴比妥类药物并不能达到提高惊厥阈的效果，只有当其剂量足以使神志丧失时方能达到此目的，但此时常出现呼吸、循环抑制，并可能掩盖局麻药试验剂量反应及局麻药（如布比卡因）心脏毒性的早期症状。

（二）监测

局部麻醉下患者需要与全麻相同的监测手段，诸如ECG、无创血压计及脉搏氧饱和度仪。更重要的是注意观察潜在局麻药中毒症状，麻醉医师在用药后应经常与患者交谈以判断患者精神状态，并始终保持高度警觉。同时也应监测阻滞范围，尤其是椎管内注射神经毁损性药物时。

四、设备

局部麻醉需要准备好穿刺用品及抢救用品。穿刺用品主要包括消毒液、敷料、穿刺针、注射器、局麻药液、神经刺激仪及连接穿刺针与注射器的无菌连接导管。若须连续阻滞，尚需准备专用穿刺针及其相配的留置导管。抢救用品包括简易呼吸器、面罩、吸引器、通气道、气管导管、喉镜及抢救药品。

（一）穿刺针（图5－1）

穿刺针长度与阻滞部位深度有关，穿刺针粗细则与穿刺时疼痛和组织损伤等有关，为减轻穿刺时疼痛，尽量选用细的穿刺针，同时短斜面穿刺针较长斜面穿刺针损伤神经概率小。尚有一种绝缘鞘穿刺针在神经刺激仪定位时使用。

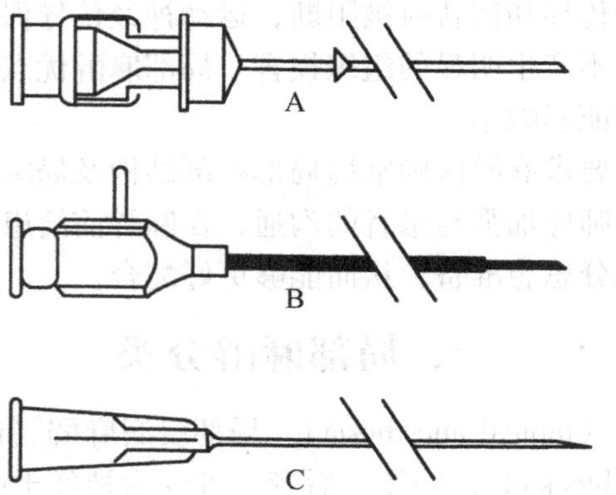

图5－1　穿刺针

（二）神经刺激仪

1. 机制　神经刺激仪是利用电刺激器产生脉冲电流传送至穿刺针，当穿刺针接近混合神经时，就会引起混合神经去极化，而其中运动神经较易去极化出现所支配肌肉颤搐，这样就可以通过肌颤搐反应来定位，不必通过穿刺针接触神经产生异感来判断。

2. 组成　包括电刺激器、穿刺针、电极及连接导线（图5－2）。

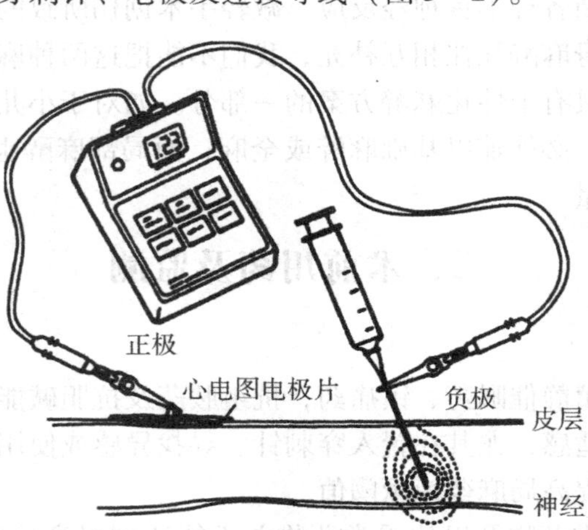

图5－2　神经刺激仪

（1）电刺激器：电刺激器要求电压安全、电流稳定、性能可靠。理想的电刺激器采用直流电，输出电流在0.1～10.0mA，能随意调节并能精确显示数值，频率为0.5～1Hz。

（2）两个电极，负极通常由鳄鱼夹连接穿刺针，使用前须消毒，正极可与心电图电极片连接，粘贴于肩或臀部。

（3）穿刺针最好选用带绝缘鞘穿刺针，以增强神经定位的准确性，一般穿刺针亦可应用。

3. 定位方法　神经刺激仪用于神经定位时和常规神经阻滞一样须摆放体位、定位、消毒铺巾，进针后接刺激器。开始以1mA电流以确定是否接近神经，1mA电流可使距离1cm范围内的运动神经去极化，然后调节穿刺针方向、深度及刺激器电流，直至以最小电流（0.3～0.5mA）产生最大肌颤搐反应，说明穿刺针已接近神经，此时停针，回抽注射器无血和液体后注入2mL局麻药，若肌颤搐反应减弱或消失，即得到进一步证实。如果注药时伴有剧烈疼痛提示有可能为神经内注射，此时应退针并调整方向。

4. 适用范围　神经刺激器多用于混合神经干定位，除可用于一般患者外，更适用于那些不能合作及反应迟钝的患者，但操作者仍须掌握局部解剖及操作技巧，以确定穿刺部位及穿刺方向，只有在穿刺针接近神经时神经刺激仪才能帮助定位。

五、局部麻醉并发症

每一种局部麻醉方法因其解剖结构不同，而相应有特殊并发症，下面主要介绍使用穿刺针穿刺及注射局麻药而引起的具有共性的问题。

（一）局部麻醉药的不良反应

主要涉及局麻药过敏、组织及神经毒性、心脏及中枢神经系统毒性反应。

（二）穿刺引起的并发症

1. 神经损伤　在进行穿刺时可直接损伤神经，尤其伴异感时。Slender（1979）及Winchell（1985）报道经腋路臂丛阻滞时神经损伤发生率分别为2%和0.36%，而有异感时发生率更高。使用短斜面穿刺针及神经刺激仪定位可减少神经损伤发生率。穿刺时还应避免神经束或神经鞘内注射。

2. 血肿形成　周围神经阻滞时偶可见血肿形成，血肿对局麻药扩散及穿刺定位均有影响，因而在穿刺操作前应询问出血史，采用尽可能细的穿刺针，同时在靠近血管丰富部位操作时应细心。

3. 感染　操作时无菌原则不严格或穿刺经过感染组织可将感染进一步扩散，因此有局部感染应视为局部麻醉禁忌证。

（张春霞）

第二节　表面麻醉

将渗透作用强的局麻药与局部黏膜接触，使其透过黏膜而阻滞浅表神经末梢所产生的无痛状态，称为表面麻醉。

表面麻醉使用的局麻药难以达到皮下的痛觉感受器，仅能解除黏膜产生的不适，因此表面麻醉只能在刺激来源于上皮组织时才有效果。黏膜细胞的指状突起与邻近细胞交错形成功能性表面，局麻药容易经黏膜吸收；皮肤细胞排列较密，外层角化，吸收缓慢而且吸收量少，故表面麻醉通常只能在黏膜上进行。但一种复合表面麻醉配方恩纳软膏（eutectic mixture of local anesthetics，EMLA）为5%利多卡因和5%丙胺卡因盐基混合剂，皮肤穿透力较强，可用于皮肤表面，可以减轻经皮肤静脉穿刺和置管的疼痛，也可用于植皮，但镇痛完善约需45～60分钟。

一、表面麻醉药

目前应用于表面麻醉的局麻药分两类：羟基化合物和胺类。

临床上应用的羟基化合物类表面麻醉药是芳香族和酯类环族醇，如苯甲醇、苯酚、间苯二酚和薄荷醇等，制成洗剂、含漱液、乳剂、软膏和铵剂，与其他药物伍用于皮肤病、口腔、肛管等治疗，与本章表面麻醉用于手术、检查和治疗性操作镇痛的目的并不一致。

本章讨论的胺类表面麻醉药，分为酯类和酰胺类。酯类中有可卡因、盐酸己卡因（cycline）、苯佐卡因（benzocaine）、对氨基苯甲酸酯（butamben）和高水溶性的丁卡因（tetracaine）。酰胺类包括地布卡因（dibucaine）和利多卡因（lidocaine）。另外尚有既不含酯亦不含酰胺的达克罗宁（dyclonine）和盐酸丙吗卡因（pramoxine）。达克罗宁为安全的可溶性表面麻醉药，刺激性很强，注射后可引起组织坏死，只能作表面麻醉用。

混合制剂TAC（tetracaine，adrenaline，cocaine）可通过划伤的皮肤而发挥作用，由0.5%丁卡因，10%～11.8%可卡因，加入含1∶200 000肾上腺素组成，在美国广泛用于儿童皮肤划伤须缝合时的表面麻醉，成人最大使用安全剂量为3～4mL/kg，儿童为0.05mL/kg。TAC不能透过完整皮肤，但能迅速被黏膜所吸收而出现毒性反应。为避免毒性反应及成瘾性，研究不含可卡因的替代表面麻醉剂，发现丁卡因-苯肾上腺素的制剂与TAC一样可有效用于皮肤划伤。

表面麻醉用的局麻药较多，但常见表面麻醉药主要有以下几种（表5-1）：

表5-1 常见的表面麻醉药

局麻药	浓度	剂型	使用部位
利多卡因	2%～4%	溶液	口咽、鼻、气管及支气管
	2%	凝胶	尿道
	2.5%～5%	软膏	皮肤、黏膜、直肠
	10%	栓剂	直肠
	10%	气雾剂	牙龈黏膜
丁卡因	0.5%	软膏	鼻、气管、支气管
	0.25%～1%	溶液	眼
	0.25%	溶液	
EMLA	2.5%	乳剂	皮肤
TAC	0.5%丁卡因，11.8%可卡因及1∶200 000肾上腺素	溶液	皮肤

二、操作方法

（一）眼科手术

角膜的末梢神经接近表面，结合膜囊可存局麻药1～2滴，为理想的给药途径。具体方法为患者平卧，滴入0.25%丁卡因2滴，嘱患者闭眼，每2分钟重复滴药1次，3～5次即可。麻醉作用持续30分钟，可重复应用。

（二）鼻腔手术

鼻腔感觉神经来自三叉神经的眼支，它分出鼻睫状神经支配鼻中隔前1/3；筛前神经到鼻侧壁；蝶腭神经节分出后鼻神经和鼻腭神经到鼻腔后1/3的黏膜。筛前神经及鼻神经进入鼻腔后部位于黏膜之下，可被表面麻醉所阻滞。

方法：用小块棉布先浸入1∶1 000肾上腺素中，挤干后再浸入2%～4%利多卡因或0.5%～1%丁卡因中，挤去多余局麻药，然后将棉片填贴于鼻甲与鼻中隔之间约3分钟。在上鼻甲前庭与鼻中隔之间再填贴第二块局麻药棉片，待10分钟后取出，即可行鼻息肉摘除，鼻甲及鼻中隔手术。

（三）咽喉、气管及支气管表面麻醉

声襞上方的喉部黏膜、喉后方黏膜及会厌下部的黏膜，最易诱发强烈的咳嗽反射。喉上神经侧支穿

过甲状舌骨膜，先进入梨状隐窝外侧壁，最后分布于梨状隐窝前壁内侧黏膜上，故梨状隐窝处施用表面麻醉即可使喉反射迟钝。

软腭、腭扁桃体及舌后部易引起呕吐反射，此处可以使用喷雾表面麻醉，但应控制局麻药用量，还应告诫患者不要吞下局麻药，以免吸收后发生毒性反应。咽喉及声带处手术，施行喉上神经内侧支阻滞的方法是：用弯喉钳夹浸入局麻药的棉片，慢慢伸入喉侧壁，将棉片按入扁桃体后梨状隐窝的侧壁及前壁1分钟，恶心反射即可减轻，可行食管镜或胃镜检查。

咽喉及气管内喷雾法是施行气管镜、支气管镜检查，或施行气管及支气管插管术的表面麻醉方法。先令患者张口，对咽部喷雾3~4下，2~3分钟后患者咽部出现麻木感，将患者舌体拉出，向咽喉部黏膜喷雾3~4下，间隔2~3分钟，重复2~3次。最后用喉镜显露声门，于患者吸气时对准声门喷雾，每次3~4下，间隔3~4分钟，重复2~3次，即可行气管镜检或插管。

另一简单方法是在患者平卧头后仰时，在环状软骨与甲状软骨间的环甲膜作标记。用22G 3.5cm针垂直刺入环甲膜，注入2%利多卡因2~3mL或0.5%丁卡因2~4mL。穿刺及注射局麻药时嘱患者屏气、不咳嗽、吞咽或讲话，注射完毕鼓励患者咳嗽，使药液分布均匀。2~5分钟后，气管上部、咽及喉下部便出现局麻作用。

（四）注意事项

（1）浸渍局麻药的棉片填敷于黏膜表面之前，应先挤去多余的药液，以防吸收过多产生毒性反应。填敷棉片应在头灯或喉镜下进行，以利于正确放置。

（2）不同部位的黏膜吸收局麻药的速度不同。一般说来在大片黏膜上应用高浓度及大剂量局麻药易出现毒性反应，重者足以致命。根据Adriani及Campbell的研究，黏膜吸收局麻药的速度与静脉注射相等，尤以气管及支气管喷雾法局麻药吸收最快，故应严格控制剂量，否则大量局麻药吸收后可抑制心肌，患者迅速虚脱，因此事先应备妥复苏用具及药品。

（3）表面麻醉前可注射阿托品，使黏膜干燥，避免唾液或分泌物妨碍局麻药与黏膜的接触。

（4）涂抹于气管导管外壁的局麻药软膏最好用水溶性的，应注意其麻醉起效时间至少需1分钟，所以不能期望气管导管一经插入便能防止呛咳，于清醒插管前，仍须先行咽、喉及气管黏膜的喷雾表面麻醉。

（张春霞）

第三节 局部浸润麻醉

沿手术切口线分层注射局麻药，阻滞组织中的神经末梢，称为局部浸润麻醉。

一、常用局麻药

根据手术时间长短，选择应用于局部浸润麻醉的局麻药，可采用短时效（普鲁卡因或氯普鲁卡因）、中等时效（利多卡因、甲哌卡因或丙胺卡因）或长时效局麻药（布比卡因或依替杜卡因）。表5-2简介了各时效局麻药使用的浓度、最大剂量和作用持续时间。

表5-2 局部浸润麻醉常用局麻药

	普通溶液			含肾上腺素溶液	
	浓度（%）	最大剂量（mg）	作用时效（min）	最大剂量（mg）	作用时效（min）
短时效：					
普鲁卡因	1.0~2.0	500	20~30	600	30~45
氯普鲁卡因	1.0~2.0	800	15~30	1 000	30

续表

	普通溶液			含肾上腺素溶液	
	浓度（%）	最大剂量（mg）	作用时效（min）	最大剂量（mg）	作用时效（min）
中时效：					
利多卡因	0.5～1.0	300	30～60	500	120
甲哌卡因	0.5～1.0	300	45～90	500	120
丙胺卡因	0.5～1.0	350	30～90	550	120
长时效：					
布比卡因	0.25～0.5	175	120～240	225	180～240
罗哌卡因	0.2～0.5	200	120～240	250	180～240
依替杜卡因	0.5～1.0	300	120～180	400	180～410

二、操作方法

取24～25G皮内注射针，针头斜面紧贴皮肤，进入皮内以后推注局麻药液，造成白色的橘皮样皮丘，然后取22G长10cm穿刺针经皮丘刺入，分层注药，若需浸润远方组织，穿刺针应由上次已浸润过的部位刺入，以减轻穿刺疼痛。注射局麻药液时应加压，使其在组织内形成张力性浸润，与神经末梢广泛接触，以增强麻醉效果（图5-3）。

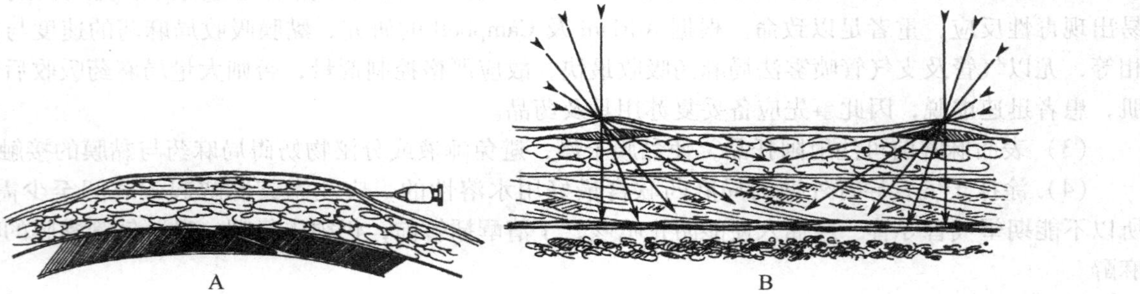

A　　　　B

图5-3　局部浸润麻醉

三、注意事项

（1）注入局麻药要深入至下层组织，逐层浸润，膜面、肌膜下和骨膜等处神经末梢分布最多，且常有粗大神经通过，局麻药液量应加大，必要时可提高浓度。肌纤维痛觉神经末梢少，只要少量局麻药便可产生一定的肌肉松弛作用。

（2）穿刺针进针应缓慢，改变穿刺针方向时，应先退针至皮下，避免针干弯曲或折断。

（3）每次注药前应抽吸，以防局麻药液注入血管内。局麻药液注毕后须等待4～5分钟，使局麻药作用完善，不应随即切开组织致使药液外溢而影响效果。

（4）每次注药量不要超过极量，以防局麻药毒性反应。

（5）感染及癌肿部位不宜用局部浸润麻醉。

（张春霞）

第四节　区域阻滞

围绕手术区，在其四周和底部注射局麻药，以阻滞进入手术区的神经干和神经末梢，称为区域阻滞麻醉。可通过环绕被切除的组织（如小囊肿、肿块活组织等）作包围注射，或在腭垂等组织（舌、阴茎或有蒂的肿瘤）环绕其基底部注射。区域阻滞的操作要点与局部浸润法相同。主要优点在于能避免穿刺病理组织，适用于门诊小手术，也适于健康情况差的虚弱患者或高龄患者（图5－4，图5－5）。

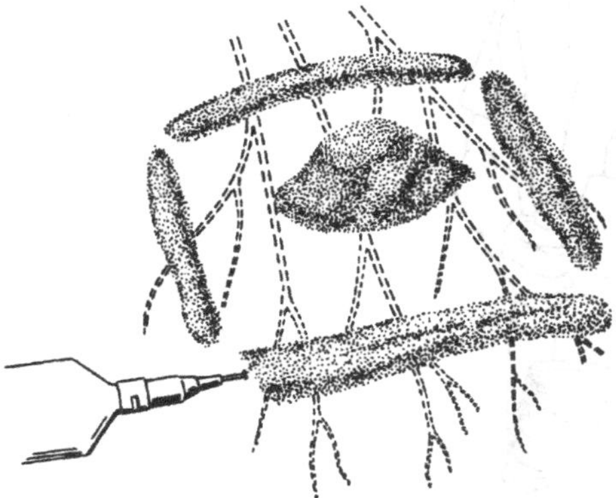

图5－4 小肿瘤的区域阻滞

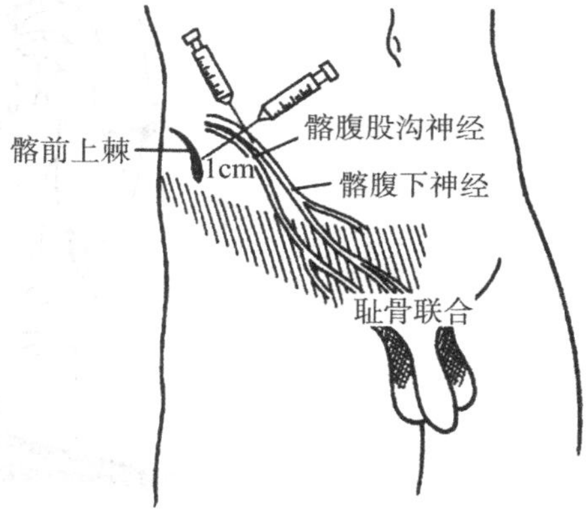

图5－5 髂腹股沟及髂腹下神经阻滞

（张春霞）

第五节 静脉局部麻醉

肢体近端上止血带，由远端静脉注入局麻药以阻滞止血带以下部位肢体的麻醉方法称静脉局部麻醉。静脉局部麻醉首次由 August Bier 于 1908 年介绍，故又称 Bier 阻滞，主要应用于成人四肢手术。

一、作用机制

肢体的周围神经均有伴行血管提供营养。若以一定容量局麻药充盈与神经伴行的静脉血管，局麻药可透过血管而扩散至伴行神经发挥作用。在肢体远端缚止血带以阻断静脉回流，然后通过远端建立的静脉通道注入一定容量局麻药以充盈肢体静脉系统即可发挥作用，通过这种方法局麻药主要作用于周围小神经及神经末梢，而对神经干的阻滞作用较小。

二、适应证

适用于能安全放置止血带的远端肢体手术，受止血带安全时限的限制，手术时间一般在 1～2 小时内为宜，如神经探查、清创及异物清除等。如果合并有严重的肢体缺血性血管疾患则不宜选用此法。下肢主要用于足及小腿手术，采用小腿止血带，应放置于腓骨颈以下，避免压迫腓浅神经。

三、操作方法

（1）在肢体近端缚两套止血带。

（2）肢体远端静脉穿刺置管。据 Sorbie 统计，选择静脉部位与麻醉失败率之间关系为肘前 > 前臂中部、小腿 > 手、腕、足。

（3）抬高肢体 2～3 分钟，用弹力绷带自肢体远端紧绕至近端以驱除肢体血液（图5－6）。

（4）先将肢体近端止血带充气至压力超过该侧肢体收缩压 100mmHg，然后放平肢体，解除弹力绷带。充气后严密观察压力表，谨防漏气使局麻药进入全身循环而导致局麻药中毒反应。

（5）经已建立的静脉通道注入稀释局麻药，缓慢注射（90 秒以上）以减轻注射时疼痛，一般在 3～10 分钟后产生麻醉作用。

（6）多数患者在止血带充气 30～45 分钟以后出现止血带部位疼痛。此时可将远端止血带（所缚皮肤已被麻醉）充气至压力达前述标准，然后将近端止血带（所缚皮肤未被麻醉）放松。无论在何情况下，注药后 20 分钟内不可放松止血带。整个止血带充气时间不宜超过1～1.5小时。

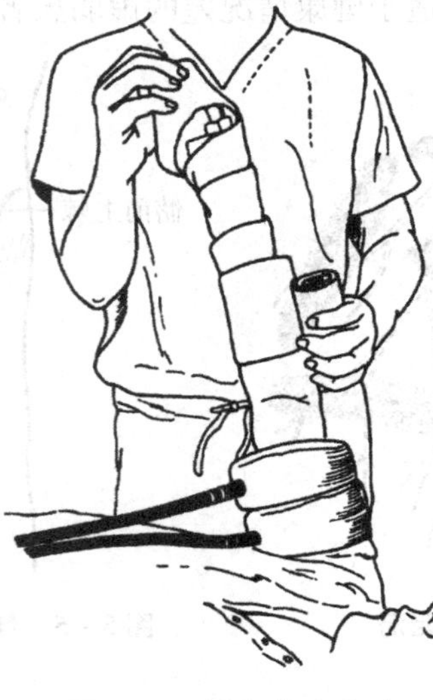

图 5－6　局部静脉麻醉

若手术在 60～90 分钟内尚未完成，而麻醉已消退，此时须暂时放松止血带，最好采用间歇放气，以提高安全性。恢复肢体循环 1 分钟后，再次充气并注射 1/2 首次量的局麻药。

四、局麻药的选用与剂量

利多卡因为最常用的局麻药，为避免药物达到极量又能使静脉系统充盈，可采用大容量稀释的局麻药。以 70kg 患者为例，上肢手术可用 0.5% 利多卡因 60mL，下肢手术可用 0.25% 利多卡因 60～80mL，一般总剂量不要超过 3mg/kg。丙胺卡因和布比卡因也成功用于静脉局部麻醉。0.25% 布比卡因用于 Bier 阻滞，松止血带后常可维持一定程度镇痛，但有报道因心脏毒性而致死亡的病例。丙胺卡因结构与利多卡因相似，且入血后易分解，故其 0.5% 溶液亦为合理的选择。氯普鲁卡因效果亦好，且松止血带后氯普鲁卡因可被迅速水解而失活，但约 10% 患者可出现静脉炎。

五、并发症

静脉局部麻醉主要并发症是放松止血带后或漏气致大量局麻药进入全身循环所产生的毒性反应。所以应注意：①在操作前仔细检查止血带及充气装置，并校准压力计；②充气时压力至少超过该侧收缩压 100mmHg 以上，并严密监测压力计；③注药后 20min 以内不应放松止血带，放止血带时最好采取间歇放气法，并观察患者神志状态。

（张春霞）

第六节　神经干及神经丛阻滞

神经干阻滞也称传导阻滞或传导麻醉，是将局麻药注射至神经干（丛）旁，暂时阻滞神经的传导功能，使该神经分布的区域产生麻醉作用，达到手术无痛的方法。神经阻滞是较普遍采用的麻醉方法之一，只要手术部位局限于某一或某些神经干（丛）所支配范围并且阻滞时间能满足手术需要者即可适用。神经阻滞麻醉的适应证主要取决于手术范围、手术时间、患者的精神状态及合作程度。神经阻滞既可单独应用，亦可与其他麻醉方法如基础麻醉、全身麻醉等复合应用。穿刺部位有感染、肿瘤、严重畸形以及对局麻药过敏者应作为神经阻滞的绝对禁忌证。

神经阻滞过程中的注意事项如下：

（1）神经阻滞多为盲探性操作，要求患者能及时说出穿刺针触及神经干的异感并能辨别异感放射的部位。也可使用神经刺激器准确定位。

（2）神经阻滞的成功有赖于穿刺入路的正确定位，正确利用和熟悉身体的定位标志。

（3）某些神经阻滞可以有不同的入路和方法，一般宜采用简便、安全和易于成功的方法。但遇到穿刺点附近有感染、肿块畸形或患者改变体位有困难等原因时则需变换入路。

（4）施行神经阻滞时，神经干旁常伴行血管，穿刺针经过的组织附近可能有体腔（如胸膜腔等）或脏器，穿刺损伤可以引起并发症或后遗症，操作力求准确、慎重及轻巧。

关于局麻药物的选择，见表5－3，表5－4。

表5－3 粗大神经干阻滞时局麻药的选择

含1 ：200 000肾上腺素溶液的局麻药物	常用浓度（%）	常用体积（mL）	最大剂量（mg）	平均起效时间（min）	平均持续时间（min）
利多卡因	1～2	30～50	500	10～20	120～240
甲哌卡因	1～1.5	30～50	500	10～20	180～300
丙胺卡因	1～2	30～50	600	10～20	180～300
布比卡因	0.25～0.5	30～50	225	20～30	360～720
罗哌卡因	0.2～0.5	30～50	250	20～30	360～720
左旋布比卡因	0.25～0.5	30～50	225	20～30	360～720

表5－4 细小神经干阻滞时局麻药的选择

药物	常用浓度（%）	常用体积（mL）	剂量（mg）	普通溶液	含肾上腺素溶液
				平均持续时间（min）	平均持续时间（min）
普鲁卡因	2	5～20	100～400	15～30	30～60
氯普鲁卡因	2	5～20	100～400	15～30	30～60
利多卡因	1	5～20	50～200	60～120	120～180
甲哌卡因	1	5～20	50～200	60～120	120～180
丙胺卡因	1	5～20	50～200	60～120	120～180
布比卡因	0.25～0.5	5～20	12.5～100	180～360	240～420
罗哌卡因	0.2～0.5	5～20	10～100	180～360	240～420

一、颈丛阻滞技术

颈神经丛由颈$_{1-4}$（C_{1-4}）脊神经前支组成。第1颈神经主要是运动神经，支配枕骨下角区肌肉，后3对颈神经均为感觉神经，出椎间孔后，从后面横过椎动脉及椎静脉，向外延伸，到达横突尖端时分为升支及降支，这些分支与上下相邻的颈神经分支在胸锁乳突肌之后连接成网状，称为颈神经丛（图5－7）。

每一条神经出椎间孔后，越过椎动、静脉在各横突间连结成束至横突尖端。横突尖端约距皮肤1.3～3.2cm，靠下方的颈椎横突较浅，以第6颈椎横突尖端最易触及。颈神经丛分为深丛及浅丛，还形成颈袢，与C_5部分神经纤维形成膈神经。颈深神经丛主要支配颈前及颈侧面的深层组织，亦有分支通过舌下神经到舌骨下肌群。颈浅神经丛在胸锁乳突肌后缘中点形成放射状分布，向前即颈前神经，向下为锁骨上神经，向后上为耳大神经，向后为枕小神经，分布于颌下、锁骨、整个颈部及枕部区域的皮肤浅组织，呈披肩状。

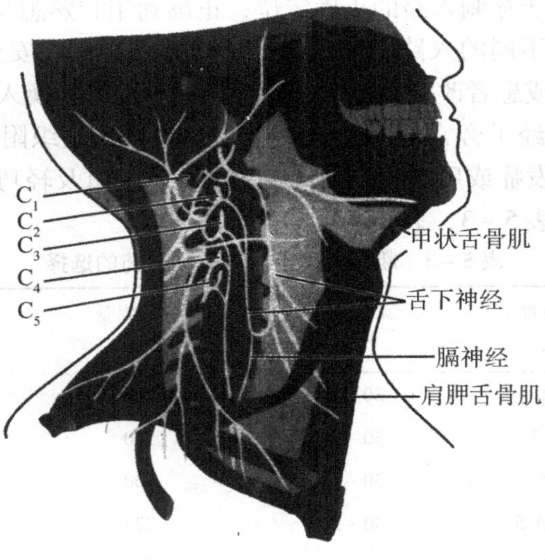

图 5－7　颈神经丛

（一）颈丛阻滞的适应证、禁忌证和并发症

1. 颈丛神经阻滞的适应证　适用于颈部一切手术，如甲状腺大部切除术或颈动脉内膜剥脱术。对于难以保持上呼吸道通畅者应禁用颈丛阻滞麻醉。双侧颈深丛阻滞时，有可能阻滞双侧膈神经或喉返神经而引起呼吸抑制，尤以年迈体弱者为甚，因此双侧颈深丛阻滞应慎用或禁用。

2. 颈丛神经阻滞并发症　具体如下。

（1）药液误入硬膜外间隙或蛛网膜下隙：可引起高位硬膜外阻滞，而更严重的并发症是药液误入蛛网膜下隙引起全脊麻。穿刺针误入椎管的原因之一是进针过深，二是进针方向偏内向后，多由于注射过程中针头固定欠佳而逐渐推进所致。预防措施在于使用短针（或 5、7 号头皮针），进针切勿过深，注药 2～3mL 后观察无全脊椎麻醉反应，然后再注入余药。

（2）局麻药毒性反应：主要是穿刺针误入颈动脉或椎动脉而未及时发现所致。因此注药前应抽吸，证实针尖深度应在横突部位。由于颈部血管丰富，药物吸收迅速，也会导致中毒。故穿刺针切勿过深，注速切勿太快，药物不可过量。在应用两种局麻药的混合液时，两种局麻药各自的毒性有相加作用或协同作用，特别要警惕布比卡因的心脏毒性，严格控制药量。

（3）膈神经麻痹：膈神经主要由第 4 颈神经组成，同时接受第 3、5 颈神经的小分支。颈深丛阻滞常易累及膈神经，可出现呼吸困难及胸闷，此时立即吸氧多可缓解。双侧膈神经麻痹时呼吸困难症状严重，必要时应进行人工辅助呼吸，故应避免双侧颈深丛阻滞。

（4）喉返神经阻滞：主要是针刺过深，注药压力太大使迷走神经阻滞。患者声音嘶哑或失音，甚至出现呼吸困难。单侧喉返神经阻滞者症状在 0.5～1 小时内多可缓解。

（5）霍纳综合征（Horner's syndrome）：系颈交感神经节被阻滞所致，表现为患侧眼裂变小、瞳孔缩小、眼结膜充血、鼻塞、面微红及无汗等。短期内可自行缓解。

（6）椎动脉损伤引起出血、血肿。

（二）颈丛阻滞的操作技术

1. 颈浅丛神经阻滞　颈浅神经丛阻滞可用于锁骨上颈部表浅手术，而颈部较深手术，如甲状腺手术、颈动脉内膜剥脱术等，尚须行颈深神经丛阻滞。但由于颈部尚有后四对颅神经支配，故单纯行颈神经丛阻滞效果不完善，可用辅助药物以减轻疼痛。

（1）定位：于第 4 颈椎横突处作标记，或采取颈外静脉与胸锁乳突肌后缘交点，常规消毒后在标记处作皮丘（图 5－8）。

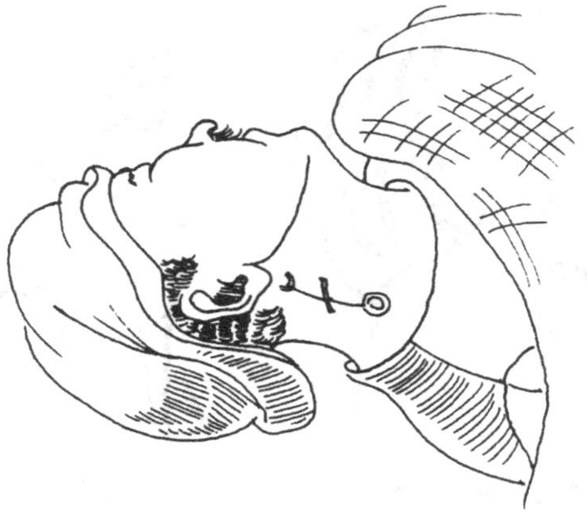

图 5-8　颈浅丛阻滞的定位

（2）操作：患者去枕仰卧，头偏向对侧。常规消毒皮肤，操作者戴无菌手套，用 22G 针（5～6cm）由胸锁乳突肌后缘中点垂直刺入皮肤，若胸锁乳突肌触不清楚，可先嘱患者抬头使胸锁乳突肌绷紧，则可见其后缘。缓慢进针遇一刺破纸张样的落空感后表示针头已穿透颈阔肌，将局麻药注射到颈阔肌下。也可在颈阔肌表面（胸锁乳突肌浅表）再向乳突、锁骨和颈前方向作浸润注射，以分别阻滞枕小、耳大、颈前和锁骨上神经，一般用 2% 利多卡因 5mL 加 0.5% 布比卡因或 0.3% 丁卡因 5mL 及 0.1% 肾上腺素 0.1mL（甲亢患者禁用），于两侧各注 5mL 即可。亦可用较低浓度药物或其他配方，视手术情况而定（图 5-9）。

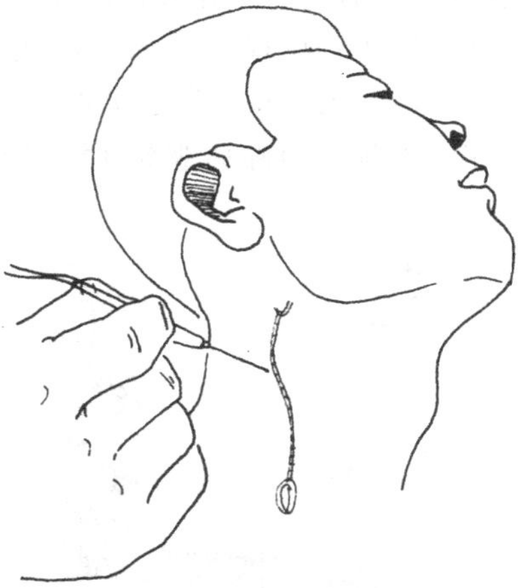

图 5-9　颈浅丛阻滞的操作方法

2. 颈深丛神经阻滞　具体如下。

（1）定位：第 6 颈椎横突结节（又称 chassaignac 结节）是颈椎横突中最突出者，位于环状软骨水平，可以扪及。由乳突尖至第 6 颈椎横突作一连线，在此连线上乳突下约 1.5cm 为第 2 颈椎横突，第 2 颈椎横下约 3cm 为第 4 颈椎横突，位于颈外静脉与胸锁乳突肌后缘交叉点附近，第 3 颈椎横突位于颈 2、4 横突之间（图 5-10，图 5-11）。

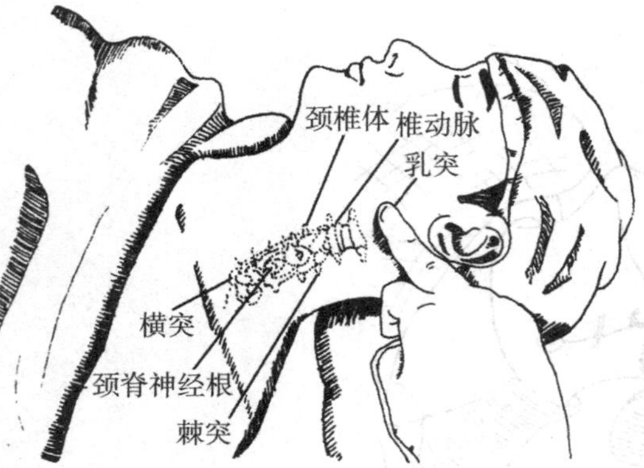

图 5－10　颈深丛阻滞相关解剖结构

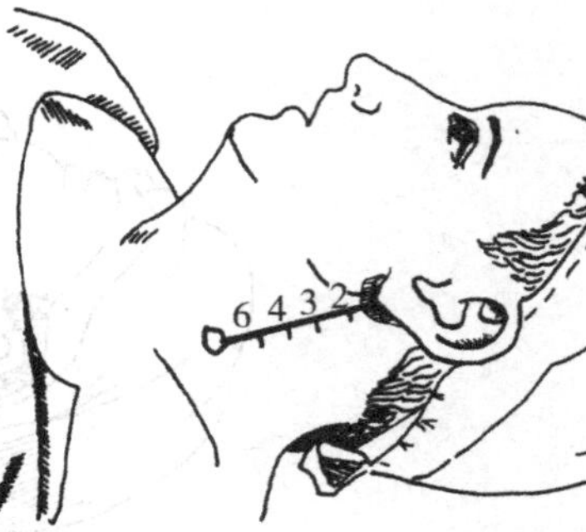

图 5－11　颈深丛阻滞的定位

（2）操作：患者去枕仰卧，头偏向对侧，双上肢紧贴身体两侧，在乳突尖的下方约 1.5cm，并在胸锁乳突肌后缘处，即相当于第 2 颈椎横突的位置作一标记。并于胸锁乳突肌后缘中点，相当于颈 4 横突尖的位置再作一标记。两者之间的中点即为颈 3 横突尖。每两标记之间相距 2～3cm。在以上三点用局麻药作皮丘，麻醉者站在患者的头侧，左手食、中、无名指触得颈 2、3、4 横突尖，以长 4～5cm 的 22G 穿刺针自各皮丘处呈垂直方向稍向足倾斜刺入直达颈 2、3、4 横突面，即相当于手指触得的位置。若患者有异感，则更为确切。若异感出现在头后方，即表示刺到颈 2、3 脊神经，当出现在颈下方或肩部，则为刺到颈 4 神经。穿刺针的位置必须确实在横突处方可注药。注药前必须先回吸确定无血和脑脊液后，每处注射局麻药混合液 2～3mL，最多 5mL（2% 利多卡因 5mL 加 0.5% 布比卡因或 0.3% 丁卡因 5mL）。若手术范围在颈中部，颈 2 横突处可不注药。此外，改良颈丛神经阻滞技术已为临床广泛应用，即以第 4 颈椎横突作穿刺点，穿刺针抵达第 4 颈椎横突后一次性注入局麻药 10～15mL（注射前最好找到异感），药物扩散依赖椎旁间隙，可阻滞整个颈丛，满足颈部手术需要（图 5－12）。有经验的麻醉医师可慎用双侧颈深丛神经阻滞，注意在一侧颈深阻滞后观察 15～30 分钟，如无呼吸抑制再行对侧颈深阻滞，否则应放弃对侧颈深阻滞。

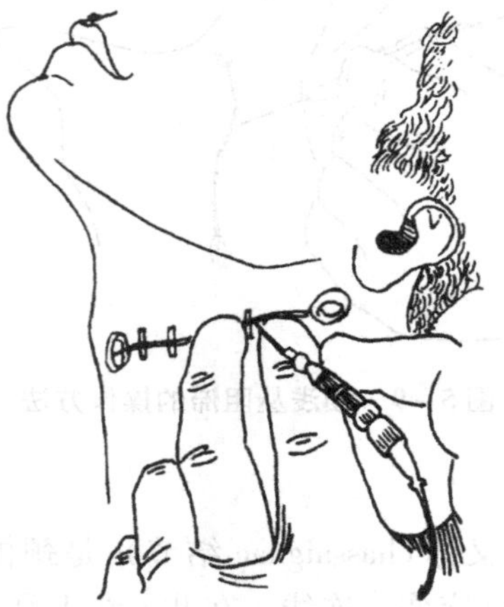

图 5－12　改良颈丛神经阻滞技术

二、臂丛阻滞技术

（一）解剖

1. 臂丛神经组成（图 5－13）　臂神经丛由 $C_{5\sim8}$ 及 T_1 脊神经前支组成，有时亦接受 C_4 及 T_2 脊神经前支发出的小分支，主要支配整个手、臂运动和绝大部分手、臂感觉。组成臂丛的脊神经出椎间孔后在锁骨上部，前、中斜角肌的肌间沟分为上、中、下干。上干由 $C_{5\sim6}$ 前支，中干由 C_7 前支，下干由 C_8 和 $T_{1、2}$ 脊神经前支构成。三支神经干从前中斜角肌间隙下缘穿出，伴随锁骨下动脉向前、向外、向下方延伸，至锁骨后第 1 肋骨中外缘每个神经干分为前、后两股，通过第 1 肋和锁骨中点，经腋窝顶进入腋窝。在腋窝各股神经重新组合成束，三个后股在腋动脉后方合成后束，延续为腋神经及桡神经；上干和中干的前股在腋动脉的外侧合成外侧束，延续为肌皮神经和正中神经外侧根；下干的前股延伸为内侧束，延续为尺神经、前臂内侧皮神经、臂内侧皮神经和正中神经内侧根（图 5 – 14，图 5 – 15）。

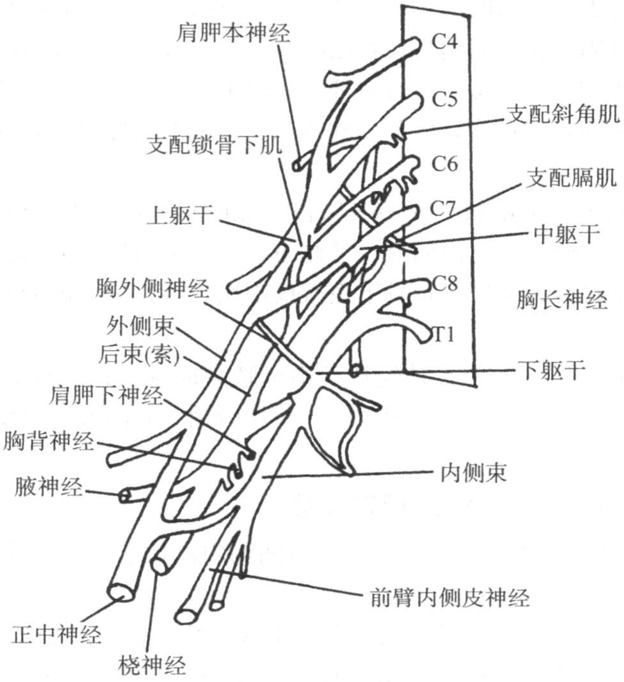

图 5 – 13　臂丛神经

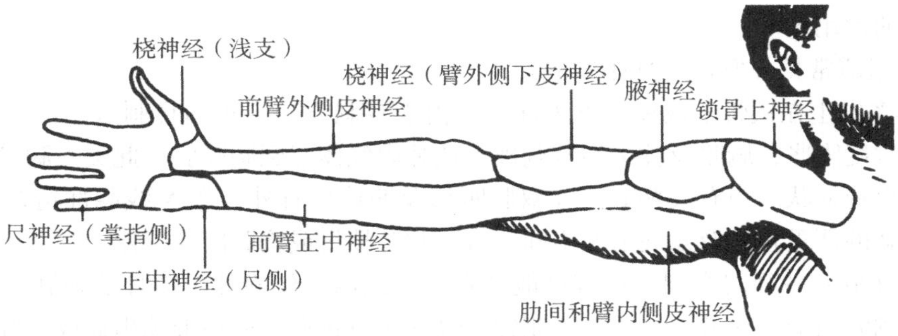

图 5 – 14　臂丛神经分支在皮肤上的分布（前面）

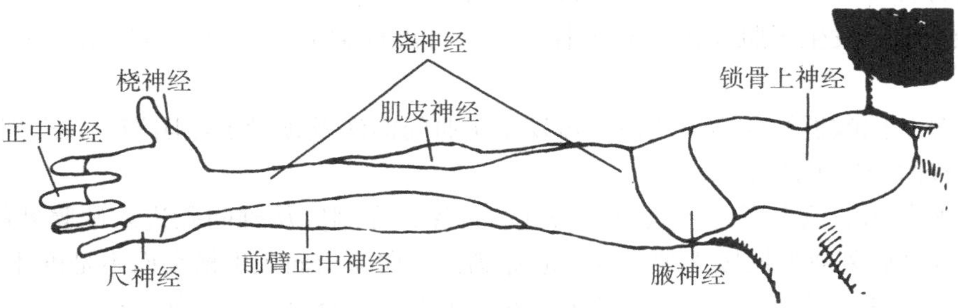

图 5 – 15　臂丛神经分支在皮肤上的分布（后面）

2. 臂丛神经与周围组织的关系　臂丛神经按其所在的位置分为锁骨上、下两部分。

（1）锁骨上部：主要包括臂丛的根和干。

1）臂丛各神经根分别从相应椎间孔穿出走向外侧，其中 $C_{5\sim7}$ 前支沿相应横突的脊神经沟走行，通过椎动脉的后方。然后，臂丛各根在锁骨下动脉第二段上方通过前、中斜角肌间隙，在穿出间隙前后组成三干。

2）臂丛三干在颈外侧的下部，与锁骨下动脉一起从上方越过第 1 肋的上面，其中上、中干行走于锁骨下动脉的上方，下干行走于动脉的后方。臂丛三干经过前中斜角肌间隙和锁骨下血管一起被椎前筋膜包绕，故称为锁骨下血管周围鞘，而鞘与血管之间则称为锁骨下血管旁间隙。臂丛干在颈外侧区走行时，表面仅被皮肤、颈阔肌和深筋膜覆盖，有肩胛舌骨肌下腹、颈外静脉、颈横动脉和肩胛上神经等经过，此处臂丛比较表浅，瘦弱者可在体表触及。臂丛三干至第 1 肋外侧缘时分为六股，经锁骨后进入腋窝，移行为锁骨下部。

（2）臂丛锁骨下部：臂丛三束随腋动脉行于腋窝，在腋窝上部，外侧束与后束位于腋动脉第一段的外侧，内侧束在动脉后方。到胸小肌深面时，外侧束、内侧束与后束分别位于第二段的外、内侧面和后面。三束及腋动脉位于腋鞘中，腋鞘与锁骨下血管周围鞘连续，腋鞘内的血管旁间隙与锁骨下血管旁间隙相连通。

（3）臂丛鞘：解剖上臂丛神经及颈丛神经从颈椎至腋窝远端一直被椎前筋膜及其延续的筋膜所围绕，臂丛神经实际上处于此连续相通的筋膜间隙中，故从腋鞘注入药液，只要量足够便可一直扩散至颈神经丛。

（二）臂丛阻滞的适应证、禁忌证和并发症

1. 臂丛阻滞方法　常用的臂神经丛阻滞方法有肌间沟阻滞法、腋路阻滞法、锁骨上阻滞法、锁骨下阻滞法和喙突下阻滞法。

2. 适应证　臂神经丛阻滞适用于上肢及肩关节手术或上肢关节复位术。

3. 药物　1% ~1.5% 利多卡因加用 1 ∶ 200 000 肾上腺素可提供 3 ~4h 麻醉，若手术时间长，罗哌卡因（0.3% ~0.5%）或布比卡因（0.25% ~0.5%）可提供 8 ~12h 麻醉。臂丛阻滞药物不必用太高浓度，而较大容量（40 ~50mL）便于药物鞘内扩散，30 ~50mL 的 1% ~2% 利多卡因或 0.25% ~0.5% 布比卡因是成人的常用剂量。

4. 臂丛神经阻滞常见并发症　具体如下。

（1）气胸：多发生在锁骨上或锁骨下阻滞法，由于穿刺方向不正确且刺入过深，或者穿刺过程中患者咳嗽，使肺过度膨胀，胸膜及肺尖均被刺破，使肺内气体漏到胸膜腔。此类气胸发展缓慢，有时数小时之后患者才出现症状。当有气胸时，除双肺听诊及叩诊检查外，作 X 线胸部透视或摄片有助于明确诊断。根据气胸的严重程度及发展情况不同，可行胸腔抽气或胸腔闭式引流。

（2）出血及血肿：各径路穿刺时均有可能分别刺破颈内、外静脉、锁骨下动脉、腋动脉或腋静脉引起出血。如穿刺时回抽有血液，应拔出穿刺针，局部压迫止血，避免继续出血或血肿形成。然后再改变方向重新穿刺。锁骨上或肌间沟径路若引起血肿，还可引起颈部压迫症状。

（3）局麻药毒性反应：多因局麻药用量过大或误入血管所致。

（4）膈神经麻痹：发生于肌间沟法和锁骨上法，可出现胸闷、气短、通气量减少，必要时予吸氧或辅助呼吸。

（5）声音嘶哑：因喉返神经阻滞所致，可发生于肌间沟法及锁骨上法阻滞，注药时压力不要过大，药量不宜过多，有助于避免此种并发症。

（6）高位硬膜外阻滞或全脊麻：肌间沟法进针过深，穿刺针从椎间孔进入硬膜外间隙或蛛网膜下隙，使局麻药注入硬膜外或蛛网膜下隙所致。故穿刺针方向应指向颈椎横突而不是椎体方向。注药时应回抽有无脑脊液。一旦出现，应按硬膜外腔阻滞麻醉中发生全脊髓麻醉意外处理。

（7）霍纳综合征：多见于肌间沟法阻滞，为星状神经节阻滞所致，不需处理。可自行恢复。

（三）各种臂丛神经阻滞技术的操作

1. 肌间沟阻滞法　肌间沟阻滞法是最常用的臂丛阻滞方法之一。操作较易于掌握，定位也较容易，出现并发症的机会较少，对肥胖或不合作的小儿较为适用，小容量局麻药即可阻滞上臂肩部及桡侧。缺点，肌间沟阻滞法对肩部、上臂及桡侧阻滞效果较好，而对前臂和尺侧阻滞效果稍差，阻滞起效时间也延迟，有时需增加药液容量才被阻滞。

（1）体位和定位（图5－16）：去枕仰卧位，头偏向对侧，手臂贴体旁，手尽量下垂，显露患侧颈部。嘱患者抬头，先在环状软骨（颈$_6$）水平找到胸锁乳突肌后缘，由此向外可触摸到一条小肌腹即为前斜角肌，再往外侧滑动即可触到一凹陷处，其外侧为中斜角肌，此凹陷即为肌间沟（图5－16）。臂神经丛即由此沟下半部经过，前斜角肌位于臂丛的前内方，中斜角肌位于臂丛的后外方。斜角肌间隙上窄下宽，沿该间隙向下方逐渐触摸，于锁骨上约1cm可触及一细柔横向走行的肌肉，即肩胛舌骨肌，该肌与前、中斜角肌共同构成一个三角形，该三角形靠近底边（肩胛舌骨肌）处即为穿刺点。在该点用力向脊柱方向重压，患者可诉手臂麻木、酸胀或有异感。若患者肥胖或肌肉欠发达，肩胛舌骨肌触不清，即以锁骨上2cm处的肌间沟为穿刺点。

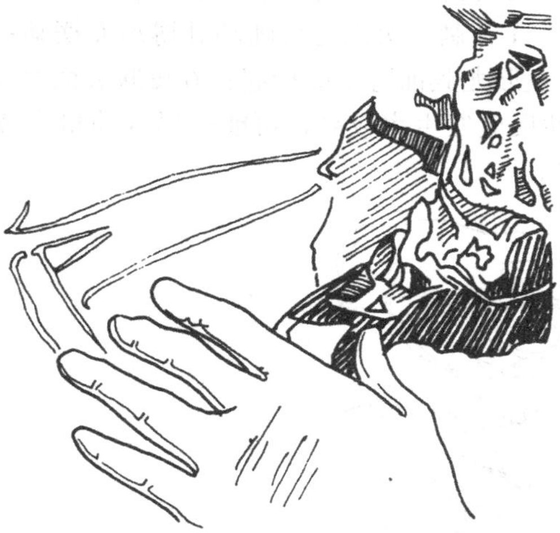

图5－16　肌间沟阻滞法的定位

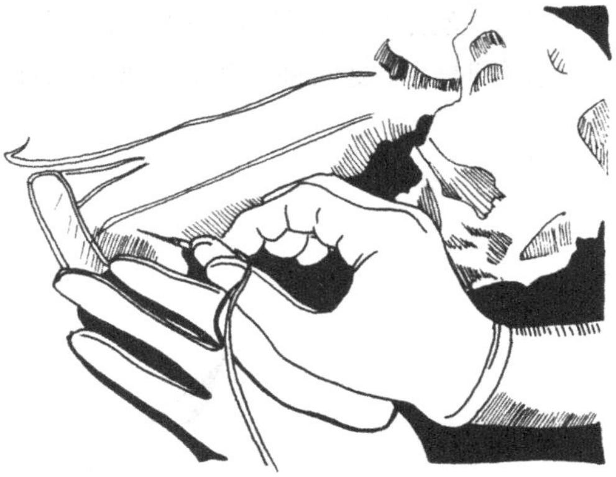

图5－17　肌间沟臂丛阻滞的操作方法

（2）操作（图5－17）：颈部皮肤常规消毒，右手持一3～4cm长22G穿刺针（或7号头皮针）垂直刺入皮肤，略向对侧足跟推进，直到出现异感或手指（手臂）肌肉抽动，如此方向穿刺无异感，以此穿刺针为轴扇形寻找异感，出现异感为此方法可靠的标志，可反复试探2～3次，以找到异感为好。若反复多次穿刺无法寻找到异感，可以触及横突（颈6）为止。穿刺成功后，回抽无血液及脑脊液，成人一次注入局麻药液20～25mL。注药时可用手指压迫穿刺点上部肌间沟，迫使药液向下扩散，则尺神经阻滞可较完善。

（3）并发症及其防治：肌间沟阻滞法的主要并发症有：误入蛛网膜下隙引起全脊麻；高位硬膜外阻滞；局麻药毒性反应；损伤椎动脉；星状神经节、喉返神经和膈神经阻滞。为了预防全脊麻或血管内注药而引起全身毒性反应，注药前应回吸，每注入5mL局麻药亦应回吸一次。

2. 腋路臂丛阻滞法　腋路阻滞法也是最常用的臂丛神经阻滞方法之一。其优点为：①臂丛神经分支均在血管神经鞘内，位置表浅，动脉搏动明显，故易于阻滞；②没有气胸、膈神经、迷走神经或喉返神经阻滞的危险；③无误入硬膜外间隙或蛛网膜下隙的危险。禁忌证包括：①上肢外展困难或腋窝部位有感染、肿瘤或因骨折无法摆放体位的患者不能应用此方法；②上臂阻滞效果较差，不适用于肩关节手术及肱骨骨折复位等。

（1）体位与定位（图5－18）：患者仰卧，头偏向对侧，患肢外展90°，屈肘90°，前臂外旋，手背贴床或将患肢手掌枕于头下。在腋窝顶部摸到腋动脉搏动最高点，其上方即为穿刺点。

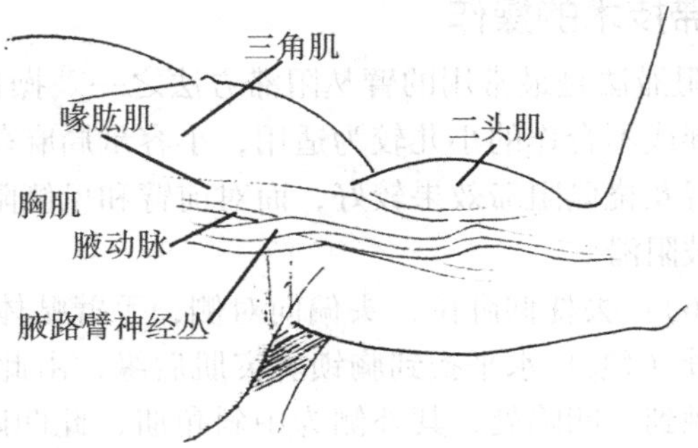

图 5－18　腋路阻滞法相关的解剖结构

（2）操作（图 5－19）：皮肤常规消毒，用左手触及腋动脉，右手持 22G 针头（7 号头皮针），沿腋动脉上方斜向腋窝方向刺入，穿刺针与动脉呈 20°夹角，缓慢推进，在有穿过鞘膜的落空感或患者出现异感后，右手放开穿刺针，则可见针头固定且随动脉搏动而摆动，表明针头已刺入腋部血管神经鞘，也可借助神经刺激器证实针头确实在血管神经鞘内，但不必强求异感。连接注射器回抽无血后，即可注入 30～40mL 局麻药。腋路臂丛神经阻滞成功的标志为：①穿刺针头固定且随动脉搏动而摆动；②回抽无血；③注药后呈梭形扩散；④患者自述上肢发麻；⑤上肢尤其前臂不能抬起；⑥皮肤表面血管扩张。

（3）并发症及预防：腋路臂丛神经阻滞局麻药毒性反应发生率较高，可能是局麻药量大或误入血管引起，故注药时要反复回抽，确保穿刺针不在血管内。

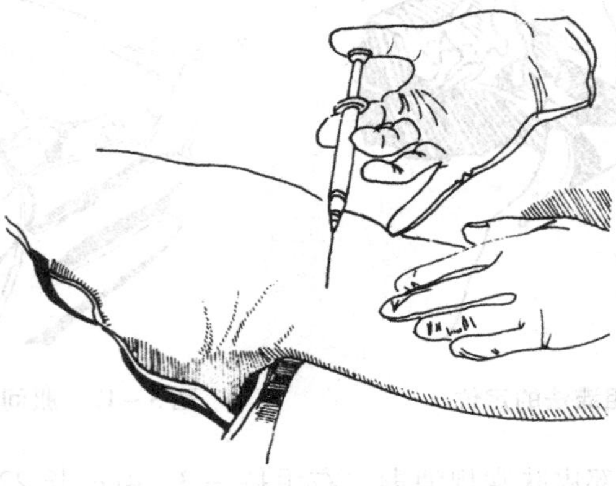

图 5－19　腋路臂丛阻滞的操作方法

3. 锁骨上阻滞法　具体如下。

（1）体位与定位：患者平卧，患侧肩垫一薄枕，头转向对侧，患侧上肢紧贴体旁。其体表标志为锁骨中点上方 1～1.5cm 处为穿刺点。

（2）操作：皮肤常规消毒，用 22G 穿刺针经穿刺点刺入皮肤，针尖向内、向后、向下推进，进针 1～2cm 可触及第 1 肋骨表面，在肋骨表面上寻找异感或用神经刺激器方法寻找臂丛神经，当出现异感后固定针头，回抽无血液、无气体，一次性注入局麻药 20～30mL。

（3）并发症及其预防：主要并发症有局部血肿、气胸、膈神经及喉返神经阻滞。膈神经阻滞后是否出现窒息或呼吸困难等症状，取决于所用药物浓度，膈神经阻滞深度以及单侧（一般无症状）或双侧等因素。为避免发生双侧膈神经阻滞而引起明显的呼吸困难，不宜同时进行双侧臂丛阻滞。如临床需要，可在一侧臂丛阻滞后 30min 并未出现膈神经阻滞时，再行另一侧阻滞。双侧臂丛神经阻滞时应加强呼吸监测，及时发现和处理呼吸并发症。

4. 锁骨下阻滞法　具体如下。

（1）体位与定位（图 5－20）：体位同肌间沟法，术者手指沿前中斜角肌间沟向下，直至触及锁骨下动脉搏动，紧靠其外侧作一标志。

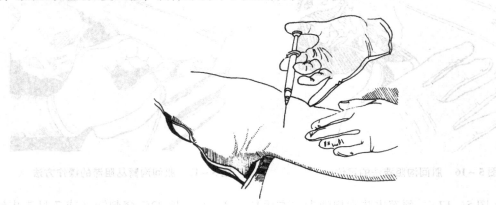

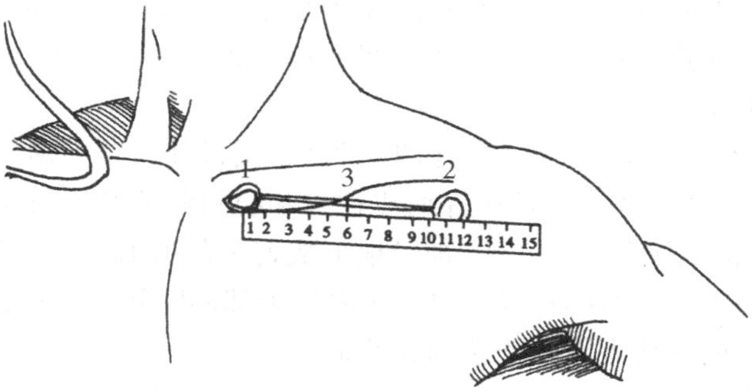

图 5-20 锁骨下血管旁阻滞法的定位

（2）操作（图 5-21）：皮肤常规消毒，左手手指放在锁骨下动脉搏动处，右手持 2~4cm 的 22G 穿刺针，从锁骨下动脉搏动点外侧朝下肢方向直刺，方向不向内也不向后，沿中斜角肌的内侧缘推进，刺破臂丛鞘时有突破感。通过神经刺激器或异感的方法确定为臂丛神经后，注入局麻药 20~30mL。

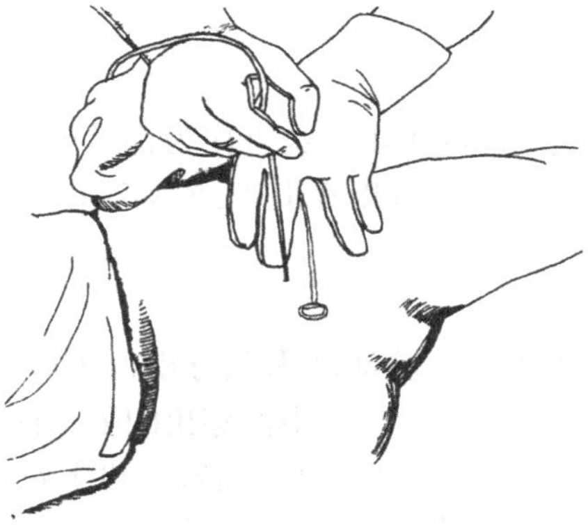

图 5-21 锁骨下血管旁阻滞法的操作方法

（3）优点：①较小剂量即可得到较高水平的臂丛神经阻滞效果；②上肢及肩部疾病者，穿刺过程中不必移动上肢；③局麻药误入血管的可能性小；④不致发生误入硬膜外间隙或蛛网膜下隙的意外。

（4）缺点：①有发生气胸的可能；②不能同时进行双侧阻滞；③穿刺若无异感，失败率可高达 15%。

5. 喙突下臂丛阻滞法 臂丛神经出第 1 肋后，从喙突内侧走向外下，成人臂丛距喙突最近处约 2.25cm，儿童约 1.19cm，于喙突内下方通过胸小肌深面时，迂回绕腋动脉行于腋鞘，位置较集中，走行方向与三角肌、胸大肌间沟基本一致。

（1）定位：测量喙突至胸外侧最近距离（通常为第 2 肋外侧缘），并作一连线为喙胸线。喙胸距离（mm）×0.3+8 所得数值即为喙突下进针点。

（2）操作：由上述穿刺点垂直刺入，刺破胸大、小肌可有二次突破感，当针尖刺入胸小肌与肩胛下肌，患者可感有异感向肘部传导。小儿则以突破感及针头随动脉搏动为指征。

（3）优缺点：避免损伤肺及胸膜，但穿刺角度过于偏内或肺气肿患者亦有可能发生气胸；可用于上臂、肘及肘以下手术。由于穿刺部位较深，有误入血管可能。

上述五种臂丛入路阻滞效果因各部位解剖不同而异，而上肢各部位神经支配亦各异，因此应根据手术部位神经支配选择最恰当的阻滞入路。

（四）上肢手术臂丛阻滞入路的选择

1. 肩部手术 肩部神经支配为 C_3 至 C_6 神经根，来自颈神经丛 $C_{3,4}$ 发出分支支配肩项皮肤；其余皮肤和深层组织受 $C_{5,6}$ 支配，故肩部手术应阻滞 C_3 至 C_6，包括颈神经丛和臂神经丛，故又称颈臂丛阻滞（cervicebrachial plexus block），可进行植皮、裂伤缝合等浅表手术。由于颈丛和臂丛相互连续阻滞，局麻药可以在第6颈椎平面向上向下扩散，故肌间沟入路为肩部手术首选。由于 $C_{3,4}$ 在锁骨上和锁骨下入路之外，故较少选用此两种入路。行锁骨上肩区深部手术（含肩关节手术），需阻滞 $T_{1,2}$ 神经，故常需在腋后线加第2肋间神经阻滞。

2. 上臂及肘部手术　该部手术须阻滞 $C_{5\sim8}$ 和 T_1 神经，故最佳入路为锁骨上或锁骨下入路。肌间沟入路常不能阻滞到 C_8 和 T_1，腋入路常不能阻滞肌皮神经和肋间臂神经，均为失当选择。

3. 前臂手术　前臂手术需阻滞 $C_{5\sim8}$ 和 T_1 神经根形成臂丛的所有分支，以锁骨下入路为最佳选择，因为局麻药可在神经束平面阻滞所有的神经，也易于阻滞腋部的肋间臂神经，有助于缓解上肢手术不可少的止血带所引起的痛苦，而其他入路不能达到此效果。

4. 腕及手部手术　臂丛阻滞对腕部手术有一定困难，因为支配该区域的神经非常丰富，而且相互交叉支配，腋入路最常失败为拇指基底部阻滞效果不良，此处有来自前外侧的正中神经、后外侧的桡神经及上外侧的肌皮神经支配，故锁骨上入路和肌间沟入路为拇指基底部手术首选。而腕尺侧、正中神经或手指手术，腋入路常可阻滞完善。

三、其他临床常用的神经阻滞方法

（一）上肢神经阻滞

上肢神经阻滞主要适用于前臂或手部的手术，也可作为臂丛神经阻滞不完全的补救方法。主要包括正中神经阻滞、尺神经阻滞和桡神经阻滞，可以在肘部或腕部阻滞，若行手指手术，也可行指间神经阻滞。

1. 尺神经阻滞　具体如下。

（1）解剖：尺神经起源于臂丛内侧，在腋动脉内侧分出，主要由 C_8 和 T_1 脊神经纤维组成。尺神经在上臂内侧沿肱二头肌与三头肌间隔下行，于肱中段穿出间隔，向内向后方入肱骨内上髁与尺骨鹰嘴间沟内（尺神经沟），然后在尺侧腕屈肌二头之间进入前臂，再下行至腕部，位于尺侧腕屈肌与指深屈肌之间，在尺动脉内侧进入手掌。尺神经具有运动支和感觉支。

（2）尺神经阻滞后出现：①环指尺侧及小指掌面，并由此上沿至肘关节以下，又自中指尺侧、环指及小指背面并上沿至肘关节以下，感觉减退，以手内侧缘感觉缺失为最明显（腕部阻滞时，无前臂麻木）。②手指不能分开并拢，环指、小指的指间关节只能屈不能伸，掌指关节过伸。

（3）肘部尺神经阻滞

1）标志：前臂屈曲90°，在尺神经沟内可扪及尺神经，按压尺神经患者多有异感。

2）操作：在尺神经沟下缘相当于尺神经部位作皮丘，取23G穿刺针刺入皮肤，针保持与神经干平行，沿沟向心推进，遇异感后即可注入局麻药5～10mL。

（4）腕部尺神经阻滞：（图5－22）。

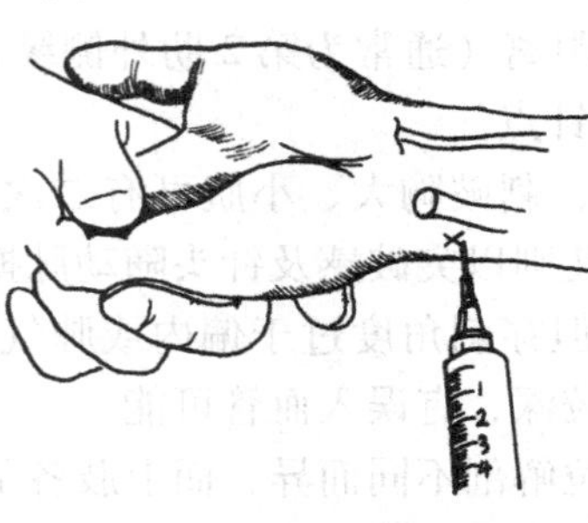

图5－22　腕部尺神经阻滞

1）定位：从尺骨茎突水平横过画一直线，相当于第2腕横纹，此线与尺侧腕屈肌桡侧交点即为穿刺点，患者掌心向上握掌屈腕时该肌腹部最明显。

2）操作：在上述穿刺点作皮丘，取23G穿刺针垂直刺入出现异感即可注入局麻药5mL，若无异感，在肌腱尺侧穿刺，或向尺侧腕屈肌深面注药，但不能注入肌腱内。

2. 正中神经阻滞　具体如下。

（1）解剖：正中神经主要来自于 $C_6 \sim T_1$ 脊神经根纤维，于胸小肌下缘由臂丛神经的内侧束和外侧束分出，两束的主支形成正中神经的内、外侧根。正中神经开始在上臂内侧伴肱动脉下行，先在肱动脉外侧，后转向内侧，在肘部从肱骨内上踝与肱二头肌腱中间，穿过旋前圆肌进入前臂，走行于屈指浅肌与屈指深肌之间，沿中线降至腕部，在掌横韧带处位置最表浅，在桡侧腕屈肌与掌长肌之间的深处穿过腕管，在掌筋膜深面到达手掌。

（2）正中神经阻滞出现：①大鱼际肌、拇指、示指、中指及环指桡侧感觉消失；②手臂不能旋前，拇指和示指不能屈曲，拇指不能对掌。

（3）肘部正中神经阻滞

1）标志：肘部正中神经在肱二头肌筋膜之下，眩骨内上髁与肱二头肌腱内侧之中点穿过肘窝。肱骨内、外上髁之间画一横线，该线与肱动脉交叉点的内侧 0.7cm 处即为正中神经所在部位，相当于肱二头肌腱的外缘与内上髁间的中点，在此处作皮丘。

2）操作：取 22G 穿刺针经皮丘垂直刺入，直至出现异感，或作扇形穿刺以探及异感，出现异感后即可注入局麻药 5mL。

（4）腕部正中神经阻滞（图 5－23）

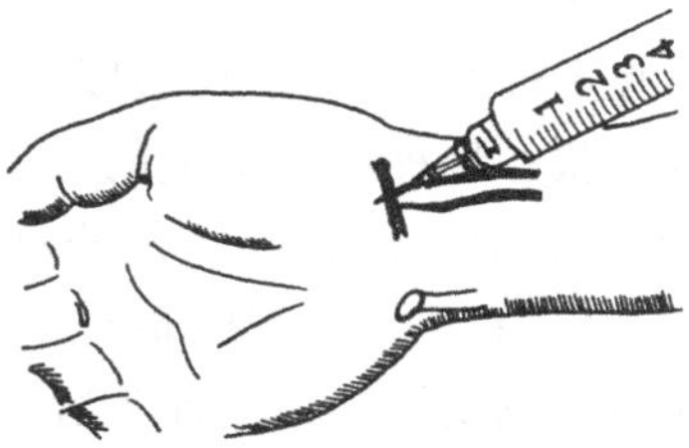

图 5－23　腕部正中神经阻滞

1）标志：腕部桡骨茎突平面横过腕关节画一连线，横线上桡侧腕屈肌腱和掌长肌腱之间即为穿刺点，握拳屈腕时，该二肌腱更清楚。

2）操作：取 22G 穿刺针经穿刺点垂直刺入，进针穿过前臂深筋膜，继续进针约 0.5cm，即出现异感，并放射至桡侧，注局麻药 5mL。

3. 桡神经阻滞　具体如下。

（1）解剖：桡神经来自臂神经丛后束，源于 $C_{5\sim8}$ 及 T_1 脊神经。桡神经在腋窝位于腋动脉后方，折向下外方，走入肱骨桡神经沟内。达肱骨外上髁上方，穿外侧肌间隔至肱骨前方，在肘关节前方分为深、浅支。深支属运动神经，从桡骨外侧穿旋后肌至前臂背面，在深浅伸肌之间降至腕部；浅支沿桡动脉外缘下行，转向背面，并降至手臂。

桡神经阻滞后出现：①前臂前侧皮肤、手背桡侧皮肤、拇指、示指及中指桡侧皮肤感觉减退（腕部阻滞时无前臂麻木）；②垂腕。

（2）肘部桡神经阻滞

1）标志：在肱骨内、外上髁作一连线，该横线上肱二头肌腱外侧处即为穿刺点。

2）操作：取 23G 穿刺针经穿刺点垂直刺入，刺向肱骨，寻找异感，必要时行扇形穿刺，以寻找异感，探及异感即可注入局麻药 5mL。

（3）腕部桡神经阻滞（图 5－24）：腕部桡神经并非一支，分支细而多，可在桡骨茎突前端作皮下浸润，并向掌面及背面分别注药，在腕部形成半环状浸润即可。

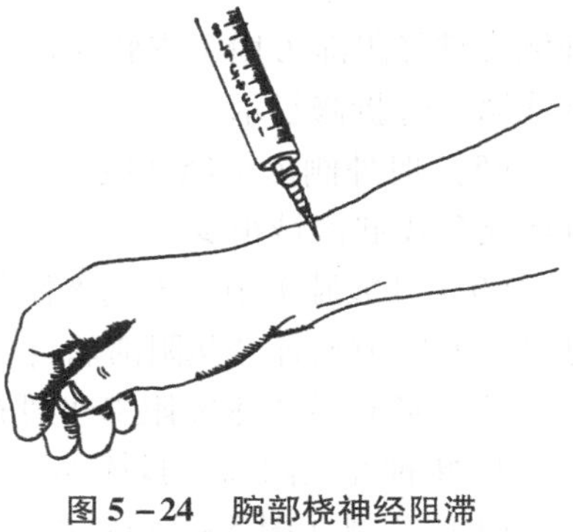

图 5－24　腕部桡神经阻滞

4. 肌皮神经阻滞　具体如下。

（1）解剖：肌皮神经来自臂神经丛外侧束，由 $C_{5\sim7}$ 神经纤维组成，先位于腋动脉外侧，至胸小肌外侧缘脱离腋鞘，穿过喙肱肌到肌外侧，在肱二头肌与肱肌之间降至肘关节上方，相当于肱骨外上髁水平穿出臂筋膜延续为前臂外侧皮神经，沿前臂外侧行至腕部。

（2）肘部肌皮神经阻滞：利用桡神经阻滞，在桡神经阻滞完毕后，将穿刺针稍向外拔出，刺向肱二头肌腱与肱桡肌之间，注入局麻药 10mL。

5. 指间神经阻滞　具体如下。

（1）解剖：手指由臂丛神经的终末支指间神经支配，可从手指根部阻滞指间神经。

（2）操作：在指间以 25G 穿刺针刺入手指根部，靠近骨膜缘边抽边注，缓慢注药 2～3mL。一般针由手指侧部穿入再逐步进入近手掌部，注药由近掌部到手背部，在穿刺时避免感觉异常，因感觉异常是神经受压表现。药液中禁止加用肾上腺素，以防止血管收缩导致缺血。

（3）应用指征：可用于手指手术或单个手指再造术，也可用于臂丛阻滞不全时的辅助阻滞。一般需 10～15 分钟阻滞完善。

（二）下肢神经阻滞

支配下肢的神经主要来自腰神经丛和骶神经丛。腰丛由 T_{12} 前支的一部分，$L_{1\sim3}$，前支和 L_4 前支的一部分组成。腰丛上端的三支神经是髂腹下神经（L_1）、髂腹股沟神经（L_1）和生殖股神经，这三支神经向前穿过腹肌，支配髋部和腹股沟区皮肤；腰神经丛下端的三支神经为股外侧皮神经（$L_{2\sim3}$）、股神经（$L_{2\sim4}$）和闭孔神经（$L_{2\sim4}$）。骶丛由腰骶干（L_4 的余下部分及 L_5 前支合成）及骶尾神经前支组成，重要分支有臀上神经（$L_4\sim S_1$）、臀下神经（$L_5\sim S_2$）、阴部神经（$S_{2\sim4}$）、坐骨神经（$L_4\sim S_3$）及股后皮神经。下肢神经支配为：大腿外侧为股外侧皮神经，前面为股神经，内侧为闭孔神经和生殖股神经，后侧为骶神经的小分支；除前内侧小部分由股神经延续的隐神经支配，小腿和足绝大部分由坐骨神经支配。

1. 下肢神经阻滞的适应证　全部下肢麻醉需同时阻滞腰神经丛和骶神经丛。因需注药量大且操作不方便，故临床应用不广。然而，当需要麻醉的部位比较局限或禁忌椎管内麻醉时，可以应用腰骶神经丛阻滞。另外，腰骶神经丛阻滞还可作为全身麻醉的辅助措施用于术后镇痛。

（1）虽然腰神经丛阻滞复合肋间神经阻滞可用于下腹部手术，但临床很少应用。髂腹下神经与髂腹股沟神经联合阻滞是简单而实用的麻醉方法，可用于髂腹下神经与髂腹股沟神经支配区域的手术（如疝修补术）。

（2）髋部手术需阻滞除髂腹下和髂腹股沟神经以外的全部腰神经，最简便的方法是阻滞腰神经丛（腰大肌间隙腰丛阻滞）。

（3）大腿手术需麻醉股外侧皮神经、股神经、闭孔神经及坐骨神经，可行腰大肌间隙腰丛阻滞联合坐骨神经阻滞。

（4）大腿前部手术可行股外侧皮神经和股神经联合或分别阻滞，亦可采用“三合一”法，单纯股外侧皮神经阻滞可用于皮肤移植皮区麻醉，单纯股神经阻滞适用于股骨干骨折术后止痛、股四头肌成形术或髌骨骨折修复术。

（5）股外侧皮神经和股神经联合阻滞再加坐骨神经阻滞，通常可防止止血带疼痛，这是因为闭孔神经支配皮肤区域很少。

（6）开放膝关节手术需要阻滞股外侧皮神经、股神经、闭孔神经和坐骨神经，最简便的方法是实施腰大肌间隙腰神经丛阻滞联合坐骨神经阻滞。采用股神经、坐骨神经联合阻滞也可满足手术要求。

（7）膝远端手术需阻滞坐骨神经和股神经的分支隐神经，踝部阻滞可适用于足部手术。

2. 腰神经丛阻滞　具体如下。

（1）解剖（图 5－25）：腰神经出椎间孔后位于腰大肌后内方的筋膜间隙中，腰大肌间隙前壁为腰大肌，后壁为第 1～5 腰椎横突、横突间肌与横突间韧带，外侧为起自腰椎横突上的腰大肌纤维及腰方肌，内侧是第1~5腰椎体、椎间盘外侧面及起自此面的腰大肌纤维。腰大肌间隙上界平第12肋，向下沿腰骶干至骨盆的骶前间隙。其中有腰动静脉、腰神经前支及由其组成的腰丛。将局麻药注入腰大肌间隙以阻滞腰丛，称为腰大肌间隙腰丛阻滞。

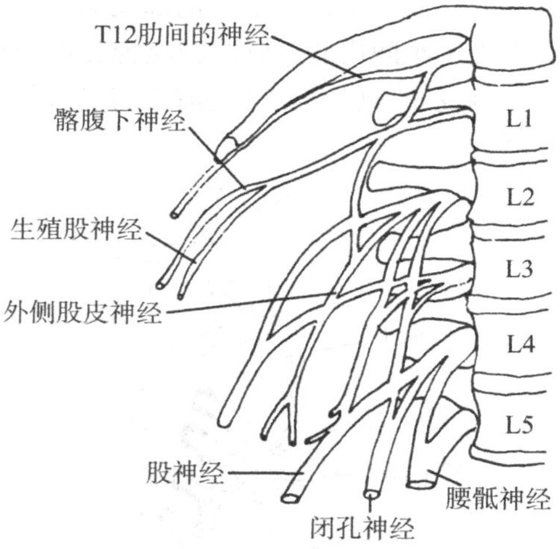

图5-25　腰神经丛结构

包裹腰丛的筋膜随脊神经下行，延伸至腹股沟韧带以下，构成股鞘。其内侧壁为腰筋膜，后外侧壁为髂筋膜，前壁为横筋膜。在腹股沟股鞘处注药以阻滞腰丛，称为腹股沟血管旁腰丛阻滞。可通过一次注药阻滞腰丛三个主要分支（股外侧皮神经、股神经及闭孔神经），故又称三合一阻滞（3 in 1 block），但闭孔神经常阻滞不完善。

（2）腰大肌间隙腰丛阻滞：（图5-26）。

1）定位：患者俯卧或侧卧，以髂嵴连线中点（相当于L_4的棘突），脊柱外侧4cm处为穿刺点。

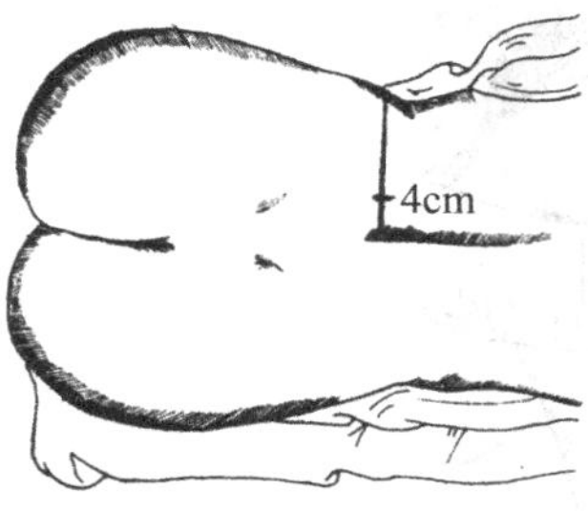

图5-26　腰大肌间隙腰丛阻滞的定位

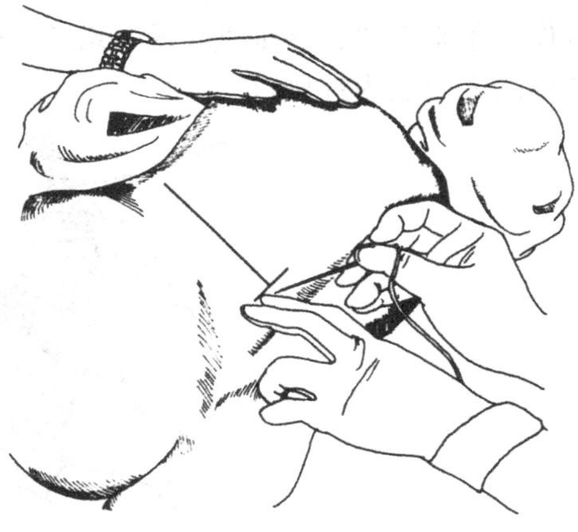

图5-27　腰大肌间隙腰丛阻滞的操作方法

2）操作（图5-27）：经皮垂直刺入，直达L_4横突，然后将针尖滑过L_4横突上缘，再前进约0.5cm后有明显落空感后，表明针已进入腰大肌间隙，或用神经刺激器引发股四头肌颤搐确认腰丛，注入局麻药35mL。

（3）腹股沟血管旁腰丛阻滞（三合一阻滞）

1）定位：仰卧在腹股沟韧带下方扪及股动脉搏动，用手指将其推向内侧，在其外缘作皮丘。

2）操作：由上述穿刺点与皮肤呈45°向头侧刺入，直至出现异感或引发股四头肌颤搐，表明已进入股鞘，抽吸无血可注入局麻药30mL，同时在穿刺点远端加压，促使局麻药向腰神经丛近侧扩散。

3. 骶神经丛阻滞　骶丛为腰骶干及$S_{1\sim3}$神经组成（图5-28），在骨盆内略呈三角形，尖朝向坐骨大孔，位于梨状肌之前，为盆筋膜所覆盖，支配下肢的主要分支为坐骨神经和股后皮神经。坐骨神经是体内最粗大的神经，自梨状肌下孔出骨盆后，行于臀大肌深面，经股骨大转子和坐骨结节之间下行到大腿后方，在腘窝处浅行，在该处分为胫神经和腓总神经。胫神经沿小腿后部下行，穿过内踝后分为胫前、胫后神经，支配足底及足内侧皮肤。腓总神经绕过腓骨小头后分为腓浅、深神经，腓浅神经为感觉神经，行走于腓肠肌外侧，在外踝处分为终末支，支配足前部皮肤；腓深神经主要是足背屈运动神经，行走于踝部上缘，同时也分出感觉支支配趾间皮肤；腓肠神经为胫神经和腓总神经发出的分支形成的感觉神经，在外踝之下通过，支配足外侧皮肤。股后皮神经前段与坐骨神经伴行，支配大腿后部的皮肤，坐骨神经阻滞麻醉同时也阻滞该神经。

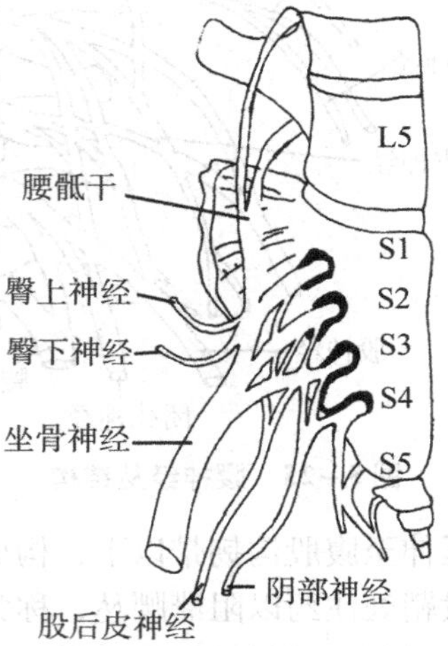

图 5-28　骶神经丛结构

4. 坐骨神经阻滞　具体如下。

（1）传统后侧入路

1）定位：置患者于 Sims 位（侧卧，阻滞侧在上，屈膝屈髋）。由股骨大转子与髂后上棘作一连线，连线中点作一条垂直线，该垂直线向尾端 4～5cm 处即为进针点（图5-29）；或该垂直线与股骨大转子和骶裂孔连线的交点为穿刺点。

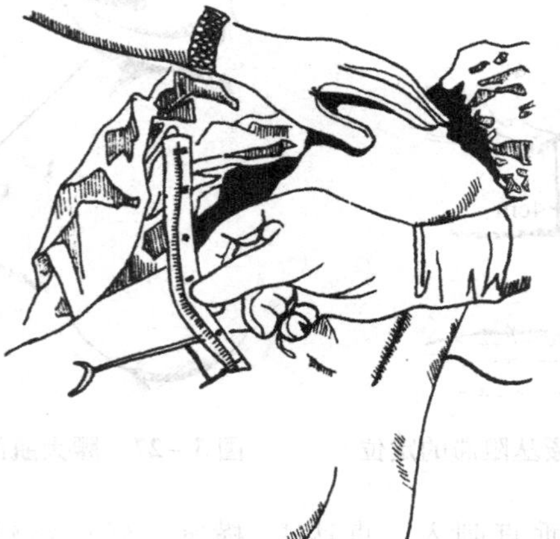

图 5-29　后路坐骨神经阻滞的穿刺点定位

2）操作（图 5-30）：10cm 22G 穿刺针由上述穿刺点垂直刺入至出现异感，若无异感而触及骨质（髂骨后壁），针可略偏向内侧再穿刺，直至滑过骨面而抵达坐骨切迹。出现异感后退针数毫米，注入局麻药 20mL，或以神经刺激仪引起坐骨神经支配区肌肉的运动反应（腘肌或腓肠肌收缩，足屈或趾屈）作为指示。

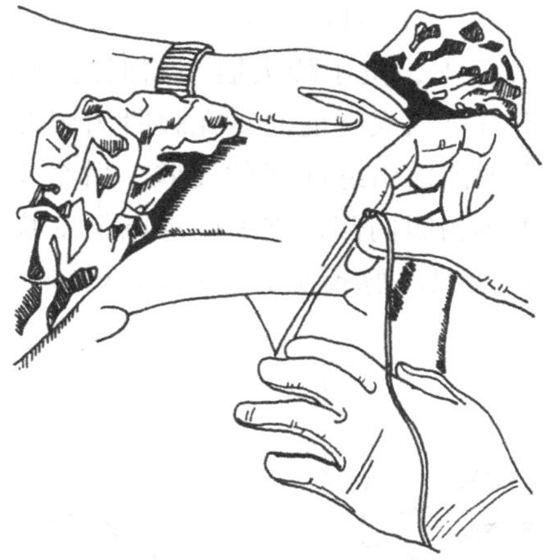

图 5-30 后路坐骨神经阻滞的操作方法

（2）膀胱截石位入路

1）定位：仰卧，由助手协助患者，使髋关节屈曲 90°并略内收，膝关节屈曲 90°，股骨大转子与坐骨结节连线中点即为穿刺点。

2）操作：由上述穿刺点刺入，穿刺针与床平行，针向头侧而略偏内，直至出现异感或刺激仪引起运动反应后，即可注药 20mL。注药时压迫神经远端以促使药液向头侧扩散。

（3）前路

1）定位：仰卧，将同侧髂前上棘与耻骨结节作一连线（称为上线），并将其三等分，然后由股骨大转子作一平行线（称为下线）。由上线中内 1/3 交界处作一垂直线，该垂直线与下线交点处即为穿刺点。

2）操作：由上述穿刺点垂直刺入直至触及股骨，调整方向略向内侧以越过股骨，继续刺入 2～3cm 出现异感或用神经刺激仪定位。

3）该入路适用于不能侧卧及屈髋患者，但因穿刺部位较深，穿刺成功率低于以上两种入路。

（4）腘窝坐骨神经阻滞（图 5-31，图 5-32）：患者俯卧，膝关节屈曲，暴露腘窝边缘，其下界为腘窝皱褶，外界为股二头肌长头，内侧为重叠的半膜肌腱和半腱肌腱。在腘窝皱褶上 7cm 处做一水平线连接股二头肌肌腱及半腱肌肌腱，此连线中点即为穿刺点，穿刺针与皮肤呈 45°～60°角度刺入，以刺激仪定位，一旦确定即可注入局麻药 30～40mL。

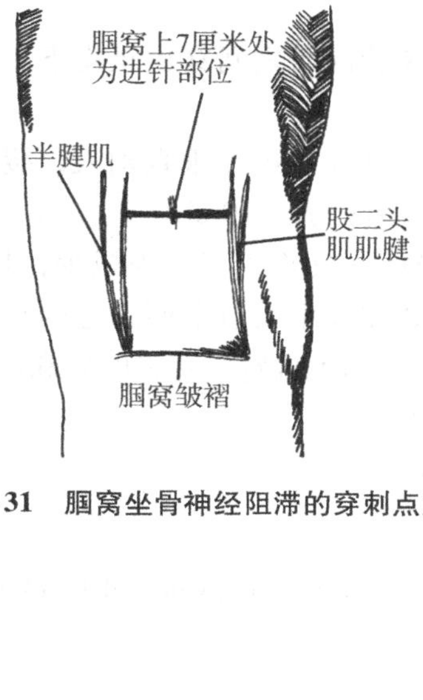

图 5-31 腘窝坐骨神经阻滞的穿刺点定位

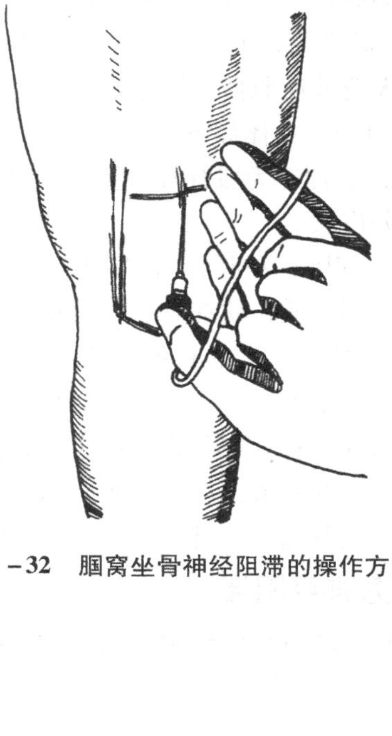

图 5-32 腘窝坐骨神经阻滞的操作方法

5. 股神经阻滞（图5－33，图5－34） 具体如下。

（1）解剖：股神经是腰丛的最大分支，位于腰大肌与髂肌之间下行到髂筋膜后面，在髂腰肌前面和股动脉外侧，经过腹股沟韧带的下方进入大腿前面，在腹股沟韧带附近，股神经分成若干束，在股三角区又合为前组和后组，前组支配大腿前面沿缝匠肌的皮肤，后组支配股四头肌、膝关节及内侧韧带，并分出隐神经伴随着大隐静脉下行于腓肠肌内侧，支配内踝以下皮肤。

（2）定位：在腹股沟韧带下面扪及股动脉搏动，于股动脉外侧1cm，相当于耻骨联合顶点水平处作标记为穿刺点。

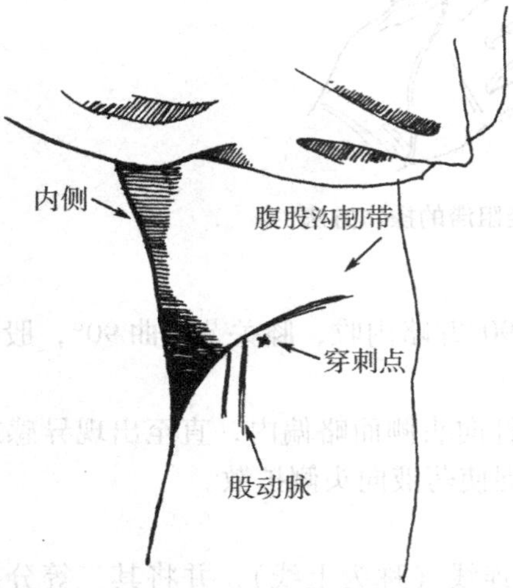

图5－33 股神经阻滞的穿刺点定位

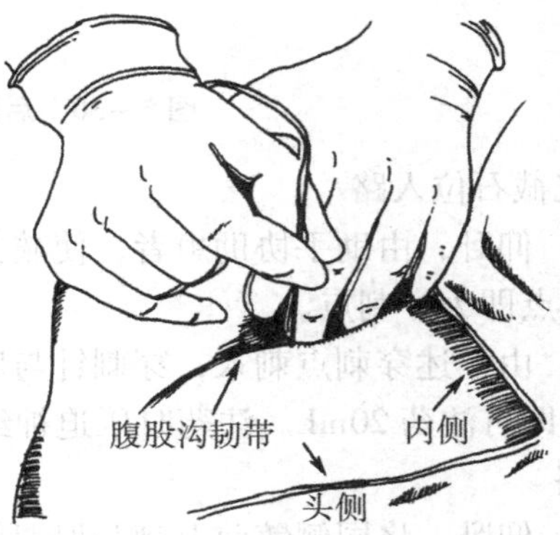

图5－34 股神经阻滞的操作方法

（3）操作：由上述穿刺点垂直刺入，缓慢前进，针尖越过深筋膜触及筋膜下神经时有异感出现，若无异感，可与股股沟韧带平行方向，向深部作扇形穿刺至探及异感，即可注药5～7mL。

6. 闭孔神经阻滞 具体如下。

（1）解剖：闭孔神经起源于L_{2-4}脊神经前支，于腰大肌后下方下行经闭孔出骨盆而到达大腿，支配大腿外展肌群、髋关节、膝关节及大腿内侧的部分皮肤。

（2）定位：以耻骨结节下1.5cm和外侧1.5cm处为穿刺点。

（3）操作：由上述穿刺点垂直刺入，缓慢进针至触及骨质，为耻骨下支，轻微调节穿刺针方向使针尖向外向脚侧进针，滑过耻骨下支边缘而进入闭孔或其附近，继续进针2～3cm即到目标。回抽无血后可注入10mL局麻药，退针少许注局麻药10mL，以在闭孔神经经过通道上形成局麻药屏障。若用神经刺激仪引发大腿外展肌群颤搐来定位，可仅用10mL局麻药。

7. 隐神经阻滞 具体如下。

（1）解剖：隐神经为股神经分支，在膝关节平面经股薄肌和缝匠肌之间穿出至皮下，支配小腿内侧及内踝大部分皮肤。

（2）操作：仰卧，在胫骨内踝内侧面，膝盖上缘作皮丘，穿刺针由皮丘垂直刺入，缓慢进针直至出现异感。若遇到骨质，便在骨面上行扇形穿刺以寻找异感，然后注药5～10mL。

8. 踝关节处阻滞 单纯足部手术，在踝关节处阻滞，麻醉意外及并发症大为减少，具体方法为：①先在内踝后1横指处进针，作扇形封闭，以阻滞胫后神经；②在胫距关节平面附近的踇伸肌内侧进针，以阻滞胫前神经；③在腓骨末端进针，便能阻滞腓肠神经；④用不含肾上腺素的局麻药注射于两踝关节之间的皮下，并扇形浸润至骨膜，以阻滞许多细小的感觉神经。

9. 足部趾神经阻滞 与上肢指间神经阻滞相似，用药也类同。

（三）椎旁神经阻滞

在胸或腰脊神经从椎间孔穿出处进行阻滞，称为椎旁脊神经根阻滞（paravetebral block）。可在俯卧位或侧卧位下施行，但腰部椎旁阻滞取半卧位更便于操作。

1. 解剖 胸椎棘突由上至下逐渐变长，并呈叠瓦状排列，胸脊神经出椎间孔后进入由椎体、横突及覆盖其上的胸膜在肋间围成的小三角形内，胸椎旁阻滞时注药入此三角内，穿刺方向偏内可避免损伤胸膜。胸部棘突较长，常与下一椎体横突位于同一水平。腰椎棘突与同一椎体横突位于同一水平。

2. 胸部椎旁阻滞 具体如下。

（1）定位（图 5－35）：标记出需阻滞神经根上一椎体棘突，在此棘突上缘旁开 3cm 处作皮丘。

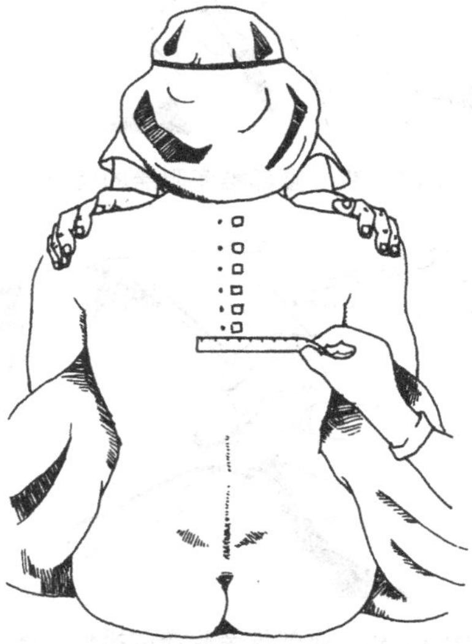

图 5－35 胸部椎旁阻滞的定位

（2）操作（图 5－36）：以 10cm 22G 穿刺针经皮丘垂直刺向肋骨或横突，待针尖遇骨质感后，将针干向头侧倾斜 45°，即向内向下推进。可以将带空气的注射器接于针尾，若有阻力消失感则表明已突破韧带进入椎旁间隙，回抽无血、液体及气体即可注入局麻药5～8mL。

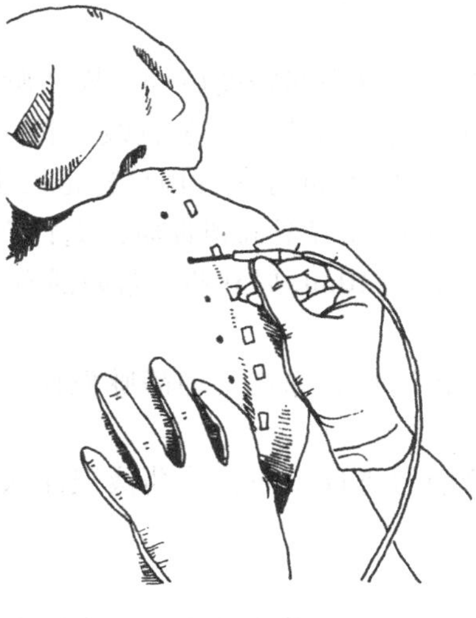

图 5－36 胸部椎旁阻滞的操作方法

3. 腰部椎旁阻滞 具体如下。

（1）定位（图 5－37）：标记出需阻滞神经根棘突，平棘突上缘旁开 3～4cm 处作皮丘。

（2）操作（图 5－38）：取 10cm 22G 穿刺针由皮丘刺入，偏向头侧 10°～30°，进针2. 5～3. 5cm 可触及横突，此时退至皮下，穿刺针稍向尾侧刺入（较前方向更垂直于皮肤），进针深度较触横突深度深 1～2cm 即达椎旁间隙，抽吸无血或液体即可注入局麻药 5～10mL。

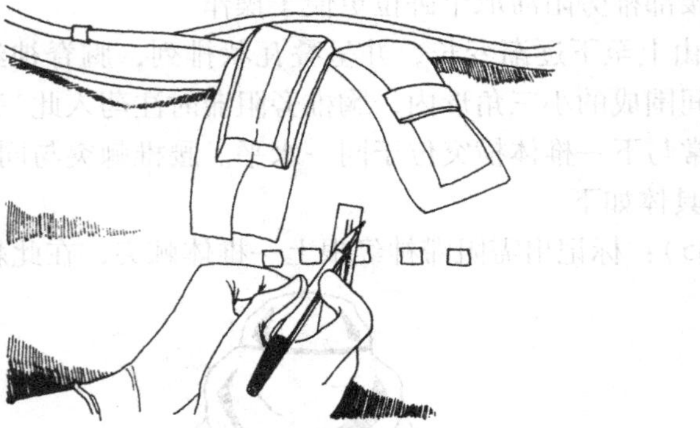

图 5－37　腰部椎旁阻滞的定位

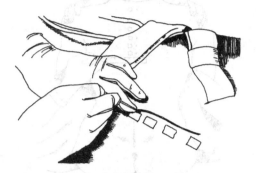

图 5－38　腰部椎旁阻滞的操作方法

（四）交感神经阻滞

1. 星状神经节阻滞　具体如下。

（1）解剖：星状神经节由颈交感神经节及 T_1 交感神经节融合而成，位于第 7 颈椎横突与第 1 肋骨颈部之间，常在第 7 颈椎体的前外侧面。靠近星状神经节的结构尚有颈动脉鞘、椎动脉、椎体、锁骨下动脉、喉返神经、脊神经及胸膜顶。

（2）操作：患者仰卧，肩下垫小枕，取头部轻度后仰。摸清胸锁乳突肌内侧缘及环状软骨，环状软骨外侧可触及第 6 颈椎横突前结节，过此结节作一条直线平行于前正中线，线下 1.5 ~2cm 作一标记，该标记即为第 7 颈椎横突结节。取 22G 5cm 穿刺针由该标记处垂直刺入，同时另一手指将胸锁乳突肌及颈血管鞘推向外侧，进针约 2.5 ~4.0cm 直至触到骨质，退针 2mm，回抽无血后注入 2mL 局麻药，观察有无神志改变，若无改变即可注入 5 ~10mL 局麻药。若阻滞有效，在 10 分钟内会出现 Horner 综合征，上臂血管扩张，偶有鼻塞。

（3）适应证：可用于各种头痛、雷诺病、冻伤、动静脉血栓形成、面神经麻痹、带状疱疹、突发性听觉障碍、视网膜动脉栓塞症等。

（4）并发症：①药物误注入血管引起毒性反应；②药液误注入蛛网膜下隙；③气胸；④膈神经阻滞；⑤喉返神经麻痹；⑥血肿。

2. 腰交感神经阻滞　具体如下。

（1）解剖：交感神经链及交感神经节位于脊神经之前，椎体前外侧。腰交感神经节中第 2 交感神经节较为固定，位于第 2 腰椎水平，只要在 L_2 水平注入少量局麻药即可阻滞支配下肢的所有交感神经节。

（2）直入法

1）定位：俯卧，腹部垫枕，使腰部稍隆起，扪清 L_2 棘突上、下缘，由其中点作一水平线，中点旁开 5cm 即为穿刺点，一般位于第 2、3 腰椎横突。

2）操作：取 10 ~15cm 22G 穿刺针由上述穿刺点刺入，与皮肤呈 45°，直到触及横突，记录进针深度。然后退针至皮下，调整方向，使针更垂直于皮肤刺入，方向稍偏内，直至触及椎体，此时调整方向，使针稍向外刺入直到出现滑过椎体并向前方深入的感觉，即可停针，回抽无血和液体，注入试验剂量后 3 分钟，足部皮温升高 3℃左右，然后注入 5～10mL 局麻药。

（3）侧入法：为减少以上操作方法对 L_2 脊神经根的损伤可采取侧入法。取 15cm 22G 穿刺针由 L_2 棘突中点旁开 10cm 朝向椎体刺入，触及骨质后，调整方向，稍向外刺入，直到出现滑过椎体而向前方深入的感觉，即可停针。用药方法同上。

（4）适应证：可用于治疗下肢、盆腔或下腹部恶性肿瘤引起的疼痛。

（5）并发症与椎旁阻滞相同。

3. 腹腔神经节阻滞　具体如下。

（1）解剖：自 $T_{5\sim12}$ 的交感神经节发出的节前纤维沿自身椎体外侧下行，分组组成内脏大神经、内脏小神经，各自下行至第 12 胸椎水平，穿膈脚入腹腔形成腹腔神经节。

（2）定位：摸清第 1 腰椎及第 12 胸椎棘突并作标记，摸清第 12 肋，在其下缘距正中线 7cm 处为穿刺点。

（3）操作：取 22G 15cm 穿刺针自上述穿刺点刺入，针尖朝向第 12 胸椎下方标记点，即穿刺点与标记点连线方向，与皮肤呈 45°，缓慢进针，遇到骨质感后，记下进针深度，退针至皮下，改变针与皮肤角度，由 45°增大到 60°，再次缓慢进针，若已达前次穿刺深度，继续进针 1.5～2.0cm，滑过第 1 腰椎椎体到达椎体前方，回抽无血液，即可注入试验剂量，若无腰麻症状出现即注入 20～25mL 局麻药。由于穿刺较深，最好在 X 线透视下进行。阻滞完成后，容易出现血压下降，应作血压监测，并及时处理。

（4）适应证：可用于鉴别上腹部疼痛来源，缓解上腹部癌症引起的疼痛。

（张春霞）

第七节　神经刺激仪在神经阻滞中的应用

一、神经刺激仪的性能和原理

神经刺激仪（peripheral nerve stimulator，PNS）的出现使神经阻滞麻醉的临床应用范围进一步扩展。成功的 PNS 临床实践需要基于渊博的解剖学知识；其次，正确了解神经电刺激的原理并对其合理应用。采用神经刺激器定位技术已日渐普及，其原理是电刺激肢体的感觉运动混合神经，引发肢体相应肌群的运动反应，据此定位特定的外周神经。虽然神经刺激器主要用于定位运动神经，但其也能用于定位感觉神经，在这种情况下，需将刺激时间调节至 200～400ms。

应用神经刺激器并不要求穿刺针一定要与神经直接接触或穿透动脉来进行特定神经的定位。从理论上讲，应用神经刺激器可减少创伤性神经损伤、出血和局部麻醉药中毒的可能性。另外，应用神经刺激器能增加周围神经阻滞的特异性。刺激神经所诱发的反应可产生特定的肌肉运动，因此各神经能够被定位和阻滞，从而增加了神经阻滞的可靠性。目前人们已逐渐认识到，在周围神经阻滞时应用神经刺激器要比异感法更有价值。目前已有专门为周围神经阻滞而设计的神经刺激器，并配备有数字显示器。在刺激频率为 1～2Hz 时，可输出范围很宽的刺激电流（0～5mA），并能在低电流范围内进行精确的调控。神经刺激器并不像一般所认为的那样需要两个人来进行操作（其中一个人手持绝缘穿刺针来定位神经，另一位助手控制神经刺激器，并在确定被阻滞的神经后注入局部麻醉药），其实一位训练有素的操作者就足够了。为定位神经，在神经阻滞穿刺初期应将神经刺激器的刺激电流设定在 1～2mA，在诱发出所需的肌肉运动反应后，首先需要通过改变穿刺针的方向使运动反应的强度达到最大程度。随后逐步将神经刺激器的刺激电流降低至尽可能低的强度（≤0.6mA）。

神经刺激器定位外周神经的优点包括：①定位精确；②神经损伤小；③使神经阻滞麻醉的应用范围进一步扩展（腰丛，股神经，坐骨神经，肌间沟术后镇痛）；④提高阻滞成功率；⑤适合于麻醉初学者；⑥可在镇静或基础麻醉下进行阻滞，效果可靠（特别小儿、聋哑儿等）；⑦可行多点神经定位，提高麻醉效果；⑧可用于教学示教。

二、神经刺激仪在局部麻醉中的应用

神经刺激仪在局部麻醉中的作用主要是用于对神经干或神经丛定位，以弥补穿刺经验的不足，提高穿刺成功率。它的基本原理是将电刺激器产生的脉冲电流传送至穿刺针，当穿刺针接近神经干或神经丛时，就会引起神经纤维去极化。其中运动神经去极化表现为所支配肌肉收缩，根据肌肉收缩的强度和刺激电流强度的大小就可以判断穿刺针和神经干、丛的相对位置，从而在穿刺时无须寻找异感。

实际操作时按常规神经阻滞摆放体位、定位、消毒铺巾，进针后接刺激器。开始以2mA电流以确定是否接近神经。2mA电流可使距离1cm的运动神经去极化。然后调节穿刺针方向、深度及刺激器电流，直至以最小电流（0.5～1mA）产生最大肌颤搐反应，说明穿刺针已接近神经，此时停针，回吸无血和液体后注入局麻药。

迅速成功定位神经主要取决于：能否保持穿刺针的位置稳定（即便是有经验的操作者也不容易做到）；首次操作能否将穿刺针定位于合适的深度，并找到其正确的方位。在很多情况下，此操作过程属试验性的，常会有错误发生。随着穿刺针和神经之间位置的改变，需要增加或降低刺激电流的强度。关键要记住的是，每次仅能改变其中一项参数，如穿刺的深度、穿刺针的角度或刺激电流的强度。一旦穿刺针位置正确，即可考虑注入局部麻醉药。此时，操作者应通过回抽试验来确定穿刺针是否在血管内。若回抽无血，注入局部麻醉药1～2mL，此时肌肉颤动反应停止。注射局部麻醉药的操作通常是无痛的。若患者感觉到疼痛，则应停止在此点注入药物，因为将药物注入神经内可造成神经损伤。完成神经阻滞所需的时间不仅与操作者的经验有关，而且还与患者的自身情况（如病态性肥胖，运动受限）以及神经位置与解剖学标志之间关系的个体差异等有关。

在应用神经刺激器技术进行神经阻滞时，大多数情况下适合应用B型斜面绝缘穿刺针。负极与B型斜面绝缘穿刺针相连接（N－N：负极－穿刺针）；正极与患者相连接，并作为地线（P－P，正极－患者）。目前已有多种不同大小的穿刺针，需要根据神经的位置（深度）来选择所需穿刺针的型号。目前仅有为数不多的几个厂商生产采用神经刺激器进行神经阻滞所需的B型斜面绝缘穿刺针。在单次神经阻滞中运用神经刺激器时，最常使用B型斜面Stimuplex绝缘穿刺针，长度分别为2.5cm、5cm、10cm和15cm。此外，采用连续注入法时，可应用Contiplex Stimuplex套管进行腋部、肌间沟、锁骨上、锁骨下、腕部、股部、腰丛和坐骨神经的定位。Contirtex绝缘套管带有长度为5cm、8.9cm和15cm的穿刺针。为了满意控制穿刺针的方向以使其刺向正确的位置，认真选择穿刺针的型号非常重要。如果选择的穿刺针比实际要求的长，就会增加控制穿刺针方向的难度。

神经刺激器除可用于一般患者的神经干或神经丛定位外，更适用于那些不能合作及反应迟钝的患者，也能弥补初学神经干或神经丛阻滞的麻醉医师之经验欠缺。但也不能对它过分依赖，操作者仍须掌握局部解剖及操作技巧，以确定穿刺部位及穿刺方向，只有在穿刺针接近神经时神经刺激仪才能帮助定位。下面介绍几种常用的神经刺激仪引导下的神经阻滞方法。

（一）神经刺激仪引导下肌间沟臂丛阻滞（图5－16，图5－17）

连接在神经刺激仪上的穿刺针应该在锁骨上约1cm处，两触诊手指间，垂直于皮肤进针。神经刺激仪的初始刺激强度应设定在0.8mA（2Hz，100～300μs）。穿刺针缓慢刺入，直到臂丛受到刺激（多数刺入深度为1～2cm）。以下肌肉的颤搐均表明刺激成功：胸肌、三角肌、肱三头肌、肱二头肌、手和前壁的任何颤搐。一旦臂丛的颤搐被引出的电流强度调低到0.2～0.4mA，可缓慢注入20～35mL局麻药，注药过程中间断回抽，以防误入血管。

注意事项：

（1）关于神经刺激和异感在臂丛的定位上哪个更好、更安全、更精确的争论已经持续多年。事实上，由于臂丛在肌间沟处比较表浅，二者均未显示何者更有优势。

（2）以更大的电流（>1mA）刺激臂丛会给患者带来更大的反应及不适。另外，某些无法预料的强烈反应会导致刺激针移动。

(3) 关于臂丛神经刺激的最佳运动反应仍然存在争论。在我们的临床操作中发现，只要在同样的电流强度（0.2～0.4mA）下观察到刺激反应，前述各种颤搐在判断成功率上没有显著差异。

(4) 当在0.2mA的电流强度下观察到刺激反应，就可以注入局麻药。但快速、大量注入局麻药可能导致药物进入硬膜外腔，甚至扩散进入蛛网膜下隙（全脊麻）。

(5) 进行臂丛神经刺激时，要注意避免引起膈肌和斜方肌的颤搐。对这些颤搐的误判是导致阻滞失败的最常见原因。

(二) 神经刺激仪引导下锁骨下臂丛阻滞（图5－20，图5－21）

神经刺激仪的初始刺激强度设定为1.5mA。当穿刺针穿过皮下组织时，会观察到典型的胸肌局部颤搐。一旦这些颤搐消失，进针就要减慢直到观察到臂丛受刺激后产生的颤搐。在0.2～0.3mA的刺激下观察到手部的颤搐（最好是正中神经受刺激后的颤搐）。

注意事项：

(1) 肱二头肌或三角肌的颤搐不可取，因为腋神经分出的肌皮神经会在喙突处离开臂丛神经鞘。

(2) 手的稳定和精准在这种阻滞中非常重要，因为在这个部位的臂丛神经鞘很薄，轻微的移动就可能导致局麻药注入鞘外，从而导致阻滞起效慢且效果差。

(3) 胸肌的颤搐表明针刺入过浅。一旦胸肌的收缩消失，就要缓慢进针，直至观察到臂丛受刺激引起的颤搐。这时进针的深度常常为5～8cm。

(4) 在胸肌颤搐发生后，刺激强度应减低至1.0mA以下，以减轻患者的不适。穿刺针要缓慢刺入或退出直到在0.2～0.3mA刺激下观察到手部颤搐。

(5) 当电流强度在0.3mA以上，观察到颤搐后即注入局麻药会降低这种阻滞的成功率。

(6) 当出现正中神经受刺激的反应后，只要手部颤搐被清楚引出，常常可同时观察到桡神经和尺神经受刺激的反应。

(三) 神经刺激仪引导下腋路臂丛阻滞（图5－18）

1. 体表标志　臂丛在腋窝的体表标志包括：腋动脉搏动、喙肱肌和胸大肌。

2. 操作　连接在神经刺激仪上的穿刺针在触诊手指的前方以45°向头侧刺入。神经刺激仪强度设定为1mA。穿刺针缓慢进入，直至观察到臂丛受激的反应或出现异感。在大多数患者，刺入深度为1～2cm。一旦出现反应，可缓慢注入35～40mL局麻药并间断回抽，以防误入血管。

注意事项：

(1) 臂丛的大概位置可以通过经皮神经刺激来确定。神经刺激仪电流设定为4～5mA，神经探头固定在触诊手指前方的皮肤上，直至引出臂丛受刺激后产生的颤搐。

(2) 我们使用神经刺激仪寻找单一的神经反应（即0.2～0.4mA刺激下的手部颤搐）。一旦观察到相应的颤搐就可以注入全量的局麻药。

(3) 尽管多处刺激技术（即刺激寻找并阻滞臂丛每一个主要神经）可以提高成功率，但同时也增加了阻滞的时间和复杂性。

(4) 当腋动脉在出现神经受刺激反应之前就被误入，此时不要继续寻找神经受刺激反应，而是直接刺穿血管并在动脉后方注入总量2/3的局麻药，并在动脉前方注入总量1/3的局麻药。

(四) 神经刺激仪引导下股神经阻滞（图5－33，图5－34）

麻醉医师站在患者一侧，触及股动脉搏动。穿刺针沿股动脉外缘刺入。神经刺激仪设定为1.0mA（2Hz，100～300μs）。如果穿刺位置正确，在穿刺针刺入的过程中不应引起任何局部颤动，首先出现的反应常常就是股神经本身。股神经支配数个肌群。0.2～0.5mA刺激下观察到或触及股四头肌颤搐是最可靠的定位反应。

注意事项：

(1) 股神经受刺激后最常见的反应是缝匠肌的收缩。表现为髌骨没有活动的情况下大腿上出现条状的收缩带。

（2）必须注意缝匠肌的颤动并不是可靠的定位征象，因为支配缝匠肌的分支可能已经位于股神经鞘外。

（3）当观察到缝匠肌颤动时，穿刺针只需要向外侧稍移动并继续进针数厘米即可。

（五）神经刺激仪引导下腰神经丛阻滞（图5－26，图5－27）

触诊手指固定好定位点的皮肤肌肉，并向下轻压以减少皮肤和神经的间距。在整个阻滞过程中，触诊手指不能移动，以便在必要的情况下精确地改变穿刺针的深度和方向。穿刺针以垂直皮肤的方向刺入。神经刺激仪设定为1.5mA。穿刺针刺入约数厘米时，首先会观察到脊柱旁局部肌肉的颤动。穿刺针继续刺入，直至观察到股四头肌的颤动（通常刺入深度为6～8cm）。观察到这些颤动后，刺激电流需减小至0.3～0.5mA。此时如仍有明显股四头肌颤搐，缓慢注入约25～35mL局麻药，并间断回抽，以防误入血管。

注意事项：

（1）在0.3～0.5mA的刺激下观察到或触及股四头肌的颤动。

（2）由于神经根位于腰肌筋膜表面，因此成功的腰丛阻滞取决于局麻药在筋膜表面的扩散。由此，神经刺激的目的就是通过刺激某一个神经根来确定筋膜平面。

（3）腰丛阻滞时不应使用0.3mA以下的电流刺激。由于腰丛神经根表面包裹有比较厚的硬脊膜，因此在较低的电流下进行神经刺激会导致穿刺针误入硬脊膜。此时注入局麻药会使药物沿硬脊膜进入硬膜外甚至蛛网膜下隙，导致硬膜外麻醉或全脊麻。

（六）神经刺激仪引导下后路坐骨神经阻滞（图5－29，图5－30）

触诊手指必须稳定地固定在臀肌上并向下轻压以减少皮肤和神经间的距离。同时，食中两指间的皮肤应展平以保证阻滞过程中的精确性。由于臀部皮肤和软组织有很大的活动性，即使手指很小的移动都会造成穿刺针位置的变化，因此在整个阻滞过程中，该手都要固定不动。穿刺针以垂直于皮肤的方向刺入。神经刺激仪设定为1.5mA（2Hz，100～300μs），注意观察臀肌的颤动及坐骨神经受刺激的表现。随着穿刺针刺入，首先观察到臀肌的颤动。这表明针的位置仍然比较表浅。一旦臀肌颤动消失，就会观察到坐骨神经对刺激的敏锐表现（股后部肌群、腓肠肌、脚或足趾的颤动）。当观察到坐骨神经受刺激的初始表现后，可逐渐降低刺激电流，直至在0.2～0.5mA刺激下仍可观察到或触及颤动。此时刺入深度常常为5～8cm。回抽没有血液，可缓慢注入15～20mL局麻药。注射过程中有任何阻力都需将针拔出1mm，重新注射。如果存在持续的阻力，需将针完全拔出并冲洗，以免再次穿刺时针管堵塞。

注意事项：在0.2～0.5mA刺激下观察到或触及股后部肌群、腓肠肌、脚或足趾的颤动。

（七）神经刺激仪引导下前路坐骨神经阻滞（图5－39）

连结同侧髂前上棘与耻骨结节，过股动脉与该连线交点处作该连线垂线，该垂线远端3～4cm即为穿刺点。一只手固定住穿刺点皮肤并向下按压，以减少皮肤和神经间的距离。穿刺针垂直于皮肤刺入：神经刺激仪设定为1.5mA。当刺入约10～12cm深时，会出现典型的脚或足趾的颤动。回抽无血液，可缓慢注入20mL局麻药。出现任何注药阻力都必须立即停止注射，稍退后再重试。如出现持续的阻力则需拔出穿刺针，冲洗后再次穿刺。

注意事项：

（1）由于穿刺针要穿过肌肉，因此偶尔会被肌纤维堵塞。然而，当注射时出现阻力，不应总认为针被堵塞。正确的做法应该是退出穿刺针，冲洗后重新穿刺。

（2）在0.2～0.5mA刺激下观察到或触及腓肠肌、脚或足趾颤动。

（3）穿刺针刺入时股四头肌常常会出现局部颤动，此时穿刺针应该继续刺入。

（4）尽管穿刺针继续刺入时会担心损伤股神经，但这种忧虑只是理论上的。在这个穿刺水平上，股神经已经分成了细小、可移动的分支，不太可能被缓慢刺入的针尖斜面穿透。

（5）将足跟放置在床面上可能会影响脚的颤动，即使坐骨神经已经受到刺激仍无法表现出来。这一点可以通过将踝关节放在搁脚凳上或由助手不断按摩腓肠肌或跟腱来预防。

（6）由于支配股后部肌肉的分支会在穿刺水平上离开坐骨神经主干，因此股后部肌肉的颤动不能作为坐骨神经定位的可靠征象。

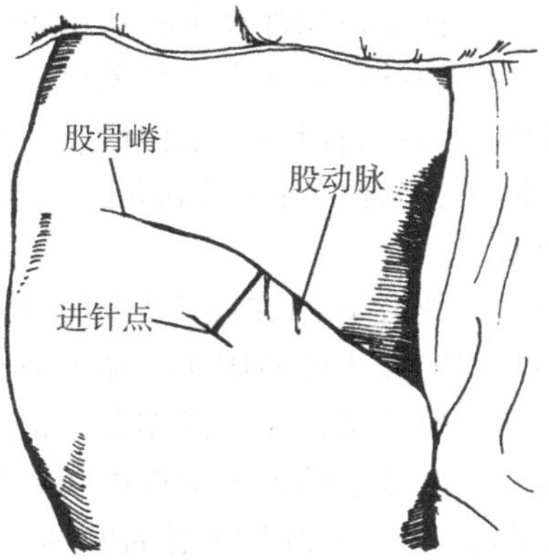

图5－39 前路坐骨神经阻滞的穿刺点定位

（张春霞）

第八节 超声引导在神经阻滞中的应用

一、超声引导下神经阻滞的原理及特点

成功的神经阻滞麻醉的关键是确保神经结构周围局麻药的最佳扩散。盲探的方法依赖于刺激神经对产生的不精确的感觉异常或运动反应。麻醉医师一直希望能够精确定位针尖与神经的关系，并直接观察局麻药的扩散。直至超声引导技术应用于神经阻滞麻醉，这一“眼见为实”的愿望才得以实现。超声可以帮助麻醉医师在穿刺前评估各种复杂的神经解剖，直接将神经刺激针引入目的神经附近，把刺激针、神经和注射过程可视化。神经刺激针重新定位也很容易，确保注射入的药物围绕神经周围扩散，从而产生迅速而成功的阻滞。已有研究证实，超声引导可以提供精确的神经和局麻药定位，提高神经阻滞的成功率（从80%提高至95%），并可以减少局麻药用量，加快外周神经阻滞的起效时间。

二、超声引导下神经阻滞技术简介

超声引导下的神经阻滞需要准备超声仪、超声探头、超声耦合剂、神经刺激针、神经阻滞使用的无菌巾和注射器等。如结合神经刺激仪行神经阻滞还需准备相应仪器。我们还需要了解相关术语：高回声，指较白或较亮区域；低回声，指较灰或较暗区域；无回声，指黑色区域。

高频超声探头（≥12MHz）的穿透力低，适合≤3cm的浅表阻滞，可以清晰地分辨神经和周围组织。较深的阻滞要求使用频率更低的探头，以便获得更好的组织穿透力。

超声引导穿刺有两种方法：平面内或平面外技术。血管、肌腱、神经及穿刺针等结构均能够在短轴或长轴切面显示。

当长轴切面观察穿刺时整个穿刺针均可见，即所谓的平面内技术。这项技术可以使整个针及针尖均可见，帮助操作者更准确更实时的判断。此时神经显示为多重不连续的高回声带，其特征为低回声被高回声线性分割。对于单次注射神经阻滞，我们选择平面内技术。进针前要显示穿刺针，由于超声束很薄，穿刺针细微的运动就可以使针消失于超声图像之外，因此采用平面内技术最大的困难是保持穿刺针位于超声的声束范围内。

当于短轴切面穿刺时，只可见神经、组织及穿刺针的横切面，即所谓的平面外技术。18～22号穿刺针在横切面上显示为一小点，实际上肉眼很难见到。另外，穿刺针一次性通过超声束，因此在可视的情况下，依靠进针角度方能到达目标神经。平面外技术常用于连续导管神经阻滞。采用平面外技术时，注射少量生理盐水、局麻药可帮助确定穿刺针针尖的行进位置。

神经周围各种组织和穿刺针超声图像特征：①神经：短轴切面低回声，呈黑色，纵轴高回声，呈白色条带；不同的神经回声特性不同，臂丛神经根和神经干在斜角肌间沟和锁骨上区多呈现低回声，而臂丛外周分支和坐骨神经多呈现高回声；②静脉：无回声，呈黑色，探头轻压呈压缩性改变；③动脉：无回声，呈黑色，但可搏动；④筋膜或纤维隔：高回声，呈白色；⑤肌肉：短轴切面低回声，呈黑色，纵轴高回声，呈白色条带；⑥肌腱：高回声，呈白色；⑦局麻药，无回声，呈黑色；⑧穿刺针高回声，呈白色，穿刺过程中可见穿刺针动态改变。

实际操作时，超声仪放在患者对侧，操作者站在患者被阻滞的肢体同侧。操作者用非优势手持探头，用优势手持针。也可以由助手协助固定探头或使用探头穿刺引导装置，均可以保证进针的方向。探头轻微加压或调整角度都可以明显影响图像质量，需要操作者具备相应的临床经验和操作经验。有研究显示，对于解剖结构的熟悉及盲探神经刺激技术的熟练掌握可明显提高超声引导下神经阻滞的成功率。

常规消毒，超声探头可包裹于无菌套中。穿刺点注射局麻药。根据阻滞类型选用合适长度的穿刺针，距离超声探头 5 ~10mm 处穿刺。穿刺针本身的回声是高回声结构。一旦穿刺针处于最佳位置，即可在超声引导下注入局麻药，直至药物扩散至神经结构周围。如果局麻药扩散方向错误，穿刺针可以重新进行正确定位。如果结合神经刺激仪，当穿刺针到达神经附近时会出现相应的神经刺激症状。超声引导技术可减少局麻药物用量，尤其是在多重阻滞中（如三合一阻滞或坐骨神经阻滞），这项优势最适于老弱患者。

三、常用的超声引导下神经阻滞技术

（一）超声引导下肌间沟臂丛阻滞

患者取仰卧位，头偏向患肢对侧。选用高频探头，于前、中斜角肌间隙水平探查。平面内或平面外技术均可采用。

探头从喉外侧开始探查，依次可观察到甲状腺、颈动脉、颈内静脉。在这两个血管之间可以看到迷走神经：探头轻轻向胸锁乳突肌外侧缘移动，神经结构开始变得清晰。短轴切面上，在低回声的前、中斜角肌之间可以看到 2 ~4 个低回声圆形或椭圆形区域，周围有高回声环（纤维隔或筋膜）包裹，即臂丛神经。内侧可见呈低回声的动静脉。

该处的神经组织比较表浅，注意选用合适的刺激针及进针深度。经常可引出明显的神经刺激症状。通常 15mL 局麻药足够阻滞全部臂丛神经。

（二）超声引导下锁骨上臂丛阻滞

患者取仰卧位，选用高频探头，于锁骨上 1 ~2cm 处探查臂丛神经。平面内，平面外技术均可采用。

该阻滞方法的成功率较高。将探头从肌间沟下移至锁骨上 1 ~2cm 位置，可观察到锁骨下动脉附近的臂丛神经。短轴切面上，低回声的锁骨下动脉和神经被高回声的筋膜包裹，形成一个三角形结构。神经位于动脉侧方，呈 5 ~6 个低回声圆环，周围有高回声环状结构包裹，锁骨下动脉可见搏动性改变，呈黑色。斜角肌肌肉呈低回声。进针至动脉旁，即可注入局麻药，可观察到局麻药扩散至神经干周围。但该处臂丛神经非常靠近胸膜顶，因此有误入胸膜，造成气胸的可能。

（三）超声引导下锁骨下臂丛阻滞

患者取仰卧位，选用低频探头，在长轴切面上沿锁骨下扫描。

在第 1 肋水平，臂丛神经束呈螺丝形围绕锁骨下动脉旋转。因此，探头沿锁骨下扫描，长轴切面上可见神经束包绕搏动性低回声动脉的外上、上和内侧，压缩性改变的低回声静脉在神经束的内侧。锁骨下动脉是重要的定位标志，穿刺位点在颈静脉切迹与肩峰的腹侧。当进针至锁骨下动脉旁时，即可注入局麻药，可观察到药物围绕锁骨下动脉扩散。

锁骨下臂丛阻滞成功率较高（85% ~95%），但有一系列的并发症，包括误伤血管、气胸等。有研究认为所有的锁骨下臂丛神经阻滞应该在超声观察下进行。并通过选择更远的入路，增加臂丛神经和胸膜间的距离，避免无意间的胸膜顶穿破。

（四）超声引导下腋路臂丛阻滞

患者取仰卧位，患肢外展。选用高频探头，在腋窝处探查神经。平面外技术较常用。

该方法是臂丛神经阻滞最受欢迎的径路。短轴切面上可观察到搏动的动脉和轻压易变形的静脉，均呈低回声。正中神经可以很容易地观察到，因为其紧靠腋动脉。尺神经在动脉内侧，比正中神经更靠近皮肤表面。桡神经在动脉之下，定位相对困难，由于动脉声影，有时难以观察，可轻移探头，在肱骨水平观察桡神经，此处它在动脉下分支进入桡神经沟。超声显像见穿刺针位于动脉旁（动脉上、下均可），回抽无血，即可注入局麻药。当在动静脉之间注药时，可观察到药物将动静脉分开，药物呈圆形并沿腋鞘上下扩散。

腋路臂丛神经阻滞并发症很少，是最受欢迎的阻滞方法之一。但仍有误伤血管的可能。另外，有研究观察到该水平臂丛神经各分支与腋动脉的相对位置不是恒定的，其变化依赖于外界甚至是很轻微的压力（如腋动脉的触诊）。

（五）超声引导下股神经阻滞

患者仰卧位，选用高至中频探头（儿科和较瘦患者选用高频探头），于腹股沟下方探查。平面内或平面外技术均可采用。

股神经位于股动脉（无回声、搏动的环形区域）外侧，短轴切面上呈高回声（明亮的）三角形伴内部低回声的结构。神经沿途的重要结构包括髂肌、腰大肌和髂肌筋膜。髂肌筋膜是重要的定位标志，位于血管和神经之间，表现为清晰的平行高回声组织。

当超声显像提示进针至髂肌筋膜下方和股动脉外侧时，即可注入局麻药，如果超声图像上观察到药物在该区域扩散，则可判断进针位置正确。结合神经刺激仪行股神经阻滞时，会出现相应的神经刺激症状，此时注入局麻药即可阻滞成功。局麻药围绕股神经扩散时，超声图像上呈“炸面饼圈”征，可协助判断局麻药的扩散效果。

（六）超声引导下后路坐骨神经阻滞

患者取俯卧位，选用中低频探头，于臀下皱褶处或下方进行探查。平面内或平面外技术均可采用。

由臀大肌形成的皮肤皱褶很容易观察，并可触及由股二头肌和半腱肌组成的巨大绳索状肌肉群。探头放置于该肌肉群上，在短轴切面上，肌肉群表现为低回声结构，其内的筋膜成分表现为高回声。坐骨神经位于肌肉群外侧，显示为高回声的卵圆形或三角形内部伴低回声结构。

当超声显像观察到进针至坐骨神经旁时，即可注入局麻药并观察到药物的扩散情况。由于神经周围组织的超声表现普遍相似，坐骨神经周围又缺乏相应的血管关系，因此超声引导下坐骨神经阻滞具有一定的困难。如果图像难以显示，可在腘窝部位识别坐骨神经，再逆行追踪至近臀下区域。深压探头在一定程度上也可以改善显像效果。肥胖患者的坐骨神经比较容易显示，因为脂肪是良好的神经对比物，可在高回声的神经膜和低回声的脂肪之间形成一个良好的超声界面。

（七）超声引导下前路坐骨神经阻滞

患者取仰卧位，大腿外旋。选用中低频探头于腹股沟皱褶下方探查坐骨神经。常采用平面内技术。

探头放置于距腹股沟约 8cm 处，可在短轴切面显示股动脉。小转子和股内收肌是识别坐骨神经的重要标志性结构，坐骨神经位于二者之间表现为高回声的环形或三角形结构。

需要注意的是前路阻滞疼痛较明显，需要提前给予适当的镇痛和镇静药物。该方法可在相同的部位进行坐骨神经和股神经阻滞，对制动和外伤患者非常有利。

（张春霞）

第六章

复合麻醉技术

第一节　复合麻醉技术的分类

狭义的复合麻醉（Combined anesthesia）曾经又被称为平衡麻醉（Balanced anesthesia），是指在同一麻醉过程中为了达到理想的麻醉状态而同时或先后使用两种或两种以上的麻醉药物。复合麻醉与联合麻醉（associated anesthesia）不同，后者是指在同一麻醉过程中同时或先后采用两种或两种以上的麻醉技术。广义的复合麻醉包括狭义的复合麻醉和联合麻醉的定义，即在同一麻醉过程中，为了达到满意的麻醉效果而同时或先后使用两种或两种以上的麻醉药物或（和）麻醉技术，最常见的有吸入与静脉复合全身麻醉、局部麻醉复合全身麻醉以及不同局部麻醉的复合。

一、复合局部麻醉技术

利用不同局部麻醉技术的优点，可形成多种不同的复合方式，临床常见的不同局麻技术的复合包括：①蛛网膜下隙联合硬脊膜外腔麻醉（combined spinal and epidural anesthesia，CSEA），主要用于膈肌平面以下部位的手术，其中以下腹部、下肢、盆腔、会阴部手术为主。②硬脊膜外腔复合区域神经阻滞麻醉，多用于手术引起内脏牵拉反射或硬脊膜外腔麻醉效果不佳时的辅助方法。例如硬膜外阻滞下行胆囊切除术，出现严重的胆心反射时，联合胆囊颈部的局部浸润麻醉；硬膜外麻醉下，妇科子宫颈操作时出现迷走反射时，联合阴部神经阻滞等。③硬脊膜外腔复合局部浸润麻醉，多用于硬脊膜外腔阻滞麻醉不够完善或尚未完全显效时，或患者病情危重而又不宜在硬膜外腔内注入足够剂量的局部麻醉药时使用。④神经阻滞麻醉复合表面麻醉，常见于眼科麻醉。⑤神经阻滞复合区域阻滞麻醉，例如上肢手术行臂从阻滞效果欠佳时，可联合区域阻滞。

二、局部麻醉复合全身麻醉技术

局部麻醉根据局麻药作用的周围神经范围，分为表面麻醉、局部浸润麻醉、区域阻滞、椎管内阻滞，根据需要，静脉或吸入全身麻醉可以单独或联合与这些非全麻方法复合，形成连续硬膜外麻醉与静吸复合麻醉复合、连续硬膜外麻醉与静脉全麻复合、连续硬膜外麻醉与吸入全麻复合、神经阻滞与吸入全麻复合、神经阻滞与静脉全麻复合等多种麻醉方法，临床上最常见的是硬膜外麻醉与全身麻醉复合。

三、静吸复合全身麻醉技术

根据诱导和维持时使用的麻醉方法，可分为静脉麻醉诱导、吸入麻醉维持，吸入麻醉诱导、静脉麻醉维持，静脉麻醉诱导、静吸复合麻醉维持；静吸复合诱导、静吸复合维持等多种方法。临床上常用静脉麻醉诱导、静吸复合麻醉或吸入麻醉维持。随着吸入麻醉药物的进步，吸入麻醉诱导或复合麻醉诱导的使用也在日益增多。

（魏　磊）

第二节　复合麻醉的特点

一、复合麻醉的优缺点

复合麻醉不仅可避免单一麻醉方法所致的用药量大、麻醉效果不满意、副作用多、肌肉松弛作用难以达到满意暴露术野等问题，使麻醉过程达到镇痛、遗忘、肌肉松弛、自主反射抑制、生理功能稳定的满意水平，还充分利用各种麻醉药物和技术的优点，避免或减轻各自的缺点和不足，从而大大提高围术期的安全性。

（一）复合麻醉的优点

复合麻醉的主要目的在于充分利用不同麻醉方法和药物的优点，避免各自的缺点，以维持手术过程中患者的生理功能的稳定，因此具体不同麻醉方法或药物的复合又各自具有其优点，但总的说来复合麻醉具有以下优势：

（1）镇痛、镇静、催眠、遗忘等麻醉效果更完善。

（2）更有效地控制疾病、手术、心理等因素造成的应激反应，维持术中稳定的生理功能，以提高患者围术期的安全性。

（3）麻醉诱导过程更加平稳、安全、可控。

（4）减少各种麻醉药物的用量，从而减少其不良反应。

（5）更好地满足不同手术的要求。

（6）术后苏醒更加平稳、迅速、完全。

（7）其他麻醉与硬膜外麻醉复合，可术后保留硬膜外导管进行术后镇痛。

（8）减少一定的麻醉费用。

（二）复合麻醉的缺点

虽然复合麻醉有以上众多优点，临床应用也十分广泛，但在临床应用中也发现其不少的不足与局限，甚至于使用不当时同样会导致严重后果。

（1）不同麻醉药物复合时，一些无益的药理效应也可能出现协同作用，例如阿片类与苯二氮䓬类、阿片类与丙泊酚复合应用，呼吸和循环抑制更加明显。

（2）不同麻醉方法可能引起的并发症在复合应用时都可能出现，例如所有静脉麻醉和吸入麻醉可能出现的并发症，都可能出现于静吸复合麻醉中。

（3）由于复合用药，复合麻醉的深度判断缺乏肯定性标志，掌握不当可能导致患者术中知晓或延迟苏醒。局部麻醉与全身麻醉复合时，早期局麻药中毒不易被发现。

（4）虽然全身麻醉的复合能使大多数患者的苏醒过程更加平稳和安全，但药物的相互复杂作用可能使苏醒期的临床表现也更趋复杂，比如静脉复合麻醉、静吸复合麻醉时，多种药物阈下剂量的残留作用相互叠加而出现“再抑制”现象。

（5）复合麻醉由于涉及多种麻醉药物、麻醉方法的复合，而不同麻醉药物、麻醉技术和方法对机体内环境有不同的扰乱，因此在选用复合麻醉药物和剂量、麻醉管理等方面对麻醉医师有较高的要求。

（6）基于上述原因，复合麻醉时要求麻醉医师更全面监控患者的生命体征和麻醉深度，因此对麻醉硬件设施要求较一般麻醉方法高。

二、复合麻醉的应用原则

复合麻醉的优点突出，其发展是现代麻醉向理想麻醉迈进的重要方式。但如前所述，各种麻醉药物、麻醉方法的复合也使麻醉本身更趋复杂化，应用不当将会导致严重后果，因此，在实施过程中应遵循一定的原则。

（一）优化复合麻醉方法

不同的麻醉方法具有各自的优缺点，不同麻醉方法复合目的就是使之相互补充，弥补各自的不足，从而使麻醉效果更加完善。手术部位、手术创伤大小、患者全身情况、外科方面的要求、患者的要求等是不同麻醉方法以何种方法为主进行复合的选择依据。

（二）合理选用麻醉药物和剂量

复合麻醉常常涉及多种麻醉药物，而各种药物具有不同的药代动力学和药效动力学，药物之间又存在比较复杂的相互作用关系。在选用复合麻醉药物时，首先要深刻了解每一种药物的药理学特点，并充分考虑到药物间的协同、相加、拮抗作用以及配伍禁忌，根据患者的病理生理情况和手术的要求选择麻醉药物的种类和剂量。

（三）优化复合用药

复合药物的种数越多，药物之间的相互作用越复杂，对机体的影响就越难以预料，不良反应的可能性也越高，并且在这种情况下，临床表现不典型，将增加判断和处理的困难，影响复合麻醉的安全性和可控性，相对增加患者围手术期间的危险性。在满足手术需要的前提下，原则上应尽量减少用药的种类，避免用药杂乱无章。

（四）准确判断麻醉深度

麻醉深度的分期由于复合用药而缺乏肯定的标志，特别是在复合全麻需要肌松药物作用的情况下更难以判断。因此应根据药物的药动学、药物之间的影响规律，以及循环、脑电的变化情况判断麻醉深度，合理使用麻醉药物，尽可能避免麻醉过深或过浅和由此对患者造成的不利影响。有条件的可以进行药物浓度监测。

（五）加强麻醉管理

复合麻醉可充分利用不同麻醉方法和药物的优点，减少药物的用量，减少不良反应和不良反应，但复合麻醉时，不同的麻醉方法会引起不同的生理改变，多种麻醉药物的使用更增加了药物代谢的复杂性，药物间的相互作用和影响，可能使药物代谢规律发生改变，甚至出现意外的药物不良反应或累加不良反应。因此应做好麻醉前准备，注重麻醉期间的监护和管理，及时发现问题并予以适当处理，否则可能导致严重后果。

（六）坚持个体化原则

复合麻醉用药复杂，同时可能使用多种麻醉方法，而每位患者的具体情况又不同，所以在实际应用中必须坚持个体化原则，应根据手术部位、创伤大小、患者精神状况、全身一般情况、外科方面的要求等合理选用复合麻醉方式。

（魏　磊）

第三节　局部麻醉方法的复合

腰硬联合麻醉（CSEA）具有蛛网膜下隙阻滞和硬膜外间隙阻滞的双重特点，既有蛛网膜下隙阻滞起效快、阻滞效果好的优点，也可通过硬膜外置管提供长时间手术麻醉及术后镇痛。

CSEA 适用于下腹部的普外科和泌尿外科手术、髋关节手术、下肢手术、妇产科手术、肛门会阴部手术和术后镇痛。硬膜外间隙穿刺部位感染，或全身严重感染的患者不能应用 CSEA。活动性凝血障碍不能使用 CSEA。高血压、低血容量和心血管疾病患者应该避免应用 CSEA。脊髓损伤、缺血或炎症的患者不宜使用 CSEA。

CSEA 有单点穿刺法和两点穿刺法。单点穿刺法多选择在 $L_{2\sim3}$ 或 $L_{3\sim4}$ 间隙穿刺，先用硬膜外间隙穿刺针进行硬膜外间隙穿刺，进入硬膜外间隙后，使用专用的蛛网膜下隙穿刺针通过硬膜外间隙穿刺针，刺破硬脊膜进入蛛网膜下隙，并注入局部麻醉药物，退出蛛网膜下隙穿刺针后经硬膜外穿刺针进行硬膜外置管。两点穿刺法则是根据手术部位不同来选择某一间隙实施硬膜外间隙穿刺置管，然后再选择 $L_{2\sim3}$ 或 $L_{3\sim4}$ 间隙穿刺实施 CSEA，方法与单点法相同。

（魏　磊）

第四节　局部麻醉复合全身麻醉

是近年来开展的一类新的麻醉方法，其充分保留了局部和全身麻醉各自的优点，可以在较浅的全麻状态下保持较好的麻醉效果。

一、硬膜外麻醉复合全身麻醉

1. 优点　①硬膜外阻滞可有效地阻断手术伤害性刺激和减缓应急反应，但又是一种不完善的麻醉，常发生迷走神经反射或手术牵拉反射，平面过高可抑制呼吸，肌松效果不理想。静脉或静吸复合全身麻醉可使患者意识消失、顺行性遗忘，能保证有效通气和肌肉松弛效果，全麻达到一定的深度还能有效阻断伤害性刺激引起的不良躯体反应。两者麻醉方法复合，可减少应激反应，提高麻醉质量。②明显减少硬膜外和全身麻醉用药量，减少不良反应及副作用。③苏醒快、拔管早，术后躁动发生率低。④方便术后镇痛，避免剧痛对康复的不利影响。⑤有利于术后呼吸功能的维护。⑥术中维持心肌氧供需平衡，对冠心病患者有利。

2. 缺点　①操作较复杂费时。②增加创伤和发生硬膜外阻滞并发症的可能。③麻醉深度掌握不好反而易造成生命体征波动，出现低血压等心血管抑制作用，尤其在全麻诱导前硬膜外局麻药用量掌握不好时。④过度追求“浅麻醉”，有可能造成术中知晓。⑤麻醉期间体液用量增加，可能造成水钠潴留。

3. 适应证　凡是在单纯硬膜外麻醉下能够完成的手术，即颈以下部位的手术均为其适应证，尤其是胸腰段的手术，不仅能保证患者的安全、满足手术的需要，而且取得了良好的临床效果。

4. 禁忌证　绝对禁忌证同硬膜外阻滞。相对禁忌证则包括各种短小手术，不必采用复杂的硬膜外麻醉复合全身麻醉。

5. 操作方法　一般根据手术部位选择相应的脊髓节段进行硬膜外间隙穿刺置管，待穿刺成功或硬膜外间隙注药出现阻滞平面后，再进行全身麻醉的诱导。具体操作方法与单纯硬膜外穿刺、全身麻醉诱导过程相同。

6. 药物的使用　具体如下。

（1）局部麻醉药的使用：硬膜外局麻药种类和浓度应根据手术的部位、患者情况、手术对麻醉的要求以及硬膜外麻醉在麻醉维持中的作用而进行选择。如胸外科的肺叶切除、纵隔手术和食管手术等，硬膜外麻醉居次要地位，复合麻醉的主要目的是减少全身麻醉药可能给机体带来的不利影响，同时也有利于术后镇痛，因此可选用肌肉松弛作用相对较弱而时间维持相对较长的局部麻醉药，如较低浓度丁哌卡因（0.25%～0.375%）、罗哌卡因单独或与低浓度利多卡因混合使用。而在硬膜外麻醉起主导作用的中上腹手术，如胃、肝、胆、脾、胰等，复合麻醉的主要目的是利用全身麻醉来消除患者心理精神因素对患者和手术的影响，可按单纯硬膜外麻醉来选用局部麻醉药的种类及浓度。而全身麻醉的维持则只需要满足镇静和耐受气管插管的麻醉深度。

（2）全身麻醉药的使用

1）硬膜外麻醉与静吸全身麻醉复合：按照全身麻醉的要求给予足量的术前抗胆碱药及镇静药。诱导一般采用静脉麻醉药、麻醉性镇痛药和肌肉松弛药，其中麻醉性镇痛药可酌情减少。气管插管后，维持阶段可用吸入复合静脉麻醉药，其吸入麻醉药的浓度和静脉麻醉药的用量可根据心率、血压的情况进行调节。可采用间断吸入或连续低流量吸入方式，复合持续输注、靶控输注或间断输注静脉麻醉药。由于硬膜外麻醉已具有较好的镇痛和肌肉松弛作用，在麻醉维持过程中，镇痛药和肌肉松弛药用量要减少一半以上。对创伤不太大的手术，甚至不追加麻醉性镇痛药。在主要手术步骤完成后，就可以考虑停止全麻药，一般手术结束患者可及时苏醒，此时可安全拔管。

2）硬膜外麻醉与静脉全身麻醉复合：其基本使用范围与上述方法相同。这种复合麻醉方法可分为气管插管和非气管插管两种情况。气管插管的方法是在麻醉诱导和维持阶段全部使用静脉麻醉药，而不使用吸入麻醉药。非气管插管的方法包括硬膜外麻醉复合神经安定镇痛药和基础麻醉复合硬膜外麻醉。前者一般用于中、下腹部手术，如阑尾炎切除术、肠梗阻肠端切除术或下肢手术等。后者适用于不能配合手术和麻醉的小儿患者，一般先行氯胺酮基础麻醉，再进行硬膜外麻醉，主要用于婴幼儿手术，但目前应用此方法有减少趋势，大多在此基础上置入喉罩。

7. 注意事项　具体如下。

（1）避免全身麻醉诱导与硬膜外麻醉峰效应重叠，以减少对循环功能的抑制，但有时也利用这一点来减轻插管时的心血管反应。在时间较充裕的情况下，应先给予硬膜外试验量，确定有麻醉平面后再实施全身麻醉为佳。

（2）应避免同时追加全身和硬膜外麻醉药，从而避免由此引起的生命体征的波动。

（3）手术过程中应根据病情变化、手术需要等相应调节全身和硬膜外麻醉各自在麻醉过程中的地位。

（4）全身和硬膜外麻醉用药量均相应减少，避免麻醉过深引起苏醒延迟，但同时也要避免麻醉过浅、术中知晓的发生。有研究表明，椎管内神经阻滞也显示有直接镇静效应，能够显著降低同等镇静所需的药量，在保证足够的麻醉深度下，利多卡因椎管内麻醉可降低七氟醚用量的34%；行硬膜外阻滞抑制伤害性刺激所引起的运动反应时所用的利多卡因的量可使七氟醚的MAC减少50%。有条件的可运用脑电双频指数（BIS）、脑电非线性指数（ENI）等手段进行麻醉深度监测，从而在保证麻醉需要的前提下减少麻醉药用量。

（5）麻醉诱导和维持方法以及用药不应千篇一律，应根据手术的需要、患者的病理生理特点及变化等灵活使用。

二、其他局部麻醉复合全身麻醉

如臂丛和颈丛神经阻滞等与吸入或静脉全身麻醉复合。常用于局部麻醉效果不佳、患者过度紧张、小儿等患者不能配合时。当给予足够量的静脉或吸入麻醉药后，应注意保持呼吸道通畅，必要时仍应进行气管插管或置入喉罩，以策安全。

（魏　磊）

第五节　吸入与静脉复合全身麻醉

吸入与静脉复合全身麻醉又称为静吸复合麻醉，如前所述，具体方法有多种。由于静脉麻醉起效快、维持时间短、对呼吸道无刺激性、患者舒适易接受，而吸入麻醉的深度易于控制和管理，故临床上常采用静脉麻醉诱导，吸入麻醉或静吸复合麻醉维持，术前准备与一般的全身麻醉相同。随着七氟醚等新型吸入麻醉药的出现，吸入麻醉诱导或静吸复合诱导在临床上的应用也逐渐增多。

一、麻醉诱导

1. 静脉诱导　一般采用静脉全麻药、麻醉性镇痛药和肌肉松弛药复合，静脉全麻药多为丙泊酚1.5～2.5mg/kg或咪达唑仑0.02～0.05mg/kg。麻醉性镇痛药以芬太尼为主，诱导剂量一般为2～4μg/kg，也可用舒芬太尼、瑞芬太尼、阿芬太尼以及依诺伐等。肌肉松弛药除经典的琥珀胆碱外，维库溴铵、泮库溴铵、罗库溴铵、阿曲库铵等用于静脉麻醉诱导也逐渐增多。这些新型的非去极化肌肉松弛药不仅起效快、效果好、没有去极化肌肉松弛药引起的一系列不良反应，还具有中时效的肌肉松弛效果，因此在临床应用逐渐广泛。

2. 吸入、静吸复合诱导　由于经济费用、操作复杂、患者不易接受等原因，这两种方法在临床应用相对有限，前者主要用于小儿麻醉，后者用于气管插管困难的患者。有研究者观测意识消失时间、诱导期间呼吸暂停发生率、诱导并发症、第一次喉罩插入成功率、患者满意度等指标七氟醚和丙泊酚的诱导效果进行比较，经 Meta 分析后表明，七氟醚和丙泊酚具有相似的诱导效应，但由于七氟醚术后恶心呕吐发生较频繁、患者不满意倾向稍多，丙泊酚作为理想的麻醉诱导药仍然更具优势。

二、麻醉维持

1. 吸入麻醉维持　气管插管后，用吸入麻醉药维持麻醉。一般吸入 1～2MAC 的挥发性麻醉药，常用恩氟烷和异氟烷，吸入浓度为 2%～3%，可同时吸入 50%～66% 的氧化亚氮，麻醉效果更好。目前已有麻醉效能更强、不良反应更小的挥发性麻醉药七氟烷和地氟烷用于临床。

2. 静脉麻醉维持　在麻醉诱导成功后主要依靠静脉麻醉药、麻醉性镇痛药、肌肉松弛药维持麻醉。如吗啡或芬太尼复合麻醉、氯胺酮静脉复合麻醉以及神经安定镇痛麻醉等。目前临床上常用的丙泊酚复合瑞芬太尼进行靶控输注是较为理想的静脉麻醉维持方式。

3. 静吸复合麻醉维持　为目前国内常用的方法之一。此法或以吸入麻醉为主，辅以静脉麻醉或静脉复合麻醉；或以静脉麻醉或静脉复合麻醉为主，辅以吸入麻醉。例如，临床上常用的异氟醚丙泊酚（或咪达唑仑）-芬太尼（或瑞芬太尼）-维库溴铵复合模式中，异氟醚 1%～2% 吸入，丙泊酚 2～4mg/kg·h 或咪达唑仑，维库溴铵间断静脉注射以维持麻醉。其中异氟醚和丙泊酚使患者意识消失，芬太尼提供镇痛，咪达唑仑可保证患者术中无记忆，维库溴铵使手术区域及呼吸肌肉松弛，从而便于手术和人工呼吸，同时还可通过调节吸入麻醉药的浓度维持适宜的麻醉深度。

三、注意事项

（1）实施静脉复合麻醉，应充分掌握各种麻醉药的药动学、药效学及毒副作用，同时还应掌握药物之间的相互作用，根据需要有时避免药物的协同效应，有时利用药物间的拮抗作用，或反之。根据患者的病情及手术要求合理选用不同静吸麻醉的复合方式，尽可能以最少的麻醉药用量达到最完善的麻醉效果，并将各种麻醉药的毒副作用控制在最小范围，不能盲目扩大药物的适应证，做到合理、安全用药。

（2）为了确保患者安全，除短小手术、不用肌肉松弛药的手术外，实施静吸复合麻醉时均应进行气管内插管。

（3）静吸复合麻醉时，经典的乙醚麻醉分期已不适用，必须结合多种征象进行综合判断，有条件可应用麻醉深度监测仪，如 BIS、ENI 等。必须确保一定的麻醉深度下使用肌松药，以避免术中知晓的发生。

（4）所有静脉和吸入麻醉可能出现的并发症都可能出现于静吸复合麻醉，因此，应高度警惕各种相关并发症的发生。

（5）静吸复合麻醉时药物的相互作用可能使苏醒期的临床表现更为复杂，应严格把握气管内导管的拔管指征，警惕多种药物残留作用叠加而至“再抑制”现象。

（6）为了使麻醉维持和苏醒衔接紧密，应根据各种药物的药效学特点及时停用长效的药物，而改用七氟烷、地氟烷、氧化亚氮、丙泊酚、瑞芬太尼等苏醒迅速的麻醉药，手术结束时再停用这些短效药物，使患者迅速而平稳地苏醒。

（魏　磊）

第七章

五官科手术麻醉

第一节　眼科手术的麻醉

眼科手术的麻醉常可影响手术效果，眼科手术的麻醉不仅要求麻醉医师具有麻醉专业知识，而且要了解眼科的解剖、生理及药理知识。复杂而精细的眼内手术对麻醉有较高的要求。根据手术部位可将眼科手术分为内眼和外眼手术，内眼手术的麻醉重点是防止眼内压增高，外眼手术的麻醉重点是预防和处理眼－心反射。

一、眼的解剖

供给眼球的血液主要来自眼动脉。眼动脉是颈内动脉在 Willis 环前的分支。静脉血从上、下眼静脉直接回流到海绵窦。

眼球是受睫状神经支配的。睫状神经含有感觉、交感和副交感纤维。它又分为睫状长神经和睫状短神经。睫状长神经为第Ⅴ对脑神经的鼻睫状神经的分支。睫状短神经发自睫状神经节。睫状长神经和睫状短神经组成神经丛，支配着虹膜、睫状体、角膜和巩膜的知觉，以及瞳孔开大肌、瞳孔括约肌和睫状肌的运动。视神经（第Ⅱ对脑神经）把感觉信号从视网膜传输到大脑。刺激副交感神经，可引起瞳孔括约肌收缩，引起瞳孔缩小，并同时伴有眼内压的降低。刺激交感神经，可引起瞳孔开大肌收缩，引起瞳孔开大，并同时伴有眼内压的升高。眼球壁的最内层是视网膜，可把光转化为神经信号，通过视神经传送到大脑。眼的中央充满了晶状体。晶状体黏附在视神经和大血管上，受牵拉时可引起视网膜脱落。

脉络膜中富含血管，为视网膜供应营养物质。脉络膜出血是术中突然大量出血的主要原因。

二、眼科手术的麻醉特点

眼科手术虽然局限，但是在麻醉选择和设计时，必须对患者全面考虑。

1. 麻醉前评估　眼科手术多为老年及小儿患者。老年患者常并存呼吸、循环、内分泌或肾脏疾病，因此，对患者的心、肺功能应有充分的评估。

小儿眼科手术常伴有先天性疾病，如先天性白内障的患儿可能伴有腭裂－小颌－舌下垂综合征（Pierre－Robin 综合征）、唐氏综合征、马方综合征、半胱氨酸血症和眼脑肾血管瘤（Lowe 综合征）。麻醉医生必须了解这些疾病的病理生理及对麻醉的影响。颅面部畸形患者，如 Pierre－Robin 综合征，行气管插管可能比较困难。对唐氏综合征患儿，医师应关注其心脏缺损及甲状腺功能减退、巨舌、癫痫和寰枢椎不稳。马方综合征麻醉应考虑患者有胸主动脉瘤、主动脉瓣或二尖瓣反流和二尖瓣脱垂等。半胱氨酸血症的患者有主动脉及脑、肺、肾血管的血栓形成，并发高胰岛素血症的患者还可出现血小板减少和低血糖。眼脑肾血管瘤的患者常同时伴有肾损伤和智力障碍。风疹患者也可出现白内障和青光眼，并常伴有血小板减少性紫癜、间质性肺炎、中枢神经系统疾病和充血性心力衰竭。伴有充血性心力衰竭的患者可表现为动脉导管未闭、肺动脉及肺动脉瓣狭窄、主动脉弓异常和室间隔缺损。白内障还可伴有其他综合征。

2. 眼科用药对麻醉的影响　眼科治疗用药常给患者造成明显的生理紊乱。如为降低青光眼患者的眼内压，长期服用碳酸酐酶抑制性利尿药（如乙酰唑胺），可引起代谢性酸中毒和低钾血症，使用该药的患者术前应检查电解质，给予适当纠正。甘露醇是一种渗透性利尿药，可降低眼内压，作用维持5～6小时，心功能差的患者可能会发生心衰。使用长效胆碱酯酶抑制药碘依可酯（echotiophate iodide）滴眼治疗青光眼，可使血中胆碱酯酶的活性下降50%，延长琥珀胆碱的肌松时间，并可抑制酯类局麻药的代谢，小剂量使用就可能引起毒性反应。停止用药4～6周后胆碱酯酶的活性才能恢复正常。去氧肾上腺素是一种α－受体激动药，主要用于散瞳。使用其10%的溶液滴眼，全身吸收可引起严重的高血压，增加冠心病患者的心脏负荷。2.5%浓度较安全，但在某些心功能差的患者仍可引起严重的高血压。近年还有用β受体阻滞药治疗青光眼的。噻吗洛尔（timolol）滴眼经全身吸收后可引起心动过缓、支气管痉挛和充血性心力衰竭。环丙甲氧心安（betaxolol）是一种新型的治疗青光眼的药物，是β_1受体阻滞药。其全身作用很小，但在伴有阻塞性肺部疾患的患者仍可引起呼吸衰竭，禁用于有窦性心动过缓、充血性心衰、一度以上房室传导阻滞、心源性休克和阻塞性肺部疾患的患者。毛果云香碱和乙酰胆碱可引起瞳孔缩小，可用于治疗青光眼和虹膜炎，可引起心动过缓、支气管痉挛和心衰。阿托品和东莨菪碱有散瞳作用，可用于检查眼底、验光配镜和虹膜睫状体炎的治疗。用量过大可引起心动过速、皮肤干燥、体温升高和激惹症状。

3. 眼－心反射的预防和治疗　眼部手术中压迫眼球、牵拉眼外肌、行眼窝内操作时，出现心率减慢、房室阻滞、交接处性心律、二联律甚至一过性心跳停止，即眼－心反射。压迫眼球所引起的心脏反应要比牵拉眼肌少。眼－心反射是由三叉神经传导的。传入神经发自眼球，到达睫状神经节，再经三叉神经的眼支到达第四脑室附近的三叉神经感觉神经核。传出神经发自脑干并由迷走神经传入心脏。眼科手术中极易发生眼－心反射，在小儿斜视手术中最易发生。停止刺激或反复刺激则反射减弱。浅麻醉、缺氧和二氧化碳蓄积都可加重这种反射。全麻、局麻均可发生，小儿比老人多见。

球后神经阻滞或在手术操作前经静脉注射阿托品预防眼－心反射尚存争议，有人认为球后阻滞不能有效地防止这种反射，甚至会加重。眼－心反射多为一过性，应密切观察其经过，轻者暂时中断手术即可缓解，重者或持续的心动过缓可经静脉给予（7μg/kg）阿托品，如伴有低血压，应加用血管收缩药，可选用麻黄碱静脉注射。一旦发生心跳停止，应立即实施心肺复苏术。有房室传导阻滞、迷走神经兴奋性增高或使用β受体阻滞药的患者，可预防性使用格隆溴铵（glycopyrronium bromide）。因此，眼科手术的患者应有心电监测，麻醉医生应确保全麻的深度适当，防止缺氧和CO_2蓄积，并要求术者操作轻柔。

4. 眼内压增高的预防和处理　正常情况下眼内压为10～20mmHg，影响房水循环、脉络膜血容量、中心静脉压和眼外肌张力的因素均可影响眼压。眼内压升高可使眼内灌注压降低，减少毛细血管的血流，损伤视神经的功能。在青光眼、眼内手术、角膜裂伤、脉络丛血流突然增加和穿通性眼外伤等情况下，眼内压增高可使出血增加，严重时可使眼内容脱出，有造成失明的危险。因此，麻醉及手术过程中要避免麻醉过浅、呛咳、血压过高。对眼内压增高的患者（如青光眼及眼外伤）应给20%甘露醇溶液200mL或乙酰唑胺500mL静脉滴注。手术时压迫眼球、牵拉眼睑和眼上直肌或眼轮匝肌收缩，患者屏气、呛咳、恶心、呕吐以及控制呼吸、气道梗阻、头低位及任何使颅内压增高的因素，均能引起静脉压升高，从而引起眼内压升高。氯胺酮可使眼内压轻度升高。麻醉诱导时面罩扣压不当也可使眼内压升高。吸入麻醉药、镇静药、麻醉性镇痛药及神经安定药等可引起剂量依赖性眼内压下降。静脉注射丙泊酚1mg/kg可显著降低眼内压，如果需要使用镇痛药，则必须使用止吐药如昂丹司琼（0.08mg/kg，静脉注射）以抵消其可能引起的恶心、呕吐。

5. 麻醉方法及原则　具体如下。

（1）术前药的选择：避免用易引起恶心、呕吐的吗啡和哌替啶等，除狭角性青光眼以外，不应禁忌阿托品，东莨菪碱升高眼压的作用较弱，必要时可代替阿托品。狭角性及广角性青光眼均避免用地西泮。

（2）麻醉方法：眼科手术多可在局麻下进行。其术后恶心、呕吐的发生率相对较低，且可产生一定的术后镇痛作用。局麻时要注意的是，局麻药滴眼有散瞳和使角膜混浊的作用，青光眼患者禁用。球后神经阻滞应注意眼－心反射和误入血管引起局麻药中毒反应。老年人白内障手术局麻药中所加的肾上腺素量以不引起肾上腺素反应为度。为防止术中牵拉眼睑和眼轮匝肌收缩而升高眼内压，可对眼轮匝肌施行局部浸润麻醉。

眼科手术常要求患者安静不动，对紧张、躁动、不能很好配合手术的患者或小儿可给予镇静药，必要时可行全麻。麻醉诱导可用咪达唑仑（0.1～0.2mg/kg）、芬太尼（1.25～5μg/kg）、硫喷妥钠（1.5～2mg/kg）或丙泊酚（0.8～1.5mg/kg），可同时降低眼内压。使用面罩位置应得当，不压迫眼球。麻醉维持多用异氟烷、七氟烷或静－吸复合麻醉。麻醉深度要维持适宜，避免屏气、呛咳或恶心、呕吐等动作，更应注意拔管前麻醉不宜过浅，以免吸痰及拔管操作引起剧烈呛咳而造成眼内压升高。

肌肉松弛药应首选非去极化类，如维库溴铵、阿曲库铵或罗库溴铵。去极化肌松剂琥珀胆碱升高眼内压，可先用非去极化肌松剂或先注射小剂量的琥珀胆碱防止或减轻肌颤，抑制眼内压升高。

因患者的面部盖有消毒巾，麻醉医生常离患者的头部较远，没有气管插管的患者气道通畅不易保证，全麻时应加强管理。另外，消毒巾覆盖过严，气体流通较差，不易散热，容易造成体温升高及 CO_2 蓄积。可采用混合面罩法，即在消毒巾下吹入 30L/min 的空气－氧混合气，以排除聚积的 CO_2。

近年来，对于需要全麻下行眼科手术的患者，喉罩由于其使用便捷和有效已被广泛接受。与气管插管相比，喉罩不会对喉头和气管造成损伤，在插入和拔出时对眼内压影响小，很少发生呛咳反应。但对于有反流误吸危险或潜在的气道梗阻的患者不宜使用喉罩。术中应注意观察喉罩位置的变化。

部分眼科手术在局麻的基础上，监测下麻醉管理（MAC）可减轻患者焦虑和恐惧的程度。成年人可用咪达唑仑首次量 25～60μg/kg 静脉注射，0.25～1.0μg/（kg·min）静脉输注，或丙泊酚首剂量 0.25～1.0mg/kg 静脉注射，10～50μg/（kg·min）静脉持续输注。术中应有心电监测，并随时了解镇静程度，调节输注速度。

（3）术后镇痛：术后患者躁动不安可增加眼内压，为保持安静，必要时可给予地西泮或氟哌利多等镇静药。

三、几种常见眼科手术的麻醉处理

1. 内眼手术　除了斜视矫正术、视网膜剥离修复术和冷冻术外，其他手术的疼痛很小，多数成人的手术可在局麻下完成。内眼手术时要求控制眼内压，以防止房水流出、脉络膜突然出血以及虹膜和晶状体脱出。眼球穿通伤的麻醉处理要点是防止眼内压增高，眼内压轻微的升高就可引起眼内容物流出。如全麻诱导前 3～5 分钟静脉注射利多卡因（1.5mg/kg）可减轻气管插管引起的眼内压增高。全麻要选择对眼内压影响小的药物。肌松药可用非去极化肌松药泮库溴铵（0.08～0.15mg/kg）或维库溴铵（0.15～0.3mg/kg）。局麻常采用球后神经阻滞。球后神经阻滞最常见的并发症是球后出血，因此必须监测眼内压。如眼内压明显升高，要行侧眦切开以降低眶部压力。眼周围出血可表现为下联合部瘀血，而不是眼球突出。虽然球后神经阻滞所给的局麻药量仅为 2～3mL，但如不慎注入动脉，可经颈内动脉逆行入脑，引起中枢神经兴奋和肌肉震颤等局麻药中毒反应。视神经鞘与蛛网膜下隙相连，局麻药误入视神经鞘可引起感觉迟钝和呼吸停止。球后神经阻滞中还有可引起视神经损伤、眼球穿孔、视网膜脱落和晶状体出血的报道。为了避免球后出血和其他合并症，现也常采用球周围阻滞。该方法的缺点是起效慢（9～12 分钟）、可能并发完全性运动不能和眼球穿孔，但发生率低。眼球的穿通伤常为急诊，患者可能为饱胃，要注意呼吸道的保护，防止误吸的发生，如有可能，早期应用 H_2 受体拮抗剂，如甲氧氯普胺（0.15mg/kg，静脉注射），可减少胃内容物，有助于减少误吸。

小儿的手术常在全麻下进行。需注意的是所伴有的先天性疾病。伴有脑三叉神经血管瘤的患儿可能会出现抽搐和口腔及咽部血管瘤。插管和拔管时动作应轻柔，以防碰破瘤体，导致大量出血，引起低血容量性休克和误吸。如瘤体过大，不能行快速诱导，可行清醒插管。必要时可行气管造口。斜视矫正术是小儿眼科最常见的手术。斜视患者有恶性高热的危险，术后常发生恶心、呕吐。应避免使用琥珀胆碱和氟烷。斜视患者在全麻期间应严密监测体温、ECG，特别是呼气末二氧化碳浓度，以确保及时发现恶性高热。术中牵拉眼外肌，眼－心反射的发生率较高，应予以注意。患者术后出现恶心、呕吐，可给予5～75μg/kg的氟哌利多，可明显降低其发生，也可联合应用小剂量昂丹司琼（50μg/kg）和地塞米松（150μg/kg）。在视网膜剥脱修复术中，为了加快视网膜附着的速度，有时眼内注射六氟化硫（sulfur hexafluoride）和其他全氟碳perflurocarbon，要在注入这些气体前15分钟停止使用N_2O，以防止玻璃体内气泡体积的变化。如在玻璃体内注气后，患者行再次手术或全麻，在使用sulfar hexafluoride后10天内禁止使用N_2O。

2. 外眼手术　眼眶手术常在全麻下进行。翼状胬肉切除术可在局麻下完成。

四、与麻醉有关的眼部损伤

有很多医源性的眼部合并症的报道。视网膜中央动脉是眼动脉的分支，供应视神经的营养。眼部受压可引起视网膜中央动脉栓塞。患者在仰卧位、侧卧位或俯卧位手术扣压面罩时可能压迫眼部。患者如主诉有视物模糊，就必须考虑其发生的可能。防止这种压迫的发生较治疗视网膜中央动脉栓塞更为重要。视网膜中央动脉和后毛细血管栓塞也可因头的位置放置不当或体循环低血压引起。因此，避免眼睛受压、正确安放头的位置和防止低血压可防止全麻中视网膜中央动脉栓塞的发生。另一医源性的眼部损伤是角膜划伤。全麻可引起泪液的产生减少。在意识消失后于眼部放一无菌纱布，闭合患者的眼睛，可防止从面罩中泄漏的干燥气体与眼睛接触。扣压面罩不当也可损伤角膜。如行全麻的患者术后眼睛有异物感，就要怀疑有角膜划伤的可能，要立即进行诊断和治疗，否则角膜划伤就可能发展为角膜溃疡。

（廖卫宁）

第二节　耳鼻喉科手术的麻醉

一、耳鼻喉的解剖

咽是一肌肉管道，其前为口腔，后接喉部，两侧有颈动脉鞘，包裹着颈内动脉、颈内静脉和迷走神经。扁桃体突出到咽腔内，突出程度与其大小有关。扁桃体的血管非常丰富，包括来自颈外动脉的分支、上颌动脉、面动脉和其他血管。喉是一空腔器官，连接着咽与气管。喉是由三块较大的不成对的软骨（甲状软骨、环状软骨和会厌软骨）以及三对软骨（杓状软骨、小角状软骨和楔状软骨）组成。连接甲状软骨和环状软骨前面的黏膜为较薄的环甲膜，当上气道梗阻时，用粗针头易经此穿刺，以开放气道。会厌到声带的感觉神经来自迷走神经的分支喉上神经，声带以下的感觉神经来自喉返神经，它还同时支配着除了环甲肌以外的喉内部肌肉的运动。喉上神经的外侧分支支配着环甲肌和部分杓状肌的运动。

鼻后孔为约2.5cm ×1.5cm的椭圆形，鼻咽部通过它与咽部相连。鼻窦和咽鼓管都开口于鼻咽部。因此，经鼻插管可引起鼻窦炎，尤其易引起上颌窦和中耳炎。耳鼻喉部的血液非常丰富，主要来自颈内和颈外动脉的分支。血液经颈内静脉和无名静脉回流入上腔静脉。因此，耳鼻喉手术较易出血。

二、耳鼻喉科手术和麻醉的特点

1. 气道通畅维持困难　耳鼻喉疾病本身及手术操作常可影响气道通畅，如血液、分泌物、切除的组织碎片和咽喉部手术本身都可影响气道通畅。耳鼻喉科手术时，术者和麻醉医生经常要共享同一气道。为给术者提供足够的术野和保证术野的无菌，麻醉医生常距患者的头部较远，患者的头部被消毒巾覆盖，给麻醉医生的管理造成不便，有时气道梗阻的症状会被掩盖。因此，耳鼻喉手术时要仔细观察患者的血压、脉搏和呼吸等生命体征，同时进行血气分析、呼气末CO_2、脉搏血氧饱和度和心电图的监测，使患者的安全更有保障。鼻咽部手术术野出血多流向咽喉部，表面麻醉抑制咽喉反射，有可能造成误吸。因此，为了确保气道通畅，还是采取气管内麻醉较为安全。术终必须待咽喉反射恢复后才能拔管。对于已有气道梗阻的患者，如喉癌、会厌癌，患者在麻醉前即有明显呼吸困难时，不应给抑制呼吸的麻醉前用药，应在局麻下气管造口插管后再行全身麻醉。气管内插管虽能防止误吸，但是应注意手术操作时头颈位置的变化（如垂头位或抬头位）容易使气管导管折曲、阻塞、脱出声门或插入过深。因此，对气管导管要妥善固定。手术结束时更应充分吸引，去除填塞纱条时要清点纱条数目，万一遗漏，拔管后可引起窒息。鼻咽部纤维血管瘤有时呈分叶状，可有部分瘤组织脱落至咽喉部，应在拔管前用喉镜明视下检查咽喉部，清除异物以确保气道通畅。

2. 术野出血多，止血困难　头颈部血运极其丰富，耳内及鼻咽部术野小，显露困难，操作深在，不便止血，因此出血量较多。为减少出血，可局部用肾上腺素。表面麻醉加肾上腺素引起心动过速时，可静脉注射普萘洛尔 0.008mg/kg，局部改用去氧肾上腺素。另外，为减少手术出血，可采取颈外动脉结扎或控制性低血压等方法。如鼻咽纤维血管瘤手术时出血很多且急，控制性低血压可收到良好效果。中耳手术视野极小，特别是耳硬化症镫骨手术或手术切除镫骨换用修补物等。术野内极小量的出血也会影响手术操作。抬高头部可增加静脉回流，减少出血。现认为更满意的方法是行控制性降压。健康年轻人的平均动脉压降到 60～75mmHg（8～10kPa），老年人至 75～90mmHg（10～12kPa）即可。

3. 防止颈动脉窦反射　在耳鼻喉科领域，进行颈外动脉结扎术、因恶性肿瘤施行颈廓清术、颈部淋巴结转移瘤摘除术，以及喉癌等手术，常因刺激颈动脉窦而引起颈动脉窦反射，出现血压急剧下降和心动过缓。该反射个体差异较大，老年人、动脉硬化的患者容易发生。甚至因结扎颈外动脉引起此反射，导致术后意识未恢复而死亡，应引起严密注意。一旦发生颈动脉窦反射，可暂停手术，给予静脉注射阿托品或以局麻药阻滞颈动脉分叉部等处理。

4. 慎用肌松药　耳鼻喉手术很少需要肌肉松弛，但在临床上对气道通畅、无插管困难的患者，应用肌松药可使麻醉诱导迅速方便。但对于扁桃体肥大、咽喉肿瘤、小颌畸形和舌体异常等患者，在诱导时用静脉麻醉药或肌松药容易发生气道梗阻，多采取清醒插管、逆行引导气管插管或纤维支气管镜协助，甚至还要气管造口。

三、常见的耳鼻喉手术的麻醉处理

1. 耳手术　耳部常行的手术是乳突切开术、鼓膜切开术或鼓室重建术。多为年轻健康的患者。镫骨切除术常见于老年人，常在局麻下进行。因为多数患者的听力下降，与之交流可能会困难。迷路疾病者常伴有眩晕、眼球震颤和恶心、呕吐。

显微耳科手术要求患者安静不动，而不需要完全的肌松。吸入麻醉药具有良好的镇痛、镇静作用，并可产生一定程度的肌松。因术野狭小，即使一滴血也会使手术操作困难，使用吸入麻醉药时还易于实施控制性低压。

氧化亚氮在血中的溶解度比氮大 34 倍，通过血管扩散到中耳的速度远快于氮。这可引起中耳的压力升高。对于正常的耳，压力升高到一定值时咽鼓管可被动开放，升高的压力可通过咽鼓管传到鼻咽部；但这可损伤患病耳，如移植的镫骨移位，鼓室黏膜受损。甚至有中耳进行过手术的患者用 N_2O 麻醉时耳道内出现新鲜血液或出现中耳破裂，导致听力丧失。中耳压力的变化还可导致术后的恶心、呕吐。在手术结束停用氧化亚氮时，因氧化亚氮从中耳快速弥散出去，可引起继发性中耳负压。当中耳压力低于周围压力时，咽鼓管对中耳压力的平衡作用更好。但中耳压低于大气压时可引起术后短暂耳聋，并可能与严重的中耳炎有关，在镫骨置换术中中耳一直处于开放状态，直至把移植骨覆盖在鼓室膜上。氧化亚氮应在覆盖鼓室膜前 15 分钟停止吸入，鼓膜关闭前用空气冲洗中耳室，可以避免中耳压力的降低。

2. 鼻和鼻窦手术　慢性鼻窦炎行引流术的患者常为健康成人，可在局麻下进行。但要注意这样的患者通常有反应性气道疾病，使用某些可增加迷走神经兴奋性的药物可引起气管和支气管痉挛。恶性肿瘤的患者常伴有老年人其他系统的疾患，同时肿瘤可侵袭口腔和鼻腔，给全麻插管造成困难，必要时可行气管造口。

鼻黏膜富含血管，术中出血量较大，且不易止血。为减少术野渗血，可取头高 15°～20°，为避免麻醉过深，可合用尼卡地平降压。还可向鼻黏膜滴用可卡因以减少出血。因可卡因可阻滞交感神经末梢对去甲肾上腺素的再摄取而引起血管收缩。但可卡因在气管和喉黏膜吸收过多可引起交感神经兴奋的症状，如高血压和心动过速，严重者可引起惊厥或冠状动脉痉挛，导致心肌缺血或心律失常。可卡因引起的高血压和心动过速可用普萘洛尔 0.5～1.0mg 或静脉滴注依托咪酯治疗。鼻内使用4%可卡因溶液，推荐最大安全剂量约为1.5mg/kg。可卡因经喉黏膜和气管黏膜的吸收速度与静脉注射一样快。可卡因是酯类麻醉药，可被血浆中的假性胆碱酯酶水解。假性胆碱酯酶缺乏症或使用假性胆碱酯酶抑制药，如碘依可酯等，可减少可卡因的代谢，增加其全身的毒性作用。

鼻窦腔是闭合的空腔，氧化亚氮可很快扩散入内。但鼻窦手术中压力升高所引起的不良反应不如中耳手术时的严重。

鼻窦手术结束时必须去掉咽后壁填塞的纱布，应在彻底清理咽部，患者清醒，气道反射完全恢复后拔管。

3. 喉镜和支气管镜等检查的麻醉　多数的声带息肉切除、声带活检、声带剥离和其他咽喉部的小手术可在局麻和表面麻醉下完成，行喉上神经阻滞、舌咽神经阻滞和气管内注射局麻药。但要注意此部位黏膜的血管丰富，局麻药容易吸收入血，用量过大容易引起中毒。因咽喉部麻醉抑制了喉的保护性反射，分泌物、血液和切除组织容易进入气管内，引起误吸，所以全麻可能更有益于患者。因手术时间较短，应使用短效麻醉药和肌松药，并行肌松监测。待患者清醒，肌张力和喉反射完全恢复才能拔管。如气管导管妨碍术者的视野，可用喷射通气和文邱里（venturi）管通气。在这种条件下不能用呼气末二氧化碳监测通气，应仔细观察患者胸廓起伏情况并进行脉搏血氧监测。

直接喉镜检查多可在表面麻醉下完成，现多选用2%的利多卡因溶液，也可使用1%的丁卡因溶液，但要注意其毒性反应。

临床上常用支气管镜检查来诊断和治疗支气管和气管病变。在成人进行支气管镜检查时，一般表面麻醉即能满足检查要求。即使有呼吸困难，只要检查过程中尽快缩短操作时间，并给以适当供氧，亦能顺利完成。但如支气管镜柔软性差，患者不能耐受，应行全麻。可经支气管镜的输氧孔插入一细导管，行喷射通气。麻醉过浅、高 CO_2 血症和低氧血症都可引起喉和支气管痉挛及心律失常。因此要行脉搏血氧监测，并仔细观察患者的胸廓起伏情况，防止缺氧和 CO_2 蓄积。

4. 气管异物取出术的麻醉　气管内异物在小儿多见，由于小儿常不能很好配合，多采用全麻。在全麻下患儿安静，肌肉松弛，呼吸道黏膜反应降低，呛咳动作减少；另外，机体对缺氧的耐受力增加，从而为长时间的操作提供了保证。静脉麻醉为经静脉给丙泊酚、咪达唑仑或芬太尼后，用2%的利多卡因溶液喷喉，用这两种方法多可完成支气管镜的操作，也可使用吸入麻醉。吸入麻醉多用七氟烷诱导至意识消失，眼球活动停止，肌肉松弛以后开始操作。麻醉维持七氟烷经支气管镜后端的供氧接头吹入。对较复杂的病例，用细塑料管（内径1～2mm）置于气管或支气管内充入氧和麻醉气体的混合气，可保证持续操作。

尽管如此，支气管镜检查中如何维持适宜的麻醉深度，保证连续操作，在钳取异物时如何管理呼吸，特别是麻醉诱导时异物在气道内突然移位，或在钳取异物时发生“窒息性异物移位”，或异物脱落在声门下窒息等，仍是麻醉者感到棘手的问题。为防止麻醉诱导的窒息意外，应仔细了解麻醉前在短时间内如有反复发生异物变位刺激症状及通气障碍者，麻醉诱导更应慎重。气管异物有可能活动变位的患者，有以下几个特点：①病史短且反复出现阵发性咳嗽和呼吸困难；②胸部X线检查无明显改变或改变不定；③形体小而尚未膨胀的异物，如瓜子、豆类等，多不易固定而变动于声门与支气管之间。因此，对这样的患者在麻醉中应及时发现并处理因异物变动而发生的意外。异物可能暂时固定于一侧支气管，也可在麻醉后使异物再度活动。所以，麻醉诱导力求平稳、迅速，一般七氟烷诱导为宜。在诱导中仍应注意，一旦出现气道内异物冲击声响和通气障碍，应立即“捞取”异物，或将异物推至一侧支气管，解除潜在危险、保证通气后，重新加深麻醉。另外，对于病史长而无异物活动史；异物形体大或能膨胀增大，可嵌于一侧支气管；X线片显示患侧肺不张的病例，在麻醉诱导时，只要充分供氧减轻缺氧症状，一般多很平顺。但是，在钳取异物时对患者的最大威胁是发生“窒息性异物移位”，即在钳取异物时，异物从异物钳脱落，异物及不张肺潴留的脓性分泌物必然随吸气流入健侧并阻塞支气管，而此时不张侧肺虽有通气可能，但尚不能立即膨胀，不能立即发挥换气功能，因此，几乎如同窒息一样危及患者生命。为此，对可粉碎的异物应将其粉碎“化整为零”取出。不能粉碎的异物，应先行气管造口，再经声门或经气管造口钳取。不过只能使异物脱落机会减少和防止异物卡在声门处造成的窒息，尚不能完全避免“窒息性异物移位”。因此，对气管内存在异物的患者的麻醉，特别是有可能窒息的病例，提高吸氧浓度对保证安全有重要意义。

为防止小儿气管镜检后发生喉水肿，镜检结束后肌内注射地塞米松5～10mg，并要密切观察、及时发现和处理喉水肿。

5. 食管镜检的麻醉　食管镜检常用于食管疾病的诊断性检查，或用于扩张食管良性狭窄及食管异物取出术等。为使咽喉及食管入口处肌肉松弛良好，最好在全麻下进行操作。一般性食管镜检，患者合作，可以在局麻下进行。不过当食管镜插入后，可因体位不当或镜管偏粗，在操作中压迫气管后壁（即气管膜部），而影响患者通气，甚至出现窒息感，个别病例可出现迷走神经反射。如为食管异物，形体较大，形状不整或在取出时可能损伤气管及食管的情况下，则必须采取全身麻醉的方法才方便操作和保证安全。

表面麻醉时，麻醉前应给抗胆碱类药抑制唾液分泌，提高麻醉效果和避免迷走反射。表面麻醉多采用2%的利多卡因溶液10mL或1%的丁卡因溶液2～3mL先对咽喉喷雾2～3次，然后再涂抹两侧梨状窝，数分钟后即可进行镜检。

全身麻醉时，可采取静脉快速诱导气管内插管，循环密闭式麻醉机管理呼吸，根据时间长短、复杂程度来选择麻醉维持用药及方法，与一般麻醉无很大区别。不过对于食管异物较大，或在取出有可能造成副损伤的情况下，应保留自主呼吸且通气足够，选择细的气管导管，套囊不充气才能方便手术操作。为便于食管镜检操作，应将气管导管（或塑料管）和牙垫分别固定在口角两侧，或用中空的金属牙垫套在导管外边，固定在一侧口角等办法，均收到良好效果。

6. 扁桃体摘除术的麻醉　扁桃体摘除术是耳鼻喉科常见的手术，手术虽小，但出血和气道梗阻是对患者的严重威胁，应予以足够重视。

成人扁桃体摘除术可在局部浸润麻醉下完成。因局部血运丰富，局麻药内应加入少许肾上腺素，但切勿注入血管。局麻后喉反射受到抑制，因出血急剧、量多，也有发生误吸窒息的危险。因此，麻醉前用药必须减少剂量。成人全身麻醉机会较少。在小儿进行扁桃体摘除术时一般在全麻下进行。全麻应选用气管内插管，注意开口器放置不当可压迫导管。麻醉可采用丙泊酚静脉麻醉并同时吸入N_2O或少量其他强效吸入麻醉药。手术结束前，在患者的保护性反射恢复之前，麻醉医生应听诊双肺以判断是否有吸入血和分泌物的可能，用直接喉镜检查口腔和咽部是否有活动性出血，如有，请术者给予有效止血。

扁桃体切除中出血量较大，平均为4mL/kg。必须认真进行监测，尤其是小儿。在手术结束时必须彻底清理喉部，拔管时患者应完全清醒。拔管后应将患者置于“扁桃体位”，即一侧头部低于臀部。这有利于血和分泌物从口腔引流，而不进入声门，引起气道梗阻和喉痉挛。扁桃体切除后的出血常是渗出而不是快速出血。这些患者在发现出血前可能已吞入大量的血。行再次手术止血时可引起恶心、呕吐、反流和误吸的发生。应选择清醒或快速插管，麻醉诱导时，须压迫患者的环状软骨，并保持轻度头低位，并有气管切开的准备。备好吸引器，随时清理咽喉部。患者麻醉后应插入胃管吸出胃内的血液或凝块，以减少术后恶心、呕吐的发生。

扁桃体周围脓肿的患者，应先行穿刺排脓后，再行麻醉诱导插管较为安全。

梗阻性睡眠呼吸暂停可引起缺氧，导致肺动脉高压。扁桃体切除术可治疗该症，以减少上呼吸道的梗阻。伴有这种综合征的成人常较肥胖，并伴有高血压和心肌缺血。喉部软组织肥厚，增加了窥喉的困难。即使术前患者呼吸道通畅，也应考虑进行清醒插管。术前应全面了解和正确估计循环与呼吸的代偿能力，对预计插管困难的患者，应充分表面麻醉，用2%的利多卡因溶液2～3mL局麻下行环甲膜穿刺，为便于手术操作，以经鼻插管为宜。在特殊情况下可能要行气管造口，以彻底解除梗阻。小儿梗阻性睡眠呼吸暂停常同时伴有先天性疾病，如下颌骨发育不良（如Pierre Robin综合征或Treacher Collins综合征），增加了维持气道通畅和插管的困难。气管导管易被开口器压住或扭曲，因此，在放置开口器后要听呼吸音，观察气道峰压。在放置开口器时还可能发生脱管等意外。手术结束后应给予地塞米松 10mg，必须在患者完全清醒后方可拔管，同时做好再插管和气管切开的准备，并进入麻醉恢复室观察。

7. 颈部癌症手术的麻醉　患颈部肿瘤的患者多为老年人，多有长期吸烟和酗酒的历史，常伴有阻塞性肺部疾病、高血压及冠状动脉疾病。因食欲差，吞咽困难，通常营养状况较差，甚至有恶病质状态。术前看患者时应注意这些情况。对这些患者行术前气道的检查是非常重要的。肿瘤可直接压迫气道，以前的放疗和手术可产生水肿、纤维化或瘢痕而使气管扭曲。头颈部手术术前应进行直接或间接喉镜检查。如没有气道受压，可行静脉诱导，然后用直接喉镜进行插管。有气道受压时应行清醒插管，在严重气道受压的情况下，在全麻诱导前，应在局麻下行气管造口。应注意在全麻插管后可出现气道梗阻或梗阻加重，因此，麻醉诱导前就应给患者吸入纯氧，以保证在有气道梗阻时患者有一定的氧代偿能力。

在浅麻醉下因导管的刺激可能会出现支气管痉挛。头颈部血管丰富且压力较高，癌瘤可能侵袭到颈部的大血管，术中极易引起大量出血。要做好动脉和中心静脉穿刺，以指导术中的输血、补液，尤其在心功能不佳的患者。中心静脉穿刺应避免使用颈内静脉，因后者易受颈部操作的影响。还要监测血细胞比容和血气。轻度抬高头部可减少出血。术中至少开放一条静脉，及时地予以输血、补液。因手术时间常较长，应注意患者的保温。

颈部手术中应注意颈动脉窦受压所引起的迷走神经反射，这可引起心动过缓和血压下降。治疗包括停止挤压，静脉使用阿托品，必要时可用利多卡因行局部浸润麻醉。在切开颈部大的静脉时可发生空气栓塞。可根据呼气末 CO_2 分压突然下降，并伴有血压下降做出诊断。治疗包括使用正压通气或压迫颈静脉以增加静脉压、轻度头低脚高位、左侧卧位、吸入100%氧气，如果可能，也可经中心静脉导管抽吸空气。

颈部手术恢复期间的问题包括气胸、因颈部伸展受限或血肿而引起的气道不畅，以及喉镜检查后出现的发音困难。

（廖卫宁）

第三节　口腔颌面外科手术麻醉特点

一、口腔、颌面与整形外科麻醉特点

（一）麻醉医生远离头部操作

由于口腔、颌面部手术在头部，为避免麻醉操作与手术操作之间的先后干扰，麻醉医师看不到面部，只能根据血压、脉搏、呼吸及肌松程度来判断麻醉深浅，不利于气管插管全麻的管理。

（二）气管插管的固定要牢靠

颈部、颜面部的炎症或外颞颌关节强直；颌胸、颌颈粘连等张口严重受限特殊病例；多次口腔手术、下颌骨及颈部肌肉转移皮瓣修复所致的张口、仰头、伸舌严重受限都会直接影响麻醉诱导，造成气管插管困难。整形手术时间长，麻醉操作与手术野均在呼吸道上端，外科医生常移动患者的头部位置，容易将气管插管脱出、扭曲和插入过深而出现窒息及通气障碍。因此要求气管导管一定要牢固。

（三）应重视失血及防止失血性休克

整形手术时间长，麻醉及外科医生操作相互干扰多有不便，加上面颌部与颅内静脉均无静脉瓣，故术中渗血较多且又不易彻底止血。

（四）患者年龄偏小，应注意呼吸、循环的综合管理

小儿颌面外科手术的年龄越小，术后对其外形和功能的恢复越有利。如唇裂畸形最小可在 3 天 ~ 12 周内进行矫正。但如婴幼儿对手术麻醉的耐受力和代偿功能不健全，手术又同时与麻醉导管在同一术区，呼吸通道相对狭窄。手术中的牵拉、挤压，极易造成气管导管脱出窒息，需格外注意。另外，应严格计算出入量，重视血容量的补充。

(五)口腔、颌面及整形外科疾病的影响

口腔颌面部手术麻醉管理的关键，在于维持气道通畅及确切有效的通气及术后气管导管拔出后防止窒息。所以麻醉的首要任务是设法建立通畅的气道。由于先天畸形或病理变化所致的气道解剖生理变异，常会发生气梗阻或插管困难，常需采用清醒经鼻盲探气管插管。

1. 先天性面颌畸形　如小儿唇裂，腭裂，Pierre - Robin 综合征（腭裂、小颌、舌根下坠）；Treacher - Collins 综合征（小颌、颧弓发育不良、小口、后鼻孔闭锁）。

2. 颞颌关节强直　多因 15 岁以下的儿童由于颞颌关节邻近的急性或慢性炎症扩散，侵袭到下颌关节。以致使上下颌间组织炎性增生，坏死脱落，大量结缔组织增生，最后形成挛缩性瘢痕，导致进行性张口困难，使颞颌关节强直，最后完全不能开口。

3. 颏 - 胸、颌 - 颈粘连　头颈部呈固定位置，头部极度前屈，喉头明显向前移位，气管随粘连的疤痕牵拉向左或向右变形移位。口周疤痕挛缩口裂缩小，颈部常被坚硬肥厚的瘢痕覆盖而无法行气管造口。给麻醉诱导插管造成极大困难。

4. 口腔颌面部恶性肿瘤　因肿瘤本身或因肿瘤已侵袭到咽、软腭、口底和翼腭韧带，不仅造成张口困难，麻醉后咽肌松弛可完全阻塞咽部气道；肿瘤若突起生长并已超过口腔中线，还会使喉镜放置困难，有时还容易损伤瘤体造成出血的危险。有的即使喉镜能放入口腔，也常因视线受阻而不能发挥其正常作用。当腭部肿物往鼻腔侧生长，或凸向口腔侧较大，舌根及口底肿瘤巨大时，气管导管经口腔、鼻腔均已无法进入声门；恶性肿瘤行舌、颊部、口底部及颌颈联合根治术术后复发，需再次或多次手术时，前次手术造成颌骨区和面颊颈部软组织的大块缺损畸形和皮瓣转移后的瘢痕挛缩，使气管、喉头明显移位，颈部伸展和头部后仰严重受限。

5. 口腔颌面部外伤　由于颌面部血运丰富，伤后出血较多。软腭、咽旁、舌根、口底损伤极易形成血肿。鼻腔损伤血液块容易阻塞鼻腔通气道，上或下颌骨骨折的变形移位可引起脱栓性窒息；口腔内积血及分泌物会流入咽喉腔，被误吸到气管内能继发吸入性窒息；合并颅脑损伤病员，重力关系发生的舌后坠均能堵塞或缩窄咽喉腔，引起气道阻塞窒息。

二、麻醉选择及应用注意事项

(一)气管插管困难

1. 经鼻盲探气管插管术　适应证：经口腔插管有困难的患者，如张口受限、口腔有肿物阻塞，仰头受限，颞下颌关节强直，急诊外伤口腔内有出血的患者。经鼻盲探的方法：①合适的镇静药：过去常用安定、氟哌啶和芬太尼混合液静推，近来常用异丙酚与芬太尼的混合液达到镇静健忘的效果；②完善的表面麻醉：插管前用 1% 丁卡因 1mL 加 3% 麻黄碱 1mL 混合液麻醉前反复滴鼻，1% 丁卡因 1mL 环甲膜内注射，均可达到较好的表面麻醉的效果，患者可耐受插管不呛咳。

2. 经口腔盲探气管插管　适应证：要求口腔内插管或只能口腔插管，小口畸形，张口受限，口腔内外伤出血；上颌骨较大肿物或部分气道梗阻的患者；不能快速诱导的患者，都要采用经口腔盲探气管插管。这种插管方法要求表面麻醉完善，口咽部及环甲膜为重点，不需滴鼻。将插管插入至咽部，凭借呼吸音调整导管的位置至呼吸气流最大时插入声门；若管尖上提不够可借助管芯将管尖翘起，对准声门在患者吸气时将气管导管插入气管内。

(二)麻醉中维持气道通畅

对 6 个月以内的婴儿无牙齿，上下颌间缺乏支架，舌体大而肥厚与上腭紧贴，麻醉诱导中按成人常规托下颌，鼻咽部会与舌体贴合使通气受阻。只有根据具体情况轻柔适度托起一侧下颌或适宜深度放置小儿口咽导气管维持通气。

口腔颌面部手术在气道或气道附近操作，有时会影响气道通畅。如消毒后用无菌巾包裹头部时抬头前屈；小儿唇、腭裂手术肩下垫枕使头部后仰；置开口器时极易使气管内导管脱出，因此导管不但必须用橡皮膏稳妥固定，也要在上述操作时扶持固定好气管导管。也有的手术操作需患者头部转向对侧或取

侧卧位时，应注意体位变体造成导管折曲，因此，要随时调整导管深浅和位置。唇腭裂手术要及时吸除术野出血及咽后壁腔内残留的血液及分泌物，以防血液沿气管导管渗入气管内。

婴幼儿手术麻醉诱导应力争一次插管成功，并确定双肺呼吸音良好，然后再稳妥固定气管导管。术中避免反复移动变化头部位置，尽量减少或避免气管内导管对婴幼儿喉头的刺激，因为小儿声门黏膜下组织脆弱疏松，淋巴管丰富，轻微地摩擦损伤即可引起拔管后急性喉水肿。麻醉期间应密切注意导管脱出或意外割断的情况发生，与术者配合口腔内存留的弧度，使导管在气管内始终保持插入一定深度。脉搏测氧仪和二氧化碳测定仪有助于估计氧合和通气情况。

（三）术后拔管

口腔颌面外科患者手术要完全清醒后才能拔除气管内导管，对估计有呼吸道问题者，床旁备气管切开的准备。对术后颌面部解剖位置改变的患者多需留置口咽通气道，个别需延迟拔管。

（廖卫宁）

第四节 口腔颌面外科常见手术的麻醉

一、先天性唇、腭裂手术的麻醉

（一）麻醉前准备

做好口腔、鼻腔和全身检查，包括体重，营养状态，有无上呼吸道感染和先天性心脏病。应详细掌握血尿常规，钾钠氯离子情况及胸部X线检查。

唇裂病儿体重大于5kg，血红蛋白大于100g/L，年龄大于10周，血细胞计数小于10×10^9/L，才是手术的良机。腭裂手术多在2岁以后，上述各项检查在正常范围内才可实施。

（二）麻醉处理

1. 唇裂修复术的麻醉　均在全麻下进行，虽然有人提出不必气管内插管，但是为确保安全，选择经口气管内插管全麻的方法比较安全可靠。因术中创面渗血、分泌物一旦阻塞通气道，就会导致病儿呼吸气流受阻，乏氧、喉痉挛，误吸窒息，甚至心搏骤停。

唇裂修复术病儿体重常小于15kg，术前30min肌内注射阿托品0.01～0.03mg/kg，入室前以氯胺酮5～8mg/kg基础麻醉，入睡后开放静脉，再经静脉滴注羟丁酸钠80～100mg/kg。待睑毛反射消失后窥喉用2%利多卡因喷喉及会厌，实施表面麻醉插管，用橡皮膏将导管固定在下唇正中位置。接T形管装置供氧及辅助呼吸。术中可根据麻醉深浅情况分次静脉注入氯胺酮1～2mg/kg。此法的优点：①诱导迅速，病儿可平稳进入睡眠的麻醉状态，镇痛效果好，心律、血压较稳定。可保持病儿自主呼吸存在；②麻醉用药对呼吸道黏膜无刺激，无肺部并发症安全性好；③羟丁酸钠可降低咽喉反射和气管内的敏感性，防止插管后或麻醉变浅时的呛咳反应，减少或避免喉黏膜损伤；④年龄>2岁的病儿术中可持续泵入异丙酚3～4mg/kg，0.5%氯胺酮间断给药，术毕拔管后病儿清醒哭闹，各种反射均已恢复，是比较安全可靠的麻醉方法。但偶尔可见体质弱小，用药量偏大，术终尚有呼吸抑制及喉痉挛发生的病例，应予以注意。

2. 腭裂修复术的麻醉　小儿气管导管应选择U形导管，将导管固定在开口器的凹槽下防止外脱导管，以避免脱管窒息的意外发生。行咽后瓣成型手术操作时，如果麻醉深度不够容易引起迷走神经反射。故麻醉深度应控制得当，即达到抑制咽喉反射力度。

对15kg以上病儿可用快速诱导插导，阿曲库铵、芬太尼维持控制呼吸；15kg以下的病儿可采用氯胺酮5～6mg/kg基础麻醉，入睡后缓慢静脉注射羟丁酸钠80～100mg/kg，利多卡因喷喉插管。术中间断静脉注射氯胺酮1～2mg/kg或复合吸入安氟醚维持，亚利式或Bain环路扶助呼吸。

腭裂咽后瓣修复术出血相对较多，应重视输血补液问题。小儿血容量少，每公斤体重70～80mL。6个月婴儿失血50mL相当于成人失血400mL，因此准确判定失血量并予等量补充。输血补液速度以不超过每公斤体重20mL为宜，严防肺水肿。体质好的病儿失血量不超过血容量的10%～15%，也可根据具体情况输乳酸林格氏液10mL/（kg·h）。

3. 唇、腭裂修复术术中管理 术中监测血压、脉搏、体温、心音、心率、心律和两肺呼吸音，合并先天心脏病者应监测心电图。还应采取预防喉水肿的措施，必要时静脉注射地塞米松0.2～0.4mg/kg。

腭裂术后拔管的注意事项：

（1）对腭裂同时合并有扁桃体Ⅱ度以上肿大；咽喉腔深而狭窄；瘦小体弱自控调节能力较差的病儿，应在气管拔出前先放置口咽通气管，用以支撑明显变小的咽喉腔通道通畅。

（2）维持腭裂患者术后的呼吸道通畅，要依靠口腔和鼻腔两个通道。切不可忽视任何一方。有时腭裂同时修复鼻畸形后用碘仿纱条包绕胶管以支撑鼻翼，固定支撑鼻翼的橡皮膏不应封闭鼻腔通气道。

（3）随着手术结束时间的临近，麻醉应逐渐减浅，以便确保患者迅速清醒拔管，缩短气管导管留置在气管内的时间。

二、颞颌关节强直患者的麻醉

（一）麻醉前准备

（1）颞颌关节强直患者几乎全部需要盲探经鼻气管内插管或行气管造口插管，因此术前必须作好患者细致的解释工作，取得患者的信任与合作，为清醒插管作准备。

（2）对有仰卧位睡眠打鼾甚至憋醒的患者禁用吗啡等抑制呼吸的药物作为麻醉前用药。

（3）选择气管导管内口径大，管壁薄的导管为宜。条件允许时可参考X线片气管口径，选适当口径弹性好的附金属螺旋丝的乳胶导管。

（4）备好气管造口的器械，做好应急准备。

（二）麻醉处理

颞颌关节强直患者需实施颞颌关节成形术同时矫正小颌畸形。须在全麻后下颌松弛，无痛状态下才能顺利进行，因此多采取经鼻插管的气管内麻醉。为保证安全应采用清醒盲探插管方法，但对完全不能张口的患者表麻很难完善，加上患者紧张，肌肉松弛不佳，咽喉反射敏感，且患者异常痛苦。为此，最好选择浅全麻状态下，配合表面麻醉保留自主呼吸行盲探气管内插管。由于喉头位置高，下颌后缩畸形，插管时导管不易达到声门高度。因此，在导管接近声门附近时应根据呼吸气流声判断导管位置，调节头位及导管位置，以其接近声门口。如估计导管在声门左侧，可将头转向右侧，导管也往右侧旋转。若想抬高导管前端高度可使患者头极度后仰，导管前端可随之抬高，头低导管可往下后方调整。如患者喉头过高，多次盲探插导管均入食管，可将导管留置在食道内，经另一侧鼻孔再插入更细的导管，沿留在食管导管的表面滑入声门，即所谓双管盲探气管内插管法。对插管异常困难经1～2小时探索插管仍不能到位时，应果断决定经气管造口插管。否则术后的喉水肿往往给拔管带来严重后果。一旦插管成功，麻醉可用全凭静脉复合麻醉维持。

颞颌关节成形术虽然缓解了关节强直，但下颌后缩畸形不能立即解除，舌后坠仍可能发生，致使拔管意外。因此，拔管时应遵守几条原则：①麻醉必须完全清醒；②口腔及气管导管内分泌物必须彻底吸净，特别对日内有创口的患者；③拔管前静脉注射地塞米松；④拔管前备好口咽导气管；⑤必要时应备好气管造口设备，以防拔管后气道梗阻行紧急气管造口。

三、口腔颌面部恶性肿瘤联合根治术的麻醉

（一）麻醉前准备

（1）因患者多为中老年人，所以术前对心肺肝肾等功能应作充分了解，以正确判断患者的全身情况和耐受麻醉及手术的能力。

（2）了解张口程度（正常4～6cm），口内肿瘤大小，所处的位置是否影响喉镜置入和气管导管能否顺利通过声门；恶性肿瘤复发再次手术时还要了解气管是否有移位，颈部伸展和头后仰是否受限，根据上述情况综合分析判断，以选择适宜的麻醉诱导方法及插管途径。

（3）肿瘤已影响气道通畅，麻醉前慎用镇痛、镇静药以免呼吸抑制。

（二）麻醉处理

口腔颌面部恶性肿瘤联合根治术范围包括：舌（颊部、口底组织）上或下颌骨切除和颈部淋巴结根治性清扫。麻醉不但要确保气道通畅，且要下颌松弛，镇痛完善，麻醉深度足够并保持血流动力学平稳。同时防止颈动脉窦反射和植物神经功能紊乱，术后苏醒快。因此，必须采取气管内全麻。因手术操作涉及口腔，故经口腔插管不仅会影响手术操作，更不便于导管固定，因而采取经鼻腔气管内插管较稳妥。舌体，口腔颊部，腭部肿物尚未超过中线，张口属正常，头后仰不受限者可行快速诱导插管；舌根部、口底部，软腭部恶性肿物生长已侵袭或已压迫气道，张口轻度受限或癌肿术后复发需再次手术时，气管已有移位。头后仰有受限的患者需行浅全麻下，保留自主呼吸经鼻盲探或明视插管；如舌根及口底巨大肿瘤已阻挡声门而无法实施插管操作时，应先行气管造口然后再经造口插入气管导管。目前多选用静脉复合麻醉，吸入 N_2O-NO_2，安氟醚或异氟醚以补不足。术终能尽快清醒。

（三）术中管理

术中除监测血压，脉搏，呼吸，心电图外还应监测血氧饱和度，尿量。有心血管病变的需监测中心静脉压。另外应注意患者体位和头位变动而影响气管内导管通畅和头部血液循环，因为颌面部和颅内静脉均无静脉瓣，如果头部位置不当，颈部大静脉或椎静脉丛受压，可使颈内静脉压升高，患者头颈、颜面部静脉回流障碍，面部及眼球结膜会发生水肿，颌面部术野渗血增加，血色呈暗红。处理不及时将会使颅内压增高。因此应及时调整头位，使颈部充分舒展，改善头颈部瘀血状态。

上、下颌骨病灶切除时，出血多而急剧，为减少出血和维持血流动力平稳，在无禁忌证的情况下可行控制性降压。老年人对低血压耐受性低，因此降压幅度不宜过大，时间不能过长，术野出血要及时补充。对于双侧颈淋巴清扫的病例应注意脑静脉血回流及有无颅内压升高，慎防脑水肿引起的昏迷。颈廓清扫术偶尔可发生纵隔气肿或胸膜损伤而致张力性气胸，必须予以有效处理。

舌颌颈联合根治术，一侧下颌骨体部切除或下颌骨矩形切除，尤其是下颌骨超半切除术，其口底肌肉组织与颌骨间离断后，舌体会因失去下颌骨的牵拉和支持而容易发生舌后坠，舌及口底组织被切除损伤的创面水肿及转移皮瓣组织修复部位包扎压迫止血，使舌体的自如活动能力和范围严重受限，咽喉腔间隙明显变窄。虽说术后患者完全清醒时拔管可避免窒息，但从临床上观察对联合根治术的病例，清醒后拔管仍有窒息发生。而且窒息不一定发生在拔管当时，待数分钟后假道消失就会造成气道梗阻－延迟窒息发生，故可采用延迟拔管方法。

术毕患者清醒并对指令能正确反应，循环稳定，呼吸正常；呼吸频率 >14 次/分，潮气量 > 8mL/kg，分钟通气量 >90mL/kg 可拔除气管导管。

四、口腔颌面外伤与急症手术患者的麻醉

（一）麻醉前准备

（1）全面细致的了解病史和临床检查指标，特别是颌面部创面的范围及损伤程度。有无危及生命的气道梗阻或潜在的危险，及时清除口腔、鼻腔内的积血、凝血块、骨折碎片及分泌物、将舌体牵拉于口腔之外。放置口咽或鼻咽通气管等，并应即刻建立通畅的气道。如上述处理气道梗阻仍不能缓解，可采用自制环甲膜喷射通气套管针做应急处理。具体操作方法：先行环甲膜穿刺表麻，然后置入长 8cm 带硬质塑料的套管针（可用 16 号静脉穿刺套管针改制弯成 135°，适宜总气管走行的弧度），穿刺成功后将其塑料外套管留置于总气管内 6cm 深度，退出针芯，接通（喷射）呼吸机供氧。喷射通气压力为 $1.25kg/cm^2$，常频通气后即可开始麻醉诱导。

（2）对外伤时间较长的病例，应特别注意有无严重出血性休克或休克早期表现，包括口腔急症颌骨中枢血管的突发性大出血，急剧、呈喷射状，处理不及时患者很快进入休克状态，甚至发生大出血性心跳停止。因此尽早建立静脉输液通道补充血容量是抢救成功的关键一环。

（3）注意有无合并颅脑、颈椎骨折或脱位、胸腹脏器损伤等。如果有明确诊断可同步处理。

（4）了解患者进食与外伤的时间，创伤后胃内容排空时间显著延长，麻醉诱导插管时应采取相应

措施，防止误吸发生。

（二）麻醉处理

对口内及颌面部软组织损伤范围小的，手术可在1小时之内完成，患者合作，呼吸道能保持通畅者，可在局麻下实施。小儿及成人有严重的口腔颌面部创伤，即下列情况之一的均应采取气管内插管全麻方法：①面部挫裂伤合并面神经，腮腺导管断裂；需行显微面神经吻合，腮腺导管吻合；②面部挫裂伤合并上或下颌骨骨折，行骨折固定；③口腔颌面损伤合并气管、食管或颈部大血管损伤，颅脑、脑腹脏器损伤；④头皮及面部器官（耳鼻、口唇）撕脱伤需要行显微血管吻合回植手术者。

麻醉诱导和插管方法选择：3岁以下婴幼儿氯胺酮基础麻醉后，静脉注射羟丁酸钠，咽喉及舌根部表麻诱导插管，T形管小呼吸囊供氧，氯胺酮间断给药维持。婴幼儿舌体肥大，口内组织损伤后由于出血，水肿使原来相对较小的口腔更加变小，而手术恰在口内操作。因此首选经鼻插管。但婴幼儿气管细，麻醉导管过细会影响通气，婴幼儿鼻黏膜脆弱血管丰富容易造成鼻衄。因此对舌前2/3、牙龈、硬腭损伤的病员可经口腔插管并固定于健侧口角部位。而对悬雍垂、软腭口咽腔深部损伤需行经鼻插管或者口腔插管。插管前用2%麻黄碱数滴分次点鼻，收缩鼻黏膜血管扩大鼻腔通道空间，导管前端应涂滑润剂。只要管径粗细合适，操作动作轻柔，一般不会有鼻黏膜损伤及鼻出血现象。导管选择F16~20号，术中充分供氧，有条件监测血氧饱和度，防止通气不足。

4岁以上患者无异常情况均可采取快速诱导，根据手术操作需要经口或经鼻腔明视插管。估计术毕即刻拔管会发生上呼吸道梗阻窒息者应长时间留置导管，首选经鼻气管内插管。

下列情况应首选清醒插管较为安全：①伤后已发生气道梗阻并有呼吸困难；②颌骨颏孔部骨折常伴有严重错位，不仅造成张口困难，且有口底变窄，声门被后缩的舌根阻挡；③上或下颌骨骨折致口内外相通，致使面罩加压给氧困难。下颌骨骨折连续性中断或有错位时，若经口置入喉镜，骨折断端有切断血管和损伤神经的危险性，应尽量采用盲探经鼻腔插管。麻醉维持可行全凭静脉或静吸复合麻醉维持。

口腔颌面部外伤患者术毕清醒即可拔管。但估计拔管后可能发生急性气道梗阻，又不能强行托下颌骨时，应留置气管导管延迟拔出。

五、术后常见并发症及预防

口腔颌面部手术，特别是口腔内病灶切除后有大型缺损或洞穿缺损，利用各种皮瓣，肌瓣或多种复合组织瓣一次性修复手术后创面慢性渗血，组织水肿和分泌物积存，口内转移组织瓣修复后臃肿致咽喉腔狭窄，舌体活动受限，排痰能力减弱等因素，应在患者完全清醒后拔管。

1. 呼吸道梗阻　出血、误吸、喉头水肿或术后解剖位置的改变，失去颌骨的支撑出现舌后坠。口腔内出血，可以造成血液直接误吸入呼吸道或血块阻塞呼吸道。手术后应在没有明显渗血的情况下，吸尽口腔内的血液分泌物后再拔管。Treacher－Collins综合征或Robin畸形，行咽成形修复术后咽喉腔变窄明显，尤其对年龄小，体质差，适应能力低下的病儿拔管前应常规放置口咽导管，吸出分泌物，直至咽反射强烈，耐受不住时再拔出。对舌根及口底组织广泛切除或双侧颈淋巴结清扫患者，术后颈部包扎敷料较多，可在拔管前放置口咽导管协助通气。口腔颌面部外伤，同时有上或下颌骨骨折，舌及口底，颊黏膜组织严重撕裂伤，出血、软组织水肿明显使口咽腔变窄，舌体程度不同地失去了正常活动能力，应考虑留置导管延迟拔出。

上述手术术后防止气道阻塞的最有效、最安全的措施是预防性气管造口。但是为了颈部转移皮瓣的成活和免遭感染，临床常以延迟拔除气管内导管方法保证呼吸道通畅。待舌及口底黏膜组织水肿减轻，咽喉间隙增大，舌体在口内活动及外伸1.0cm以上，再在引导管协助下试行拔管。

2. 咽痛及咽喉部水肿　口腔、颌面及整形外科手术时间长，气管插管放置时间长，手术操作又在头部，头部位置不稳定，气管插管与气管黏膜总处于摩擦状态，咽喉部水肿和损伤明显，术后患者明显咽痛。因此，口腔、颌面部手术患者术中应常规应用激素，（氢化可的松100mg静脉滴注或地塞米松5~10mg静脉注射），术后应尽早开始雾化吸入可预防术后咽喉部水肿。

（廖卫宁）

第八章

心脏手术麻醉

第一节　麻醉对循环系统的影响

对循环系统的了解是麻醉学的重要基础，麻醉和手术可以通过多种途径影响循环系统的功能。循环系统的变化直接影响到患者的生命安全和术后的恢复，近年来，随着人口老龄化和外科技术的发展，围术期麻醉医师经常面临患者的心血管功能变化更加复杂化、多样化。在了解麻醉对心血管功能的影响时，有必要对下述概念予以阐明。①循环功能：指循环系统的功能，包括心脏、血管功能、血容量和微循环等方面的影响。其中任何一项功能衰竭均可导致显著的循环障碍。如低血容量可导致循环衰竭或休克，而心脏功能却可能是正常的；②心脏功能：包括心肌、心脏瓣膜、传导组织和支架结构的功能。其中任何一项功能障碍即可导致心脏和循环衰竭。如瓣膜失去完整性，即使心肌功能正常也可造成心脏衰竭；③心肌功能：心肌功能取决于心肌本身和心肌血液供应，其功能障碍包括心肌病变、损伤、心肌缺血和心肌功能不良，但均可造成心肌功能衰竭，其结局必然导致心脏功能障碍和循环异常。

一、吸入麻醉药对循环的作用

吸入麻醉药是常用的全身麻醉药（简称全麻药），主要依靠肺泡摄取和排除。吸入麻醉药经肺泡进入血流到达脑组织，当脑组织内吸入麻醉药的分压达到一定水平时，即产生临床上的全身麻醉状态。吸入麻醉药有挥发性液体和气体两类。常用的挥发性液体有氟烷、恩氟烷、异氟烷、七氟烷和地氟烷；气体有氧化亚氮。

在一定的浓度范围，所有吸入麻醉药均可降低动脉压和抑制心肌收缩力，都与麻醉药浓度相关。其中异氟烷、七氟烷和地氟烷通过增加交感活性对血压维持有一定帮助。氟烷和恩氟烷使心排血量减少，与其降低平均动脉压平行。异氟烷对心排血量的影响很小，而地氟烷则具有稳定的心血管作用。恩氟烷、异氟烷和地氟烷使外周血管阻力（SVR）减低，其中，异氟烷使SVR减低最显著。

吸入麻醉药也可引起心率的变化，改变心率的机制包括：改变窦房结去极化速率；改变心肌传导时间或改变自主神经系统的活动，如吸入氟烷后可见心率减慢。吸入麻醉药对心率的影响应在麻醉前评估中予以考虑。麻醉可消除因术前兴奋和激动而导致的心动过速、血压升高及心排血量增加。如果麻醉前副交感神经活动增强，麻醉又可能使心率和血压升高。氟烷和恩氟烷麻醉有助于减少全身动脉血压和心率的增加，使之转变为临床上可以接受的低血压和心率减慢。吸入麻醉药还通过减少心肌氧耗而降低心肌需氧量。

有人提出，异氟烷的冠状动脉（简称冠脉）扩张作用可引起冠脉窃血，而导致心肌局部缺血，所以曾有一段时间，冠状动脉粥样硬化性心脏病（简称冠心病）患者的麻醉中很少应用异氟烷。然而近来有研究发现，如果冠脉灌注压能充分维持，异氟烷麻醉与其他吸入麻醉一样，并没有窃血现象发生。

研究证实异氟烷对人体心肌有保护作用同动物实验一样，异氟烷的保护作用在它撤离后持续至少15min。异氟烷是通过什么途径来保护心肌的？是否与缺血预处理的心肌保护作用相似呢？为了测定异氟烷是否对钾通道产生直接作用，将异氟烷用于人体心房细胞，在3%的浓度时，对格列本脲敏感的钾通道电流没有受到正或负的影响。这些发现提示异氟烷并不直接影响钾通道活性，而是降低钾通道对ATP的敏感性。另一个可能性是异氟烷的保护作用发生在其他部位，如腺苷受体。腺苷 A_1 受体阻断剂8－环戊基－1，3－二丙基黄嘌呤（8－cyclopentyl－1，3－dipropylxathine，DPCPX）能抑制异氟烷的心肌保护作用支持后一理论。Kerstan 等的研究发现在动物实验中，DPCPX 部分地抑制异氟烷的心脏保护活性。

二、静脉麻醉药对心血管的影响

静脉麻醉药本身能产生心血管效应，且在麻醉诱导时通过影响自主神经系统、血管运动中枢、外周血管张力和心肌的机械性能引起血流动力学改变。

1. 硫喷妥钠　对心肌的影响主要是通过减少肌原纤维的钙内流而降低心肌收缩力，同时加快心率，心排血指数没有变化或稍有下降，平均动脉压不变或稍下降。早期血流动力学研究证实硫喷妥钠（100～400mg）明显降低心排血量（24%）和收缩压（10%），因为增加了静脉容量而减少静脉回流。给硫喷妥钠后气管插管有明显的高血压和心率增快，同时应用芬太尼可减少心率的增快。硫喷妥钠减低心排血量的机制有：①直接的负性肌力作用；②因增加静脉容量而减少心室充盈；③暂时降低中枢神经系统输出的交感活性。应用硫喷妥钠引起的心率增快可能是由于刺激心脏的交感神经引起。硫喷妥钠引起的负性肌力作用是由于钙内流减少而致。

2. 咪达唑仑　对循环系统干扰较轻，如对外周阻力及心室收缩功能影响较少，使心肌氧耗减少等，比较适用于心功能较差患者或心脏手术的麻醉。随着苯二氮䓬类的拮抗剂氟吗泽尼的应用，临床使用中也比较安全。

3. 氯胺酮　通过中枢介导的交感反应兴奋心血管系统。单独给药时，使心率、血压、全身血管阻力、全身和肺动脉压及心肌耗氧量均增加，因而导致心肌氧供需不平衡。心脏做功增加，尤其是右室，因为肺血管阻力比全身血管阻力升高明显，因此禁用于右室储备差的成年患者。氯胺酮产生心血管效应的程度在治疗剂量范围内与剂量无关，无交感性刺激作用，但有负性肌力效应；氯胺酮可维持血压，通常用于急性休克患者，也可供狭窄性心包炎或心脏压塞患者用作麻醉诱导。

4. 依托咪酯　对心肌收缩力影响较小，仅外周血管稍有扩张；不引起组胺释放；在目前常用的静脉麻醉药中依托咪酯对心血管系统影响最小。与其他麻醉药相比，其产生的心肌氧供需平衡最佳。事实上，依托咪酯对冠状循环可能有弱的硝酸甘油样效应。用依托咪酯诱导后，血流动力学不变或变化小，诱导后前负荷和后负荷均未改变，dp/dt_{max} 不变提示心功能未受损害。二尖瓣或主动脉瓣病变患者用依托咪酯诱导麻醉后，全身和肺动脉血压显著降低。血容量过低和心脏压塞或低心排血量患者用依托咪酯比用其他静脉麻醉药对心血管的影响轻。

5. 丙泊酚　有许多研究比较了丙泊酚与常用的诱导药物如硫喷妥钠和依托咪酯的血流动力学作用，然而因为麻醉技术的不同、麻醉药物剂量的不同和监测技术不同，而结果的相互比较较为困难。用丙泊酚静脉诱导（2mg/kg）和静脉维持［100μg/（kg·min）］，动脉收缩压下降15%～40%，动脉舒张压和平均压也有相同的改变。丙泊酚对心率的影响是可变的。如联合氧化亚氮麻醉使交感神经系统活性增加，心率可能增快。丙泊酚并不破坏控制心率的靶受体反射，而是重新调整反射的平衡导致在低水平的血压时心率没有改变，可解释尽管平均压下降而心率仍下降的现象。有证据表明应用丙泊酚出现剂量依赖性的心肌收缩性下降。Coetzee 等测量动物的局部心肌收缩性，证实丙泊酚血浆浓度和心肌收缩性下降有明显的相关性。许多研究发现，应用丙泊酚后 SVR、心排血指数、每搏量和左室收缩做功有明显下降。与硝普钠相比，丙泊酚输注入清醒患者的肱动脉，尽管前臂血管的丙泊酚浓度达到了治疗浓度，但并没有引起明显血管舒张反应。丙泊酚麻醉对前臂血管阻力和前臂静脉顺应性的作用同阻滞颈胸神经节引起的去交感神经效果一样，所以丙泊酚对外周血管的作用表现为抑制以交感神经兴奋为主的血管收缩。有学者研究丙泊酚对兔肠系膜动脉的平滑肌的影响，发现丙泊酚主要是通过抑制钙离子释放和钙离子通过钙通道的流入，从而抑制去甲肾上腺素引起的动脉平滑肌收缩，这些结果也可解释丙泊酚对其他血管平滑肌的作用。

三、阿片类麻醉药对心血管的影响

阿片类的许多血流动力学作用可能与它们对中枢神经系统发出的自主神经的影响有关，特别是迷走神经的作用。吗啡和哌替啶有组胺释放作用，芬太尼类药物不引起组胺释放。阿片类对靶受体反射的抑制引起全身血流动力学反应。芬太尼破坏颈动脉化学感受器反射，这一反射不但能控制呼吸，还是一有力的心血管功能调节反射。

所有阿片类，除了哌替啶外，都引起心动过缓。哌替啶常使心率增快，可能与它和阿托品在结构上相似有关。阿片类诱发心动过缓的机制是刺激迷走神经的作用，用阿托品预处理会减弱这一作用，但不可能全部消除阿片类诱发的心动过缓，特别是用β受体阻断药的患者。缓慢应用阿片类可减少心动过缓的发生率。

1. 吗啡　由于抑制交感神经活性，增强迷走神经张力，常引起低血压。即使小剂量静脉使用也可发生低血压。静脉用麻醉剂量（1～4mg/kg）可发生深度的低血压。吗啡的许多血流动力学效应是由于吗啡对血管平滑肌的直接作用和释放组胺的间接作用引起的，用吗啡后发生的低血压并不引起显著的心肌抑制。在心血管手术时，用吗啡麻醉的患者中可能发生高血压。麻醉期间的高血压可因轻度或不充分的麻醉、反射机制、兴奋肾素－血管紧张素机制和交感肾上腺的激活等所致。

2. 哌替啶　应用哌替啶后可发生低血压。哌替啶引起血浆组胺显著升高。大多数研究表明哌替啶降低心肌收缩力，甚至在低剂量也可引起动脉血压、外周阻力和心排血量的显著下降。哌替啶常有心动过速，很少造成心动过缓，这可能和其结构与阿托品相似有关。由于其显著的心血管作用，哌替啶不是理想的麻醉用药。

3. 芬太尼类　很少引起血压降低，即使左室功能较差者也很少出现低血压，与此种阿片类药物不引起血浆组胺变化有关。芬太尼也不引起或很少引起心肌收缩力的变化。在芬太尼家族中，芬太尼对循环功能的影响最小，使用芬太尼后的低血压多与心动过缓有关。芬太尼麻醉时也有突然血压升高的情况，尤其在气管插管或强的手术刺激时发生较多，常与浅麻醉或剂量低出现觉醒有关。芬太尼类药物用于心脏手术的最大的优点是对心血管的抑制小。这在麻醉诱导中特别重要，在劈开胸骨和游离主动脉根部时，可有明显的高血压和心率增快，这时就需要应用辅助药物以保持心血管的稳定性。在劈胸骨时，动脉血压升高，外周阻力升高，心排血量反而下降。有关芬太尼麻醉时血流动力学对手术刺激的反应强度报道差异较大，即使相同剂量的芬太尼，不同的作者有不同的结论。有一个重要的影响因素是β受体阻断药，在行冠状动脉旁路移植术（CABG）的患者，用芬太尼122μg/kg，未用β受体阻断药的患者有86%发生高血压，而在用β受体阻断药的患者只有33%发生高血压。芬太尼和苏芬太尼在诱导期间提供相同的心血管稳定性，而阿芬太尼会引起血流动力学欠稳定和心肌局部缺血。阿芬太尼对刺激引起的交感反射和血流动力学反应的抑制效果比芬太尼和苏芬太尼弱。对于心脏瓣膜置换患者，3种芬太尼类药物均能提供满意的麻醉。但争论仍存在，尤其是用哪一药物麻醉为CABG最好选择，但一般认为麻醉技术的选择对CABG术后结果并无明显影响。

有学者考虑到静脉应用芬太尼对心血管影响较大，比较了在大手术中硬膜外和静脉应用芬太尼的效果，结果除了硬膜外应用芬太尼的患者心率减慢的发生率较低外，两者血流动力学差异不明显，同样，血糖、皮质醇、尿肾上腺素和去甲肾上腺素也没有差异。

四、肌肉松弛药对心血管的影响

肌肉松弛药可能干扰自主神经功能而产生多种心血管效应。实验证明各种肌肉松弛药如果给予足够大的剂量均可与胆碱能受体相互作用。然而在临床实践中，副作用一般并不严重，因为肌肉松弛药的N_1和M性质的剂量－反应曲线与其神经肌肉阻断效应的曲线相隔很远。真正的自主神经反应不因注射速度较慢而减弱，如果分剂量给予，反应则叠加。肌肉松弛药的后续剂量如果与原剂量相同，将产生相似的反应。

许多肌肉松弛药产生心血管效应的另一种机制可能是组胺释放。经静脉途径快速注射大剂量肌肉松弛药时，头颈和上部躯干可出现一定程度的红斑，并有动脉压短暂下降和心率轻、中度升高。支气管痉挛极为少见。这些副作用一般是短时间的，可因注射速度较慢而显著减弱。也可采取将 H_1 和 H_2 受体阻断药联合应用的预防疗法。

1. 琥珀胆碱　由于其在神经肌肉接头处的去极化作用，可导致一系列不良反应，如胃内压、眼压和颅内压增高、高钾血症、麻醉后肌痛和恶性高热等。琥珀胆碱可能是唯一直接参与导致心律失常的肌肉松弛药。由于其结构与乙酰胆碱相似，可刺激全部胆碱能受体包括交感或副交感神经节的 M_1 受体和心脏窦房结 M_2 受体，引起窦性心动过缓、交界性心律和从室性期前收缩到心室颤动（简称室颤）的各种室性心律失常。

2. 潘库溴铵　一般无神经节阻滞和组胺释放作用，但有阻滞心脏 M_2 受体作用，可使心率增快和血压升高。在心血管麻醉中，与大剂量芬太尼合用，可拮抗芬太尼引起的心率减慢，对那些依赖心率维持心排血量的患者是一种较为理想的药物。潘库溴铵和丙米嗪合用时引起心动过速。0.08mg/kg 的潘库溴铵会产生室性期前收缩和心动过速，如给丙米嗪则有可能发展为室颤。有研究发现接受长期丙米嗪治疗的患者应用潘库溴铵和氟烷麻醉可发生严重的室性心律失常。

3. 哌库溴铵　为一长效肌肉松弛药，临床使用剂量能保持心血管功能的稳定。可偶发心率减慢，是由麻醉和手术刺激引起迷走反射间接导致的作用。

4. 阿曲库铵　因其特殊的灭活方式——霍夫曼降解，已成为肝肾疾病和老年患者的首选肌肉松弛药。临床上给阿曲库铵 0.2～0.4mg/kg 时一般心率、血压、心排血量和中心静脉压无明显变化，而给 0.6mg/kg 时可出现剂量相关的组胺释放引起的低血压和心率增快，一般能自行恢复。用组胺 H_1 和 H_2 受体阻断药可预防这一反应。

5. 维库溴铵　是潘库溴铵的衍生物，心血管安全系数高，即使剂量高达 0.4mg/kg，也无心血管不良反应，不产生神经节和迷走神经阻滞，不引起组胺释放，适合心脏病患者的手术。但与大剂量芬太尼合用时可发生心动过缓，可用阿托品预防。维库溴铵可抑制缺氧时颈动脉化学感受器的调节功能，因而抑制自发呼吸的恢复。

6. 罗库溴铵　是维库溴铵的衍生物。肌肉松弛作用约为维库溴铵的 1/8～1/5，但其起效较快。用罗库溴铵 1.2mg/kg 和琥珀胆碱 2mg/kg 可在 45s 内使 95% 患者达到 90% 的神经肌肉阻滞，这一资料表明用罗库溴铵 1.2mg/kg，可用于快速起效诱导插管。同维库溴铵一样，罗库溴铵不产生心血管副作用，大剂量时可引起心率增快，可能是迷走神经被阻滞的原因。

7. 顺阿曲库胺　是阿曲库铵的 10 种异构体混合物中的一种，灭活方式也为霍夫曼降解。其神经肌肉阻滞作用与阿曲库铵相同，不产生心血管效果或增加血浆组胺浓度，适合用于危重患者的肌肉松弛。顺阿曲库胺在老年人起效较慢，比年轻人长约 1min。延迟的原因可能是老年人达到生物相平衡较缓慢，但这一不同并不影响恢复时间。

8. 米库氯胺　是短效肌肉松弛药。应用米库氯胺后不拮抗，在成年人残余肌肉松弛作用有发生，而在小儿较少发生，一般 10min 就可恢复。大剂量或快速注射可引起组胺的释放，导致血压下降、心率增快，多发生在给药后 1～3min，可自行消退。临床上为了达到肌肉松弛药的快速恢复，在长效肌肉松弛药后应用短效肌肉松弛药。可是有学者发现在使用潘库溴铵后，再使用米库氯胺，并不表现为短效肌肉松弛作用。

五、肌肉松弛药拮抗药的心血管作用

有报道在使用新斯的明和阿托品后可发生心律失常和心搏骤停，所以常使用各种技术来改善安全性，包括过度通气产生轻微的呼吸性碱血症，同时缓慢应用新斯的明和阿托品，维持充足的氧供应等。

应用新斯的明时，同时使用不充分的阿托品和格隆溴铵，可刺激心脏的胆碱能受体（M_2 受体）产生心搏骤停。阿托品、新斯的明或两者联合使用与心律失常的关系较为复杂，如倒转的 P 波、文氏现象、房性期前收缩、室性期前收缩和二联律。这些情况也常在改变麻醉浓度、手术刺激、从麻醉中恢复时发生。

接受格隆溴铵和新斯的明的患者比接受阿托品和新斯的明的患者心率改变较小。格隆溴铵和新斯的明、吡斯的明或依酚氯铵合用时可降低心律失常的发生率。用阿托品可能有较高的心律失常发生率，而格隆溴铵阻滞抗胆碱酯酶药的心律失常作用比阿托品有效。

依酚氯铵有两个优点：①起效时间比新斯的明或溴吡斯的明短；②仅需要和新斯的明合用时阿托品的一半剂量来防止依酚氯铵不利的心脏 M_2 受体作用。为了减少心率的改变，起效快的依酚氯铵和阿托品应一起使用，慢起效的新斯的明和格隆溴铵应一起使用。依酚氯铵与新斯的明相比有较少的 M_2 受体作用，它主要的作用机制是突触前。

长期三环类抗抑郁药治疗后使用肌肉松弛药拮抗药可导致心电图异常。长期应用阿米替林的猫，用新斯的明或新斯的明和阿托品联合用于拮抗筒箭毒碱时，可观察到 ST－T 改变和心肌传导改变明显增强，这可能归因于新斯的明对心脏的作用结合三环类抗抑郁药的奎尼丁样作用和对心肌的直接作用。

六、局部麻醉药对心血管的影响

局部麻醉药（简称局麻药）对心血管的效应，系局部麻醉期间对自主神经通路阻滞的间接作用（例如高位脊髓或硬膜外阻滞），或对心脏或血管平滑肌或心肌传导系的直接抑制作用。

在心肌细胞 4 相舒张期自动去极化期间，正常时存在着钾渗透力的逐渐下降。这种效应，尤其在心室肌缺血时，可被抗心律失常剂量的利多卡因所减弱或阻断而造成 4 相延长或去极化消失。更高剂量的利多卡因使 0 相去极化减慢，这种效应是由于钠传导的抑制。

正常心电图很少受一般抗心律失常剂量利多卡因的影响，中毒剂量的利多卡因可减慢心内传导，心电图表现为 P－R 间期和 QRS 持续时间延长和窦性心动过缓，所有这些均反映出心肌自律性降低。其他局麻药也已证实具有抗心律失常的效应。

相对的心血管毒性与各种药物固有的麻醉效能一般成比例。此外，心血管系统对局麻药可能的毒性效应抗拒力更强。普鲁卡因比效力较弱、脂溶性较低而且与蛋白结合具有相对更强的心脏毒性。普鲁卡因引起心血管虚脱的剂量比中枢神经系统毒性剂量仅大 3.7～4.4 倍。已有若干普鲁卡因引起快速而深度心血管虚脱病例报道。

1. 利多卡因　临床应用证明它对各种室性心律失常均有迅速而显著的疗效，能改善梗死区心肌的局部供血，故用于心肌梗死急性期防止发生室颤的疗效更好，是室性心律失常的首选药物。

利多卡因直接抑制希－浦氏系统的钠离子内流和促进钾离子外流，对其他心肌组织及自主神经无影响。利多卡因能降低浦肯野纤维的自律性和提高心室肌的致颤阈。在治疗浓度，它对希－浦氏系统的传导速度无影响，但在心肌缺血部位，因细胞外钾离子浓度升高而血液偏酸性，使利多卡因减慢传导作用明显增强。在高浓度时，可抑制钠离子内流，降低动作电位 0 相上升速率而减慢传导。

2. 布比卡因　一般局麻药中枢神经系统毒性表现多先于心脏毒性，而布比卡因则与此相反。①产生不可逆性心血管虚脱与中枢神经系统毒性（惊厥）间局麻药剂量之比（CC/CNS），布比卡因要比利多卡因低。动物实验表明利多卡因 CC/CNS 为 7.1 ± 1.1，亦即相当于 7 倍的惊厥剂量才引起不可逆的心血管虚脱，布比卡因则为 3.7 ± 0.55；②血管内误入过量的布比卡因能引起室性心律失常与致死性室颤，利多卡因则否；③怀孕患者对布比卡因的心脏毒性更为敏感；④布比卡因引起的心血管意外，复苏困难；⑤酸中毒和缺氧可显著强化布比卡因的心脏毒性。

3. 罗哌卡因　其化学结构与布比卡因相似，但脂溶性小于布比卡因，神经阻滞效能小于布比卡因；对心脏兴奋和传导抑制均弱于布比卡因。

此外，麻醉药物、麻醉深度、通气方式、手术刺激、PCO_2 的变化、麻醉药物对神经调节功能的干扰和麻醉状态下血管张力的改变都直接或间接影响心血管系统功能，所以应对麻醉期间循环功能变化有足够的认识，注意病情的转化，以保证治疗措施具有针对性。

七、心肌缺血预适应的研究

心肌缺血预适应（ischemic preconditioning，IPC）是指心肌在受到短暂缺血缺氧、热休克或给予特定的药物因子后产生的对随后的致死性的缺血缺氧损害的抵抗力。IPC 的效应主要表现为：减少持续的缺血再灌注时的心肌梗死面积，显著改善再灌注后心室尤其是左室功能的恢复，并减少缺血急性期的心律失常；降低心肌能量代谢率，或者在再灌注期增加已耗竭的 Krebs 循环的糖的供应，以使心肌获得能量维持收缩功能。

1. IPC 的触发物质　从 IPC 的触发到产生效应的整个信号传导过程大致分以下 3 个环节。受刺激后机体产生内源性的触发物质；触发物质通过膜受体将信号转导到蛋白激酶；蛋白激酶作用于效应器，产生对抗缺血缺氧的保护作用。IPC 内源性触发物质主要有：

（1）腺苷：是心肌代谢产物，内源性扩血管剂，作用机制是与膜腺苷受体（主要是 A_1 受体）结合，通过 G 蛋白偶联激活磷脂酶 C，后者经过一系列顺序激活蛋白激酶 C（PKC）和胞膜钙通道，信号最终传递至效应器——线粒体的 K^+ – ATP 通道。腺苷受体拮抗剂可阻断 IPC 的形成。

（2）类阿片肽：近年来阿片肽在介导 IPC 中的作用逐渐得到重视。主要激活 G 蛋白，后者激活 PKC，PKC 又可激活线粒体的 ATP 敏感的钾通道。IPC 的保护作用如缓解心绞痛、减小梗死面积等在给予阿片类药物后即刻出现，并且在 24h 后再现。其缓解心绞痛作用不依赖于其镇痛效应。非特异性拮抗剂纳洛酮以及 δ 受体拮抗剂 7 – benzylidenaltrexone 可抑制 IPC。

（3）一氧化氮（NO）：IPC 的延迟效应与 NO 水平中度升高有关。NO 激活鸟苷酸环化酶使 cGMP 增多，后者激活磷酸二酯酶（PDE）使 cAMP 水平下降而产生一系列效应。单磷脂 A（MLA）诱发的心肌延迟性保护作用依赖于诱生型一氧化氮合成酶（iNOS），给予拮抗剂 S – methylisothiourea（3mg/kg）可消除 MLA 的作用，在 iNOS 基因敲除的动物，MLA 根本不能发挥心肌保护作用，因此 NO 被认为在 MLA 药物预适应中起到了枢纽作用。如果 NO 产生过多，导致氧自由基大量产生则可能介导细胞损伤作用。

（4）肾上腺素：一般认为在 IPC 的细胞外信号转导中肾上腺素的 A_1 和 A_3 受体与抑制性的 G 蛋白偶联，通过作用于腺苷酸环化酶（AC）产生心肌保护作用（A_1 和 A_3 受体在心室肌和血管平滑肌呈优势分布）。A_2 受体则与 G 蛋白偶联而产生扩血管作用（A_2 受体在血管平滑肌呈优势分布）。肾上腺素受体激动药诱导 IPC 的研究已经兴起，目前还处于初期阶段。

（5）血管紧张素转化酶（ACE）：ACE 抑制药通过减少缓激肽的降解可以增加其在局部的水平，从而增强缓激肽诱导的 IPC，这种作用出现在缺血 24h 后，表现为心肌梗死面积显著减少。

（6）降钙素基因相关肽（CGRP）：长时间的缺血再灌注后心肌可产生大量的肌酸激酶和肿瘤坏死因子 α（TNF – α），预给 CGRP 诱导 IPC 后心肌组织中的肌酸激酶和 TNF – α 的含量显著减少，心功能显著改善。另有报道 CGRP 在 IPC 时的升高与年龄相关，老龄患者相应的保护作用减弱。

（7）激肽：心脏有独立的激肽系统，在缺血期间释放激肽，具有保护心肌的作用。外源性激肽可模拟 IPC。其具体的信号转导途径可能通过 NO 通路介导心肌保护，其最重要的通路可能是通过 PKC 途径：激肽受体偶联 G 蛋白，后者激活磷脂酶 C（PLC）分解 PIP_2 为 IP_3 和 DG，前者使胞内钙离子增加，后者则激活了 PKC，产生生物学效应。

（8）热休克蛋白（HSPs）：在心肌缺血/再灌注和缺血预适应的延迟相 HSP72 都是心肌自我保护系统中的重要一员。HSPs 的过度表达激活了 5′ – 外核苷酸酶，后者是合成腺苷的关键酶。因此 HSPs 的延迟性保护作用可能有赖于 5′ – 外核苷酸酶的作用，给予酶抑制剂 α，β – 亚甲基腺苷二磷酸可明显降低 IPC 的保护作用。

2. IPC 的效应器　触发物质通过胞内信号传导激活蛋白激酶系统，后者使得磷酸化过程激活。早年的研究以为 IPC 的最终效应器在胞膜的 ATP 敏感的 K^+ 通道（K^+ – ATP），通过胞外钾离子的内流使动作电位时程（APT）缩短，引起 Ca^{2+} 内流而产生作用。但最近几乎所有的目光都集中在线粒体的 K^+ – ATP 通道上。其结构上是属于内向整流 K^+ 通道家族和磺脲类药物受体。受体蛋白上有 2 个 ATP 结合位点，当组织缺氧，ATP 浓度降低至某一临界值时线粒体上的 K^+ – ATP 通道开放，钾离子内流，有助于重建线粒体内的电化学梯度，增强电子传递链和氧化磷酸化作用。二氮嗪是一类选择性的 K^+ – ATP 通道开放剂，对线粒体上的 K^+ – ATP 通道作用强大而对胞膜的 K^+ – ATP 通道作用微弱，可模拟 IPC，它的作用可被线粒体的 K^+ – ATP 通道阻断药格列本脲或 5 – OH – 癸酸盐（5 – HD）取消，而不能被胞膜的 K^+ – ATP 通道阻断药 HMR1883 阻断。

3. 药物性诱发 IPC　已见报道的诱发策略大致可分为 2 类，即药物性 IPC 和非药物性 IPC。药物性诱发主要如下。

（1）作用于信号通路的药物：基于上述的机制，分别有作者提出了使用腺苷、阿片受体激动药、单磷脂 A、肾上腺素、血管紧张素转化酶抑制药（ACEI）、PKC 激动药等作为药物性 IPC 的诱导剂。还有人提出短暂的无钙灌流也可诱发出 IPC。实际上都是作用于不同的信号传导环节而发挥心肌保护作用。

（2）作用于效应器的药物：线粒体的 K^+ – ATP 通道开放剂目前备受关注。尼可地尔（nicorandil）作用于 ATP 敏感的 K^+ 通道，属于硝酸盐类药物，可提高缺血心肌心室壁的运动，具有明显的心肌保护效应。其主要的不良反应是头痛，以小剂量开始则可避免之。临床上在行经皮腔内冠脉成形术（PTCA）时静脉内给予尼可地尔可产生药物性 IPC 的作用，可以明显限制心肌梗死的面积。

（3）其他可模拟 IPC 的药物：硝酸甘油被报道预先应用于冠状血管成形术可以模拟 IPC，在硝酸甘油应用 24h 后可发挥类似多次短暂缺血所致的 IPC 作用，即延迟性保护效应。因此预防性使用硝酸盐是保护缺血性心肌的一条新途径。

（4）吸入麻醉药：体外循环冠状血管手术中，在心脏停搏前吸入 0.5% ~2.0% 的恩氟烷，然后在体外循环前、后分别评估心脏压力 – 面积曲线，协方差分析结果显示其心肌保护作用非常显著（$P=0.002$）。有关异氟烷、七氟烷、地氟烷的类似报道也分别提示能够使心肌产生预适应效应。

4. 非药物性诱发 IPC　具体如下。

（1）多次反复的缺血再灌注：早在 1986 年就有人发现 4 次 5min 的左旋支缺血可提高对后续 40min 的心肌缺血的耐受。此法已经成为研究缺血预适应常用的经典实验诱导方法。

（2）短期重复运动：心绞痛患者在行走中出现心绞痛，但继续行走疼痛反而减轻，此现象被称为“预热”。临床上采用重复运动试验发现首次运动 10min 后第二次重复运动时心绞痛发生率明显降低，潜伏期延长，ST 段压低程度减小且持续时间缩短。短期锻炼可诱发心肌对抗缺血再灌注损伤的保护作用，这种作用不依赖于 HSP 的升高，但可见到相应的 MnSOD（含 Mn^{2+} 的超氧化物歧化酶）活性升高，提示脂质过氧化水平较低，因此锻炼相关性心肌保护可能部分依赖于内源性抗氧化的防御机制。

（3）远隔器官心肌预适应（Remote organ preconditioning of the myocardiom）：一过性的肾脏或肠缺血也可诱发心肌的 IPC，这种远隔器官诱发的心肌缺血预适应又称为器官间缺血预适应。实际上由于心脏的缺血再灌注后导致远隔器官如大脑的损伤的发生频率也是很高的。有作者做了这样的研究：先阻断肠系膜上动脉 30min，24h 后持续阻断冠脉 30min，再灌注 180min，发现心肌梗死面积比假手术组（未行肠缺血术）显著减少（$P<0.01$）。此过程可能由诱生型 NOS（iNOS）介导。这种预适应的重要临床意义在于：对于那些不同病因（严重创伤、血流动力异常、阻塞性疾患等）引起的肠缺血再灌注的患者，在随后可能发生的心肌缺血治疗中有一个更长的治疗时机，以挽救缺血的心肌。

通过对上述的有关 IPC 机制和诱发策略的分析，可以看出实际上有多种策略可供选择，有些方法在临床上已初见效果。尽管如此，对外源性诱发 IPC 的临床应用仍应持谨慎的欢迎态度。前期的机制研究是令人鼓舞的，展示的前景也是诱人的，但使用直接的外推法将实验室的结果应用于临床应予避免。对当前的研究成果进行实事求是的评价是很重要的，应避免对其寄予不切实际的期望，另外还应该通过改良的试验设计来开发这种功能强大的预适应现象的巨大潜力。

（周　芳）

第二节　缺血性心脏病麻醉

缺血性心脏病指心肌相对或绝对缺血而引起的心脏病，其中约 90% 因冠状动脉粥样硬化引起；约 10% 为其他原因如冠状动脉痉挛、冠状动静脉瘘、冠状动脉瘤、冠状动脉炎等引起。因冠状动脉粥样硬化及冠状动脉痉挛引起的缺血性心脏病，简称“冠心病”。我国 40 岁以上人群中的患病率为 5% ~ 10%。缺血性心脏病的临床表现类型包括心绞痛、心肌梗死、心源性猝死及充血性心力衰竭。

一、心脏代谢的特点

1. 心脏耗氧量　居全身各脏器之首，静息时可达 7 ~ 9mL/（100g · min），因此在正常情况下，心肌从冠状动脉血流中的氧摄取量高达 65% ~ 75%，心肌氧储备量很低。当心肌氧耗量增加时，必须通过扩大冠状动脉管腔，增加冠状动脉血流量才能满足耗氧量增加的需求。

2. 冠状动脉的血流量　主要依赖于 3 个因素：冠状动脉管腔的大小、冠状动脉灌注压（体循环舒张压）的高低以及舒张期的时限。正常的冠状动脉具有一定的自主调节功能，当冠状动脉灌注压在 60 ~ 180mmHg 时，冠状动脉能够通过自主调节管腔的大小来维持正常的冠状动脉血流量。然而当冠状动脉灌注压低于 60mmHg 时，冠状动脉的管腔达到最大的舒张状态依然无法满足心肌的氧耗量，患者会出现心肌缺血的表现。但对于冠心病的患者，由于冠状动脉动脉粥样硬化斑块形成、管腔狭窄，冠状动脉失去了自主代偿的功能，冠状动脉狭窄 50% ~ 70% 为中度狭窄，患者在运动状态下可能出现心肌供血不足的表现，而冠状动脉狭窄 70% 以上为重度狭窄，患者在静息状态下即可能出现心肌供血不足的表现。冠状动脉循环的另一特点是心脏收缩期由于心肌毛细血管受挤压，冠状动脉循环血流量反而减少，因此冠状动脉的灌注主要发生在心脏舒张期。当心率增快，心脏舒张期缩短时可能发生冠状动脉灌注不足和心肌缺血。

3. 冠状动脉氧供的因素　冠状动脉狭窄的程度，冠状动脉痉挛，斑块破裂血栓形成，心动过速导致心脏舒张期缩短，低氧血症导致冠状动脉含氧量下降，体循环舒张压降低导致冠状动脉灌注压不足，心肌肥厚导致心肌内毛细血管和心肌细胞的比例降低等。增加心肌耗氧的因素有：①心率加快；②心肌收缩力增强；③心室壁收缩期或舒张期张力增加。

二、术前评估

对于拟行冠状动脉搭桥手术的患者，除了术前常规脏器功能评估外，还需要通过详细的询问病史、细致的体格检查及实验室检查对患者的心脏情况进行充分的评估。

1. 评估冠状动脉粥样硬化的严重程度　特别要注意患者是否存在严重的左冠状动脉动脉主干病变或等位病变，是否存在左冠状动脉前降支近端或三支病变等高危因素。

2. 临床心功能评估　血管造影术或超声心动图等检查来评估左心室的收缩功能。临床心功能评估可按照纽约心脏病协会的心功能分级：Ⅰ级（体力活动不受限，一般活动无症状）；Ⅱ级（一般活动引起疲劳、心悸、呼吸困难或心绞痛；休息时感觉舒适）；Ⅲ级（轻活动即感心悸、呼吸困难、心绞痛，休息后缓解）；Ⅳ级（休息时也有症状或心绞痛）。成人正常左心室射血分数（left ventricular ejection fracture，LVEF）为 60% ±7%。一般认为 LVEF < 50% 即为心功能下降。心肌梗死患者若无心力衰竭，LVEF 多在 40% ~ 50%；如果出现症状，LVEF 多在 25% ~ 40%；如果在休息时也有症状，LVEF 可能 < 25%。LVEF 可通过左心室导管心室造影获得，也可通过超声心动图、核素心脏显像获得。LVEF 正常或大于 50% 时，患者术后发生低心排综合征的危险度低，而 LVEF 在 25% ~ 50% 的患者具有中等危险度，LVEF 低于 25% 的患者具有高危险度。

3. 评估患者是否存在急性冠状动脉综合征　明显的充血性心力衰竭、严重心律失常以及瓣膜疾病等严重影响围术期生存率的因素。存在上述并发症的患者，围术期发生心梗、恶性心律失常、心源性休克等风险很高。

影响手术效果的危险因素如下：①年龄大于 75 岁；②女性，冠状动脉细小，吻合困难，影响通畅率；③肥胖；④LVEF < 40%；⑤左冠状动脉主干狭窄 > 90%；⑥术前为不稳定性心绞痛，心力衰竭；⑦合并瓣膜病、颈动脉病、高血压、糖尿病、肾及肺疾病；⑧心肌梗死后 7d 内手术；⑨PTCA 后急症手术；⑩再次搭桥手术，或同期施行其他手术。

三、术前准备

1. 冠心病二级预防用药　包括降压药、降脂药、控制心率的β受体阻滞剂均口服至手术当日晨，小口水送服；抗血小板药物是否停药及是否使用抗凝治疗需根据患者冠状动脉病变的严重情况和外科医生的要求进行个体化决策；对于病情不稳定继续服用阿司匹林、氯吡格雷等抗血小板药物的患者，术前需备血小板以防因血小板功能不全导致术中止血困难。

2. 对于冠心病患者　特别是存在急性冠状动脉综合征的患者，术前应采取各种措施来缓解患者紧张焦虑的情绪，包括精神安慰和镇静镇痛药物的使用；但对于合并心力衰竭或肺部疾病的患者，术前使用镇痛镇静药物时需注意药物的用量，并加强监测。

3. 对于存在心力衰竭的患者　术前应采取强心利尿等治疗纠正心力衰竭症状。

4. 术前准备过程　需监测并纠正电解质紊乱等情况，尤其需避免低钾血症和低镁血症。

5. 营养状况较差的患者　需加强营养支持治疗，纠正低蛋白血症和贫血。

6. 对于高血压和糖尿病患者　需调整降压药和降糖药的用量，使术前血压血糖控制平稳。

同时麻醉医生应特别关注心电图上的或病史中的异常心律，例如房心颤动或其他室上性心动过速（可能导致血流动力学不稳定或增加栓塞性神经并发症的发生）、左束支传导阻滞、PR 间期延长（可能发展为更进一步的心脏传导阻滞）及完全性心脏阻滞（可能已经安置了起搏器）。应充分了解目前的抗心律失常治疗方法，麻醉前准备好相应的抗心律失常药物。

四、麻醉要点

1. 麻醉监测　标准的常规监测包括：有创动脉血压监测（通常采用桡动脉）、中心静脉压监测、五导联心电图监测、脉搏血氧饱和度监测、鼻温和肛温监测、术中动脉血气分析、ACT 监测等。麻醉深度监测包括 BIS 和 Narcotrend。对于存在肺动脉高压或右心室功能不全的患者可采用肺动脉导管监测，有条件的机构还可采用 TEE 和 PiCCO 等检查来监测术中的血流动力学指标，指导术中补液及血管活性药物的使用。同时 TEE 还能够早期发现心肌缺血的部位和范围，指导外科手术方案，评估心脏瓣膜功能。复杂的神经系统功能监测包括术中脑电图监测、多普勒脑血流图及脑氧监测等，但这些监测手段的使用与神经系统的改善并无直接相关性。

2. 麻醉方法及药物的选择　患者进入手术间后先建立心电图、脉搏氧饱和度、无创袖带血压监测，镇静吸氧，开放 1 ~ 2 条 14G 的外周静脉通道，并在局麻下建立桡动脉有创监测。对于存在左冠状动脉主干严重病变或心功能不全的患者，需在麻醉诱导前放置主动脉球囊反搏装置。

目前仍没有确切证据证实某一种麻醉药物明显优于其他药物。所以无论采用七氟醚、异氟醚还是以丙泊酚为基础的静脉麻醉，只要血流动力学控制平稳都能够取得满意的麻醉效果。传统的心血管手术主要依赖于大剂量阿片类药物的使用，但大剂量长效阿片类药物的使用使患者术后麻醉苏醒缓慢，拔管延迟，术后并发症和医疗费用明显增加。目前的临床实践已经证实，使用中小剂量阿片类药物能够达到和大剂量阿片类药物相同的血流动力学效果。

3. 术中注意事项　手术开始后外科医生先取大隐静脉，此过程手术疼痛刺激较小，因此麻醉深度不宜过深，否则容易导致严重的心动过缓和低血压。如果同时取乳内动脉，劈胸骨的疼痛刺激较强烈，需达到足够的镇痛和麻醉深度，以避免心动过速和高血压导致心肌缺血。外科医生取乳内动脉时应将手术床升高并稍向左侧倾斜以便于外科医生操作；同时采用小潮气量、高通气频率的方式以减少胸膜膨胀对术野的干扰。

4. 体外循环　体外循环前需要对患者进行肝素化，肝素的剂量通常为 3mg/kg，ACT 需大于 480s。同时要追加镇痛和肌松药，以弥补体外循环后药物分布容积增大及体外循环机器黏附造成的药物浓度降低。在主动脉插管前，采用 TEE 评估升主动脉或主动脉弓部有无钙化或游离粥样斑块，并确定它们的具体位置以指导插管的位置。主动脉插管时需适当降低血压，收缩压小于 110mmHg，对于动脉粥样硬化严重的患者收缩压甚至要降得更低。在动静脉插管期间，由于容量丢失、心脏受压等因素，患者极易发生严重低血压、恶性心律失常等并发症，麻醉医生应密切关注患者的血流动力学情况，随时提醒外科医生。体外循环开始后停止机械通气，采用静态膨肺的方法减少术后肺不张的发生率；定期检查颈静脉的压力，查看患者的颜面部有无水肿，及时发现由于颈静脉梗阻导致的颜面静脉回流障碍；体外循环期间可以采用单次推注苯二氮䓬类药物或持续泵注丙泊酚，定期追加阿片类药物和肌松药物来维持麻醉深度。体外循环期间由于药物分布容积扩大、体外循环机器管壁对药物的黏附作用、机体温度降低导致药物代谢减慢等各种因素的影响，麻醉药物的药代动力学无法按照常规方法进行计算，因此术中加强麻醉深度监测对于避免麻醉过浅和术中知晓极为重要。

5. 心脏复跳前的准备　复查动脉血气分析，确保酸碱平衡及电解质在正常范围内，血细胞比容大于20%；肛温恢复至35℃以上；压力换能器重新调零；各种监护仪工作正常；准备好可能用到的各种血管活性药物，比如硝酸甘油、肾上腺素、去甲肾上腺素、胺碘酮等。

6. 体外循环停机前注意事项　复温完全，肛温大于36℃；电解质在正常范围内，血红蛋白在9g/dl以上；TEE检查示心腔内没有大量的气泡；容量基本正常，在使用或者未使用血管活性药物的情况下，心肌收缩力基本良好；无论是起搏心律还是自主心律，要求没有恶性心律失常；血流动力学基本平稳的情况下可以考虑脱离体外循环。体外循环停机后，给予鱼精蛋白拮抗体内的残余肝素。鱼精蛋白和肝素之比为0.8∶1~1.0∶1，之后根据ACT的情况决定是否追加鱼精蛋白。

7. 体外循环后麻醉管理　需要避免容量过负荷，避免左心室室壁张力过高导致心肌氧耗量增加；维持冠状动脉灌注压，对于术前存在心功能不全的患者，可能需使用正性肌力药物及缩血管药物来维持血压，部分患者甚至需要主动脉内球囊反搏来维持冠状动脉灌注压；避免过度通气、麻醉过浅等因素导致的冠状动脉痉挛，尤其是对于搭动脉桥的患者需泵注硝酸甘油或钙通道拮抗剂类药物以防冠状动脉痉挛；输注机血时需适当补充鱼精蛋白，但要避免鱼精蛋白过量导致桥血管血栓形成。

8. 冠状动脉搭桥手术中外科和技术性缺血并发症　具体如下。

（1）移植物近端或远端吻合不佳。

（2）失误导致冠状动脉后壁切口而形成冠状动脉夹层。

（3）冠状动脉缝闭。

（4）静脉移植物长度不够使血管在心脏充盈时受到牵拉。

（5）静脉移植物过长导致静脉扭结。

（6）静脉移植物血栓形成。

缺血的其他原因包括：①冠状动脉气体栓塞或粥样斑块碎片栓塞；②冠状动脉痉挛；③肺过度充气导致的静脉移植物牵拉或乳内动脉血流阻塞。心脏停搏液的残留、室壁瘤或心包炎可能导致在没有真正缺血的情况下出现ST段抬高。

9. 心肌缺血监测　心电图仍然是监测心肌缺血的标准方法。心脏手术患者使用的监护仪应能够同时查看两个导联的心电图，通常是Ⅱ导联和V_5导联，能同时自动分析ST段者更优。但对于心肌缺血的监测，心电图改变的敏感性低于TEE监测到的局部室壁运动异常。因此，在血管重建手术中可以采用TEE来动态观察心腔半径的缩短和心室壁厚度的增加，用以评价局部心肌是否存在缺血的情况。与其他方法相比，TEE通常可以提供更好的信息，这对脱离体外循环后患者的评估具有十分重要的价值。

五、术后注意事项

1. 保证氧供　具体如下。

（1）维持血压和心脏收缩功能，必要时辅用小剂量血管活性药物。同时保证足够的血容量，使CVP维持在满意的水平。应用小剂量硝酸甘油，防止冠状动脉痉挛，扩张外周血管。

（2）维持血红蛋白浓度，桥血管通畅的患者维持8g/dl即可满足心肌氧摄取率、混合静脉血氧张力及冠状窦氧张力。但对于心功能不全、年龄>65岁或术后出现并发症导致机体氧耗量增加时，血红蛋白浓度应维持10g/dl或更高。

（3）维持血气及酸碱度正常，充分给氧。积极治疗酸中毒、糖尿病及呼吸功能不全。

2. 减少氧耗　具体如下。

（1）保持麻醉苏醒期平稳，避免术后过早减浅麻醉，应用镇静镇痛药以平稳过渡到苏醒期。

（2）预防高血压和心动过速，必要时使用α受体阻滞剂（压宁定）、β受体阻滞剂（美托洛尔）、钙通道拮抗剂等药物。如果仍出现血压升高，试用小剂量硝普钠，但应注意术后患者对硝普钠较敏感，需慎重掌握剂量。控制心率，避免心动过速导致心肌缺血。

3. 早期发现心肌梗死　冠状动脉搭桥患者围术期心肌缺血的发生率为36.9% ~55%，其中6.3% ~6.9%发生心肌梗死。临床上小范围的心肌梗死往往不易被发现；大范围心肌梗死则可引起低心排综合征或恶性心律失常，其中并发心源性休克者为15% ~20%，病死率高达80% ~90%；并发心力衰竭者为20% ~40%。早期发现心肌梗死具有重要性，其诊断依据有：①主诉心绞痛；不明原因的心率增快和血压下降；②心电图出现ST段及T波改变，或心肌梗死表现；③心肌肌钙蛋白（cTnI）、CK－MB、肌红蛋白（Myo）有重要的诊断价值。

4. 心律失常的防治　心律失常可加重血流动力学紊乱，使心肌氧耗量增加，氧供减少，易导致心肌及体循环灌注不足。因此术后及时纠正心律失常对于维持患者血流动力学平稳，减少术后并发症极为重要。当患者发生心律失常时，首先要去除心律失常的诱发因素，比如电解质紊乱、酸碱失衡、缺氧、二氧化碳蓄积、疼痛刺激、情绪紧张等。去除诱因后若心律失常仍持续存在，则根据患者心律失常的类型选用合适的抗心律失常药物。搭桥手术后器质性的心律失常通常为室性心律失常，可以选用胺碘酮治疗，先给予负荷剂量150mg在10min内缓慢注射，然后以1mg/min速度持续输注6h，再以0.5mg/min的速度输注18h进行维持。

5. 术后镇痛　心脏手术后伤口疼痛不仅会增加患者的痛苦，更有可能引起机体一系列的病理生理改变。例如：①患者取强迫体位，不敢呼吸，肺通气量下降，导致低氧血症和CO_2蓄积；②患者不能有效咳嗽排痰，易诱发肺不张和肺炎；③患者焦虑、烦躁、睡眠不佳，可使体内儿茶酚胺、醛固酮、皮质醇、肾素－血管紧张素系统分泌增多，从而导致高血压、心动过速、心肌耗氧量增加，引起心肌缺血；④引起交感神经兴奋，使胃肠功能受到抑制，引发腹胀、恶心、尿潴留等。综上所述，对于冠状动脉搭桥手术后的患者施行有效的镇痛具有极重要意义。

（周　芳）

第三节　瓣膜病麻醉

心脏瓣膜病是指由于炎症性、先天性、老年退行性、缺血性坏死或创伤等原因引起瓣膜的结构（如瓣叶、瓣环、腱索或乳头肌）或功能异常，从而导致瓣口狭窄和（或）关闭不全。心室或动脉根部严重扩张也可引起相应瓣膜的相对性关闭不全。

目前我国的心脏瓣膜疾病中以风湿性瓣膜病最为常见。在20 ~40岁的心脏瓣膜病患者中，约70%的患者为风湿性心脏病。成人风湿性心脏病中，1/3 ~1/2病例可无明显风湿病史。风湿性瓣膜病以累及左心瓣膜为多见，其中单独二尖瓣病变约占70%，二尖瓣合并主动脉瓣病变约占25%，单独主动脉瓣病变占2% ~3%。

风湿性心脏病的发病率在逐年下降，而随着诊疗技术及外科技术的提高，感染性心内膜炎、白塞氏病、梅毒以及马方综合征等原因导致的瓣膜病变比例逐年增加。因此心脏瓣膜置换术仍然是心脏手术十分重要的一个部分。熟练掌握心脏瓣膜疾病的特点及其麻醉处理原则是心血管麻醉医生的基本技能之一。

一、瓣膜病分类

1. 二尖瓣狭窄　正常二尖瓣瓣口面积为4 ~6cm^2，瓣口长径为3 ~3.5cm。二尖瓣狭窄几乎都是继发于风湿性心脏病。风湿性瓣膜病的病变进展过程较长，患者通常在风湿热后10 ~20年甚至更长时间后才出现症状。自然病程是一个缓慢的进行性衰退的过程，首先是劳力性呼吸困难，然后发展为静息性呼吸困难，夜间阵发性呼吸困难，同时可伴有疲劳、心悸、咯血，以及扩大的心房和增粗的肺动脉压迫喉返神经引起声嘶等。随着二尖瓣狭窄病程的延长，左心房逐渐瘀血扩大，左心房壁纤维化及心房肌束排列紊乱，导致传导异常，可并发心房纤颤。心房颤动使左心室充盈进一步受限，患者的症状进一步加重；同时增大的心房内形成湍流，易导致血栓形成。血栓脱落可导致体循环栓塞的症状。

随着风湿性瓣膜病病程的进展，二尖瓣狭窄的严重程度可根据瓣口面积的大小分为轻度、中度和重度。①轻度二尖瓣狭窄：瓣口面积达到1.5~2.5cm^2，此时中度运动可引起呼吸困难，患者处于无症状的生理代偿期；②中度二尖瓣狭窄：瓣口面积达到1.0~1.5cm^2，轻中度的活动即可引起呼吸困难等症状。此时，由左心房收缩引起的心室充盈量占左心室总充盈量的30%，因此房心颤动或其他原因（如甲亢、妊娠、贫血或发热等）引起的高心排血量状态均可引起严重的充血性心力衰竭。同时左心房压力逐渐升高，肺循环瘀血，肺动脉收缩、肺动脉内膜增生、肺动脉中层肥厚，最终造成慢性肺动脉高压，右心功能不全；③重度二尖瓣狭窄：瓣口面积$<1.0cm^2$，患者在静息状态下即可出现呼吸困难等症状。此时患者左心房压明显升高，休息状态下出现充血性心力衰竭的表现，同时心排量明显降低，可出现心源性休克。慢性肺动脉高压使右心室扩大，室间隔受压左移使左心室容积进一步减小；右心扩大可致三尖瓣相对关闭不全，出现三尖瓣反流，右心负荷进一步加重，进而出现右心功能不全，引起体循环瘀血症状。

2. 二尖瓣关闭不全　二尖瓣关闭不全根据病程的长短可分为急性二尖瓣关闭不全和慢性二尖瓣关闭不全：①急性二尖瓣关闭不全的常见病因包括心肌缺血导致的乳头肌功能不全或腱索断裂，感染性心内膜炎导致的瓣膜损伤等。急性二尖瓣关闭不全患者由于病程进展较快，短时间内左心房压力明显升高可致肺瘀血水肿；左心室容量超负荷使左心室舒张末压增高，代偿性交感兴奋使心率增快，外周阻力增加，这两者可增加心肌的氧耗量，加重心肌缺血；②慢性二尖瓣关闭不全的常见病因是风湿性心脏病，但风湿性二尖瓣关闭不全很少单独发生，通常合并有二尖瓣狭窄。风湿性二尖瓣关闭不全的发病也是一个缓慢而无症状的过程。患者在患病后的20~40年内可以很好地耐受该疾病，而没有临床不适主诉。但患者一旦出现明显的疲劳、呼吸困难或端坐呼吸等症状，则预示着疾病已进入晚期，未经诊治的患者可在5年内死亡。慢性二尖瓣关闭不全根据反流的程度和患者的症状又可分为轻度、中度和重度：①轻度二尖瓣关闭不全为无症状的生理性代偿状态。在这个阶段，随着病程的进展，左心室发生偏心性肥厚，左心室腔逐渐扩大。尽管左心室舒张末容积显著增加，但由于左心室扩大，左心室舒张末压基本维持在正常水平。左心室总每搏量的增加补偿了反流每搏量，因此前向每搏量也基本保持在正常水平。另外左心房体积增大，左心房内压接近正常水平，肺动脉压力也基本在正常范围内。但多数患者最终会出现心房颤动；②中度二尖瓣关闭不全为有症状的损害。持续增大的左心系统使二尖瓣瓣环进一步扩张而致反流量继续增大。此时左心室扩大和肥厚已无法代偿反流量导致的前向心排量减少，患者可出现疲劳、全身虚弱等心力衰竭症状。一旦反流分数超过60%，患者将发生充血性心力衰竭。二尖瓣关闭不全患者LVEF通常较高，如果此类患者的LVEF值小于等于50%，则提示患者存在明显的左心室收缩功能不全；③重度二尖瓣关闭不全为终末衰竭期。重度的二尖瓣反流可使左心房压明显升高，引起肺动脉高压，最终导致右心衰竭；持续而严重的前向心排血量损害可致心源性休克；左心室长期扩大、劳损致收缩功能不全，心肌纤维化，可引发心律失常，加重心源性休克。左心室功能持续恶化的患者，即使瓣膜手术后左心室功能也很难恢复。

3. 主动脉瓣狭窄　正常主动脉瓣口面积3~4cm^2。主动脉瓣狭窄的常见原因包括风湿性心脏病、先天二瓣畸形或老年退行性变等。风湿性主动脉狭窄患者通常伴有关闭不全，患者可出现心绞痛、晕厥、充血性心力衰竭、猝死等临床表现。主动脉瓣狭窄根据瓣口面积和患者的症状也可分为轻度、中度和重度：①轻度为无症状的生理代偿期。患者的左心室收缩压增加，可高达300mmHg，从而使主动脉收缩压和每搏量保持相对正常。但由于左心室射血阻力增加，左心室后负荷加大，舒张期充盈量增加，心肌纤维伸展、肥大、增粗呈向心性肥厚。此期，左心室舒张末压增高提示左心室舒张功能下降，顺应性降低；②中度为有症状的损害。当瓣口面积达到0.7~0.9cm^2时，可出现心脏扩大和心室肥厚，左心室舒张末容积和压力升高。但心室肥厚的同时，心肌毛细血管数量并不相应增加。左心室壁内小血管受到高室压及肥厚心肌纤维的挤压，血流量减少；左心室收缩压增高而舒张压降低，可影响冠状动脉供血，因此主动脉狭窄患者心肌氧耗量增加的同时，心肌的氧供却明显降低，严重患者可出现缺血性心肌损伤，进而导致左心室收缩功能受损，LVEF 下降。主动脉瓣狭窄患者左心室舒张末压明显升高，因此左心房收缩可提供高达40%的心室充盈量，患者出现房心颤动时可致左心室充盈不足，导致病情急剧恶化；③重度主动脉瓣狭窄为终末衰竭期。此时主动脉瓣指数降至 0.5cm^2/m^2，LVEF 进一步降低，左心室舒张末压进一步升高。当患者的左心房压超过25～30mmHg 时，患者可出现肺水肿，充血性心力衰竭等症状。且患者通常会出现猝死。

4. 主动脉瓣关闭不全　主动脉瓣或主动脉根部病变均可引起主动脉瓣关闭不全。①急性主动脉瓣关闭不全可因感染性心内膜炎、主动脉根部夹层动脉瘤或外伤引起。突发的主动脉瓣关闭不全使左心室容量负荷急剧增大，左心室舒张末压升高；同时心室前向心排量减少，交感张力代偿性升高，产生心动过速和心肌收缩力增强，心肌氧耗量增加；患者舒张压降低，室壁张力增加，心肌氧供减少。因此，重症患者或合并基础冠状动脉病变的患者可能出现心肌缺血性损伤。前向心排量减少致心功能不全，液体潴留导致前负荷进一步增加，这种恶性循环可致左心室功能急剧恶化，需紧急手术治疗；②慢性主动脉瓣关闭不全60%～80%由风湿病引起，风湿病可使瓣叶因炎症和肉芽形成而增厚、硬化、挛缩、变形；主动脉瓣叶关闭线上有细小疣状赘生物，瓣膜基底部粘连，因此此类主动脉瓣关闭不全患者通常合并主动脉瓣狭窄。其他病因有先天性主动脉瓣脱垂、主动脉根部病变扩张、梅毒、马方综合征、非特异性主动脉炎以及升主动脉粥样硬化等。慢性主动脉瓣关闭不全根据病情严重程度可分为轻度、中度和重度：①轻度为无症状的生理性代偿期。主动脉瓣反流可致左心室舒张和收缩容量负荷增加，容量负荷的增加伴随着左心室壁增厚和室腔扩大，但左心室舒张末压维持相对正常。反流分数小于每搏量40%的患者基本没有临床症状；②中度为有症状的损害。当主动脉瓣反流量超过每搏量的60%时，可出现持续的左心室扩大和肥厚，最终导致不可逆的左心室心肌组织损害。当患者出现左心室心肌组织不可逆损伤时可表现为左心室舒张末压升高。左心室舒张末压超过20mmHg 时表明左心室功能不全。随后出现肺动脉压增高并伴有呼吸困难和充血性心力衰竭；③重度为终末衰竭期。随着病情的加重，左心室功能不全持续发展，最终变为不可逆。此期患者症状发展迅速，外科治疗效果差。由于严重的主动脉瓣反流，舒张压明显减低，引起舒张期冠状动脉灌注不足，患者可发生心绞痛。

5. 三尖瓣狭窄　三尖瓣狭窄多因风湿热所致，且多数与二尖瓣或主动脉瓣病变并存。表现为瓣叶边沿融合、腱索融合或缩短。其他还有先天性三尖瓣闭锁或下移 Ebstein 畸形。三尖瓣狭窄的病理生理特点为：①瓣口狭窄致右心房瘀血、右心房扩大和房压增高。病变早期由于静脉系统容量大、阻力低，缓冲量大，右心房压在一段时间内无明显上升；但随着病情的加重，静脉压明显上升，可出现颈静脉怒张，肝大，甚至出现肝硬化、腹水和水肿等体循环瘀血的症状；②由于右心室舒张期充盈量减少，肺循环血量及左心充盈量下降，可致心排出量下降而使体循环供血不足；③由于右心室搏出量减少，即使并存严重二尖瓣狭窄，也不致发生肺水肿。

6. 三尖瓣关闭不全　三尖瓣关闭不全多数属于功能性改变，常继发于左心病变和肺动脉高压引起的右心室肥大和三尖瓣环扩大，由于乳头肌、腱索与瓣叶之间的距离拉大而造成关闭不全；因风湿热引起者较少见。

7. 联合瓣膜病　侵犯两个或更多瓣膜的疾病，称为联合瓣膜病。常见的原因有风湿热或感染性心内膜炎，病变往往先从一个瓣膜开始，随后影响到其他瓣膜。例如风湿性二尖瓣狭窄时，因肺动脉高压而致肺动脉明显扩张时，可出现相对性肺动脉瓣关闭不全；也可因右心室扩张肥大而出现相对性三尖瓣关闭不全。此时肺动脉瓣或三尖瓣瓣膜本身并无器质病变，只是功能及血流动力学发生变化。又如主动脉瓣关闭不全时，由于射血增多可出现主动脉瓣相对性狭窄；由于大量血液反流可影响二尖瓣的自由开放而出现相对性二尖瓣狭窄；也可因大量血液反流导致左心室舒张期容量负荷增加，左心室扩张，二尖瓣环扩大，而出现二尖瓣相对性关闭不全。联合瓣膜病发生心功能不全的症状多属综合性，且往往有前一个瓣膜病的症状部分掩盖或减轻后一个瓣膜病临床症状的特点。

二、术前准备

1. 心理准备　无论瓣膜成形术或瓣膜置换术都是创伤较大的大手术；机械瓣置换术的患者还需要终身抗凝，影响患者的生活质量。因此，术前要对患者详细地讲述病情、风险以及麻醉相关的有创操作，使之了解麻醉当天可能发生的事情，有充分的心理准备；同时鼓励患者，使之建立信心，减少术前焦虑和紧张。

2. 术前治疗　具体如下。

(1) 术前尽量加强营养支持治疗，改善患者的全身情况。心力衰竭或肺水肿患者应用强心利尿药，使循环维持在满意状态后再接受手术。

(2) 术前重视呼吸道感染或局灶感染的积极防治，若存在活动性感染灶，手术应延期进行。

(3) 长期使用利尿药者可能发生电解质紊乱，特别是低血钾，术前应予调整至接近正常水平。

(4) 术前治疗药物可根据病情酌情使用，如洋地黄或正性肌力药及利尿药可用到手术前日，以控制心率、血压和改善心功能；降压药和β受体阻滞剂使用至手术日晨，小口水送服。但应注意，不同类型的瓣膜病有其各自的禁用药，如β受体阻滞剂能减慢心率，用于主动脉瓣或二尖瓣关闭不全患者，可能会增加反流量而加重左心负荷；主动脉瓣严重狭窄的患者使用β受体阻滞剂可能会出现心搏骤停。二尖瓣狭窄合并心房纤颤，要防止心率加快，不宜使用阿托品；主动脉瓣狭窄患者不宜使用降低前负荷（如硝酸甘油）及降低后负荷（钙通道阻滞剂）的药物以防心搏骤停；术前合并严重病窦综合征、窦性心动过缓或严重传导阻滞的患者，为预防麻醉期骤发心脏停搏，麻醉前应先经静脉安置临时心室起搏器；对重症心力衰竭或严重冠状动脉病变的患者，在施行抢救手术前应先安置主动脉内球囊反搏，并联合应用正性肌力药和血管扩张药，以改善心功能和维持血压。

三、麻醉要点

1. 麻醉诱导　瓣膜病患者通常都有明显的血流动力学改变和心功能受损，麻醉诱导必须缓慢而谨慎。麻醉诱导前连接心电图、脉搏血氧饱和度，并在局麻下建立桡动脉有创监测。诱导药的选择以不过度抑制循环、不加重血流动力学紊乱为前提：①对于病情轻到中度的患者可采用咪达唑仑、依托咪酯、芬太尼诱导；肌松剂可根据患者心率进行选择，心率不快者可用泮库溴铵，心率偏快者用阿曲库铵、哌库溴铵等；②对病情重、心功能Ⅲ～Ⅳ级患者，可采用依托咪酯、芬太尼进行诱导，给药时根据血流动力学情况缓慢加量。

2. 麻醉维持　可采用吸入麻醉，也可采用以静脉药物为主的静吸复合麻醉。对于心功能较差的患者，以芬太尼或舒芬太尼等阿片类药物为主，复合丙泊酚、异氟醚或七氟醚等麻醉药物。但麻醉过程中需加强麻醉深度监测，预防术中知晓。对于心功能较好的患者，可以吸入麻醉药为主，如合并窦房结功能低下者可加用氯胺酮。在体外循环前、中、后应及时追加静脉麻醉药以防麻醉过浅致术中知晓。静脉麻醉药可直接注入体外循环机或经中心静脉测压管注入。

(1) 二尖瓣狭窄手术：体外循环前麻醉管理要点：①容量管理：一方面要保持足够的血容量，保证足够的左心前负荷，另一方面又要严控输入量及速度，以免左心房压继续升高导致急性肺水肿；此类患者体位改变对回心血量的影响十分明显，应缓慢改变体位；②心率管理：防止心动过速，否则舒张期缩短，左心室充盈进一步减少，可导致心排量明显下降；同时也要防止心动过缓，因为重度二尖瓣狭窄患者主要依靠心率适当加快来代偿每搏量的减少，若心动过缓，血压将严重下降；房心颤动伴心室率过快时，应选用洋地黄控制心率；③避免肺循环压力进一步升高；二尖瓣狭窄患者通常存在肺动脉高压，而低氧血症、酸中毒、高碳酸血症或使用氧化亚氮等因素可引起严重的肺血管收缩，进一步加重肺动脉高压，从而导致右心功能不全。右心心排量降低使左心房压降低，而室间隔左移左心室内压升高，因此左心室前负荷明显降低，从而引起体循环血压明显下降；④除非血压显著下降，一般不用正性肌力药，否则反而有害；有时为保证主动脉舒张压以维持冠状动脉血流，可适量应用血管加压药。

体外循环后麻醉管理要点：①人工瓣膜置换后，二尖瓣跨瓣压差降低，左心室充盈改善，但由于左心室长期处于容量减少状态，重症患者甚至存在失用性心肌萎缩，容量过负荷或心动过缓可致心室过度扩张，从而引起左心心力衰竭，甚至房室破裂；②在维持足够心排量的前提下尽量降低左心室舒张末压，适当使用强心药物增强心肌收缩力，维持适当的心率，减小左心室大小和室壁张力；③部分慢性房颤患者在体外循环后转复为窦性心律，应给予胺碘酮等抗心律失常药物或给予心房起搏以维持窦性心率。

（2）二尖瓣关闭不全手术：①适当的左心室前负荷对于保证足够的前向心排量非常重要，但容量超负荷可使左心房压升高，导致心力衰竭和肺水肿；②心率应维持在正常甚至较快的水平，否则容易引起左心室容量负荷增加，反流分数增加，前向心排量减少；③降低左心室后负荷有助于减少反流分数，因此术中要防止高血压，必要时可用扩血管药降低外周阻力；④可能需要用正性肌力药支持左心室功能。

（3）主动脉瓣狭窄手术：体外循环前的麻醉管理要点：①容量管理：左心室的心排量对于左心室前负荷十分依赖，适当的左心室前负荷对于维持正常每搏量而言十分重要，不恰当的使用硝酸甘油等扩血管药物可致回心血量骤降，从而引起心排量骤降，患者会出现严重的心肌缺血或脑缺血；但容量超负荷可使左心室舒张末容量和压力进一步升高，导致心力衰竭，也应该避免；②心率管理：最好维持在70～80次/分，心率过快或过慢患者都不能很好地耐受。但相对而言，稍慢的心率（50～60次/分）较偏快的心率（>90次/分）为好。因为主动脉瓣狭窄时，左心室射血分数对收缩期的长短十分依赖，心率过快时，左心室射血时间不足导致CO明显下降；室上性心动过速可使有效心房收缩丧失，左心室充盈受限，也可导致病情的急剧恶化；对心房退化或丧失窦性心律者应安置心房心室顺序起搏器；③体循环阻力：左心室射血的后负荷大部分来自于狭窄的瓣膜，因而基本是固定的，体循环压力下降对于减小左心室后负荷作用甚微。而冠状动脉灌注对体循环舒张压却十分依赖，加上主动脉瓣狭窄患者左心室肥厚，舒张末压升高，极易发生心内膜下缺血，因此术中应避免体循环压力下降。麻醉诱导时，要准备好去氧肾上腺素等α受体激动剂，积极纠正低血压以维持心肌灌注。

体外循环心肌保护及心脏复跳时的管理要点：①存在心肌肥厚的患者，体外循环期间心肌保护十分重要，要保证升主动脉阻断期间停搏液有效的灌注，必要时可采取顺灌+逆灌相结合；②心脏复跳时容易出现顽固性室颤，因此复跳前要求复温完全，充分排气，维持电解质、酸碱平衡和冠状动脉灌注压，必要时使用利多卡因、胺碘酮等抗心律失常药物。如果经过上述处理仍无法恢复正常节律，可采用温血半钾停跳液进行温灌注一次后再行复跳。

（4）主动脉瓣关闭不全手术：①保证足够的左心室前负荷。主动脉瓣大量反流患者左心室心排量依赖于左心室前负荷，因此瓣膜置换前要避免使用静脉扩张药物；②对于主动脉瓣关闭不全的患者，保持较快的心率有助于增加前向心排量。心率增开时，由于反流分数降低，左心室舒张末容积和舒张末压降低，因此心内膜下血流反而能够得到改善。90次/分的心率对于患者而言最为合适；③降低体循环阻力有助于降低反流量，改善心内膜下血供；④对于左心室明显扩张，甚至存在收缩功能不全的患者需给予β受体激动剂增强心肌收缩力。主动脉内球囊反搏在瓣膜置换前属于禁忌证。

四、术后注意事项

1. 二尖瓣狭窄　二尖瓣狭窄患者的左心室由于失用性萎缩，体外循环手术打击，术后早期收缩功能往往明显受损。因此，术后早期的管理依然是控制容量，避免左心室超负荷，同时维持适当的心率，避免心动过缓。如果患者存在明显的收缩功能不全，则加用正性肌力药物辅助度过恢复期。

2. 二尖瓣关闭不全　二尖瓣关闭不全的患者左心室容积扩大，因此术后需要有足够的血容量以保证心排量。但瓣膜置换后，左心室必须把每搏量全部泵入主动脉，失去了心房的缓冲作用，因此左心室的负荷增大。所以，体外循环后通常需要正性肌力药的支持，以增加左心室做功。房心颤动患者如果在体外循环后恢复窦性心率，则需要加用抗心律失常药物，快速房室顺序起搏，维持水电解质平衡，以维持窦性心律。

3. 主动脉瓣狭窄　术后早期，主动脉瓣梗阻消除，每搏量增加，肺毛细血管楔压和左心室舒张末压随即降低，但肥厚的心肌仍需要较高的前负荷来维持其正常的功能。若瓣膜置换成功，术后心肌功能一般能够迅速得到改善。

4. 主动脉瓣关闭不全　瓣膜反流得到纠正后，左心室舒张末容积和压力随即下降，但左心室肥厚和扩大依然存在，因此需要维持较高的前负荷以维持左心室的充盈。同时，术后早期左心室功能低下，可能需要正性肌力药的支持。

（周　芳）

第四节　成人先天性心脏病麻醉

随着医学及外科手术技术的发展，越来越多先天性心脏病（以下简称先心病）患者可以存活至成年期。先天性心脏病的进展缓慢且隐匿，所以在成年之前常被忽视，而成年后病情已经进展到很严重的阶段，产生不可逆的心脏瓣膜及心功能障碍，因此选择这类患者进行手术时应持谨慎态度。

一、成人先心病的分类

1. 无分流的先心病　常见的有肺动脉狭窄、主动脉瓣缩窄等。

2. 左向右分流的先心病　常见的有房间隔缺损、室间隔缺损、动脉导管未闭等，少见的有主动脉窦瘤破入右心、冠状动静脉瘘、左心室 - 右心房相通等。

3. 右向左分流的先心病　法洛四联征及三联征、三尖瓣下移畸形伴异常房室交通、完全型肺静脉畸形引流、Eisenmenger 综合征等。

二、麻醉前评估

（1）是否存在发绀。

（2）是否有心内或心外分流、分流的方向及心内缺损的大小。

（3）是否合并肺动脉高压。

肺动脉高压定义为平均肺动脉压力大于 25mmHg，或者运动时大于 30mmHg。成年先心病患者中有 5%～10% 发展为一定程度的肺动脉高压，肺动脉高压的出现以及相关的运动耐量下降和功能容量的下降对于患者预后有重要的预示作用。

（4）是否有心功能不全。

三、不同类型先心病的麻醉要点

1. 房间隔缺损　占成人先天性心脏病的 30%，继发孔缺损常见。

（1）病理生理：①分流量取决于缺损的大小和右心室与左心室的相对顺应性；②右心室容量超负荷，导致右心室肥厚，顺应性逐渐下降；③肺血增多，随年龄增长，肺血管发生病变；④分流量大的发生房性心律失常的比例增加；⑤肺动脉高压发生较晚。

（2）外科处理：①常规外科治疗：体外循环下房间隔直视修补；②杂交手术：右侧胸部切口显露右心房，在 TEE 的引导下，经右心房直接将封堵器置于缺损处；③部分房间隔缺损可以在放射科介入封堵。

（3）麻醉管理：①尽管房间隔缺损为左向右分流，仍应避免静脉气栓；②体外循环后输血输液不要过快，避免左心室容量负荷过重；③术后的房性心律失常可考虑给予地高辛或维拉帕米；④杂交手术是常温全麻下进行，注意保温，准备自体血回输装置；⑤放置封堵器过程中，位置不当时可引起二尖瓣位置异常，血压会发生明显变化；⑥无特殊情况，一般不需使用正性肌力药和血管活性药。可以在手术室内拔除气管插管。

2. 室间隔缺损　占成人先天性心脏病的 10%。

（1）病理生理：①缺损大小与临床症状相关，肺血多，常表现左心室肥厚；②心脏杂音由大变弱甚至消失，是肺动脉压进行性增高的发展过程；③室间隔缺损分流量取决于缺损的大小和左右心室间压力差。

（2）外科处理：①正中或右侧胸部切口，体外循环直视下室间隔修补；②杂交手术：正中切口开胸，在 TEE 引导下，直接经右心室放入封堵器。

（3）麻醉管理：①体外循环前要适当限制肺血流，避免肺损伤和体循环灌注不足；②严重肺动脉高压患儿要防止 $PaCO_2$ 增高，以避免肺动脉压进一步升高，肺血流减少。体外循环脱机困难时，首先排除外科因素（残留室间隔缺损和存在动脉导管未闭），联合使用正性肌力药和血管活性药。留置左心房导管为体外循环脱机时泵入药物使用。术后早期加强镇静镇痛，降低肺血管反应性；③房室传导阻滞时有发生，常用山莨菪碱和异丙肾上腺素治疗，必要时使用临时起搏器；④有明显心室肥厚和扩大者，常需使用多巴胺、多巴酚丁胺、米力农和硝酸甘油等药物。

3. 动脉导管未闭　是由于胎儿期连接肺动脉主干与降主动脉的动脉导管出生后未闭塞所致。

（1）病理生理：①分流量的大小取决于导管的直径以及体血管阻力与肺血管阻力之比值；②动脉导管分流，使主动脉舒张压降低，心肌灌注减少；③主动脉分流使肺血增多，左心室舒张末期容量增大，导致左心室扩张、肥厚和舒张末期压力升高；④左心房压增高时导致肺水肿，肺血管阻力增高，从而右心负荷增加。

（2）外科处理：①小婴儿常温全身麻醉下导管结扎或切断缝合术，左后外侧切口；②年龄大的合并严重肺动脉高压的患者，一般在体外循环下正中切口行导管闭合术；③大部分单纯动脉导管未闭可以在放射科介入封堵。

（3）麻醉管理：①同时监测右上肢和股动脉血压，辅助判断主动脉缩窄和避免外科失误操作；②常温全麻结扎动脉导管时，可用硝普钠控制性降压，平均动脉血压可暂时维持在 40～50mmHg；③深低温低流量体外循环经肺动脉缝闭时，采取头低位，避免主动脉进气并利于脑部灌注。

4. 主动脉缩窄　较为少见的先天畸形。根据缩窄发生的部位分为导管前和导管后型。

（1）病理生理：①主动脉缩窄造成血流阻力增大，缩窄近端血压升高，缩窄远端血供减少，血压降低；②动脉导管前的主动脉缩窄，缩窄程度通常较重，常合并动脉导管开放畸形，肺动脉内一部分静脉血液可经过开放的动脉导管进入降主动脉，因此下肢动脉血氧含量低，但上肢动脉血氧含量正常，若动脉导管发生闭锁，则不能存活；③动脉导管后的主动脉缩窄，缩窄程度通常较轻，主动脉弓部的动脉分支（乳内动脉、肋间动脉等）均扩张与降主动脉的分支形成侧支循环以保证下肢的血供。

（2）外科处理：①一旦确诊，应立即手术；②左侧开胸主动脉修补；左锁骨下动脉片翻转成形术；缩窄切除端端吻合术；人工补片主动脉成形术等；③并发症：术后高血压；残余狭窄或再复发；截瘫；动脉瘤形成。

（3）麻醉要点：①减少肺血的呼吸管理（高二氧化碳通气、限制吸入氧浓度）；②纠正酸中毒和使用正性肌力药来维持心脏功能；③常温全身麻醉，术中监测右上肢动脉压和下肢股动脉压；④术中中心温度不宜超过 37.5℃，且可以适度降温至 35℃；⑤动脉阻断或钳夹动脉前，静脉注射肝素 200U/kg（ACT > 200s），并使用自体血回收装置；⑥动脉阻断或钳夹后，注意控制血压和维护心脏功能；⑦术后早期可出现高血压，持续 2 周左右，可使用血管扩张药和 β 受体阻滞剂。

5. 主动脉瓣狭窄　具体如下。

（1）病理生理：①包括瓣膜型、瓣下型和瓣上型，成人以瓣膜型常见；②瓣膜型半数以上为二叶式主动脉瓣畸形，成人患病率为 1%；③随着年龄的增加逐渐出现纤维化和钙化，半数患者可发生不同程度的狭窄，狭窄程度随年龄增长进行性增加，临床表现为心绞痛、心功能不全、晕厥和猝死。

（2）外科处理：有症状（心绞痛、晕厥、呼吸困难）者或跨瓣压差 > 50～70mmHg 者应考虑手术治疗。

（3）麻醉要点：①加前负荷，维持正常的每搏量；②HR 控制于 50～60 次/分，患者不能很好地耐受心率过快或过慢；③引起心肌抑制、血压降低、心动过速或其他心律失常的麻醉药应小心使用；④准备 α 受体激动剂，以便处理低血压；⑤心肌肥厚的患者应进行充分的心肌保护，以防止心肌缺血。

（周　芳）

第五节 主动脉手术麻醉

主动脉手术对麻醉医生是最具挑战的手术。主动脉阻断以及大量失血使手术复杂化。非体外循环下，主动脉阻断使左心室后负荷急剧增加，并严重损害远端组织器官灌注，可引起严重高血压、心肌缺血、左心衰竭或主动脉瓣反流。脊髓和肾脏供血受到影响，可发生截瘫和肾衰竭。

主动脉疾病包括动脉粥样硬化、结缔组织退行性变（马方综合征）、感染（梅毒）、先天性疾病（先天性主动脉窦瘤）、外伤和炎性疾病（Takayasu 主动脉炎）等。而最常见的累及主动脉的疾病是降主动脉粥样硬化性动脉瘤。

夹层动脉瘤的自然病程十分凶险，如未能及时诊断和治疗，病死率极高。死亡原因通常是致命性的大出血、进行性心力衰竭、心肌梗死、脑卒中及肠坏死等。手术治疗是挽救生命、降低死亡率的主要方法。

一、术前准备和评估

开放性夹层动脉瘤修复术必须进行详尽的术前评估并制订周密的麻醉方案。患者通常合并多系统疾病，术前应对全身脏器进行评估，并与外科医生讨论手术范围和方式、血流动力学监测、脏器保护和通气策略等。

1. 循环系统　主动脉根部瘤和升主动脉瘤常导致主动脉瓣关闭不全，出现左心室肥厚、扩张，心肌缺血和心功能不全，应注意术中心肌保护和术后心功能维护。动脉粥样硬化引起的主动脉瘤，患者通常伴有冠心病。严重的冠状动脉病变应考虑首先解决心肌缺血的问题。病变累及无名动脉、左锁骨下或股动脉时，可出现左右或上下肢压力差增加，甚至无脉。

2. 呼吸系统　瘤体压迫左主支气管，导致气管移位变形，挤压肺组织，引起肺不张、肺部感染。急性或慢性夹层动脉瘤患者，可出现大量胸腔积液。术中操作也可导致不同程度的肺损伤。

3. 神经系统　任何神经系统功能恶化的征象都是外科立即干预的指征。头臂血管受累可导致脑供血不足，有些患者可能由于瘤壁血栓脱落而出现卒中的表现，术中脑保护极为重要。

4. 肾脏　患者一旦出现少尿，必须立即手术。病变累及双侧肾动脉时，可能导致肾功能不全或肾衰，术前肾功能不全是导致术后肾衰的危险因素。

5. 胃肠道　明确有无胃肠道缺血的表现。

6. 凝血功能　夹层范围较大时，夹层内血栓形成，消耗大量的血小板、凝血因子，可导致出血倾向、贫血。

7. 术前处理　具体如下。

（1）控制性降压：血压控制的理想范围是收缩压在 100～115mmHg，硝普钠、尼卡地平等均可用于控制性降压。

（2）控制心率。

（3）加强监护，建立快速输液的静脉通路，常规心电图、有创动脉血压监测、氧饱和度监测等。

（4）充分配血备血。

（5）镇静和镇痛，减轻患者痛苦，有助于降压，但应避免镇静过度，掩盖病情的变化。

二、麻醉要点

1. 麻醉监测　具体如下。

（1）循环监测：常规监测中心静脉压和有创动脉压，必要时需同时监测上下肢血压。左心功能不全（LVEF＜30%）、充血性心力衰竭或严重肾功能不全的患者可考虑使用肺动脉漂浮导管。TEE 有助于实时监测左心功能和心肌缺血，指导扩容，评估瓣膜功能、瘤体大小和范围。

（2）脊髓监测：应用体感诱发电位和运动诱发电位监测脊髓缺血，有利于术中确定对脊髓供血有重要作用的肋间动脉。同时还应通过脑脊液引流、局部低温或鞘内注射罂粟碱等保护脊髓。

（3）脑监测：监测大脑功能及脑氧代谢。如脑电图监测、经皮脑氧饱和度监测、体感诱发电位监测和经颅超声多普勒。

（4）温度监测：同时测量外周和中心温度，指导降温和复温。

（5）肾功能监测。

（6）常规监测尿量。

2. 麻醉处理基本原则 胸腹主动脉瘤手术的麻醉充满挑战，术中应与外科医生、体外循环师及ICU医生充分沟通、密切配合。不同主动脉部位的手术对麻醉的要求不同。

（1）升主动脉手术的麻醉处理

1）监测：由于病变和手术操作可能累及右锁骨下动脉，需行左桡动脉或股动脉插管监测血压。

2）降温与复温：升主动脉瘤手术多采用低温体外循环，如果累及主动脉弓则需深低温体循环。

3）升主动脉手术的常见并发症：气栓、粥样斑块栓塞及其他各种原因造成的脑功能损伤；心肌缺血或心梗；左心室功能不全或心力衰竭，呼吸功能衰竭；出血及凝血功能障碍。

（2）主动脉弓手术的麻醉处理

1）监测：如果无名动脉和左锁骨下动脉均被累及，则行股动脉插管监测血压，必要时检查主动脉根部压力做对照。

2）多数患者需要深低温停循环，应采用脑保护措施（如冰帽、脑电监测、脑保护药物等）。

3）主动脉弓手术最常见的并发症是中枢神经系统损伤。

（3）胸、降主动脉瘤的麻醉处理

1）监测：阻断近端主动脉时可能累及左锁骨下动脉，应监测右侧桡动脉血压，必要时同时监测阻断部位以下的血压。心功能欠佳者，可放置肺动脉漂浮导管。注意监测尿量。

2）单肺通气：为了便于外科手术术野的暴露，通常采用双腔气管插管单肺通气。由于瘤体通常压迫左主支气管，建议应用右侧双腔管。术后将双腔管换成单腔气管插管，以利于术后呼吸管理，减少气管及支气管损伤。

3）主动脉阻断：主动脉阻断和开放引起的病理生理变化极为复杂，与主动脉阻断的水平、左心室状态、主动脉周围侧支循环状况、血容量及其分布、交感神经系统的激活以及麻醉药物及技术等多种因素有关。主动脉阻断时，阻断上方血压升高，阻断下方血压下降。心脏后负荷升高，可能会导致急性左心衰和脑血管意外。高水平的主动脉阻断对心血管系统带来严重影响，并且造成其他组织器官的缺血及低灌注，并可导致肾衰竭、肝脏缺血及凝血异常、肠坏死以及截瘫等严重并发症。主要的处理措施包括减轻后负荷、维持正常的前负荷。主动脉阻断前准备硝普钠或硝酸甘油泵，并备好单次静脉注射的血管扩张药。阻断时维持阻断近端平均动脉压90～100mmHg。阻断后应常规监测血气和酸碱平衡。阻断时间尽可能短于30min，以降低截瘫的发生率。采用部分体外循环的患者，可以通过调节泵流量控制近端高血压，同时保证远端足够的血流。

A. 主动脉开放：主动脉开放引起的血流动力学改变主要取决于阻断水平、阻断时间、血容量等。低血压是开放后最主要的循环改变，主要的代谢改变包括全身氧耗量、乳酸、前列腺素因子等增加，表现为代谢性酸中毒。因此在开放主动脉前应补足血容量、纠正酸中毒，暂时停用各种麻醉和血管扩张药，必要时给予血管收缩药。

B. 主动脉开放后：开放后明显的低血压时间较短，一般可以耐受。必要时应用升压药，但应避免瞬间高血压。如果出现严重的低血压，最简单的处理是手指夹闭主动脉、重新阻断，补充更多的血容量。但由于肝脏没有灌注，快速输入大量库血可导致枸橼酸毒性，抑制心肌。如果采用部分体外循环技术，可以通过体外循环快速输血调节容量。

C. 脊髓保护：动脉瘤特别是夹层动脉瘤患者病变可能累及供应脊髓的重要肋间动脉，导致脊髓血供的部分或完全丧失。低温、远端灌注、脑脊液引流及药物（如糖皮质激素、钙通道阻滞剂等）是预防缺血性损伤的保护方法。

D. 肾脏保护：肾衰竭的原因是阻断期间血流中断，引起肾脏缺血或栓塞，应用体外循环或分流或许有肾脏保护作用。保证足够灌注压力和血容量对肾脏保护至关重要；同时建议使用甘露醇、小剂量多巴胺等加强肾脏保护。

E. 凝血异常的处理：定期检测凝血酶原时间、促凝血酶原时间、纤维蛋白原和血小板计数，给予抗纤溶药物，按需输注红细胞悬液、新鲜冰冻血浆、血小板、纤维蛋白原或凝血因子。此外低温也是凝血功能异常的重要原因，应充分保温，促进凝血功能的恢复。

F. 降主动脉瘤常见并发症：心功能紊乱、肾衰竭、截瘫、呼吸衰竭、脑血管意外及多脏器衰竭等。其中心功能紊乱（心肌梗死、心律失常或低心排综合征）是降主动脉瘤手术后患者死亡的主要原因。

三、术后注意事项

术后密切监测尿量、心排血量、末梢灌注情况、呼吸和凝血功能，术后最常见的并发症有心肌梗死、肾衰竭、肠道缺血或梗死、胰腺炎、DIC、呼吸功能不全和截瘫等。

（周　芳）

第六节　缩窄性心包炎手术麻醉

正常心包由脏层和壁层纤维浆膜构成，两层浆膜之间的潜在腔隙称心包腔，内含15~25mL浆液。心包慢性炎性病变可致心包增厚、粘连、钙化，从而使心脏的舒张活动受限，回心血量减少，继而引起心输出量降低，全身循环功能障碍。

一、缩窄性心包炎特点

1. 病因　缩窄性心包炎通常是由于细菌感染、毒性代谢产物、心肌梗死等炎症性因素波及心包所致，也有个别患者是由外伤炎症所引发。其中细菌感染，尤其是结核菌感染是目前我国缩窄性心包炎的最主要病因。而随着结核病发病率的逐渐下降，其他非特异性病因如病毒感染、肿瘤、自身免疫性疾病、放射性心脏损伤、肾衰竭以及心脏手术术后并发症等导致的慢性缩窄性心包炎的比例则逐渐增多。

2. 病理改变　缩窄性心包炎的特点是慢性炎性渗出物机化、纤维组织形成；钙盐沉积形成斑块或条索状钙化；严重者甚至形成完整的骨性外壳，压迫心脏。缩窄的心包厚度一般为0.5cm，重者可达1.0~2.0cm。缩窄性心包炎病变较重或病程较长的患者心脏长期受压，可逐渐出现心外膜下萎缩，晚期可出现广泛性萎缩，心室壁明显变薄。慢性炎症还可直接侵犯心肌，导致局灶性心肌炎、心肌纤维化。

3. 病理生理特点　具体如下。

（1）缩窄的心包限制双侧心室的正常活动，右心室的舒张充盈受限，腔静脉回血受阻，静脉压升高。上下腔静脉入口处狭窄及房室环瘢痕狭窄者，静脉回流受限尤为明显。上腔静脉压力增高时，头、面、上肢等上半身血液淤滞、水肿，颈静脉和上臂静脉怒张；下腔静脉回流受阻时，下肢肿胀，腹腔脏器瘀血肿大，并可出现大量的胸腹水。左心室舒张充盈受限时，引起肺循环瘀血，肺循环压力升高，患者可出现呼吸困难等表现。

（2）缩窄性心包炎患者由于心脏舒张充盈功能受限，导致心脏每搏输出量下降，心输出量下降，血压下降。体力活动或严重缩窄时，主要靠交感神经反射性兴奋，心率增快进行代偿。当心率增快不足以代偿心输出量，或外源性因素抑制心率时，则可出现心源性休克。

（3）右心系统压力明显增高，平均右心房压≥10mmHg，严重患者甚至达到30mmHg以上。

4. 临床表现　因病因不同、发病急缓、心脏受压部位及程度等不同而不同。如结核性缩窄性心包炎往往起病缓慢，自觉症状包括劳力性呼吸困难、全身无力、腹胀、腹水、下肢水肿等呈进行性加重，同时伴低热、食欲缺乏、消瘦、贫血等结核病症状。体征呈慢性病容或恶病质；吸气时颈静脉怒张；腹部膨隆，肝脏肿大压痛，大量腹水者可出现移动性浊音；面部、下肢凹陷性水肿，皮肤粗糙；心音遥远但无杂音，心前区无搏动，脉搏细速，出现奇脉（即脉搏在吸气时明显减弱或消失，是心脏舒张受限的特征），血压偏低，脉压缩小，吸气期血压下降，静脉压升高。

5. 实验室检查 X线心脏大小多无异常，心影外形边缘平直，各弓不显，心包钙化（占15%～59%），上腔静脉扩张，肺瘀血，可能存在胸腔积液。CT检查可了解心包增厚的程度。超声心动图为非特异性改变，可见心包增厚、心室壁活动受限、下腔静脉及肝静脉增宽等征象。心电图往往示T波平坦、电压低或倒置，QRS波低电压，可在多导联中出现；T波倒置提示心肌受累，倒置越深者心包剥脱手术越困难；常见窦性心动过速，也可见心房纤颤。

二、术前准备与评估

缩窄性心包炎患者通常全身情况较差，术前应加强全身支持治疗。

（1）营养支持治疗：如低盐高蛋白饮食，必要时输注白蛋白。

（2）利尿、补钾，纠正水电解质平衡失调：胸腹水经药物治疗效果不佳时，可在术前1～2d适量放胸水、腹水。

（3）对于心率过快的患者可使用小剂量洋地黄，使心率不超过120次/分。

（4）对于存在活动性结核感染的患者，首先需行抗结核治疗，最好经3～6个月治疗待体温及血沉恢复正常后再手术。若为化脓性心包炎，术前应抗感染治疗，以增强术后抗感染能力。

（5）准备呼吸循环辅助治疗设施，特别对病程长、心肌萎缩、估计术后容易发生心脏急性扩大、心力衰竭者，应备妥呼吸机及主动脉球囊反搏等设施。术中可能发生严重出血或心室纤颤，需准备抢救性体外循环设备。

（6）准备术中监测设备：包括无创动脉血压、心电图、脉搏血氧饱和度、呼气末CO_2等；必要时准备有创动脉血压、中心静脉压等监测。实验室检查包括血气分析、血常规、血浆蛋白、电解质等，对围术期应用利尿剂者尤其重要，有利于维持血钾水平、预防心律失常和恢复自主呼吸。记录尿量、检验尿液，了解血容量和肾功能。

三、麻醉要点

心包剥脱术宜选用气管内插管全身麻醉。缩窄性心包炎患者的循环代偿功能十分有限，因此麻醉诱导过程需选用对循环功能抑制较小的药物，且在有创血压和心电图监测下进行缓慢诱导，同时准备好去氧肾上腺素、肾上腺素、多巴胺等抢救药物。诱导药物可选用依托咪酯0.2～0.4mg/kg或咪达唑仑0.05～0.1mg/kg，加芬太尼10～20μg/kg或舒芬太尼1～2μg/kg，肌松药物可根据患者的心率情况进行选择。诱导过程中需避免心动过速或心动过缓，维持适当的心率对于维持心排血量具有十分重要的意义。

麻醉维持可以采用吸入麻醉，也可以采用静脉麻醉，但需避免麻醉深度过深，注意麻醉药物对循环的影响。麻醉过程中要严密监测有创动脉压、心率及中心静脉压的变化。有条件的情况下建议采用PiCCO或TEE监测，指导术中血管活性药物的使用及容量治疗。

容量管理方面需严格限制液体的入量。心包剥脱前补液原则是量出而入，维持血压；心包剥脱后则需进一步限制入量，以避免心包剥脱后腔静脉回心血量骤增而引起心脏扩大，甚至诱发急性心脏扩大、肺水肿、心力衰竭。对于术前准备不够充分，手术时仍存在明显水肿和呼吸困难的患者，或术中少尿无尿的患者，手术开始时可以给予大剂量利尿药。但在利尿过程中需监测血电解质水平，避免低钾血症。

外科操作对于缩窄性心包炎患者的血流动力学影响十分显著，且可能导致威胁患者生命的并发症。开胸后，胸骨牵开器应逐渐撑开，否则突然过度牵开可使心包受牵拉更加绷紧，心室充盈骤减，血压明显下降。心包剥脱过程中手术牵拉或电刀刺激可诱发心律失常，应立即暂停手术，给予利多卡因或胺碘酮治疗。游离下腔静脉入口处及心尖部时患者容易出现低血压，麻醉医生应密切观察低血压水平及持续时间，及时提醒外科医生，避免低血压诱发恶性心律失常。心包完全剥脱后，宜采取头高脚低位以减少回心血量。若右心表面心包剥除后，心室快速充盈、膨胀，伴心肌收缩力不足，出现急性低心排综合征时，应限制液体入量，给予利尿剂及小剂量正性肌力药增强心肌收缩力。同时密切注意可能出现的膈神经损伤、冠状动脉损伤和心肌破裂等手术并发症。

四、术后注意事项

缩窄性心包炎患者心脏长期受压，活动受限，心肌萎缩；而另一方面外周循环瘀血水肿，全身总液体量增加；心包剥脱手术操作使室壁水肿，心功能不全进一步加重；故术后充血性心力衰竭是导致患者死亡的主要原因。因此，术后管理的要点是继续强心利尿，严格控制液体入量。严密监测中心静脉压以及体循环血管阻力、心排量、全心射血分数、全心舒张末容积等 PiCCO 参数，来指导血管活性药的使用及液体治疗，改善患者的预后。

（周　芳）

第七节　先天性心脏病麻醉

先天性心脏病（以下简称先心病）是新生儿和儿童期的常见病，其发病率仅次于风湿性心脏病和冠心病。其确切的发病原因目前尚不清楚，可能与胚胎期发育异常、环境或遗传等因素有关。先心病的分类方法很多：①Shaffer 根据解剖病变和临床症状对先心病进行分类，分为：单纯交通型（在心房、心室、动脉或静脉间直接交通）、心脏瓣膜畸形型、血管异常型、心腔位置异常型、心律失常型等 10 个类型；②根据血流动力学特点和缺氧原因分类：心室压力超负荷；心房、心室容量超负荷；肺血流梗阻性低血氧；共同心腔性低血氧；体、肺循环隔离性低血氧等；③根据有无发绀分类：发绀型和非发绀型先心病。发绀型先心病是指心内血流存在右向左分流，或以右向左分流占优势；非发绀型先心病又可分为左向右分流型或心内无分流型，这种分类方法较为简单常用。在非发绀型先心病中，以左向右分流型中的室间隔缺损、动脉导管未闭和房间隔缺损最为常见；心内无分流型包括肺动脉狭窄、主动脉狭窄等。

一、非发绀型先心病麻醉

1. 病种介绍　具体如下。

（1）室间隔缺损：室间隔在胚胎期发育不全，形成异常交通，在心室水平产生左向右分流，它可单独存在，也可以是某种复杂心脏畸形的组成部分。室间隔缺损是最常见的先天性心脏病。室间隔缺损根据缺损的部位和面积又可分为：①室上嵴上缺损：位于右心室流出道，室上嵴上方和主、肺动脉瓣之下；②室上嵴下缺损：位于室间隔膜部，此型最多见，占 60% ~70%；③隔瓣后缺损：位于右心室流入道，三尖瓣隔瓣后方，约占 20%；④肌部缺损：位于心尖部，为肌小梁缺损，收缩期室间隔心肌收缩使缺损变小，所以左向右分流量小；⑤共同心室：室间隔膜部及肌部均未发育，或为多个缺损，较少见。

室间隔缺损患者在病程早期左心室压力高于右心室，心内存在左向右分流，左心室做功增加，容积增大、室壁肥厚；由于肺循环血流量增多，肺小动脉收缩，继而发生肺小血管壁肌层肥厚，肺动脉压升高，因此随着病程的进展右心压力逐渐升高，分流量可逐渐减小；随着肺动脉压进一步升高，右心室压力等于甚至超过左心室压力时，心内出现双向分流，甚至右向左分流，即艾森曼格综合征，此期患者会出现发绀、低氧血症及代偿性红细胞增多。

（2）动脉导管未闭：动脉导管是胎儿期生理性血流通路，一般婴儿在出生后 10 ~15h，动脉导管即开始功能性闭合，出生后 2 个月至 1 岁，绝大多数都已经闭合。1 岁以后仍未闭塞者即为动脉导管未闭。动脉导管未闭根据解剖特点可分为 3 型：①管型：此型动脉导管长度在 1cm 以内，直径大小不同，但导管两端粗细一致；②窗型：此型动脉导管几乎没有长度，肺动脉与主动脉紧密相贴，它们之间的沟通有如瘘管或缺损，直径较大；③漏斗型：此型动脉导管的长度与管型相似，但其近主动脉处粗大，近肺动脉处狭小，呈漏斗型，有时甚至形成动脉瘤样。

动脉导管分流血量的多少取决于动脉导管的粗细、主肺动脉压差以及肺血管阻力的高低。病程早期，由于心脏收缩期或舒张期的压力始终高于肺动脉压力，因此血液始终是左向右分流，左心室做功增加，左心室容积增大、心肌肥厚。血液大量分流入肺循环，使肺动脉压增高，继而出现肺血管增厚，阻力增大，后负荷增加，使右心室扩张、肥厚；随病程的进一步发展，肺动脉压不断上升，当肺动脉压接近或超过主动脉压时即出现双向分流，或右向左分流，临床可出现发绀，其特征是左上肢发绀比右上肢明显，下半身发绀比上半身明显。

（3）房间隔缺损：可分原发孔型和继发孔型两类。原发孔型因房间隔未与心内膜垫融合，常伴有二尖瓣、三尖瓣异常；继发孔为单纯的房间隔缺损，缺损部位包括中央型、上腔型、下腔型等。

房间隔缺损的分流量取决于缺损面积大小、两心房之间的压力差及两心室充盈阻力。病程早期因左心房压力高于右心房，血液自左向右分流；心内分流使右心房、右心室容量增多，导致右心系统心腔扩大，左心系统容量减少，体循环灌注不足；同时分流使肺循环血流量增加，引起肺小血管痉挛，肺血管内膜逐渐增生，中层肥厚，管腔缩窄，肺循环阻力逐渐升高；右心房压力随着肺循环压力的上升而上升，当右心房压力超过左心房压力时可出现右向左分流，临床表现发绀。

（4）肺动脉狭窄：狭窄可发生于从瓣膜到肺动脉分支的各个部位，常见者为肺动脉瓣狭窄或漏斗部狭窄：①肺动脉瓣狭窄占50% ~80%，表现瓣膜融合、瓣口狭小、瓣膜增厚；②漏斗部狭窄为纤维肌性局限性狭窄，或为四周肌层广泛肥厚呈管状狭窄；③狭窄导致右心室排血受阻，右心室内压增高，心肌肥厚。随着病程进展，心肌细胞肥大融合，肌小梁变粗并纤维化，心腔缩小，排血量减少，最后出现右心衰竭。

（5）主动脉缩窄：主动脉缩窄指发生于主动脉峡部的先天性狭窄，偶尔也可发生于左颈总动脉与左锁骨下动脉之间，或发生于胸、腹主动脉。①因缩窄以下的下半身缺血致侧支循环丰富，包括锁骨下动脉所属的上肋间动脉、肩胛动脉、乳内动脉支，以及降主动脉所属的肋间动脉、腹壁下动脉、椎前动脉等。因肋间动脉显著扩张可导致肋骨下缘受侵蚀；②主动脉缩窄以上的血量增多，血压上升；缩窄以下的血量减少，血压减低。可引发左心劳损肥厚，负荷加重，终致心力衰竭；③脑血管长期承受高压，可发展为动脉硬化，严重者可发生脑出血；④下半身缺血缺氧，可引发肾性高血压及肾功能障碍等。

2. 术前估计与准备　具体如下。

（1）术前访视：①麻醉医生要亲自访视患儿，并与患儿交谈，消除患儿对陌生人的恐惧心理；对于年龄较大的患儿还可向他讲述手术室的情况，告诉他进手术室后会碰到什么，需要他做什么，鼓励他与医生合作，以免患儿进入手术室时哭闹挣扎而加重缺氧；②对病情较重者应保持强心利尿药治疗，可维持到手术日；术前应用抗生素；对动脉导管未闭患儿应用前列腺素 E，但应注意其血管扩张作用。

（2）合理禁食：禁食时间需随年龄而不同。出生后 6 个月以内的婴儿麻醉前 4h 禁奶，前 2h 禁水；出生后 6 个月至 3 岁小儿麻醉前 6h 禁食，前 2h 禁水；3 岁以上小儿麻醉前 8h 禁食，前 3h 禁水。如果手术在下午进行，或危重患儿不能耐受禁食者，应给予静脉输液，以防脱水和低血糖，输液速度可为按 4 : 2 : 1 原则进行。

（3）术前用药：对于不合作的患儿，麻醉前用药需做到患儿进手术室时安静、无哭闹。术前用药根据患儿的年龄和病情进行个体化选择。小于 6 个月的患儿一般不用镇静药，仅用阿托品 0.01mg/kg 或东莨菪碱 0.005 ~0.006mg/kg；6 个月以后的小儿可用吗啡 0.1 ~0.2mg/kg，口服咪达唑仑 0.5mg/kg 或氯胺酮 5mg/kg（加阿托品），一般镇静效果较好。给予足量术前药后必须有护士严密观察，以防呼吸抑制或呼吸道梗阻时无及时有效的处理。危重患儿镇静药应减量或不用吗啡。

（4）麻醉设备的准备：准备小儿专用的各种设备。小儿直型和弯型喉镜、导丝、牙垫、气管导管及与之匹配的吸痰管；鼻咽、食管和直肠等细软的测温探头；小儿麻醉机、小儿面罩、螺纹管和呼吸囊；体表变温毯、血液加温器；小儿测压袖带、呼气末二氧化碳监护仪；24、22、20G 套管穿刺针及细连接管，5F 双腔或 5.5F 三腔小儿 CVP 穿刺包等。

3. 麻醉要点　具体如下。

（1）麻醉诱导：诱导方式需根据患儿年龄、病情、合作程度等因素进行恰当的选择。

1）肌内注射：不合作的患儿可采用氯胺酮（5～8mg/kg）加阿托品（0.02mg/kg）肌内注射使其入睡。

2）已经入睡或合作的患儿可采用吸入诱导：吸入诱导常采用氧化亚氮和七氟醚；非发绀型左向右分流的患儿，肺内血流增加，吸入挥发性麻醉药诱导快；患儿入睡后，放置血压袖带，监测血压；脉搏氧饱和度和心电图监测；开放静脉；静脉注射泮库溴铵或维库溴铵。经鼻或经口气管内插管，插管后，调节呼吸机，潮气量8～10mL/kg，呼吸频率14～20次/分，监测呼气末二氧化碳浓度和血气分析。需体外循环的患儿静脉注射芬太尼5～15μg/kg；完成动脉和中心静脉穿刺置管；对小患儿上腔静脉置管不应深达上腔静脉远端或右心房，以免影响体外循环上腔置管或腔静脉回流。

3）清醒合作的患儿可采用静脉诱导：操作方法是开放静脉后给予丙泊酚加肌松药进行诱导；但丙泊酚对于心肌的抑制作用较强，因此对于低心排的患儿，可采用咪达唑仑（0.01～0.03mg/kg）、氯胺酮或依托咪酯加上芬太尼（5～10μg/kg）和罗库溴铵（0.5mg/kg）进行诱导。

患儿入室后应注意保暖，维持体温正常。诱导期出现低血压可能会加重分流量，导致组织缺氧加重，此时可静脉注射氯化钙（10～15mg/kg）或去氧肾上腺素10～50μg纠正低血压。

（2）麻醉维持：麻醉维持方法的选择需根据患儿的全身状况、病情程度、诱导期反应、手术时间长短以及术后呼吸支持方式而定。

1）吸入麻醉维持：适用于非发绀型先心病，或病情较轻术后希望早期拔除气管导管的患儿。在强刺激操作前（如切皮、撑开胸骨、体外转流开始前）及时加深麻醉，或辅以镇痛肌松等静脉麻醉药。体外循环期间，如果体外循环机没有配备吸入药物给药设备，则麻醉会明显减浅，鼓泡式人工肺更加明显。因此体外循环期间需要加用咪达唑仑等麻醉药物维持合适的麻醉深度。如果出现血压上升，首先应考虑麻醉减浅，需及时适当加深麻醉。

2）静脉麻醉维持：以大剂量阿片类药物为主的静脉麻醉对心肌的抑制程度较轻，能够降低肺血管的反应性，从而提供稳定的血流动力学。但其缺点是术后麻醉恢复慢，通常需要延长呼吸机辅助呼吸的时间。

（3）容量管理：小儿年龄愈小，细胞外液所占的比例就愈大，肾功能发育也越不完善，容易发生脱水或水分过多。手术期间的液体管理需要细致准确，尽量做到量出而入。对于体重小于15kg的患儿，术中应采用微量泵输注进行补液。从临床指标上看除了要维持血流动力学稳定之外，尿量应维持在0.5～1mL/（kg·h）以上。但尿量并不能全面反映机体的容量情况，当液体冲击治疗或TEE等监测证实容量充分的情况下如果仍没有尿量，应考虑使用呋塞米或甘露醇进行利尿治疗。

1）体外循环前输液的种类通常取决于患儿的年龄：1岁以上，不合并严重肝功能异常，不存在严重营养不良的患儿即使正规地禁食禁水，手术期间通常也不会发生低血糖。因此1岁以上的患儿术中可只用乳酸林格液。1岁以下的患儿或存在术中低血糖危险因素的患儿，术中可根据生理需要量采用微量泵输注5%葡萄糖生理盐水注射液。对于第三间隙液和血液丢失，所有年龄的患儿均可输注乳酸林格液进行补充，必要时补充血浆或浓缩红细胞。患儿的造血功能并不完善，因此输血指征可以比成人更宽松。

2）输液速度：切开心包前，可根据动静脉压按100mL/（kg·h）的速度进行输液。切开心包后直视心脏，根据心脏的收缩性和充盈程度指导静脉补液的速度和量。主动脉插管前，小婴儿要维持比较充足的容量，因为其在插管期间的相对失血量较多。主动脉插管后可由体外循环泵直接向主动脉进行输液以补充血容量的不足。

3）体外循环前后液体出入量的计算：体外循环前总入量＝输液量＋主动脉输血量－估计失血量－尿量；体外循环中的总入量＝总预充量－尿量－滤液量－机器余血量－体外吸引器吸收的出血量；体外循环后总入量＝输液＋静脉输血量－尿量－估计出血量，此过程中注意观察渗血量以决定输血量。

4）拔除主动脉插管前经主动脉插管进行缓慢输血，补充血容量至循环基本稳定，避免主动脉插管拔除后出现剧烈血压波动。体外循环中液体总入量，小于1岁患儿为60～80mL/kg，1～3岁患儿为40～60mL/kg，3～6岁患儿为30～40mL/kg。但对于不同先心病、不同严重程度的患儿而言，以上数据并非都完全适用，还需根据每位患儿的病理生理特点、心脏充盈情况、心肌收缩力、畸形矫正情况、麻醉和体外循环时间等因素进行适当的调整。

4. 不同病种的麻醉管理特点 具体如下。

（1）室间隔缺损：术前用药取决于心室的功能。心室功能正常的患儿术前可给予镇静药物使患儿进入手术室时处于睡眠状态，避免哭闹导致气道分泌物增多及循环功能受损；对于存在严重肺动脉高压的患儿，术前应减少或避免镇静药物的使用，因为药物引起的呼吸抑制可使肺动脉压进一步升高，从而导致右心衰竭或右向左分流，加重循环紊乱。

原有肺动脉高压、右心功能不全及需要切开心室进行修补的患儿，脱离体外循环时可能存在一定的困难，需要联合使用正性肌力药和血管扩张药。在脱离体外循环前需要想方设法降低肺循环阻力，维持最低的右心后负荷，包括维持足够的麻醉深度，适度的过度通气，纯氧吸入，避免酸中毒，使用硝酸甘油、NO、米力农等舒张肺血管的药物等。

心脏复跳后，房室传导阻滞时有发生。通常与手术操作引起传导系统周围组织水肿、缝合部位不当、不正确的缝合技术有关。一过性的房室传导阻滞可以使用阿托品、异丙肾上腺素进行纠正，必要时可使用临时起搏器。

右心衰竭可选用多巴酚丁胺、多巴胺、米力农等药物支持治疗，必要时可以放置右心辅助装置。

（2）房间隔缺损：尽管房间隔缺损为左向右分流，但麻醉手术过程中有很多操作可引起一过性的右向左分流，因此输液时需避免静脉气栓，以免导致体循环栓塞。

缺损修补后，心房水平的左向右分流得到纠正，中心静脉压水平和术前相比往往明显降低。此时输液不应过快，以免左心室容量负荷过重导致左心衰竭。

鱼精蛋白拮抗时避免快速静脉推注，否则容易导致严重的低血压。术后出现房性心律失常可采用维拉帕米或地高辛进行治疗。

（3）动脉导管未闭：患儿多数发育不良或合并肺部疾病，麻醉诱导期应充分给氧去氮，限制液体入量，避免缺氧。

有创动脉测压应选择右上肢和（或）下肢，以避免术前漏诊主动脉缩窄或错误操作导致左锁骨下动脉或降主动脉受压。

部分动脉导管结扎术无须体外循环，此类手术的麻醉维持可以选用七氟醚或异氟醚，辅助以控制性降压，以利于术后早期拔管。

常温结扎动脉导管时，可采用硝普钠或硝酸甘油进行控制性降压，平均动脉压可短暂控制在40～50mmHg。实施控制性降压时需严密监测ECG和SpO_2，避免体循环压力过低导致心肌缺血或右向左分流导致机体缺氧。

低流量体外循环经肺动脉缝合时，应警惕主动脉进气，采取头低脚高位以利于头部灌注和防止气栓。

（4）主动脉缩窄：对于合并左心衰竭的新生儿，输注前列腺素E_1可以维持远端血流和减少酸中毒。完成气管插管后，要过度通气，给予碳酸氢钠纠正酸中毒，并持续给予血管扩张药。

在右上肢和下肢分别建立有创动脉监测。阻断升主动脉时，阻断水平以上高血压可导致颅内压升高，阻断水平以下低血压可导致外周低灌注、酸中毒、脊髓缺血和肾缺血。阻断前应输注硝普钠等血管扩张药，适度控制高血压，并维持下部的侧支循环。升主动脉开放时，由于外周血管床突然开放，且酸性代谢物质进入体循环，容易发生低血压，因此开放前要停用血管扩张药，开放后根据血压情况加用缩血管药物。

5. 术后注意事项 具体如下。

（1）循环系统：首先要维持合适的血容量，在血容量充足的基础上再增加容量负荷很少能提高心输出量，反而会导致肝大、腹水等并发症；维持合适的心率，患儿尤其是新生儿心输出量的维持很大程度上依赖于心率的维持，因此术后应避免心率过慢。降低后负荷对于患儿而言十分重要，常用的硝普钠、硝酸甘油、前列腺素类药物都能够降低后负荷，增加心输出量。循环的监测指标有很多种，但对于患儿来说，最好的循环监测指标是医生的临床观察，良好的皮肤颜色、甲床充盈良好、强有力的脉搏、四肢末梢温暖等都是监测循环状况的良好指标。

(2) 呼吸系统：首先要确保气管内插管的位置合适，固定牢靠，避免导管打褶、痰液堵塞、支气管插管或导管脱出。其次要保证足够的通气量，避免低氧血症导致机体脏器缺血缺氧，CO_2 蓄积导致肺动脉压力增高加重循环紊乱。

(3) 肾脏：尽管术后血流动力学满意，但因抗利尿激素和醛固酮升高，在手术后前 12h，尿量通常会有所下降，约为 0.5mL/（kg·h），且对利尿剂反应较差。因此对于体外循环手术后或手术时间较长的非体外循环手术后的患儿，均应留置导尿管监测尿量。术后早期少尿的处理最重要的仍然是维持满意的血流动力学指标，维持足够的心输出量以确保肾脏的灌注；在血流动力学指标平稳且容量充分的情况下，如果患儿仍存在少尿可使用利尿剂。

(4) 镇痛镇静：机械通气期间，镇静镇痛对于减少人机对抗、防止气管插管或其他导管脱出、减轻肺血管反应和肺动脉高压而言十分重要。通常可采用吗啡 0.05~0.1mg/（kg·h）或芬太尼 1μg/（kg·h）静脉输注。必要时可加用肌松药。拔管后镇痛镇静需要注意避免呼吸抑制，经鼻胃管或直肠内使用水合氯醛效果较好，同时对呼吸和循环的影响较小。

二、发绀型先心病麻醉

1. 心内膜垫缺损　又称房室通道缺损，由于房室瓣水平上下的间隔组织发育不全或缺如，同时伴有不同程度的房室瓣异常，使心腔相互交通。可分为部分型、过渡型和完全型三型。部分型心内膜垫缺损发生心力衰竭取决于左向右分流量和二尖瓣反流程度。过渡型的症状相对最轻。完全型心内膜垫缺损为非限制性，早期即可出现肺动脉高压或心力衰竭。患者通常合并 Down 综合征。

麻醉要点：

(1) 体外循环前控制肺血流，限制吸入氧浓度和防止过度通气。避免肺血管阻力急剧升高引起的肺血流进一步增多。

(2) 术中放置左心房测压管，指导容量管理和使用正性肌力药等血管活性药。

(3) 大部分患儿脱离体外循环时会出现心室功能紊乱、肺血管阻力高和房室瓣反流的可能。应给予正性肌力药支持，并设法降低肺动脉压。房室传导出现问题时需要使用房室起搏器。

(4) 体外循环后肺动脉高压的处理：吸入 100% 氧气，过度通气，使用大剂量阿片类药加深麻醉，吸入 NO。适当给予碳酸氢钠可以降低肺动脉压力。对于吸入 NO 无反应的肺动脉高压，可能对硫酸镁有效，初始剂量 20mg/（kg·h）。

2. 法洛四联征　法洛四联征在发绀型先心病中居首位。主要特点为肺动脉瓣狭窄、室间隔缺损、升主动脉骑跨和右心室肥厚。肺动脉瓣狭窄导致肺血流减少，而漏斗部痉挛可引起急性肺血减少，低氧的静脉血分流至体循环，表现缺氧发作。此类患者常合并房间隔缺损、动脉导管未闭、完全型心内膜垫缺损及多发室间隔缺损等畸形。可根据患者的具体情况行根治性手术或姑息性手术（体-肺动脉分流术）。手术可能引起的并发症包括室缺残余漏、房室传导阻滞、右心室流出道残余狭窄、灌注肺和低心排综合征。

麻醉要点：

(1) 术前评估：了解缺氧发作的频率和程度，是否有心力衰竭的症状与体征。

(2) 体外循环前：维持血管内有效容量，维持体循环阻力，降低肺循环阻力，预防缺氧发作。

(3) 体外循环后：支持右心室功能，降低肺循环阻力。必要时使用正性肌力药（多巴胺、肾上腺素或米力农）。短暂房室传导紊乱时需安置临时起搏器。

3. 大动脉转位（TGA）　大动脉转位的主要特征是主动脉口和肺动脉口同左右心室的连接和（或）两根大动脉之间的位置关系异常。TGA 属复杂型先心病，在新生儿发绀型心血管畸形中，发病率和死亡率居首位。可分为两类：①完全型大动脉转位是指主动脉和肺动脉位置对调；②矫正型大动脉转位是指大动脉和心室同时发生转位，血流的基本生理功能正常。

完全型大动脉转位是指两个循环相互独立，如果两个循环之间没有交通，患儿将不能存活，两个循环间的交通可能存在于心房、心室或动脉水平。由于两大动脉和心室的互换，形成大循环和右心、小循环和左心分别循环的非生理状态。因此存活的前提条件是存在左向右和右向左的双向分流。缺氧的程度取决于有效分流量和血液混合的状态。

麻醉要点：

（1）所有动脉导管依赖型缺损的患者，术前应使用前列腺素 E_1 维持动脉导管的开放。

（2）麻醉诱导时应避免肺循环阻力的剧烈波动。术中避免使用对心脏功能抑制较强的药物。体外循环后避免高血压，收缩压维持在 50 ~ 75mmHg。尽量降低左心房压，来维持适当的心排血量。维持较快的心率，避免心动过缓。体外循环后需要正性肌力药和血管活性药支持。手术难度大，时间较长，创伤面大，渗血较多，需要输入血小板、凝血酶原复合物和血浆等。

（3）术后一般应维持 24h 机械通气。监测心肌缺血，出现心梗后应积极治疗（供氧、监测 ECG、硝酸甘油、降低后负荷并控制心律失常）。

4. 三尖瓣闭锁（tricuspid atresia，TA）　三尖瓣闭锁的特征为三尖瓣口闭锁、房间隔存在交通口，室间隔缺损及不同程度的右心室发育不良。30% 患者合并大动脉转位。

由于三尖瓣闭锁，导致右心房到右心室的血流受阻，因此体循环静脉血必须通过开放的卵圆孔或房间隔缺损进入左心房。肺循环血流依赖于室间隔缺损或动脉导管未闭的存在。体循环静脉血和肺静脉氧合血在左心房完全混合，造成不同程度的动脉氧饱和度下降。

麻醉要点：

（1）术前行胸部 X 线、超声和心导管检查。

（2）麻醉管理的关键是维持合适的血容量、降低肺血管阻力和左心房压，改善肺血流。

（3）保持呼吸道通畅，防止肺血管阻力增加，避免出现低血压。

（4）心功能受损患者，最好使用心肌抑制作用小且能维持体循环阻力的静脉药物诱导（阿片类药物或氯胺酮）。

（5）由于支气管肺动脉侧支循环的存在，在体外循环期间虽然阻断主动脉，血流仍可到达心肌，使心肌温度升高，从而影响低温心肌保护。对已有的心室功能紊乱和修复缺损，需要较长时间的体外循环，在脱离体外循环时，需要使用正性肌力药。

（6）术后维持合适的 CVP（12 ~ 15mmHg），并使左心房压尽可能低。Glenn 或双向 Glenn 手术常在非体外循环下进行，应通过股静脉和颈内静脉建立上下腔两条静脉通路。通过下腔静脉输液补血和给予多巴胺输注，同时监测上腔静脉压（术后肺动脉压）和下腔静脉压。术后应尽早停止正压通气，降低肺血流。

（7）术后可能会出现全身静脉压增高、房性心律失常、通过支气管肺动脉侧支残余左向右分流、房水平残余右向左分流，引起全身动脉血氧饱和度下降。

5. 永存动脉干　永存动脉干是指主动脉和肺动脉共干，同时给冠状动脉、肺动脉和体循环动脉供血。根据肺动脉在共干上的发出位置不同分为 4 型：Ⅰ型：动脉干部分分隔，肺动脉主干起源于动脉干的近端，居左侧与右侧的升主动脉处于同一平面，接受两侧心室的血液。此型常见，约占 48%。Ⅱ型：左、右肺动脉共同开口或相互靠近，起源于动脉干中部的后壁，约占 29%。Ⅲ型：左、右肺动脉分别起源于动脉干的两侧，约占 11%。Ⅳ型：肺动脉起源于胸段降主动脉或肺动脉缺失，肺动脉血供来自支气管动脉，约占 12%。新生儿初期，随着肺循环阻力的下降，肺血流逐渐增加，最后导致充血性心力衰竭。应尽早完成手术修复，否则会出现肺血管梗阻性病变。从共干根部离断肺动脉，修补共干；修补室间隔缺损；使用带瓣同种血管重建右心室 - 肺动脉通道术后可能会出现右心衰竭、瓣膜反流和左心衰竭、传导阻滞、残存室间隔缺损和左向右分流。

麻醉要点：

（1）体外循环前期，降低肺血流量，限制吸入氧浓度、维持正常动脉二氧化碳分压和合适的麻醉深度，存在心力衰竭时可使用正性肌力药支持。当平衡难以调整时，术者可通过暂时压迫肺动脉来限制肺血流，以改善体循环和冠状动脉灌注。

（2）脱离体外循环后，设法增加肺血流，使用纯氧吸入，适度过度通气，及时纠正酸中毒。使用正性肌力药增加心肌收缩力，使用血管扩张药降低肺动脉压。

（3）术后要预防肺循环压力增加或外通道梗阻而导致的右心衰竭。使用机械通气，维持较低的二氧化碳分压，以减低肺循环阻力。

6. 肺静脉畸形引流　肺静脉畸形引流是指肺静脉不与左心房相连通，而引入右心房或体静脉系统，通常伴有房间隔缺损，使右心房血流进左心房。肺静脉血引流到右心与体循环静脉血充分混合，通过合并的动脉导管或房间隔缺损进入体循环，引起发绀。右心房扩大、右心室容量超负荷和肺血流增加并存。肺动脉压增高而分流量明显减少，发绀加重。手术的目的是重建肺静脉引流，使肺静脉血引入左心房，并闭合房间隔。术后并发症包括肺静脉梗阻、肺血管反应性增高。

麻醉要点：

（1）术前维持正常的肺循环阻力，支持心室功能。避免过度通气，适当限制吸入氧浓度。

（2）术中麻醉维持通常以阿片类药物为主，脱离体外循环时需要采取降低肺循环阻力的措施（过度通气、纯氧通气、轻度碱血症），继续使用正性肌力药，以支持心脏功能，必要时给予血管扩张药（硝酸甘油、米力农），以降低肺动脉压。

（3）术后需要机械通气，减弱肺血管反应性。

7. 左心发育不良综合征　左心发育不良是指左心室发育不良、主动脉瓣口和（或）二尖瓣口狭窄或闭锁以及升主动脉发育不良，常合并心内膜弹力纤维增生，37%合并心外畸形。新生儿期即出现心力衰竭，若不治疗，6周内死亡。

由于二尖瓣、左心室和升主动脉发育不良或闭锁，在心房水平存在左向右分流。体循环血流完全依赖于通过动脉导管的右向左分流。冠状动脉血流通过发育不全的降主动脉逆行血流维持。如果动脉导管关闭或动脉导管保持开放但肺循环阻力下降时，体循环灌注会严重受限，导致代谢性酸中毒和器官功能紊乱，左心室做功超负荷可引起心力衰竭。手术治疗为唯一有效的方法。由于新生儿早期肺血管阻力较高，根治性纠治手术死亡率很高，故常施行分期手术。

麻醉要点

（1）尽量避免或减少对心肌的抑制作用。

（2）维持肺循环和体循环之间的平衡，保证足够的氧合和体循环灌注。

（3）给予正性肌力药。

（4）术后早期维持适度过度通气，增加肺血流。

8. 右心室双出口　右心室双出口是指主动脉和肺动脉均起源于右心室，或一根大动脉和另一根大动脉的大部分起源于右心室，室间隔缺损为左心室的唯一出口。右心室双出口的血流动力学变化主要取决于室间隔缺损的位置和大小，以及是否合并肺动脉狭窄及其程度。

手术方案因病变类型、室间隔缺损大小、主动脉和肺动脉的关系、肺循环血流量以及是否伴有其他心脏畸形而异。此类新生儿未经治疗常早期死亡，出生后2个月内行根治术死亡率高达50%，因此常先行姑息性手术，如肺动脉环缩术或体肺动脉分流术，以延长生命。

麻醉要点

根据右心室双出口的血流动力学变化及其临床表现，大致可分为肺动脉高压型和法洛四联症型。

（1）肺动脉高压型：麻醉应维持适当的麻醉深度，避免应激引起的肺循环阻力升高；畸形纠正前使用50%～60%氧浓度，停机后使用100%氧气过度通气，尽量避免使用氯胺酮等导致肺循环压力增高的药物，降低后负荷，改善右心室功能，停机前尽早使用血管扩张药，必要时使用多巴酚丁胺、多巴胺等正性肌力药。

（2）法洛四联征型：纠正酸中毒，补充容量，防止脱水和缺氧发作；降低肺循环阻力，增加肺血流，维持体循环阻力，防止低血压引起的右向左分流增加而进一步加重发绀。尽早使用正性肌力药以便顺利脱机。

9. 三尖瓣下移（Ebstein 畸形）　三尖瓣下移畸形是指三尖瓣瓣叶下移至右心室腔，右心房扩大，右心室房化，右心室腔发育异常。可发生右心功能不全。常有卵圆孔未闭和房间隔缺损，可产生右向左分流。新生儿早期血流动力学不稳定，随着肺动脉阻力的降低，可有改善。血流动力学改变取决于三尖瓣关闭不全的程度、是否合并房间隔缺损以及缺损的大小和右心室的功能。

麻醉要点

（1）术前准备：强心、利尿，纠正右心衰竭。存在凝血功能障碍时可用维生素 K 和凝血酶原复合物等治疗。

（2）麻醉诱导和维持：因血液在右心房内潴留，从而导致静脉给药起效延迟，应避免用药过量。避免一切可以引起肺循环阻力增高的因素。因患者右心室功能受损，必要时应在体外循环前后使用增强心肌收缩力的药物。静脉注射时能避免注入气泡或碎片，以免形成栓塞。因患者通常合并预激综合征，快速性室上性心律失常最常见。应及时纠正电解质异常，慎重使用 β 受体激动剂。

（3）术后仍应控制心力衰竭和心律失常，纠正电解质紊乱。

（周　芳）

第九章

胸内手术麻醉

第一节　肺隔离技术

肺隔离（lung isolation）技术传统的定义是指插入特殊的气管导管如单腔支气管导管、双腔支气管导管或支气管阻塞导管以能够将左、右主支气管完全分隔的方法。随着导管材质及插管技术的改进，现在已经可以应用支气管阻塞导管做到分隔左上、下肺叶支气管及右下肺叶和右上、中肺叶支气管。

20 世纪肺隔离技术的发明在胸外科手术、麻醉中具有里程碑的意义，使得胸外科手术取得了长足进步，不仅保障了大量湿肺患者的手术安全，也拓展了胸外科手术的适应证。肺隔离后双肺分别通气或一侧通气，不仅可以防止病肺分泌物或脓血对健肺的污染，还可以让手术侧肺萎陷、减少对手术野的干扰；不仅方便手术操作，而且还可减轻手术操作对肺的机械损伤。因此肺隔离、单肺通气技术是胸内手术麻醉管理的核心。

一、肺隔离技术的适应证

肺隔离技术的应用范围广泛，从为胸内手术操作创造理想的手术野到严重肺内出血时的急症抢救、保护健侧肺免遭出血、堵塞、避免患者窒息死亡等都需要应用肺隔离技术。通常把肺隔离的适应证分为相对适应证与绝对适应证。肺隔离的相对适应证是指为方便手术操作而采用肺隔离的情况，包括全肺切除、肺叶切除、肺楔形切除、支气管手术、食管手术及降主动脉重建术等。肺隔离的绝对适应证系指需要保证通气，防止健肺感染等情况，包括湿肺、大咯血、支气管胸膜瘘、单侧支气管肺灌洗及中央型肺癌等。但这种分法并不理想，实际应用中很多相对适应证会演变为绝对适应证。如手术中意外发生大出血导致必须使用肺隔离技术时，相对适应证就成为绝对适应证。随着疾病谱的改变，现在大咯血病例减少，肺隔离技术作为保护健肺之主要目的的应用减少；相反，因微创技术在胸外科的应用日趋增多，肺隔离技术已经成为胸腔镜（包括达芬奇机器人辅助）手术的必要条件。因此现在肺隔离技术不仅常规用于肺部、食管、降主动脉等胸内手术，还用于胸腔镜下非体外循环下冠脉搭桥和胸椎手术，有时巨大右半肝脏手术甚至后腹膜巨大肿瘤及后腹膜腔镜手术也采用了肺隔离、单肺通气技术来为手术操作提供更为便利的条件。

二、肺隔离的禁忌证

肺隔离并无绝对禁忌证，但临床实践中有些情况在行双腔支气管导管插管时应注意防止各种损伤，任何情况下气管导管在插管过程中遇有阻力一定禁忌硬插。如存在主动脉瘤时插管要避免动脉瘤的破裂（当然还包括血压的控制）；存在前纵隔肿瘤时插入双腔支气管导管可能造成肺动脉受压，但有时前纵隔肿瘤压迫支气管时又必须选用适宜的双腔支气管导管插入一侧支气管以确保一侧肺通气。因此插管前应依据颈部、胸部 X 片及 CT 片谨慎选择适宜的导管，插管中动作轻柔、忌暴力，插管后仔细观察肺隔离及单肺通气效果，拔管前再评估：有无气道损伤可能？有无再插管困难？做好再插管准备。理论上，双腔支气管导管插管的条件高于单腔气管导管，既往对于饱胃、困难气道的患者作为双腔支气管导管的插管禁忌，现今随着插管工具及插管技术的提高，认为在做好充分准备的基础上可以谨慎行双腔支气管导管的插管或应用单腔气管导管加用支气管阻塞器来实施肺隔离。注意先插入单腔管再应用交换导管更换双腔支气管导管的插管方式是困难气道患者实施双腔支气管导管插管的方法之一，但是切记并非100%成功，应有交换失败的备用方案准备；对于饱胃患者而言，交换导管的方法延长了气道失控的时间，并不适宜于饱胃患者。

三、肺隔离的方法

双腔支气管导管、支气管阻塞导管、单腔支气管导管为肺隔离的三种基本方法，各有优缺点，可根据不同的对象及需求灵活选用。双腔支气管导管是目前选用最多、最主要的肺隔离方法；支气管阻塞导管主要用于困难插管、小儿、下呼吸道解剖异常而需要单肺通气的患者；单腔支气管导管主要用于隆突部位的手术或既往已行全肺切除的患者和小儿。

（一）支气管导管行支气管内插管

支气管内插管是最早应用的肺隔离技术，有左、右支气管导管，通过一定的手法直接送入通气侧的目标支气管（左或右）内而达到肺隔离之目的。因解剖关系，右侧支气管内插管较容易，而左侧支气管插管时如果未能进入左支气管，可将导管退到总气管后将患者头右转90°，然后轻压气管，利用杠杆原理使得气管导管的尖端指向左支气管而容易获得成功，必要时可用纤维支气管镜辅助插管。该方法的优点是费用低廉，左支气管内插管可以采用普通气管导管替代，而右侧支气管由于长度较短，普通气管导管套囊过长可能并不适宜，宜选用短套囊的气管导管以避免堵塞右肺上叶开口。该方法的缺点明显：其一是容易堵塞右肺上叶支气管开口，造成右肺上叶不张；其二是导管插入目标支气管（左或右）后只能是该侧支气管通气，被堵塞的手术侧肺内分泌物或血液无法及时吸引，结束手术后如果病肺内有分泌物或血液容易造成健肺污染或堵塞，对健肺存在一定的风险。目前，该方法在成人已经基本被废弃，偶用于无适宜双腔支气管导管或支气管阻塞导管可用的小儿患者。

（二）双腔支气管导管（double lumen tube，DLT）

1949年，Carlens发明的双腔支气管导管使得肺隔离技术有了质的飞跃。Carlens双腔支气管导管是左支气管导管型（图9-1），可插入左支气管，而White是右支气管导管型（图9-2），可插入右主支气管，两种均为橡胶制品。管腔截面呈“D”字型，带有隆凸小舌可跨在隆凸部。由于管腔小，带有小舌钩，插管操作时可引起声门损伤、小钩断裂和脱落，可造成意外，现在已经很少使用。

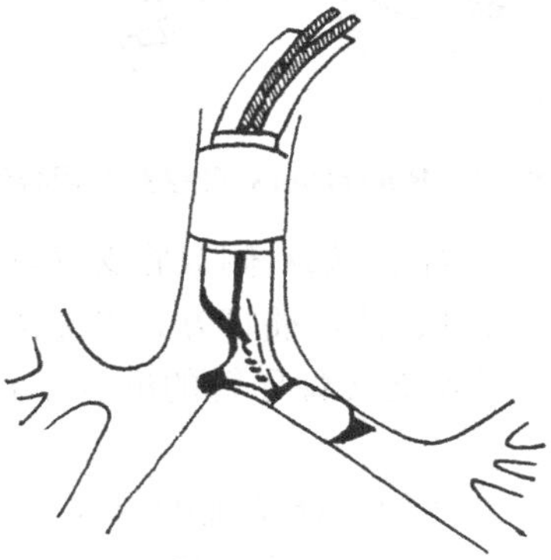

图9-1　Carlens导管即左支气管导

20世纪80年代，聚氯乙烯导管替代了橡胶导管，Robertshaw双腔支气管导管也称为可弃性或一次性使用双腔支气管导管，由透明塑料（PVC）制成，“D”型管腔大而光滑，无小舌钩，有左、右型（图9-3）。由于双腔支气管导管横截面呈卵圆形，不宜以直径反映其规格，故目前仍以双腔支气管导管的周长与相同周长单腔管的尺寸表示双腔支气管导管的规格，以French size（F）表示。外径型号最小为F26［相当内径（ID）=4mm］，其他还有F28（ID=4.5mm）；F35（ID=5.0mm）；F37（ID=

5.5mm）；F39（ID＝6.0mm）；F41（ID＝6.5mm）。这种导管优点为：①无小舌钩，插管容易。②气管套囊为低压套囊，减轻对气管壁黏膜的压迫。③支气管套囊为蓝色（图9－3），纤维支气管镜定位识别方便。④X线可显示导管位置。⑤透过透明塑料管可观察呼吸湿化器在管腔内来回移动，易清除气管分泌物。⑥右支型设计更为妥帖合理，可保证大部分患者右上肺叶的通气。

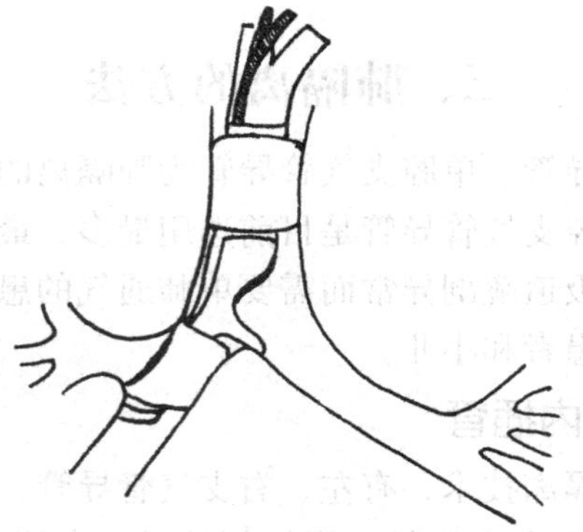

图9－2　White导管即右支气管导管

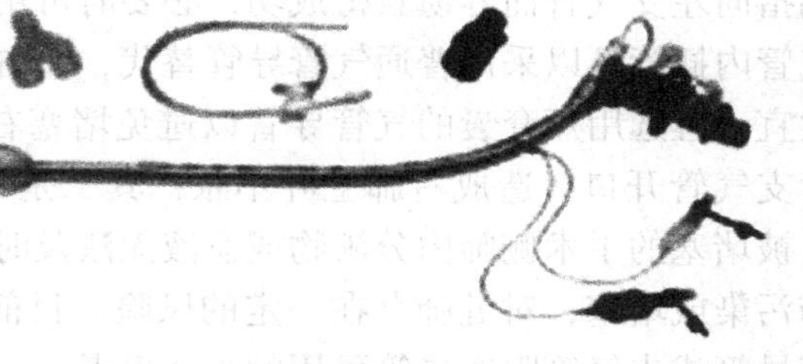

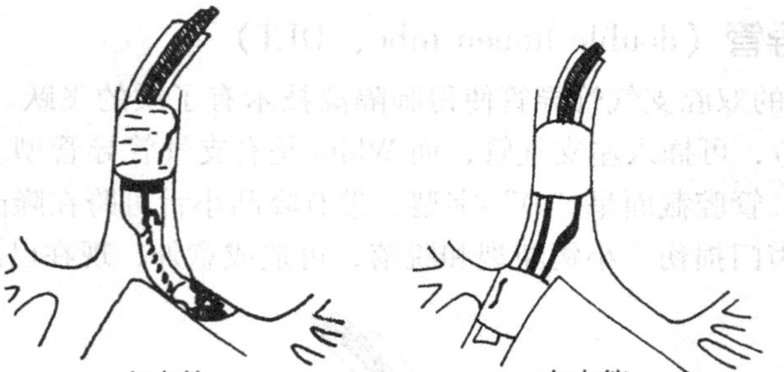

图9－3　Robertshaw双腔支气管导管

虽然双腔支气管导管至今仍存在一些缺陷，如右侧双腔支气管导管容易移位，需纤维支气管镜辅助定位等，但双腔支气管导管制造技术的改进，使得插管方式更加接近于单腔气管导管、插管损伤的发生率明显降低，加之应用纤维支气管镜对双腔支气管导管的准确定位，临床双腔支气管导管的应用日趋广泛。

1. 双腔支气管导管尺寸的选择　一方面如选择偏细的双腔支气管导管容易使得通气阻力增加，肺部分泌物引流不畅，而且为了避免气道漏气，往往需要增加套囊的注气量，而过高的套囊内压则易引起气道黏膜的损伤；另一方面如选择偏粗的双腔支气管导管，气管插管时易引起声带和气道黏膜损伤，甚至造成支气管破裂。因此选择合适的双腔支气管导管的型号就显得格外重要。理想的双腔支气管导管以能顺利插入目标支气管内最大型号的双腔支气管导管为原则，合适需要同时满足以下三个条件：①双腔支气管导管能够插入顺利，管端能正确到达目标支气管。②主气管套囊内注气2～6mL后套囊内压力＜2.45kPa，正压通气时气道峰压达2.94kPa时无漏气现象。③支气管套囊内注气1～3mL后套囊内压＜1.96kPa，正压通气气道峰压达2.94kPa时两肺隔离良好。双腔支气管导管的选择不仅与患者的性别、身高有关，有时还与麻醉医师的习惯有关。中国北方地区医师较南方地区医师可能选择更粗1个型号。一般推荐男性选用DLT 35～41F，女性选用DLT 35～37F（表9－1）。上海交通大学附属胸科医院2万余例双腔支气管导管的应用经验是，男性选用37F，女性选用35F多可满足肺隔离的需求，且便于双腔支气管导管的插入、减少插管并发症。上海交通大学附属瑞金医院近年来采用胸部X片与CT测量法来选用双腔支气管导管的尺寸，更为准确，可避免导管选择不当造成的不必要浪费。其方法是从医院的影像系统中获取胸部CT图像，测量声门下气管最狭窄处（A）、气管中段（B）及左、右主支气管（C）等处的内径（图9－4）。如图中所示测量该患者的数据得到声门下最狭窄处（A）直径为12.0～12.2mm，主气管直径为16.5～17.0mm，左主支气管直径为9.7～10.6mm，右主支气管直径为8.1～8.9mm，按照表9－1某品牌DLT数据，选择37F双腔支气管导管较适合。此外，插管前还可参考单腔气管导管、双腔支气管导管及支气管阻塞导管的直径（表9－2）。

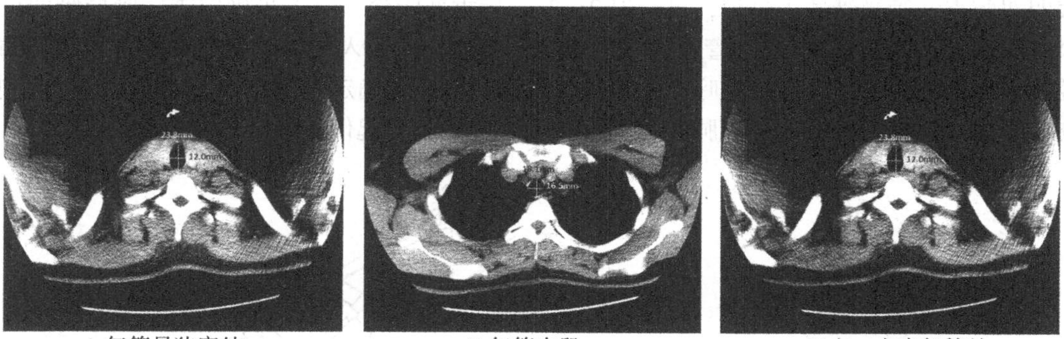

A.气管最狭窄处　　B.气管中段　　C.左、右支气管处

图9－4　依据胸片测量气管、支气管直径

表9－1　依据性别、身高所推荐的DLT的尺寸

性别	身高（m）	推荐DLT尺寸
女性	≥1.6	37F
女性	<1.6	35F
女性	<1.5	32F
男性	≥1.7	41F
男性	<1.7	39F
男性	<1.6	37F

表9－2　单腔气管导管、双腔支气管导管及支气管阻塞导管直径

单腔气管导管 ID（mm）	单腔气管导管 OD（mm）	双腔支气管导管 French size（F）	双腔支气管导管主气管导管OD（mm）	支气管阻塞导管 ID（mm）
6.5	8.9	26	8.7	3.0
7.0	9.5	28	9.3	3.2
8.0	10.8	32	10.7	3.4
8.5	11.4	35	11.7	4.3
9.0	12.1	37	12.3	4.5
9.5	12.8	39	13.0	4.9
10.0	13.5	41	13.7	

注：ID：内径，OD：外径。

2. 插管前双腔支气管导管的检查　检查内容包括套囊是否漏气，将主气管的套囊注气15～20mL、支气管套囊注气3mL进行检查。然后在导管外涂润滑剂或喷雾润滑剂，根据患者的解剖及麻醉医师的插管习

惯，将双腔支气管导管弯曲至所需要的角度，建议不宜更改导管前端自身的塑性以便于进入目标支气管。

3. 双腔支气管导管的插管方法　与气管内插管的基本方法相同。喉镜暴露声门后导管的支气管斜口向上插入声门，支气管套囊经过声门后，拔除插管导芯，左侧双腔支气管导管逆时针旋转90°，右侧双腔支气管导管顺时针旋转90°，推进导管至预计深度插管即初步完成。一般身高170cm的成人患者导管尖端距门齿29cm，身高每增减10cm插管深度增减1cm。Robertshaw双腔支气管导管与具有小舌钩的橡胶双腔支气管导管的设计不同，推进导管时不宜以遇到阻力为插管初步成功的标志，推进中遇到阻力时可能造成肺叶、肺段支气管插管或支气管损伤。插管初步完成后应准确定位导管的位置。

4. 导管定位　确定双腔支气管导管位置的方法包括听诊与支气管镜检查。听诊分三阶段进行。第一步确定气管导管的位置（图9－5），即主气管内套囊充气，双肺通气时听诊可闻及双肺呼吸音清晰、对称（肺部疾患呼吸音改变与病变吻合），同时可见双侧胸廓均匀起伏。若双肺呼吸音不一致，气道阻力大，表明双腔支气管导管插入过深，可后退2～3cm后重新听诊。第二步确定支气管导管的位置（图9－6）。将支气管套囊充气，夹闭气管腔接口后通气，听诊确认插入支气管侧单肺通气呼吸音清晰，开放气管腔接口行双肺通气，听诊双肺呼吸音清晰、对称。第三步确定隔离效果（图9－7）：分别钳夹气管腔与支气管腔接口，听诊通气侧单肺呼吸音同时见通气侧胸廓起伏以确定隔离效果。

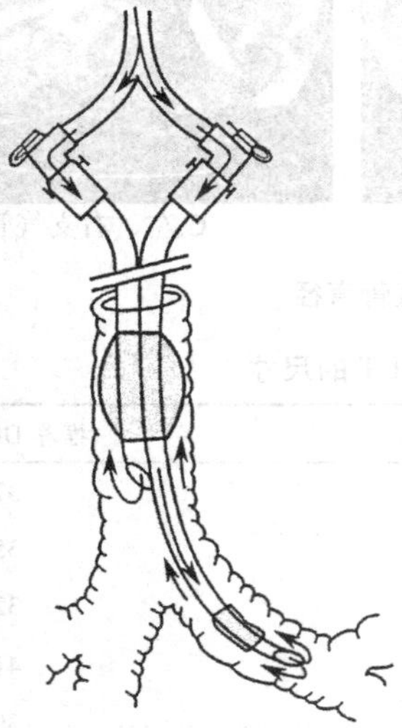

图9－5　双腔支气管导管定位步骤1

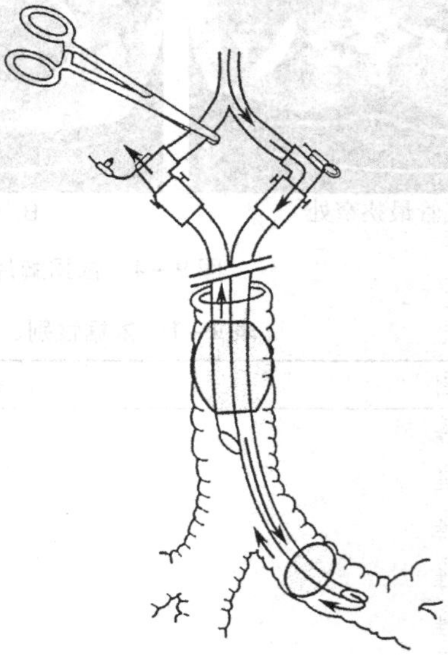

图9－6　双腔支气管导管定位步骤2

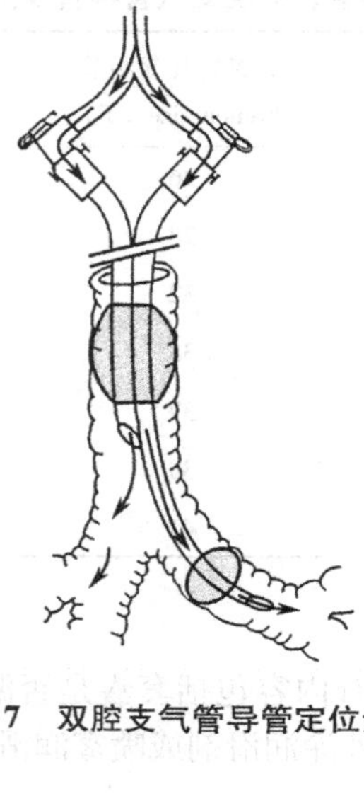

图9－7　双腔支气管导管定位步骤3

第一步：确认在气管内气管套囊充气，支气管套囊未充气，双侧呼吸音。

第二步：确认目标支气管内插管气管套囊充气，支气管套囊充气，夹闭总气管通气管，听诊确认支气管导管位置。

第三步：确认肺隔离效果分别钳夹气管腔与支气管腔接口，听诊通气侧单肺呼吸音同时观察通气侧胸廓起伏以确定隔离效果。

听诊法可快速诊断双腔支气管导管是否到达目标支气管，如果通气效果好、单肺通气时气道峰压低于1.96kPa，呼出气CO_2波形无气道梗阻表现，基本可以确定导管位置良好。反之如果气道峰压高，呼出气CO_2波形呈气道梗阻表现，则提示双腔支气管导管位置不当，可能存在一侧支气管或肺叶支气管堵塞的情况。定位最可靠的方法是应用纤维或电子支气管镜明视下定位。其方法是在双腔支气管导管初步定位后，支气管镜经双腔支气管导管的侧孔直接进入气管内，明视下可见支气管的蓝色套囊恰封堵在目标支气管口上。（标准位为：蓝色套囊充气后在隆突下可见）患者体位改变或手术操作可移动导管位置，此时需要重新核查双腔支气管导管的位置。由于双腔支气管导管的内径较细，宜选用适宜型号的纤维支气管镜，以避免纤维支气管镜损坏。

5. 导管进入目标支气管失败情况的处理　由于解剖关系右侧双腔支气管导管的插管较易成功，而左侧双腔支气管导管在插管中较易误入右支气管。遇到这种情况后先将套囊放气，导管后退至距门齿20cm处，将患者头右转90°，同时将双腔支气管导管逆时针旋转90°，再向下推进导管入左侧支气管。在头转向右侧送管过程中可以轻压气管位置，利用杠杆原理将导管送入目标左支气管。另一种处理方法是夹闭主气管通气，控制呼吸并后退导管，见到双侧胸廓起伏后将患者头向右侧旋转，导管同时逆时针旋转推进易使左侧双腔支气管导管进入左支气管。在上述方法不能奏效的情况下再考虑用纤维支气管镜引导插管，因为用于定位的纤维支气管镜较为纤细，用作引导容易造成光纤维断裂，使得纤维支气管镜出现黑斑点而影响视野。因此最好避免用纤维支气管镜作为双腔支气管插管的引导。

（1）左侧双腔支气管导管：左侧双腔支气管导管常见进口的有Portex、Rusch、Mallinckrodt、Sheridan等，国产的有威利、驼人、坦帕等。这些导管行肺隔离时的套囊内压较低，在1.47～1.96kPa。支气管套囊内容量2～3mL即可完成隔离，套囊内容量超过3mL才能完成隔离时应调整双腔支气管导管位置。左侧双腔支气管导管可能进入左肺上叶或下叶的叶支气管，通过纤维支气管镜检查可鉴别。

（2）右侧双腔支气管导管：右侧双腔支气管导管进口的也有Portex、Rusch、Mallinckrodt、Sheridan等，国产的有威利、驼人、坦帕等。主要区别在于套囊设计。导管的特点是支气管套囊远端后导管侧壁有一侧孔，用于右上肺通气（图9－8）。右侧双腔支气管导管行肺隔离时套囊内压较高，为3.920～4.802kPa，但低于Univent管的套囊内压。右侧双腔支气管导管插入过深可堵塞右上肺叶开口而致右上肺叶不张。

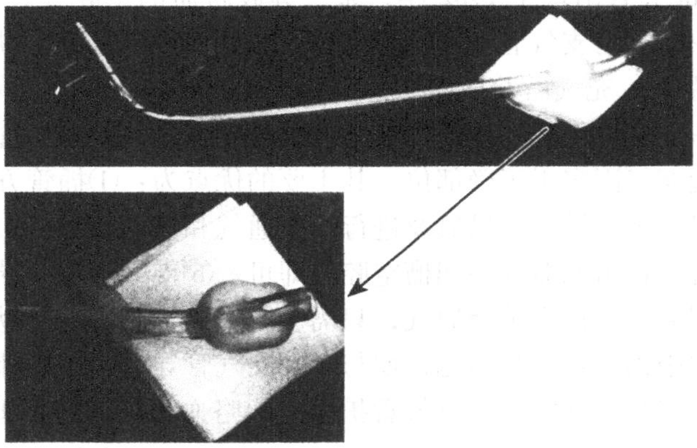

图9－8　Robertshaw双腔支气管导管右支

在三种肺隔离技术中，双腔支气管导管法有其他方法无法比拟的优势，即在良好肺隔离的情况下，可以随时、按需对气管及支气管进行吸引、通气，且支气管镜检查时方便；其缺点是需要较单腔气管导管更好的气管插管条件，对于存在解剖变异时固定的导管设计不能发挥肺隔离作用，甚至造成下呼吸道损伤。

（三）支气管堵塞器（包括 Univent 导管）

支气管堵塞器是将带套囊的支气管阻塞导管经气管导管置入一侧支气管（左或右），然后套囊充气封闭支气管，达到肺隔离的目的。目前可以采用的导管有 Univent 导管（图 9－9）和支气管阻塞导管（图 9－10）。支气管堵塞时非通气侧肺的萎陷有赖于肺内残余气体的吸收（隔离前纯氧通气有助于加快肺内气体的吸收）或在堵塞器套囊充气前暂停呼吸，让手术医师轻轻挤压肺脏来完成，通过堵塞器导管中间的细孔吸引也有助于非通气侧肺萎陷。这些促进非通气侧肺萎陷的方法均不利于非通气侧的肺保护，因此对于术前肺功能减退的患者应倍加注意，必要时在非通气侧肺萎陷前后采用肺复张措施可有利于肺保护。

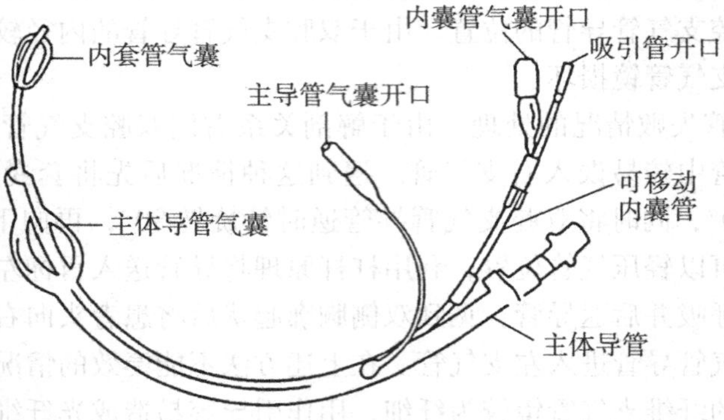

图 9－9　Univent 导管

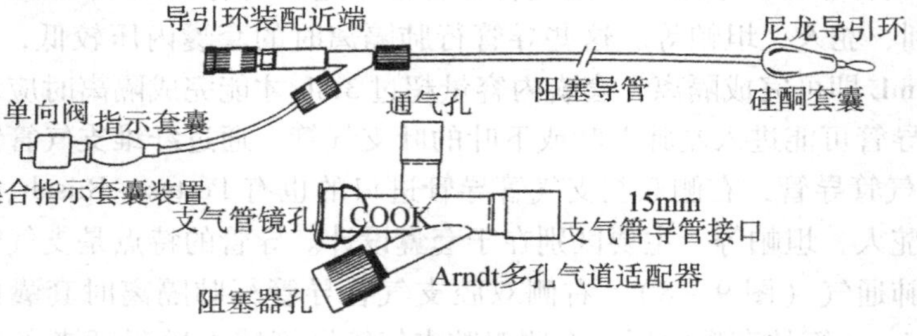

图 9－10　Arndt 支气管阻塞器示意图

1. Univent 导管　Univent 导管出现于 1982 年，系一硅胶材质的单腔气管导管，其特点是在主导管前壁上有凹槽，凹槽内有一空腔为支气管阻塞导管通过，支气管阻塞导管空腔直径为 2.0mm，其远端有一个套囊，可充气 5mL 左右。充气后发挥支气管阻塞作用。其伸出主导管末端约 8cm，有二个开口，一个为充气套囊接口，另一个可供氧和高频通气，并能进行吸引。外伸出导管有固定帽，当可移动支气管导管进入支气管后，套囊充气固定于正确部位。其主要的优点为：①插管方法简便。②年龄适应范围大，也可用于小儿。③支气管阻塞导管可供氧及进行高频通气和分泌物吸引。④手术结束，如患者需要进行机械通气，不需要换管仅将阻塞器退到凹槽空腔内即可。⑤支气管阻塞导管的套囊为蓝色，使纤维支气管镜容易辨认。⑥双侧通气转换到单肺通气，只需套囊充气即可。以上优点使得 Univent 导管的临床适用范围较广，但在应用中仍存在一些问题，如与双腔支气管导管相比其肺隔离效果不稳定、吸引分泌物能力有限，故不宜用于湿肺、肺脓肿及支气管扩张、大咯血的患者，且 Univent 导管留做术后应用不如普通单腔气管导管便利。

Univent 导管的插管方法与普通单腔气管导管相同，暴露声门后，将支气管堵塞器侧孔朝上将 Univent 导管送入声门下，导管插入的深度与普通气管导管相同，听诊确认双侧呼吸音并见双侧胸廓起伏后正常通气，然后再操作 Univent 导管的支气管堵塞器。如果是拟封堵左侧支气管，将导管逆时针旋转

90°，拟封堵右侧支气管则将堵塞器顺时针旋转90°，因导管有一定的硬度，可轻轻向下插入，遇到阻力后即停止，然后套囊充气后听诊确认肺隔离效果，必要时可在纤维支气管镜辅助下将支气管堵塞器送入相应的支气管内。支气管堵塞器套囊不充气时即施行双肺通气。为防止堵塞器移位，在改变患者体位前可将堵塞器插入支气管较深的部位。

Univent导管的支气管堵塞器套囊属高容量高压套囊，长时间单肺通气应间断开放，避免气道黏膜长时间受压。因堵塞器导管硬，有穿破支气管的可能，应谨慎操作。

2. 支气管阻塞导管　支气管阻塞导管系一根将支气管堵塞套囊通过单腔气管导管送入支气管，实现肺隔离的一种技术。由于手术操作的影响，尤其在右侧支气管堵塞时易发生堵塞套囊的移位。堵塞套囊移位不仅可造成肺隔离失败，严重时甚至可以堵塞主气管与通气侧肺支气管造成患者窒息，因此应持续监测气道压力、呼气末二氧化碳分压波形，以便及时发现导管移位。其主要的适应证：无须非通气侧吸引的肺隔离，如食管手术、胸椎手术，双腔支气管导管插管困难又必须行肺隔离的患者，手术中需要紧急肺隔离而双腔支气管导管插入困难的情况，也可用于无分泌物、非肺部的胸科手术。支气管堵塞法肺隔离的主要缺陷在于不能对非通气肺进行正压通气、吸引等操作，因此对降主动脉瘤血管重建术患者仍宜采用双腔支气管导管。

目前可用的支气管阻塞导管进口的有两种，Arndt支气管阻塞器（美国，Cook公司）（图9－10）和Coopdech支气管阻塞导管（日本大研医器株式会社）（图9－12），国产多类似于后者。

（1）Amdt支气管阻塞器：图9－10示包含有引导尼龙丝的支气管阻塞器和多孔的气道连接器。在放入气管导管后，通过连接器的阻塞孔放入支气管阻塞器，通过引导尼龙丝形成的环将纤维支气管镜放入气管或支气管内，将阻塞器末端的尼龙环套在纤维支气管镜前端，在纤维镜的牵引下将阻塞器送入目标支气管。纤维支气管镜应有足够长度使支气管阻塞器能够顺势放入主支气管内，一旦支气管阻塞器的套囊位于支气管内，则拔出纤维支气管镜，再将套囊充足气（采用恰好封闭支气管的方法）；改变患者体位后重新应用纤维支气管镜检查套囊位置并使其准确定位（图9－11）。

（2）Coopdech支气管阻塞导管　现常用的Coopdech支气管阻塞导管为日本大研医器株式会社生产（图9－12），外径3mm，可用于ID6.0mm以上的单腔气管导管。

与Arndt支气管阻塞器相比，该导管的置入比较方便，无须通过纤维支气管镜放入支气管内，故该导管也无引导尼龙丝装置。导管尖端角度的设计符合解剖结构，操作者可通过旋转导管外部即可将套囊精确放置于目标支气管内。套囊有两种外形：圆柱形和小纺锤形，注气量分别为5.25mL和7.33mL。圆柱形套囊旨在对支气管黏膜的损伤最小，小纺锤形套囊在未充盈时可减少气道阻力。两种气囊注气后囊内压力分别为5.05kPa和3.61kPa，对气管壁黏膜的压力分别为3.04kPa和1.85kPa，均可达到低压套囊的要求，从而降低支气管黏膜损伤的风险。

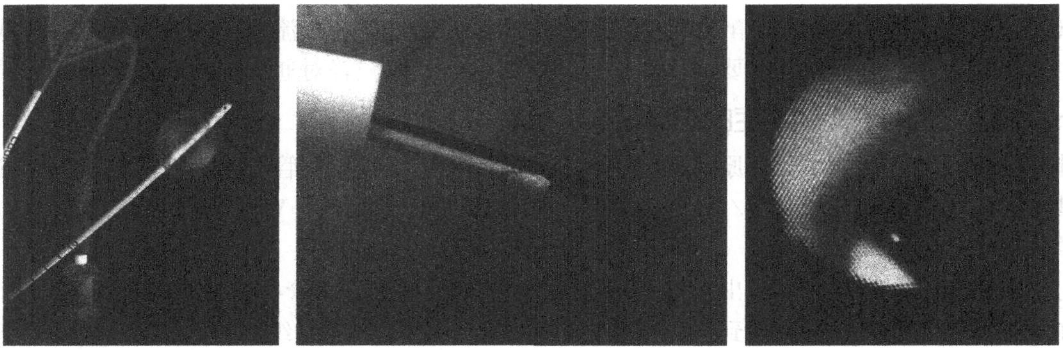

图9－11　检查套囊、尼龙导引环套住气管镜前端、阻塞一侧支气管

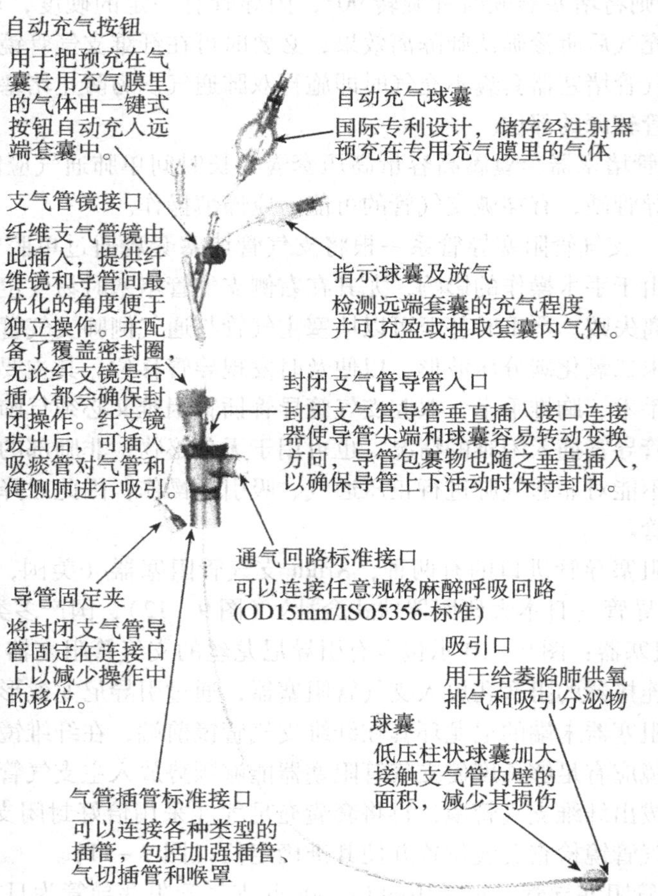
自动充气按钮
用于把预充在气囊专用充气膜里的气体由一键式按钮自动充入远端套囊中。
自动充气球囊
国际专利设计，储存经注射器预充在专用充气膜里的气体
支气管镜接口
纤维支气管镜由此插入，提供纤维镜和导管间最优化的角度便于独立操作。并配备了覆盖密封圈，无论纤支镜是否插入都会确保封闭操作。纤支镜拔出后，可插入吸痰管对气管和健侧肺进行吸引。
指示球囊及放气
检测远端套囊的充气程度，并可充盈或抽取套囊内气体。
封闭支气管导管入口
封闭支气管导管垂直插入接口连接器使导管尖端和球囊容易转动变换方向，导管包裹物也随之垂直插入，以确保导管上下活动时保持封闭。
通气回路标准接口
可以连接任意规格麻醉呼吸回路(OD15mm/ISO5356-标准)
导管固定夹
将封闭支气管导管固定在连接口上以减少操作中的移位。
吸引口
用于给萎陷肺供氧排气和吸引分泌物
球囊
低压柱状球囊加大接触支气管内壁的面积，减少其损伤
气管插管标准接口
可以连接各种类型的插管，包括加强插管、气切插管和喉罩

图 9-12　Coopdech 支气管阻塞导管

四、单肺通气在临床应用中的问题

单肺通气（one lung ventilation，OLV）使手术区域肺萎陷，不仅有利于明确病变范围，创造安静的手术野，还有利于减轻非切除部分肺的机械性损伤。但肺萎陷毕竟是非生理状态，除了涉及潜在的低氧血症，还要注意防治肺萎陷－复张所致的肺损伤。因此单肺通气的呼吸管理主要注意两个问题：一是未经通气的去氧饱和血液分流（即肺内分流）引起动脉血氧分压下降，二是非通气侧肺萎陷及通气侧肺正压通气所致的肺损伤。因此在麻醉处理上要尽可能减少非通气侧肺血流以减少肺内分流、降低低氧血症的发生率；其次，在单肺通气时要采用保护性肺通气策略，以减轻对通气侧和非通气侧肺的损伤。

（一）单肺通气时低氧血症的原因

单肺通气时低氧血症最主要的原因是肺隔离的机械因素即双腔支气管导管或支气管阻塞导管的位置不当，其次为单肺通气所致的通气/血流比（V/Q）失调（即非通气侧 V/Q 骤降）及通气肺的病变不能耐受单肺通气。

针对上述原因，在单肺通气时出现低氧血症首先应排除双腔支气管导管或支气管阻塞导管位置不当，可在纤维支气管镜明视下调整到位，当呼吸道被血液、分泌物或组织碎屑堵塞时，则应及时吸引、清理呼吸道，以保持呼吸道通畅。其二，对于单肺通气时不可避免的 V/Q 失调，首先应增强对其病理生理过程的理解，结合患者术前肺功能、术中用药、患者麻醉深度、机体呼吸和循环的整体情况等，采用个体化的机械通气模式（包括通气侧 PEEP、非通气侧 CPAP），尽可能减轻 V/Q 失衡，通过提高吸入氧浓度往往在 90% 单肺通气的患者可以避免低氧血症的发生。最后对于慢性肺疾病患者，由于其本身肺结构破坏所致的 V/Q 失衡，在单肺通气时因气道内气体分布不均衡增加，小气道提前闭合等均可

加剧 V/Q 的失衡，更容易出现低氧血症或高碳酸血症。依据病情调整机械通气参数格外重要，为了避免机械通气对患者肺的再次损伤，对此类患者在单肺通气中除了提高吸入氧浓度、适宜的通气侧 PEEP、非通气侧 CPAP，在单肺通气时还可接受允许性高碳酸血症。安全起见，可以接受对循环无明显影响程度的高碳酸血症，但是不能接受严重缺氧。因此在单肺通气中如出现低氧血症则必须尽快查明原因迅速纠正之。如果不能纠正则应放弃单肺通气（即双肺通气）。单肺通气时影响 V/Q 的因素包括体位、全身麻醉、开胸及低氧性肺血管收缩（HPV）等。

1. 体位、全身麻醉与开胸对 V/Q 的影响　清醒状态下侧卧位时，膈肌较低部位向胸腔弯曲明显，能更有效收缩。同时，胸膜腔压力梯度的改变也使下肺通气比上肺通气好。肺血受重力影响向下肺分布较多。由于上肺通气与血流均下降，下肺通气与血流均增加，因此双肺的 V/Q 变化不大。

全麻醉后侧卧位时，肺血分布的模式依然是下肺占优势。但肺机械通气的模式则与清醒时相反，上肺通气比下肺通气好。所以麻醉后侧卧位时上肺通气好但血流不足，V/Q 上升；下肺通气不良但血流灌注良好，V/Q 下降，通气效能下降，即无效通气增加。

开胸后肺萎陷，肺泡通气面积骤减，但开胸侧肺血流并未相应减少，造成开胸侧肺通气不足而血流灌注良好的情况，V/Q 降低造成肺内分流。麻醉后非开胸侧肺受腹腔内容物、纵隔、重力的影响通气不良，血流灌注相对较多，同样造成 V/Q 的降低而造成肺内分流。肺内分流使动脉血氧分压下降出现低氧血症。非通气侧肺内分流量可达40%～50%，在单肺通气 20～30 分钟内下降最严重。随着 HPV 的启动，静脉血掺杂逐渐缓解，非通气侧肺内分流减至 20%～25%。

2. 低氧性肺血管收缩（hypoxic pulmonary vasoconstriction HPV）　HPV 是指肺泡氧分压下降后，机体自身肺血管收缩、肺血管阻力增加的一种保护性代偿反应。HPV 表现为肺泡低氧区域肺血管收缩致使肺动脉阻力升高、血流减少，这样使得血液流向通气良好的区域。HPV 可使 V/Q 失调减轻，肺内分流减少。因此单肺通气时 HPV 在减少萎陷肺血流中起了重要的作用。HPV 有两个阶段，最初（几分钟）快速发生，然后（几个小时）缓慢增加，HPV 受生理因素、疾病状态与药物的影响。影响肺血管的因素同样也影响肺血管的收缩，如充血性心力衰竭、二尖瓣疾患、急慢性肺损伤等均可影响 HPV。钙离子通道阻断药、硝酸盐类、硝普钠、β_2 受体激动药如支气管扩张药、一氧化氮（NO）与吸入麻醉药均可抑制 HPV。HPV 受到抑制后低氧血症的表现更为明显。虽然所有的吸入麻醉药均能抑制 HPV，增加肺内分流，但与恩氟烷和氟烷相比，异氟烷、地氟烷、七氟烷对 HPV 的抑制作用弱，临床在≤1MAC 时，其作用与静脉麻醉药相似。静脉麻醉药与阿片类麻醉镇痛药对 HPV 无明显影响。

3. 心排血量减少　开胸后胸腔负压消失，回心血量减少，手术操作压迫，低血容量、心律失常等因素均使心排血量减少，从而影响 V/Q，因此有时术中低氧血症的原因可能是循环因素。

（二）单肺通气时的麻醉管理

针对单肺通气时导致低氧血症的原因，采用以下措施可减少低氧血症的发生。

（1）准确的双腔支气管导管或支气管阻塞导管的定位，保持呼吸道通畅，有分泌物、血液、组织碎屑时应及时清除。

（2）单肺通气时机械通气模式的设定：过去多以单肺通气中提高吸入氧浓度至100%，加大潮气量的方法来提高 PaO_2。这些措施虽可提升 PaO_2、避免全身缺氧，但纯氧可致吸收性肺泡萎陷加剧、活性氧损伤。此外，加大潮气量所致的肺容量伤、气压伤越来越得到人们的重视。为了降低术后急性呼吸窘迫综合征（ARDS）的发生，且避免单肺通气中低氧血症的发生，目前主张采用保护性肺通气策略。

保护性肺通气策略是在实施机械通气时，既考虑患者氧合功能的改善和二氧化碳的排出，同时又注意防止机械通气负面作用的通气策略。可采用小潮气量、低气道压通气，加用 PEEP 防止肺萎陷，肺泡复张策略等保护肺免遭机械通气的损伤（容量伤、气压伤）。

有鉴于此，在单肺通气时机械通气的通气模式设定应个体化，其参数设定要兼顾：①维持足够的通气量，使得 PaO_2 和 $PaCO_2$ 接近于生理状态。②避免大潮气量、高气道压对肺造成损伤。③尽可能缩短非生理的单肺通气时间，避免长时间非通气侧肺萎陷，必要时间隔 1 小时膨肺 1 次。肺保护应贯穿于整个围手术期，其具体措施包括：

（1）术前呼吸锻炼：良好积极的心态、正确的呼吸方法、体能训练、术前戒烟、减轻肺部疾病，有利于V/Q趋于正常的措施（祛痰、平喘、抗感染等治疗）。

（2）选用对HPV干扰较少的麻醉方法和用药：全身麻醉可采用全凭静脉麻醉或静吸复合麻醉，吸入麻醉尽可能采用对HPV干扰较小的异氟烷、七氟烷或地氟烷，避免高浓度吸入，可以采用全身麻醉联合硬膜外阻滞或椎旁阻滞的方法。

（3）麻醉开始即实施肺保护

1）肺隔离与通气过程中注意：插管的无菌技术、纤维支气管镜的准确定位与肺隔离，良好的肌肉松弛使得通气肺和胸壁的顺应性增大，防止通气肺的肺内压增高或气道压增高使得肺血管收缩而减少肺血流。如果术中出现SpO_2下降，在增加吸入氧浓度的同时，首先检查导管位置，支气管导管或阻塞导管的移位往往是低氧血症的首要原因。

2）避免纯氧吸入：双肺通气时选用$FiO_2<60\%$、单肺通气$FiO_2<80\%$，从肺保护的角度考虑，建议使用0.41kPa的CPAP于非通气侧，0.41kPa的PEEP于通气侧肺；理论上$5cmH_2O$的CPAP对手术操作影响不大，但在实际应用中有时仍会因肺部膨胀干扰手术，故术中需要观察手术野肺部膨胀情况调整CPAP大小，尤其是在胸腔镜手术中。

3）适宜的机械通气模式：容量控制呼吸双肺通气时，设定潮气量6～8mL/kg，呼吸频率12～14次/分，监测气道的峰压宜<1.96kPa；单肺通气时潮气量和呼吸频率可不变，但监测气道峰压宜<2.45kPa，通气功能障碍者气道峰压<2.94kPa；如果容量控制呼吸不能达到理想的通气效果，可改容量控制为压力控制呼吸，以求在相同的气道峰压下获得更大的潮气量，同样一般在双肺通气时气道压力设定不超过2.45kPa，单肺通气时气道压力设定不超过2.94kPa；如果经过上述措施仍不能达到理想的通气效果，可以采用允许性高碳酸血症。需要注意的是只要无严重的酸血症，患者均可以较好地耐受高碳酸血症，但患者对缺氧的耐受性较差，如果出现严重的低氧血症则应停止单肺通气改为双肺通气，或在非通气侧肺应用高频喷射通气［HFJV（0.5～0.8kPa、100次/分）］改善氧合，纠正低氧血症。待情况改善后，再施行单肺通气。如施行全肺切除，宜尽早结扎肺动脉，使肺内分流减少，从而终止低氧血症。

4）肺泡复张策略：即在每通气30分钟，扩张萎陷的肺，膨胀肺维持气道峰压大于3.43kPa持续7～10秒，现在也有建议在肺萎陷前、后采用肺泡复张策略以更有利于肺保护。

5）吸入气体加温、加湿：也是肺保护的策略之一，其机制是：①有利于气管和支气管纤毛运动。②使分泌物变得稀薄，容易排出。③预防微小肺不张。④预防支气管痉挛。

6）有效的液体控制：维持满足机体有效灌注的最低血容量，避免肺脏液体过度负荷而致肺损伤。

7）良好的术后镇痛：采用有效的静脉或硬膜外镇痛，有利于术后维持良好的胸廓扩张运动，使得肺扩张与咳嗽、排痰有力，保持呼吸道通畅，促进肺功能的恢复，从而降低术后肺部并发症。

五、肺隔离的并发症

肺隔离的主要并发症是气道创伤。有报道医源性创伤在用双腔支气管导管的患者中发生率为0.5‰～2‰，在这些报告的病例中体形小、女性、食管手术、既往有放疗史为主要的创伤危险因素，任何上述危险因素的叠加则增加应用双腔支气管导管时气管、支气管损伤的风险，应予以警惕，加强防范。为此需要注意下列问题：①胸部X线检查或CT上解剖异常的证据常可提示双腔支气管导管支气管内放置困难，这些患者应避免使用双腔支气管导管，因此在气管插管前麻醉医师必须自己查看胸部X片或CT片；②吸入70%的氧化亚氮（N_2O）在术中可使支气管套囊内的气体从5mL增加到16mL，因此肺隔离患者术中应避免吸入N_2O。③选用适宜尺寸的导管：尺寸太小的导管可使肺隔离困难，套囊充气过多，可对支气管黏膜产生压迫性损伤；而尺寸太大的导管则可引起机械性创伤。④支气管套囊或阻塞导管的套囊尽可能用最低的充气容量，并尽可能缩短肺隔离的时间，这样可缩短支气管或阻塞导管套囊的充气时间，缩短对支气管黏膜的压迫时间。⑤如果气道阻力增加必须用纤维支气管镜检查。

由于双腔支气管导管是对正常气管、支气管解剖而设计的，故支气管阻塞导管更适用于上或下呼吸道解剖有异常的患者。防止气道创伤的主要措施为插管前详细的气道评估、选择适宜规格的导管、减小肺隔离时套囊内注气容量、仅在需要隔离时才对套囊充气、避免使用 N_2O 及插管时轻柔操作，插管遇有阻力时切忌暴力，宜在分析后如需要可在纤维支气管镜引导下再尝试。因此类创伤的临床报道较少，治疗经验缺乏，多主张在严重创伤时术中修复，术后发现的轻微创伤可采用保守治疗的方法。上海市胸科医院连续 10 年 18 000 余例双腔支气管插管病例，仅发现 1 例气道创伤。该患者气管插管略有困难，插管 3 次最终成功插入双腔支气管导管左支，在全身麻醉下实施了食管癌根治手术。术中未见异常，术后在拔除气管导管后患者立即出现呼吸困难、纵隔、皮下气肿而诊断为气道损伤，立刻重新气管插管，将单腔气管导管置于隆突上，控制呼吸有效，而当气管导管退至声门下，则气肿加剧，提示声门下至隆突上气管有损伤。将气管导管重新放置在隆突上，纤维支气管镜检查未能发现异常，带管回 ICU 监护，2d 后皮下及纵隔气肿吸收，保留气管导管下自主呼吸至术后第 4 天拔除气管导管，顺利康复，再次纤维支气管镜检查未发现气管损伤痕迹。

（程庆春）

第二节　常见胸内手术的术前准备

良好的术前准备既可保证患者接受手术的最佳时机，又利于术中麻醉管理与减少术后并发症。术前准备包括两个方面的内容，即麻醉前评估与准备。

一、术前评估

前评估的目的在于了解患者对于手术、麻醉的耐受能力，为制订麻醉方案提供依据。术前评估以患者病史、体格检查、实验室检查与特殊检查为依据，对患者三个方面作出评估，即主要器官功能、体能状况及手术风险。评估结果决定了患者是按计划手术，还是需要暂缓手术进一步准备及不适宜手术。因胸内手术患者的术后并发症主要为心血管和呼吸系统并发症，故本章主要介绍呼吸系统与心血管系统的术前评估。

（一）呼吸系统

主要通过呼吸系统疾病的症状、体格检查与肺功能检查等全面了解呼吸系统的功能，以评估手术效果、手术风险与术后需呼吸支持的时间。

接受开胸手术的患者常伴有呼吸系统疾病的症状，主要包括咳嗽、咳痰、咯血与呼吸困难。咳嗽、咳痰是呼吸道激惹的表现，多因感染、肿瘤刺激或压迫引起。咳嗽伴咳痰表明呼吸道炎症反应的存在，而肿瘤压迫与异物刺激多引起干性咳嗽。术前评估应了解咳嗽与咳痰的性质。术前咳痰量大时应使用双腔支气管导管以防止手术中患肺痰液流向健肺。现在大咯血虽不常见，但容易造成窒息的严重后果，因此咯血患者的麻醉也应使用双腔支气管导管。此外，对于术前长期存在肺不张患者，术中及术后要做好预防复张性肺水肿的准备，有时也需要双腔支气管导管实施肺隔离。炎症、水肿、支气管痉挛等均可造成呼吸困难，呼吸困难的程度可反映呼吸系统病变的严重程度。

体格检查中应注意患者的一般情况（有无发绀、营养不良、杵状指等）、判断气管插管的难度、观察呼吸频率与呼吸幅度。胸部 X 线检查对判断气管移位、受压的情况有帮助，还能明确肺大疱、肺脓肿、肺气肿、肺不张、肺实变等情况。

呼吸系统的特殊检查包括气管镜、支气管镜检查、支气管造影与肺功能测定等。气管、支气管镜检查与造影有利于明确病变的性质与范围，而肺功能检查用于判断呼吸功能受损的程度。

曾有许多学者致力于寻找出一种具有足够灵敏性、特异性的评估方法来预测所有行肺切除术后的呼吸功能，遗憾的是至今尚未有一种单一的方法可以达到这一目的。因此对于呼吸功能只能进行包括呼吸动力学、气体交换、心肺功能储备三方面的综合评估。

呼吸动力学评估中常规肺功能检查是剖胸手术前必不可少的检查项目，是预测术后呼吸衰竭等并发症的初步筛选。一般认为，当肺活量（VC）占预计值百分率（VC%）<50%、MVV 占预计值百分率（MVV%）<50%、FEV_1 <1.0L 或 FEV_1% <50%时剖胸手术的风险较大。有人以 MVV 作为通气障碍的指标来判断手术的危险性，认为 MVV% >70% 时无手术禁忌，50% ~69% 者应慎重考虑，30% ~49% 者应尽量保守或避免手术，30% 以下者为手术禁忌。Miller 等连续分析 500 例肺癌患者肺切除手术的资料，提出了不同手术切除范围的肺功能指标的要求，即全肺切除需 MVV% >50%、FEV_1 >2L；肺叶切除 MVV% >40%、FEV_1 >1.0L；楔形或肺段切除 MVV% >40%、FEV_1 >0.6L。Keagy 等认为术前 FEV_1 降低是引起术后并发症的重要因素。

有许多方法和计算公式来预测术后肺功能，最简单的是以肺切除范围大小来计算术后肺功能，常用的指标是预计术后 FEV_1（FEV_1 - ppo）。1975 年，Olsen 等报告术前 FEV_1 <2.0L 或 MVV% <50% 者术后危险性增高，但如 FEV_1 - ppo >0.8L，仍可行肺切除手术。因此 FEV_1 - ppo <0.8L 或 1.0L 被认为是肺切除手术的禁忌证。Kearney 对一组 331 例肺癌手术资料的分析也证实仅仅术前 FEV_1 <1.0L 并不一定提示术后风险高，FEV_1 - ppo 是唯一与术后并发症发病率相关的因素。

用简单公式预计术后肺功能是以每一支气管与通气功能相等为基础来设计的，如患者有严重的肺不张、肺门病变或支气管内病变，则误差较大，应用放射性核素定量扫描（RQLS）来预计则更准确。Markos 等对 55 例肺癌患者采用 RQLS 来预计术后肺功能，证实术前 FEV_1 - 预计术后 FEV_1（FEV_1 - FEV_1 - ppo）是预计术后死亡的最佳参数，而且 FEV_1 - ppo 正常值预计百分比（FEV_1 - ppo%）较绝对值更妥，全组中 FEV_1 - ppo% >40% 者无1 例死亡。因此他提出 FEV_1 - ppo% >40% 者能接受手术，30% ~40% 属临界值，<30% 则属手术禁忌。

肺一氧化碳弥散量（D_LCO）对剖胸手术后肺部并发症的预测。1988 年，Ferguson 等认为 D_LCO 能预计术后死亡率和肺部并发症，如 D_LCO 占预计值 <60%，不论其他肺功能指标正常与否，应避免较大范围的切肺手术。Markos 等则认为 D_LCO 是预计术后呼吸衰竭的最佳指标。Berry 等的研究认为肺功能检查指标 FEV_1 和 D_LCO 占预计值 <60% 可以预测肺癌患者开胸肺切除术后并发症，但不能预测胸腔镜下肺切除术后的并发症。

术前动脉血气分析对预计术后风险无特异性。传统的观点认为有高碳酸血症者提示有慢性呼吸通气衰竭，不宜行肺切除术，也有人提出 PaO_2 <6.65kPa 或 7.98kPa 时禁止剖胸手术。但是 Dunn 等认为这些标准并不是绝对的，因为部分肺癌患者可因肺不张导致右向左分流而引起缺氧，切除癌肿后低氧血症反可改善。但总的来说高碳酸血症患者（$PaCO_2$ >5.985kPa）术后呼吸系统并发症和死亡的危险性增加，手术需谨慎。由于仅中度肺功能损害而出现严重动脉血气异常者少见，故 FEV_1% <60% 时术前应行动脉血气分析。此外，对于配合欠佳的患者，肺功能检查误差较大，此时术前动脉血气分析的意义就较大。术前动脉血气分析对于肺功能不全患者术中、术后的处理都有明显的指导意义，应列为常规检查。

肺癌对肺功能的影响取决于肿瘤生长部位、肿瘤的大小和侵犯范围。术前除了考虑肿瘤因素外，还应考虑患者的全身状况、年龄、并发症、麻醉、手术技巧和围手术期的处理等因素。术前肺功能检查对预计术后的情况是必要的，可为肺切除高危患者的筛选和术前积极准备提供依据，对肺功能低于肺切除标准者则还需行进一步的肺功能评估。

1. 放射性核素定量肺扫描（radionuclide quantitative lung scanning，RQLS） 可估计肺脏各区域的肺血管数量和分布情况，了解两肺乃至局部血管形态及功能改变，并能估计被切除肺占全肺灌注分布的比例，对决定能否进行手术切除和切除范围，及预计术后保留肺功能情况有重要的指导意义。若再行肺通气显像，可进一步了解肺内通气功能情况，并可计算出各区域的通气与血流灌注的比值。RQLS 创伤性小、安全、方便，能从多项指标上比较准确地判断不同范围肺切除后丧失和保留的肺功能情况，是临床非常规性肺功能检查的首选项目。

2. 暂时性闭塞一侧肺动脉试验（temporary unilateral pulmonary artery occlusion，TUPAO）是通过右心导管顶端气囊暂时性地闭塞术侧肺动脉，然后测定肺循环压力和血管阻力的改变。TUPAO 后，若肺动脉压（PAP）只轻微增高，而这种增高又是暂时的，说明肺毛细血管网的顺应性好，若 PAP 明显和持续上升一般认为 PAP >2.926kPa、PaO_2 <7.98kPa，预计术后患者发生心力衰竭的可能性极大，不宜行

全肺切除。

3. 心肺运动试验　可比较精确地反映心、肺、肌肉、骨骼等的功能情况，从而较全面地判断患者对剖胸手术的耐受性。术前运动能力是术后发病率和死亡率较为敏感的预测参数。运动试验时可测定许多参数，对评估剖胸手术后风险较为精确的参数是最大摄氧量（VO_2max）。一般认为运动试验中如 VO_2max > 20mL/（kg・min）者术后心肺并发症危险性较小，10～20mL/（kg・min）者为中度危险性，<10mL/（kg・min）者即使肺功能其他指标未提示手术禁忌，其手术危险性仍较大。最近 Bolliger 等认为 VO_2max 为 10～20mL/（kg・min）判定为“手术危险区”的范围太大，而且此绝对值并没有用性别、年龄做校正，故建议用占预计值百分率（$VO_2max\%$）来代替 VO_2max。他们从连续 80 例肺切除手术的资料分析中发现，$VO_2max\%$ >75% 时，不论其他肺功能检查结果如何，90% 无手术并发症；$VO_2max\%$ <60% 时肺叶切除危险大，应尽量避免行一个肺叶以上的手术；当 $VO_2max\%$ <40% 时则不宜做任何剖胸手术。

由于肺癌多见于老年人或伴有 COPD 等心肺疾病的患者，并不是所有患者都能胜任极量运动试验以测定 VO_2max，对那些不能行运动试验的患者可以做6min 步行距离或登楼试验做初步判断。肺切除术后并发症和围手术期预后受到多种因素影响，因此多因素综合评估较单因素分析更为合理。

（二）心血管系统

胸内手术以肿瘤切除术为多，尤其是肺癌的高发，使得胸内手术中老年患者的比例增加，对老年患者行肺切除术主要考虑手术治疗风险/效益的关系。强调术前健康状况、肿瘤分期较年龄和生存率更为重要。老年肺癌患者选择手术治疗的理由：①研究显示早期肺癌是致死性疾病，即便年龄超过 80 岁，其主要的死因仍与肺癌的进展有关而非其他原因。②肺癌在老年患者往往较年轻患者的分期上更早，鳞癌的发病率更高，其特点为生长慢、有潜在转移，切除病灶对患者有利。③随着围手术期处理的进步，老年患者肺切除后心、肺并发症的发生率已控制在可接受的范围内。因此心血管系统功能的评估要结合老年患者心血管系统功能的变化特点。随着年龄的增长，主动脉、心肌和心脏传导系统的结构发生与年龄相关的心脏储备功能的下降（如压力传感器的敏感性下降、心脏对儿茶酚胺的反应下降、心脏脂肪浸润、纤维化、淀粉质样变致使心脏传导异常、外周血管阻抗增加），即便在术前心脏功能正常，在围手术期应激状态下其代偿能力有限。开胸手术（大动脉手术排除）在手术危险分层中被列为中度风险手术，即发生围手术期心血管病风险在 1% ～5%。对伴有心血管疾病患者拟实施胸内手术时，可依据其临床危险因素、心脏疾病情况和活动时的能量需求（METs）等来综合评估。

1. 临床危险因素　分为心脏疾病活动期、中等风险和次要风险。心脏疾病活动期（表 9－3）应先处理心脏问题，然后再择期行非心脏手术。中等风险包括缺血性心脏病史、代偿性心力衰竭或既往心力衰竭病史、脑血管疾病史、糖尿病史、肾功能不全史、心肌梗死史或 ECG 示病理性 Q 波。次要风险因素（目前未被证实增加围手术期风险）包括高龄（≥70 岁）、ECG 异常（左室肥厚、左束支传导阻滞、ST－T 异常等）、非窦性心律失常及未控制的高血压。

表 9－3　心脏疾病活动期（Class Ⅰ，证据水平 B＊）

心脏疾病	心脏疾病的解释
不稳定性冠状动脉综合征	急性（7d）或近期（1 月）心肌梗死，不稳定型或严重心绞痛
失代偿心力衰竭	心功能Ⅳ级，心功能恶化，心力衰竭初发
严重心律失常	重度房室传导阻滞（莫式Ⅱ度或Ⅲ度 AVB）及心脏病伴症状明显的室性心律失常，心室率不能控制的室上性心律失常（房颤、心室率超过100 次/分）
严重瓣膜疾病	严重主动脉瓣狭窄（平均压差大于 5.32kPa，主动脉瓣口面积小于 1.0cm^2，有明显的症状）

注：＊：Class Ⅰ类：已证实和（或）一致公认某诊疗措施有益、有用和有效。

证据水平 B：资料来源于单项随机临床试验或多项非随机试验。

虽无充分的临床证据，但在心肌梗死 4～6 周后再考虑实施非心脏择期手术仍是目前适宜的选择。

Goldman 心血管危险指数（CRI）评分（表 9－4）是心脏病患者行非心脏手术应用较多的评估方法之一。

表 9－4　心血管危险指数评分

评分项目	分值
充血性心力衰竭	11 分
近 6 个月内心肌梗死	10 分
每分钟大于 5 次的期前收缩	7 分
非窦性心律	7 分
年龄大于 70 岁	5 分
严重的主动脉瓣狭窄	3 分
全身情况差	3 分

注：危险指数 0～5 分为 CRI 评分Ⅰ级，危险指数 6～12 分为 CRI 评分Ⅱ级，危险指数 12～25 分为 CRI 评分Ⅲ级，危险指数大于 25 分为 CRI 评分Ⅳ级。CRI 评分Ⅲ级、Ⅳ级的手术危险明显增加。

2. 体能储备　与机体的心肺功能密切相关，反映活动能力的储备。常用活动时的能量需求（METs）（表 9－5）来评估。一个 40 岁，70kg 的成年人，静息状态的基本能耗 3.5mL（kg · min），相当于 1MET。METs > 10 为功能储备优；METs 7～10 为功能储备良好；METs 4～6 时功能储备中等；METs < 4 则为功能储备差，非心脏手术时心脏意外的风险明显增大。如果患者无症状，每天可以跑步 30min，无须做进一步检查。对于因疾病不能运动时功能储备为“不确定”，可采用无创心脏应激试验来评估。

表 9－5　不同体力活动时的能量需求（METs）

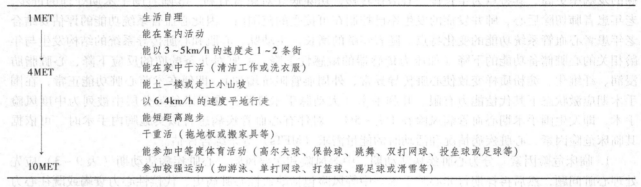

1MET	生活自理
	能在室内活动
↓	能以 3～5km/h 的速度走 1～2 条街
4MET	能在家中干活（清洁工作或洗衣服）
	能上一楼或走上小山坡
	以 6.4km/h 的速度平地行走
	能短距离跑步
	干重活（拖地板或搬家具等）
↓	能参加中等度体育活动（高尔夫球、保龄球、跳舞、双打网球、投垒球或足球等）
10MET	参加较强运动（如游泳、单打网球、打篮球、踢足球或滑雪等）

二、麻醉前准备

（一）呼吸系统准备

1. 急性呼吸系统感染是择期手术的禁忌证　为了避免气道高反应，择期手术宜安排在急性呼吸系统感染治愈至少 2 周以后。

2. 关于戒烟　对于吸烟的患者，术前理想的禁烟时间为 8 周。证据显示只有在戒烟 8 周之后才能显现降低术后呼吸系统并发症的作用，但临床上患者对于肿瘤的恐惧常常难以有耐心等待 8 周后手术。因此对于只能短时间戒烟者也鼓励戒烟，以减少吸烟对心血管系统的不良影响及促进纤毛运动。

3. 腹式呼吸与体能锻炼　对于开胸手术患者训练其正确的腹式呼吸，登楼训练增强体能。

4. 治疗原有呼吸系统疾病　缓解支气管痉挛，控制呼吸道与肺部炎症、排痰、胸部体位引流、物理治疗及纠正营养不良等。

（二）伴有心血管系统疾病患者的术前准备

1. 冠心病　除了发生急性冠脉综合征的患者，非心脏手术前行冠状动脉重建在预防围手术期心脏意外事件上并无明显有益的作用。因此①对于无明显症状的患者，即便有患冠心病的高危风险或可疑冠心病，也无需在开胸术前重建冠脉，故没有必要在限期胸内手术前明确诊断。但在围手术期处理中应将其视为冠心病患者而加强监护治疗。②对于冠状动脉搭桥术后或冠状动脉介入术后的患者应该了解其现有症状、既往外科或内科的术式、所用支架性质（裸支架或药物洗脱支架）、所用治疗药物的名称、类型、持续时间，并根据患者的手术及血液检查结果在开胸手术前做好治疗药物的调整及血液制品和药物的准备。放置了冠脉支架的患者术前往往常规在接受氯吡格雷和阿司匹林的双重抗血小板治疗。非心脏手术前继续用药会增加围手术期出血的风险，突然停药则增加冠脉支架内血栓形成的风险，尤其是非心脏手术激活凝血使得机体处于高凝状态时。一般开胸手术氯吡格雷停用5～7天，阿司匹林可持续应用。对于急症手术大量出血时除了输注血小板，可以尝试输注重组活化凝血因子Ⅶ，但在术后应严密注意监测心肌缺血。如果在放置冠脉药物支架1年内需行非心脏手术，而又必须停止双重抗血小板药物治疗时，如高危患者，包括近期放置药物洗脱支架、有支架内血栓史、无保护的左主干或分叉支架则可以短期使用Ⅱb/Ⅲa受体阻断药来过渡，在术前尽可能短期内停用抗血小板药物，在术后尽快恢复抗血小板药物治疗；另一种可供选择的方案为双重抗血小板治疗改变为阿司匹林和低分子肝素治疗。此外，应准备床头警示牌，告知医护人员及患者处于冠状动脉支架内血栓形成的风险中，以便及时发现问题、及时处理。③患者发生急性冠状动脉综合征需在非心脏手术前冠状动脉重建术，不同冠状动脉介入术式与非心脏手术的适宜时机，见图9－13。

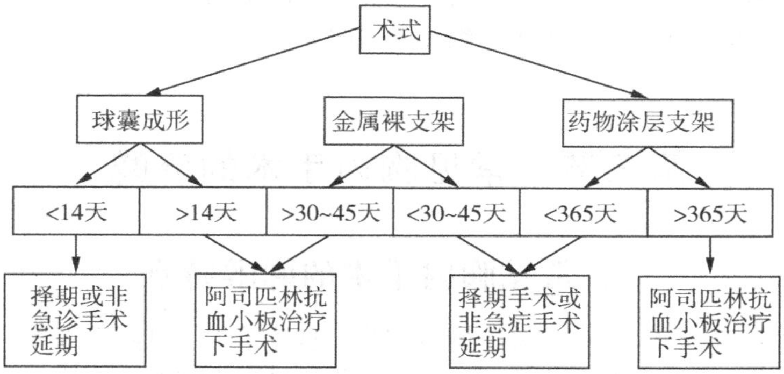

图9－13 不同冠状动脉介入术式与非心脏手术的适宜时机

2. 高血压 虽说术前高血压预示着术后发病率增加，但尚无资料确定术前高血压治疗到何种程度可以降低术后并发症。有心血管风险的择期手术患者应优化其术前状况，包括血压的控制、电解质调整、血糖控制、戒烟、营养、可能的降脂治疗等。对于高血压靶器官损伤的急性期（如心力衰竭、心肌缺血、急性肾功能不全、视盘水肿/脑病）的患者应暂停择期手术，待治疗稳定后再施行手术。对于收缩压超过23.94kPa和（或）舒张压超过14.63kPa的高危患者（既往有脑卒中、心脏疾病活动期）也应谨慎地取消手术直至血压和心血管情况优化。对于收缩压超过23.94kPa和（或）舒张压超过14.63kPa的低危患者，可以在手术前应用苯二氮草类药物（抗焦虑），并用β受体阻断药或二氢吡啶类钙通道阻断药（尼卡地平或地尔硫草）适当地降低血压（一般降压幅度不超过20%）。不推荐静脉用肼苯哒嗪等潜在不可预知低血压的药物。术前抗高血压治疗应持续至术日（尤其是β受体阻断药、钙通道阻断药），但为了避免术中发生严重的低血压，在手术前10h应停用α_1受体拮抗剂。

3. 瓣膜性心脏病 术前可通过病史、体格检查及超声心动图能够明确瓣膜病变的严重程度及对心功能的影响。对于轻、中度二尖瓣狭窄，围手术期仅需控制心率，延长舒张期充盈时间，避免肺水肿。对于严重二尖瓣狭窄患者可考虑先行二尖瓣球囊扩张或手术治疗。对于二尖瓣关闭不全或主动脉瓣关闭不全，应量化反流程度，适当降低后负荷、适当保持心率，避免后负荷增加、心动过缓使得反流量增加。主动脉瓣狭窄对开胸非心脏手术风险较大，如果主动脉瓣狭窄已有症状，择期手术应延期或取消。即便无症状，如在一年内未做瓣膜及心功能评估的应先检查评估。对于非心脏手术前无法行瓣膜手术的患者，围手术期急性心肌梗死的风险增加，一旦心搏骤停，较难复苏，应慎重，必要时可考虑主动脉瓣球囊扩张。

4. 先天性心脏病和肺血管疾病 对于此类患者实施开胸术前风险评估的研究并不多。围手术期处理的重点应避免使肺血管阻力增高。

5. 围手术期心律失常　主要发生在老年人。虽然近年来有证据表明无症状的室性心律失常并非心脏手术后心脏并发症增加的直接原因，但是术前心律失常常提示需要查清其潜在的心肺疾病、心肌缺血或心肌梗死的初始阶段、药物中毒或代谢紊乱等。对于三度房室传导阻滞、二度Ⅱ型（莫氏Ⅱ型）非心脏手术前宜安置起搏器。对于房室传导阻滞、左和（或）右束支传导阻滞，左束支传导阻滞并发或不并发一度房室传导阻滞的患者，如果不伴有晕厥或进一步的房室传导阻滞，可在有创动脉压监测下实施麻醉，麻醉中避免加重房室传导阻滞的情况，如心肌氧供不足、电解质紊乱等，对于此类患者可备用经皮心脏起搏装置以防不测。对于已经安置永久性起搏器的患者，术前应请心内科医师检测起搏器功能，必要时根据手术大小调节起搏器的心率、起搏模式，将起搏器调整为非同步模式（VOO 或 DOO）。术中一方面保护起搏器免遭其他电器的损害，另一方面要防止其他电器尤其是电灼器对起搏器的干扰。对已经安装植入型心律转复除颤器（ICD）的患者，术前应关闭心动过速治疗程序。

6. 心肌病　术前评估应对心肌病的病理生理过程有充分的理解，明确围手术期血流动力学处理的目标导向。肥厚型梗阻性心肌病在血容量降低、系统血管阻力降低可导致左心室容量降低，增加流出道梗阻。充盈压降低可能导致肥厚的心室顺应性降低，搏出量明显减少。β 受体激动药增加动力性流出道梗阻的程度，降低舒张期充盈，应避免使用。对于此类患者围术期独立的危险因素是外科风险度分级和外科手术的持续时间，故应尽可能简化手术、缩短手术时间。

（程庆春）

第三节　常见胸内手术的麻醉

一、常见胸内手术的麻醉特点

常见胸内手术包括全肺切除、肺叶切除、肺段切除、食管手术、纵隔手术等，传统手术多采用开胸入路，开胸对呼吸、循环功能可产生明显影响。手术操作对纵隔内结构的牵拉与压迫可引起不良神经反射。术前疾病本身影响呼吸、循环功能，手术可加重这种不良影响。因此胸内手术的麻醉处理与管理要求较高。为方便手术操作与保护健肺，胸内手术多采用全身麻醉、肺隔离技术。现今胸内微创手术开展日趋增多，肺隔离技术已成为胸腔镜下乃至达芬奇机器人辅助下手术的必要条件。

二、麻醉选择

胸内手术的麻醉方法以气管内插管全身麻醉为主。麻醉诱导可根据患者病情选择静脉诱导、吸入诱导及静－吸复合诱导的方法。麻醉维持也可采用静脉、吸入及静－吸复合的方法，常使用肌肉松弛药以保证充分的肌肉松弛。全身麻醉联合胸段硬膜外阻滞或椎旁神经阻滞与全身麻醉配合不仅有利于加强镇痛作用、减少术中麻醉药的用量，还有利于术后镇痛，促进患者的恢复。虽有非气管内插管硬膜外、局麻与镇静复合麻醉配合胸腔镜下成功行肺叶切除、淋巴结清扫等胸外科常见复杂手术的报道，但毕竟有一定的局限性，术中要求胸外科医师进行迷走神经的阻滞以抑制咳嗽反射，其有效性、安全性及真正的效益/成本比有待进一步的实践检验。

三、麻醉期间的呼吸管理

（一）保持呼吸道的通畅

由于胸内手术多采用肺隔离技术，故首先应有足够的麻醉深度使双腔支气管导管或支气管阻塞导管准确到位。术中依据气道压力、呼气末二氧化碳波形的持续监测及时发现并处理导管移位、气道分泌物增加等呼吸道受阻的情况。在手术的重要步骤有时需要麻醉医师暂停呼吸来保证手术的顺利进行，有时则需要外科医师在手术台上调整气管导管的位置或直接台上行气管或支气管插管，而在气道吻合结束需要麻醉医师轻柔膨肺来协助外科医师检查是否存在吻合口漏，在关胸前则应再次吸净呼吸道分泌物后充分膨肺，因此台上、台下医师间的配合甚为重要。

（二）保证有效通气的同时预防急性肺损伤

主要采用保护性肺通气策略。

（三）促进术后尽早恢复有效的自主呼吸

正常、有效的自主呼吸有赖于中枢神经系统调节下的呼吸运动。全身麻醉药及阿片类药物对于中枢神经系统的抑制、肌肉松弛药对于呼吸运动肌肉的阻滞及开胸手术对于呼吸功能的损害都可影响患者有效自主呼吸的恢复。因此在制订麻醉方案时就应考虑这些因素，通过合理的麻醉管理方法，达到术中保持患者无知晓、无疼痛、肌肉松弛无体动、无咳嗽、自主神经抑制适度，手术结束后又能够使患者的意识、自主呼吸迅速恢复，且无明显的疼痛、躁动、恶心、呕吐及不良记忆。

四、麻醉期间的循环管理

（一）胸内手术对循环系统的影响

开胸前，胸腔两侧压力相等，纵隔位于胸腔中间。开胸后，开胸侧胸腔变为正压，而非开胸侧胸腔仍为负压，结果使纵隔移向非开胸侧胸腔。此时，如为自主呼吸，吸气时非开胸侧胸腔负压增加，纵隔向非开胸侧胸腔移位更明显；呼气时非开胸侧胸腔压力增加超过开胸侧胸腔压力，使纵隔向开胸侧胸腔移位，纵隔随呼吸的变化在两侧胸腔之间交替移动，称为纵隔摆动。纵隔摆动容易造成大血管扭曲。腔静脉扭曲可引起回心血量减少，使心排血量降低；大动脉扭曲则直接造成血压下降。因此开胸手术需要采用气管内插管全身麻醉、正压机械通气以减轻纵隔摆动所致的血流动力学紊乱。何建行等报告已成功开展了非气管插管静脉麻醉微创胸腔镜下肺叶切除术，术中要求外科医师进行迷走。神经阻滞以抑制咳嗽反射，但该麻醉方式仅适用于部分患者且存在呼吸、循环抑制的风险。

即便采用了全身麻醉、机械通气，胸内操作对于纵隔内结构的牵拉、压迫、电灼刺激及单肺通气的影响等仍可对循环系统产生明显的干扰，容易造成低血压、心肌缺血、心律失常等。因此胸内手术中应持续监测心电图、脉搏血氧饱和度、呼气末二氧化碳、有创动脉血压、中心静脉压等。术后搬动患者时也应动作轻柔，尤其是对全肺切除后的患者。

（二）胸内手术循环管理的方法

1. 严密监测　由于心电图电极位置必须让位于手术野，因此需要更加注意心电图波形的动态变化。心电图可以发现心率、心律及 ST－T 的改变。有创动脉压监测应作为开胸手术所必备的监测。依据上海市胸科医院连续 12 832 例普胸手术发现，围麻醉期心搏骤停的发生率为 0.1%，多发生在肺门周围操作期间，而此时恰逢使用电凝、心电图受到干扰的情况下，有创动脉压监测可不受电凝的干扰，从动脉压力波形改变的瞬间观察到血压的骤降，此时让术者暂停手术，分析心电图波形即可得到心搏骤停类型的诊断，在心脏按压的同时，针对心搏停止、无脉电活动及心室纤颤采用相应的心脏复苏措施，一般均可获得良好的治疗效果。心肺复苏期间有创动脉压还可以直接观察到心脏按压的效果，对于后续治疗有明显的指导意义。此外，有创动脉压监测便于单肺通气期间血气分析血样的获取。中心静脉压监测常作为临床液体管理的主要监测方法，胸内手术中要考虑胸内手术操作对中心静脉压的影响，因此，开胸手术中更加强调中心静脉压的动态观察，结合患者的心功能状况、手术操作、有创动脉压及呼气末二氧化碳等来判断中心静脉压数值的意义更有价值。此外，在紧急状况下中心静脉通路能够为药物迅速起效提供便捷的给药途径。脉搏血氧饱和度和呼气末二氧化碳监测不仅是呼吸功能监测的主要指标，同时两者提供的信息也有利于循环管理。通过观察脉搏血氧饱和度的波形可以获悉心脏收缩强弱、外周血管舒缩及是否存在血容量不足的初步信息；呼气末二氧化碳则是肺血流量减少甚为敏感的指标，术中应同步监测有创动脉压与呼气末二氧化碳，如果术中呼气末二氧化碳突然下降，随之血压下降，要考虑肺栓塞的可能；如果血压下降在前，呼气末二氧化碳随后下降，则肺血流的下降则是全身血流下降的一部分。血气分析检查则是单肺通气管理的一部分，在抽取动脉血时应同步记录呼气末二氧化碳的数值，这样可以动态观察动脉血二氧化碳与呼气末二氧化碳的差值，借此了解肺通气的有效性。术中容易被忽略的，但也却是最简单、有效的监测，即呼吸音的听诊，在麻醉前、中、后均应重视。

2. 循环功能的调节　以满足机体有效灌注为循环管理之目的，维持好心脏的心泵功能、血容量、血管的完整性及正常的舒缩功能这三者之间的平衡。就心脏而言，周而复始、有序、协调的收缩与舒张是实现正常心泵功能的前提，为此保证心脏自身正常的血供、前后负荷、营养成分、水电解质都是必要的，因此防治心肌缺血、心律失常及代谢、水电解质紊乱等都是维持正常循环功能重要的组成。相对而言，由于监测技术的发展，心脏异常情况较容易发现。血管的完整性及正常的舒缩功能，需要根据病理生理、手术流程及动脉压力波形或脉搏血氧饱和度波形、末梢毛细血管充盈度等的观察来综合判断，如感染晚期低血压患者可能已经存在毛细血管通透性增加（相当于血管的完整性破坏）。血容量的补充首先考虑“量”、然后再考虑“质”，“量”必须与心功能和血管的容积相适宜，本着节约用血的原则，容量补充可用人工代血浆，“质”则为血液的有形成分及凝血因子、纤维蛋白等，按需补充，维持水、电酸碱平衡。

3. 备好抢救用药、仪器　常规将麻黄碱、阿托品、利多卡因分别抽好在注射器内备用，此外，在手术室内应能够随时取到肾上腺素等其他抢救药品。在手术室固定场所备好随时可用、性能良好的除颤仪等。

五、术后管理

（一）术后管理模式

手术结束后麻醉管理的目标就是要让患者安全、无痛、舒适地从麻醉状态中快速恢复到正常的生理状态，而无严重不良反应。胸内手术因其手术创伤大，对患者循环和呼吸系统功能的干扰大，可能潜在的问题有术后剧烈疼痛、恶心、呕吐、低氧血症、体温异常、意识障碍和血流动力学不稳定等，需要专业人员迅速诊断与治疗。麻醉后恢复室（postanesthesia care unit，PACU）的管理模式，不仅提高麻醉后患者的安全性，而且还可以提高手术室的使用效率，合理利用医疗资源。

（二）呼吸问题的处理

PACU 呼吸问题的处理目标是避免缺氧与减少手术后呼吸系统并发症，如果患者自身能够保持气道通畅（保护性反射恢复，注意食管手术潜在吞咽、咳嗽反射恢复延迟）、神经肌肉接头功能恢复（确认无肌松残余作用）、麻醉药对呼吸的抑制作用消退，在充分膨肺之后可以考虑拔除气管导管。但在此处理过程当中，应避免缺氧，在吸痰、拔管过程中始终供氧。对于胸内手术患者可用潮气量、胸廓起伏、呼吸频率及手握力等来判断潮气量恢复是否足够，没有必要在患者手术恢复早期最需要充分氧供的时候用脱氧自主呼吸观察氧饱和度是否能够维持的方法来判断。

PACU 要求气管导管拔除前谨慎评估：①确保拔管后能够保证呼吸道通畅；准备加压面罩和口鼻咽通气道，必要时喉罩；在拔管前应在一定麻醉深度下清除呼吸道分泌物，包括气管、支气管和口腔，必要时进行气管镜检查；双腔支气管导管在不需要肺隔离后，应将小套囊放气，再次清理呼吸道。②确保拔管后能够保证足够的通气与氧合，带管自主呼吸如下：自主呼吸恢复平稳，呼吸频率 <25 次/分，潮气量 >8mL/kg（可借助呼吸机采用 CPAP 通气模式，将压力参数设置为 0，通过监测数值来判断）；尚未拮抗肌松药如 TOF 在 0.75 ~0.9，可拮抗一次，使 TOF >0.9；气体交换达标：FiO_2 40%，血气分析 $PaCO_2$ <5.985kPa（既往有 COPD 者 <6.65kPa），PaO_2 >13.3 ~26.6kPa，SpO_2 为 99% ~100%。③拔管前吸氧，适当膨肺，拔管后面罩吸氧，如患者已清醒，可鼓励深吸气、咳嗽交替进行后面罩吸氧。④循环系统拔管前要求血流动力学稳定，无明显活动性出血，胸腔引流量应 <100mL/h。PACU 是清醒后拔管还是麻醉状态中拔管，要因人而异，开放气道的难易程度是重要的考虑因素，其次考虑的是患者的心脏能否承受气管导管刺激所致的应激反应。麻醉早期应用右美托咪定可为清醒拔管创造良好的镇静条件。

拔管后要注意观察是否潜在气道并发症。对气管塌陷或出现严重的皮下气肿、纵隔气肿，可能需要再次气管插管，故在拔管前应常规准备气管插管器具，对于存在困难气道的患者，拔管应慎重，必要时在导管内留置交换导管并准备相应的可视喉镜等设备。对于气管或支气管重建患者特殊的体位造成再次插管困难，应保留气管导管直至患者自主呼吸恢复并能够良好配合。

对术前肺功能减退、术中出血、输血量大、手术创伤大等潜在急性肺损伤患者，可考虑带气管导管回 ICU 行呼吸支持治疗。

（三）循环问题的处理

PACU 中可以通过监测心电图、血压、中心静脉压及观察患者的末梢循环等来判断患者的循环功能。胸腔引流液的量、色均是观察的重点。拔管前后的吸痰要注意既要吸净分泌物，又要防止患者剧烈咳嗽造成血管结扎线脱落。如果突然血压下降，首先要排出血，如果大出血，及时开胸止血能够挽救患者的生命，一旦拖延则有可能延误抢救时机。血压是反映循环功能的综合指标，血压降低一定要查明原因，切忌仅用升压药治标。在 PACU 中最常见的循环系统并发症是高血压，尤其是术前有高血压且控制不佳的患者，排除疼痛因素外，可以用硝酸盐类或钙通道阻断药或乌拉地尔等控制血压，以免引起心脑血管意外。其次，胸科手术中，较常见的是心律失常，尤其是房颤，对于无严重器质性疾病的房颤患者，在 PACU 中首先调整其内环境，包括水电、酸碱、血气、温度等，然后可以在镇静下行电复律，以消除房颤的危害。对于全肺切除术后的患者，在搬动和改变体位时，注意操作轻柔，避免纵隔摆动对生命体征的干扰。

（四）疼痛的处理

术后镇痛是胸内手术麻醉管理中不可或缺的重要组成部分。术后镇痛不仅可改善患者的呼吸功能，增加通气量，还有利于咳嗽、排痰，减少术后肺部并发症。目前采用多模式全程镇痛的模式，静脉自控镇痛（PICA）、硬膜外自控镇痛（PECA）、椎旁神经或肋间神经阻滞等镇痛方法及中枢、外周镇痛药的联合应用可发挥良好的镇痛作用，使得胸科手术后疼痛已非 PACU 中的主要问题，偶有患者主诉疼痛，加用少量镇痛药物多能缓解。

（五）苏醒延迟与躁动的处理

苏醒延迟偶见于老年肝功能不良者，应用氟马西尼可能促进恢复。躁动重在预防，术前良好准备，完善的麻醉计划，恰当的麻醉用药，术中良好的循环、呼吸功能维护，对于预防躁动乃至术后谵妄均有意义。小剂量右美托咪定 1μg/kg 在麻醉早期应用，不但可以减少术中麻醉用药，而且其加强镇静、镇痛效果对于预防术后躁动、谵妄及寒战不适均有良好的作用。

（六）低体温的处理

低体温多见，偶有寒战。可采用周身覆盖吹热风式加温的方式以避免寒战带来的不利；如有寒战，应用适量哌替啶或曲马朵，多能缓解。

（七）恶心、呕吐的处理

在 PACU 中少见。但在手术后当晚及次日女性患者容易发生。预防性应用地塞米松及中枢性抗呕吐药有一定的作用。对于食管患者在拔除气管导管前一定要注意胃管的通畅，以防误吸。

（八）尿失禁与尿潴留的处理

注意观察，如果尿失禁应注意更换尿垫，尿潴留多见于男性患者，导尿处理简单但要注意预防并发症。

（九）PACU 转出标准与患者的转送

每例患者在转出 PACU 之前必须要进行充分评估，汇总分析。呼吸道的保护反射一定要恢复良好，通气和氧合能力良好，以保证在无监测条件下能克服轻微的病情变化，血压、心率和外周末梢灌注良好，体温正常不是必需的指标，但是应无寒战，镇痛充分，呕吐得到控制，已经超过最后一次用药 15 分钟以上。根据患者情况决定返回病房或 ICU。转出 PACU 标准归纳见表 9－6。由于个体差异，根据患者临床情况做出判断更加重要，如果对诊断和安全性存在疑问，应该推迟转出 PACU 或入 ICU 继续监护治疗。

表 9-6 出 PACU 标准

一般情况	意识、定向力恢复，清醒合作，对言语和简单指令有反应
	外科情况稳定（无可疑出血）
循环	血压和心率稳定
	无新出现的心律失常
	可接受的血容量
	至少保持 30min 内的稳定
呼吸	呼吸频率与深度稳定
	足够的咳嗽和排出分泌物的能力
	动脉血气 $PaCO_2$ 低于 6.65kPa
气道	完整的气道保护性反射（吞咽，呛咳和呕吐）
	无喘鸣、痉挛和梗阻
疼痛	能够确定外科疼痛的位置和强度
	有足够的镇痛处理措施并已经调整观察 >30min
肾功能	尿量大于 30mL/h
其他	血糖水平得到控制
	水、电解质、酸碱平衡良好
	恶心和呕吐得到控制

（程庆春）

第四节　肺部手术的麻醉

肺切除术是治疗肺内或支气管疾病的重要外科手段，常应用于肺部肿瘤、药物难以治愈的感染性疾病（肺结核，肺脓肿）、支气管扩张、肺大疱等疾病的治疗。根据不同病情可分为：全肺切除术和部分肺切除（包括肺叶切除、肺段切除或楔形切除）。此外，因病变累及范围增大，可能采取支气管或肺动脉袖形切除术，胸膜肺切除等特殊手术方式。

对肺隔离技术要求较高，熟练掌握各种肺隔离技术和正确应对各种通气和换气功能异常，减少肺损伤，强调肺保护是肺切除术麻醉管理的关键。

一、麻醉前用药

一般无特殊要求。哮喘及喘息性支气管炎患者避免使用吗啡；抗胆碱能药物可能引起患者的不适，不宜在麻醉前给药，术中需要时应用即可。

二、麻醉方式的选择

肺切除术目前基本在支气管内麻醉下完成，全麻方式可选择有全凭静脉麻醉、静吸复合麻醉、静脉或静吸全麻联合硬膜外阻滞或椎旁阻滞麻醉等。

三、选择适当的肺隔离技术

双腔支气管导管仍是最常用的选择，在确定不涉及左总支气管的手术，可常规使用左侧双腔支气管导管，因为右总支气管的解剖特点，决定了右侧双腔支气管定位准确率低、术中移位率高。上海市胸科医院基本选用手术对侧双腔支气管导管，即右胸手术选左侧双腔支气管导管，左胸手术选右侧双腔支气管导管，可取得良好的肺隔离效果。Univent 管和支气管阻塞导管，也可以灵活地运用于肺叶手术，但吸引管细，不适用于湿肺患者，现在支气管阻塞导管基本取代了 Univent 管。在特殊情况下，单腔管也可以灵活地延长成为支气管导管，实施单肺通气。

四、麻醉中处理的要点

（一）呼吸功能的维护

1. 保持对气道的控制　改变体位、手术牵拉等可使双腔支气管导管位置改变而影响通气，随时进行纤维支气管镜检查是最有效的调整方法，此外也可请手术医师探查气管隆突处导管位置，辅助调整定位简便有效。

2. 采用个体化的通气模式　依据患者情况，选择容量控制通气，潮气量 6～8mL/kg，呼吸频率 12～14 次/min，术中必要时通气侧肺用呼气末正压通气（PEEP 0.49kPa），非通气侧肺用持续气道正压（CPAP 0.196～0.490kPa），可减少单肺通气时肺内分流，从而减少低氧血症的发生。单肺通气中高流量纯氧维持氧合并非必须。高流量麻醉或手术时间长时，应当加用人工鼻保持气道的湿化。

3. 适时气道内吸引　在改变体位、处理气管后及患肺复张前，应常规进行气道内吸引，注意无菌要求，且吸引健侧肺与患侧肺时应常规更换吸引管。

4. 及时纠正低氧血症　基于缺氧的危害及患者对缺氧的耐受能力较差，一旦出现低氧血症应积极采取应对措施。术中低氧血症最常见的原因是双腔支气管导管位置不当，一般调整位置、适当提高吸入氧浓度均可避免低氧血症，但要注意避免过高气道压或过大潮气量等肺损伤因素。对于原有肺疾患者可采用允许性高碳酸血症之策略，但长时间的高碳酸血症终究为非生理状态，条件允许的情况下可作适当调整，采用个体化通气模式，既满足机体代谢之需求，又避免造成肺损伤。

（二）维护循环功能的稳定

1. 保证机体有效循环血量　术前的禁饮禁食、开胸手术的体液蒸发及创面的失血等均可导致患者有效循环血量的不足，因此在诱导前应适当补液，避免麻醉中因低容量导致低血压而匆忙以缩血管药来维持血压。

2. 避免输液过多引起肺水过多甚至肺水肿　在心、肾功能健全的患者单纯输液引起肺水肿罕见，但是在全肺切除时，相当于瞬间缺失了一个低阻高容的容量器官，余肺要承担全身循环血量，故输液量应加以控制。输液量以满足机体最低有效灌注的容量为目标实施体液平衡管理，避免肺水过多，严密监测中心静脉压，尤其是要注意中心静脉压与动脉压和末梢组织灌注的关系，对指导输液有益。

3. 心律失常的处理　肺切除手术术中及术后房颤的发生率较高，多见于高龄、男性患者，尤其是在淋巴结清扫时。术中使用钙通道阻滞药或 β 受体阻滞药是否可以减少发生，还有待观察；但对术中心率增快、血压增高，或房性期前收缩增多的患者，提示心脏在手术操作过程中易受激惹，推荐在维持适宜麻醉深度的基础上，运用瑞芬太尼降低心脏的应激性。一旦术中发生房颤，在不伴有过快心室率和不影响血流动力学稳定性的情况下，暂不做处理，但必须检查血钾等电解质水平；对伴有快心室率、循环受干扰明显者，则可用 β 受体阻断药或胺碘酮来控制心室率，同时检查通气效果、氧合状况和麻醉深度予以调整。如体位方便也可考虑术中电复律。如进入 PACU 仍处于房颤状态后，待调整患者内环境及体温正常后，在麻醉状态下行同步电复律，以减少持续房颤所致的不良后果；但对于有严重心脏疾病患者，则需慎重考虑，可与心内科共同会诊后处理。在处理肺门，尤其是左侧开胸或心包内肺切除患者，还需注意手术操作可能诱发的心搏骤停。严密观察有创动脉压波形，可以及时发现心电图受干扰时的心搏骤停，一旦出现，即嘱外科医师暂停操作，鉴别心搏骤停的类型，对于心脏停搏或无脉电活动，外科医师行心脏按压的同时，立刻经中心静脉给予阿托品或后续使用肾上腺素；对于室颤的患者，在外科医师行心脏按压的同时准备除颤器，依据心电图室颤波形，必要时加用肾上腺素后电击除颤。有创动脉压波形是心脏按压是否有效的良好提示。只要处理得当，均可在短时间（3 分钟）内复苏，对麻醉恢复期无明显影响。

（三）术中维持适宜的麻醉深度，术后早期避免呛咳

术中适当的麻醉深度十分重要，肺门周围神经丰富，探查操作时心血管反应较大，麻醉过浅时，刺

激气管易引起强烈的膈肌抽动，应当避免在处理肺血管时吸痰，必须吸引前亦应适当加深麻醉并告知外科医师。目前BIS脑电监测和肌松监测是较为有效的监测方法。此外，在麻醉恢复期也要注意避免躁动与呛咳，以防血管结扎处脱落造成大出血，有效地镇静、镇痛显得格外重要。

（程庆春）

第五节　气管手术的麻醉

气管、支气管与隆突部位手术（不含气管切开术）的麻醉处理中，控制呼吸道、维持良好的气体交换和术野暴露是气管手术麻醉的重点。

一、术前评估

应对患者的全身情况、呼吸困难程度及与体位的关系作详细评估。一般而言，气管腔直径狭窄至1cm时，可出现特殊的喘鸣音，<1cm时则呈明显的呼吸困难，<0.5cm时活动受限，并出现典型的“三凹征”。询问并观察患者排痰的困难度、运动耐力、仰卧位呼吸能力以及用力吸气和呼气时是否存在呼吸困难加重（因气管塌陷或可活动的肿瘤在用力呼吸时可加重气道梗阻）。确认患者的心肺功能情况，及是否并发其他系统的疾病。术前的肺功能检查虽有参考价值，但部分患者因呼吸困难在术前无法实施，可以通过血气分析检查来获得相关的信息。

明确气管狭窄的部位、性质、范围、程度和可能突发的气道梗阻是术前评估的重点。随着医学影像学技术的提高，判断气管狭窄情况不再仅仅依靠X线平片，CT扫描和磁共振、螺旋CT及计算机三维重建技术能更形象地了解气管的具体状况，甚至是气管镜也达不到的狭窄远端。支气管镜检查通过肉眼直视可明确气管狭窄的长度和直径，及肿物与气管壁的特点，是诊断气道病变的“金标准”，但对于气道严重梗阻，气管镜无法通过狭窄部位的患者，就无法了解病变远端的气道情况，而且严重气道阻塞患者行气管镜检查后因局部水肿或气道受刺激可加剧气喘及呼吸困难。因此对存在严重气道梗阻的患者，气管镜检查宜安排在一切准备就绪的手术前，在手术室内且在麻醉及外科医师到位后进行，一旦呼吸困难加剧可以紧急手术。

二、术前准备

麻醉医师应当参与手术计划的讨论，了解手术径路和过程。高位气管手术多采用颈横切口，主动脉弓上主气管手术以胸骨正中切口，下端气管涉及隆突及支气管多采用右后外侧切口进胸。常见的手术方式有：气管壁的切除与修补、气管环形切除端端吻合、隆突切除和成形等。

根据患者和手术情况制订完善的麻醉方案，重点在于手术各阶段的通气方案和应急准备。完善术前器械的准备，重点是各种型号的气管导管、可供手术台上使用的灭菌导管、通气延长管和接口，此外备有两套呼吸环路、各型支气管镜。对于急性严重气道梗阻患者，拟在体外循环下实施手术者，还应准备紧急体外循环所需设备。麻醉医师和护士人员齐备，麻醉诱导前手术医师在场，做好紧急建立外科气道的准备。

术前对患者进行心理疏导和安慰，介绍术后体位和咯痰事项，以争取得到患者最大程度的配合。

对严重的气道狭窄建议术前不使用镇静药，以免削弱患者维护其自主呼吸的能力；抗胆碱能药虽可减少呼吸道分泌物，但可使分泌物黏稠，或形成痰险加重阻塞，故术前不用，术中按需给予。

三、麻醉管理

采取各种手段尽早地控制气道，不同阶段努力维持有效通气是气管手术麻醉的关键。

（一）诱导期麻醉管理

麻醉诱导过程是气管手术麻醉最危险的阶段之一，诱导用药和插管方式必须结合患者具体病情、病变情况和麻醉医师的实际经验，遵循“安全、无痛、舒适”三阶梯麻醉管理规范，依照麻醉计划和准备进行选择。

1. 局部麻醉　在局部麻醉下行气管切开后再从气管造口处插入气管导管。但由于惧怕呼吸道梗阻而过度保守地应用镇静、镇痛药物，可能使患者经历一定程度的痛苦。α_2 受体激动剂——右美托咪定为保留自主呼吸清醒镇静提供了便利，总量用 1μg/kg，10 分钟静脉微泵注射，可达到镇静而无呼吸抑制之虑，从而减轻患者的痛苦。

2. 吸入诱导　采用七氟烷吸入诱导，达到足够的麻醉深度后，结合呼吸道表面麻醉再实施支气管镜检查，进行气管插管或置入喉罩。

3. 静脉诱导　如果患者在仰卧位可保持呼吸通畅（如日常睡眠不受限），而且气道病变固定，估计气管插管无困难时，则可采用含肌肉松弛药的静脉诱导。

4. 人工心肺支持下麻醉诱导　对于严重呼吸困难，需要上半身抬高及麻醉后气道情况无法判断的患者，可借助体外循环，在局麻下行股动、静脉插管，经股静脉至右房引流体外膜肺氧合的方法来保证患者的正常氧供。体外循环开始后行麻醉诱导，将气管导管放置在气管狭窄部位以上，然后行纤维支气管检查，注意避免气道内出血。

（二）麻醉插管方法的选择

1. 根据病变部位及病变特点　具体如下。

（1）肿瘤或狭窄位于气管上部靠近声门，气管导管无法通过，在局麻下和静脉镇静下由外科医师行颈部气管切开，在狭窄部位下建立通气；如果瘤体较小，气管最狭窄处直径 >1cm，可以在纤支镜引导下插入细直径气管导管通过肿瘤。也可以先插入喉罩，保留自主呼吸麻醉下，行颈部气管切开，在狭窄部位下建立通气后拔除喉罩更换气管导管，待气管后壁吻合后，将经口气管导管推进越过吻合口，然后吻合气管前壁。

（2）肿瘤或狭窄位于气管中部，对于气管肿瘤蒂细、肿瘤质地脆、易出血等患者，可放弃导管通过肿瘤的尝试，将导管留置狭窄部位以上，手法正压通气无阻力的情况下全麻下开始手术。对于蒂粗、不易脱落的肿瘤，在纤维支气管引导下气管导管尝试可以通过的就通过，通不过的将导管留置狭窄部位以上。

（3）肿瘤或狭窄位于气管下部接近隆突，可将单腔气管导管置于肿瘤上方，如果插过无困难，可考虑纤维支气管镜引导下将单腔气管导管插入一侧支气管。此类患者有建议用较细导管通过肿瘤部位行高频喷射通气，但狭窄严重、排气不畅仍有可能造成气体滞留和气压伤。

2. 根据呼吸困难的程度　具体如下。

（1）对于气促明显，伴有紧张焦虑甚至窒息濒死感的患者，给予保持端坐位，轻扣面罩予高浓度氧吸入，而后静脉缓慢给予小剂量阿片类药物，可达到清醒镇静的目的，氟芬合剂 1/3 剂量启用也是较好的选择。也可用右美托咪定 1μg/kg，10 分钟静脉微泵注射的方法，镇静效果较为理想。此类患者在使用丙泊酚、咪达唑仑时切忌给药剂量过大过快。采用七氟烷吸入也可以使患者保持自主呼吸下入睡，但紧闭面罩可能加重患者的紧张和窒息感，此外由于患者的通气量不足，麻醉入睡时间可能延长。病变部位较高的患者，可以进行气管切开，在狭窄部位下建立通气；不能进行气管切开的患者，为了提高安全性，可在局麻下暴露好股动静脉，然后麻醉用药，一旦呼吸困难加剧，立即股动静脉插管进行体外循环。

（2）术前无明显气促，可以平卧的患者，估计稍细气管导管（ID 6.5）可通过狭窄部位的患者，可给予丙泊酚和阿片类药物，逐步过渡到面罩正压通气，如无供氧困难，可考虑给予肌松剂后插管。

3. 根据肿瘤的生长情况　具体如下。

（1）气管内生肿瘤患者的插管，建议均在纤维支气管镜明视引导下进行，可避免无谓的插管通过尝试，或减轻导管通过时对瘤体的冲击，同时随时可交替使用气管内吸引和供氧。切忌盲目插管，特别是蒂细、质地脆、易出血的肿瘤触之易引起脱落和出血，加重气道梗阻。

（2）肿瘤侵犯气管所造成的外压性气管狭窄，在确认插管通过狭窄部位前忌用肌肉松弛药。

四、术中麻醉维持和气道管理

（一）麻醉维持

采用全凭静脉麻醉，其优点是在气道开放时，不会有麻醉气体污染。丙泊酚 TCI 靶控输注复合瑞芬太尼，一旦停止输注，麻醉苏醒迅速而完全。宜采用中效非去极化肌肉松弛药维持肌肉松弛状态，以减少操作中刺激气管造成患者的不随意体动。

（二）手术中气道管理

其重点是在气道开放时确保气道通畅和患者的正常氧合。目前最常用的方法主要还是交替使用经口气管内导管和外科医师行台上插管。成功的术中气道管理是麻醉医师和外科医师默契配合的结果。

1. 台上插管　可以根据不同的手术部位而定，颈部和胸部气管手术的重建方法相对较单一（图9－14 和图9－15），而隆突重建术的方法较多，但是基本原理相仿：台上气管手术切开前，经口气管插管放置于病变上方通气，在下方切开气管，使用台上导管插入远端气道通气，切除病变后先吻合气管后壁，而后放弃台上插管，将口内气管导管送过吻合口远端，气囊充气后施行通气，缝合气管前壁完成吻合。（图9－16 和图9－17）。

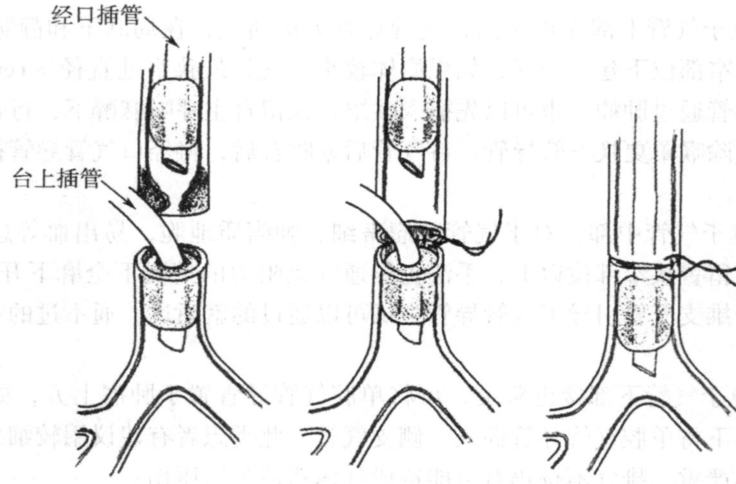

图9－14　颈部气管手术中气管插管的方法

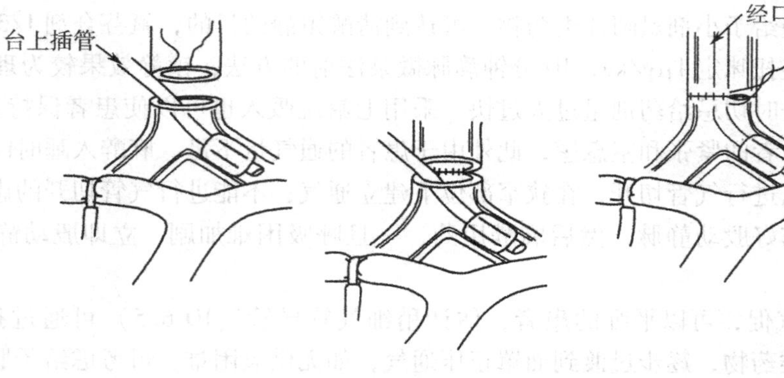

图9－15　胸部气管手术中气管插管的方法

2. 台上插管导管型号的选择　术中麻醉医师应准备各个型号气管导管和连接管供选用。台上插管可用灭菌气管导管或自制导管，在满足通气前提下宜选用套囊稍细的导管，导管过粗气囊过大可能影响气管缝合操作，需要注意的是，由于目前使用的导管的套囊与导管前端位置较远，因此在使用过程中比较容易插深，易阻塞上叶管口。

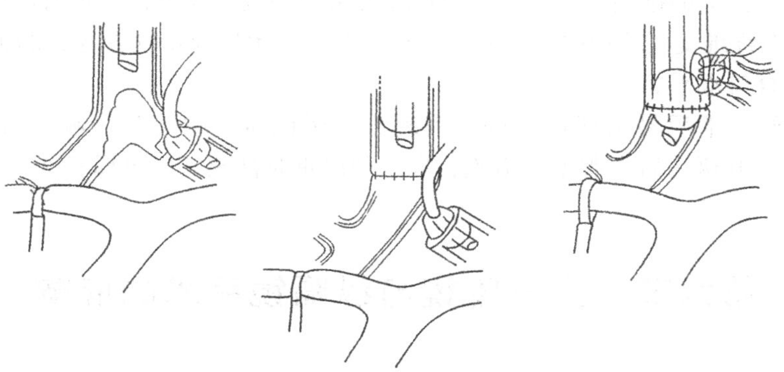

图 9-16　隆突重建手术中气管插管的方法（1）

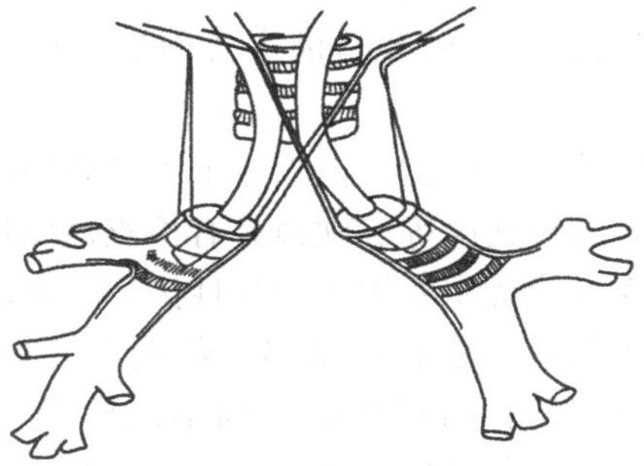

图 9-17　隆突重建手术中气管插管的方法（2）

3. 低氧血症的预防与处理　①术中可能需要间断的呼吸停止，可采用 100% 氧吸入，过度通气后，可获得 3~5 分钟的呼吸暂停时间，需要注意的是期间应密切观察血氧饱和度，一旦血氧饱和度下降至 90%，应立即重新通气，此时可能需要外科医师用手封堵尚未缝合完毕的吻合口，待血氧饱和度上升后再次暂停呼吸继续手术。②血液和分泌液阻塞远端气道，需术者配合吸引远端气道。③插管导管位置不良，位置太浅漏气或者太深部分肺段通气不足，需术者调整插管位置；麻醉医师提高新鲜气流量，采用间断通气的方法可以改善氧合。④单肺通气中肺内分流，如不能采用双侧台上插管两肺分别通气，可考虑请术者临时套扎非通气侧肺动脉，或能改善血氧浓度。高频喷射通气（HFJV）作为一种在开放条件下的通气手段，在气管手术中应用有其优越性：喷射导管较细，使用灵活，提供充分的氧和避免单肺通气所致低氧，可以通过狭窄部位和气管切端，且对手术缝合干扰小。但需要注意的是，高氧流量导致手术野血液喷溅、血液吸入、导管不稳定、低通气和 CO_2 重复吸入也有可能发生。尤其要重视的是在气管壁未打开前使用 HFJV，有引起严重气道狭窄患者气压伤的风险。

（三）麻醉恢复期气道管理

气管重建术后麻醉恢复期也潜在风险。由于手术后机械通气可影响气管吻合口的愈合，因此提倡在手术后尽早拔除气管导管，但重建的气道是脆弱的，随时有可能出现危险，而且重新建立安全的气道也是困难的。应注意以下几点问题：①尽量保持患者颈部前屈，减少吻合口张力。②完全逆转肌肉松弛药的作用：即便应用非去极化肌肉松弛药的拮抗药，也必须要有足够的时间使肌肉松弛药的作用完全逆转，保证患者有足够的通气量后，才能拔除气管导管。③苏醒应平稳，尽量避免患者因躁动，呛咳而致吻合口裂开。如果采用全静脉麻醉，邻近手术结束时可逐渐减小瑞芬太尼的输注速度，给予芬太尼 0.05~0.10mg，或者曲马朵50~100mg 以减轻麻醉恢复期患者疼痛，同时启用术后 PCA 镇痛。麻醉前期右美托咪定的应用，也能有效防止躁动、增加麻醉恢复期的舒适感。

气管手术后患者应在 ICU 监护治疗。入 ICU 后应常规行胸部 X 线检查以排除气胸。患者应始终保持头俯屈的体位以降低吻合口张力。面罩吸入湿化的氧气。隆突部位手术可阻碍气道分泌物的排出，必要时可使用纤维支气管镜辅助排痰。术后吻合口水肿可引起呼吸道梗阻，严重时需要再插管。由于体位的影响，ICU 插管应在纤维支气管镜引导下避免误伤吻合口。术后保留气管导管的患者应注意气管导管的套囊不应放置于吻合口水平。

靠近喉部位的气管手术后易出现喉水肿，表现为呼吸困难、喘鸣与声嘶。治疗可采用改变体位（坐位）、限制液体、雾化吸入肾上腺素等措施，喉水肿严重时甚至需要再插管。

（程庆春）

第六节　支气管镜与纵隔镜手术的麻醉

一、气管镜手术的麻醉

支气管镜在肺疾病的诊断治疗中有重要意义。从硬质支气管镜到软镜（纤维支气管镜、电子支气管镜），支气管镜的应用范围不断扩大。支气管镜目前主要用于气管支气管异物取出、肺内引流、大咯血的治疗、气道与肺肿物的诊断与治疗。

从适应证看，硬质支气管镜与软镜并无区别，但临床上支气管镜的选择受很多因素控制。如设备条件、医师的经验、使用安全性与患者的舒适度等。软镜具有检查范围广、创伤小等优点，但在一些治疗性操作中应用受限。因此既往硬质支气管镜主要用于治疗性操作，而软镜主要用于诊断性检查，现在随着软镜器械及技术的发展，在治疗中的应用也日趋增多。荧光支气管镜检查（黏膜下的早期肿瘤组织会发出异样的荧光，对此部位进行组织活检可以提高肿瘤早期检出率）、经支气管镜超声检查（endobronchail ultrasound，EBUS，即 6.0mm 左右 EBUS 定位引导下行支气管镜针吸活检术，可以探明血管的位置，防止活检时误伤血管，提高肿瘤的早期检出率并降低穿刺活检的并发症）为近年来开展的新技术，属于软镜的范畴，但其诊断与治疗较为费时，对“无痛气管镜”的需求增多。“无痛气管镜”滞后于“无痛胃肠镜”，主要的原因在于麻醉医师与内镜操作医师“共抢气道”，任何麻醉最需要保持的呼吸道通畅，在该操作过程中却始终由内镜占据呼吸道造成气道的部分梗阻。经近 20 年的临床实践，“无痛气管镜”已安全在国内开展。

术前用药应考虑患者的一般情况、手术类型、使用的支气管镜类型及麻醉方式。术前用药的主要目的在于缓解焦虑、提高痛阈、减少分泌与抑制反射。常用的术前用药阿片类药、镇静药及抗胆碱能药，对于支气管镜检查或治疗患者应谨慎，避免其加重呼吸抑制，避免分泌物黏稠不易排出或吸引。

麻醉方式的选择应根据选用的支气管镜类型、拟行手术、患者的一般情况与患者的要求综合考虑。可选择的麻醉方式包括局部麻醉与全身麻醉。

局部麻醉主要用于一般情况较好、可配合的患者，手术操作较简单，手术时间一般较短。通过局部麻醉药雾化吸入与喷雾，对整个呼吸道施行表面麻醉。环甲膜穿刺注射局部麻醉药是声门下呼吸道表面麻醉的有效方式。舌咽神经阻滞与喉上神经阻滞对缓解声门上刺激有效，是较好的辅助措施。辅助神经阻滞时应防止误吸。使用局部麻醉还应注意局部麻醉药过敏，防止局部麻醉药过量中毒。

全身麻醉是支气管镜手术主要的麻醉方式。硬质支气管镜手术对镇静、镇痛与肌松要求高，一般均选择全身麻醉。麻醉药的选择应考虑患者一般情况与手术类型。目前主张使用短效药物，保证术后迅速恢复。麻醉诱导可采用吸入诱导，也可采用静脉诱导。麻醉维持的方式多根据支气管镜通气方式确定。

硬质支气管镜可使用的通气方式包括自主呼吸、正压通气与无呼吸氧合。自主呼吸主要用于异物取出；无呼吸氧合维持时间短；正压通气是硬支气管镜主要的通气方式，包括间断正压通气、喷射通气和高频喷射通气等形式。

既往纤维支气管镜在无气管插管的情况下均采用自主呼吸，现在内镜专用面罩（图 9－18）、喉罩（图 9－19）在支气管镜检查与治疗中的应用日趋广泛，为控制患者的气道创造了条件，这样可以按需、随时进行辅助或控制呼吸，依据患者的全身情况及支气管镜下检查或治疗的需求可以采用三种麻醉方式：①监测下的麻醉镇静管理（MAC），即在麻醉医师的监测下，静脉镇静用药至保留自主呼吸程度的镇静深度，一般选用内镜专用面罩。②不使用肌肉松弛药的全身麻醉，可能潜在一过性呼吸抑制，多需要气管插管或喉罩控制气道，必要时可行辅助呼吸；③使用肌肉松弛药的全身麻醉，需要控制呼吸，多应用喉罩，也可用气管插管控制气道。三种方法各有利弊，其共同点是局部麻醉不能省略，采用超声雾化吸入局部麻醉患者更容易接受，效果更好。右美托咪定镇静、不抑制呼吸的特点，为 MAC 下支气管镜的检查提供了便利，但该药的起效需 10 分钟，因此需要提前用药。由于吸入麻醉药在支气管镜操作过程中容易环境污染，因此更多地采用静脉麻醉药，丙泊酚与瑞芬太尼为较好的选择，中短效肌肉松弛药为安静的术野创造了条件，但同时患者咳嗽能力的消失，需要操作者及时吸引气道内分泌物。

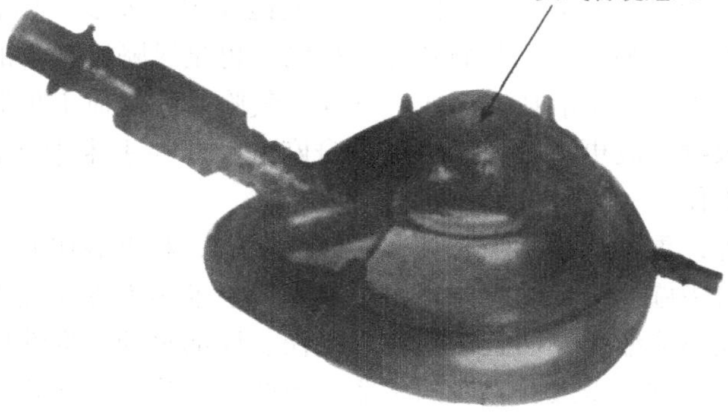

图 9－18　支气管镜专用面罩

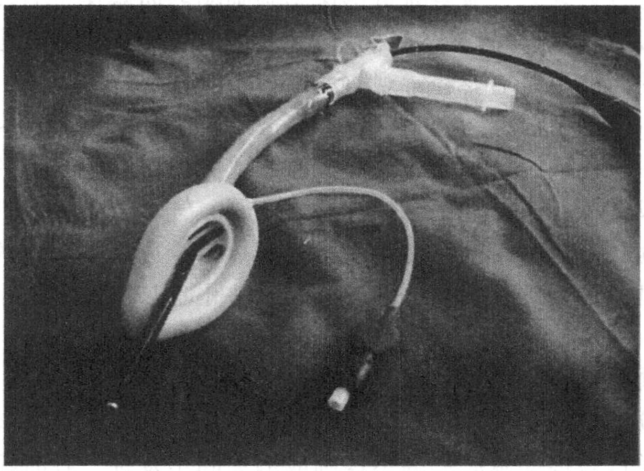

图 9－19　喉罩用于支气管镜检查

对于需要在硬质或软镜下行气道内电灼或激光治疗的患者，控制呼吸或辅助呼吸时应避免高氧，宜将吸入氧浓度降低至 30% 以下，避免气道烧伤。采用喉罩可以避免损伤气管导管后继发性损伤气道，必须行气管插管时则需要专用的抗激光气管导管。

支气管镜手术的并发症涉及手术并发症与麻醉并发症。硬质支气管镜可造成口腔至支气管径路的组织的损伤，包括牙齿、口咽黏膜、喉及支气管，组织活检后可引起组织出血等。麻醉相关的并发症包括呼吸抑制、麻醉过浅或过深带来的并发症。呼吸抑制表现为低氧血症与高碳酸血症，可通过辅助呼吸、调整通气来纠正。麻醉过浅时气道内操作刺激可诱发心律失常与血压波动，麻醉过深又不利于麻醉后恢复，因此需要适宜的麻醉深度及呼吸道黏膜的局部麻醉。术中心电图、无创血压、脉搏血氧饱和度及呼气末二氧化碳监测应作为常规，并应按照手术室内麻醉要求装备麻醉机、空氧混合装置及抢救药品等。麻醉后恢复应按照全身麻醉后处理。

二、纵隔镜手术的麻醉

纵隔镜（mediastinoscope）最早用于肺癌分级中纵隔淋巴结活检，以确定手术切除的可能性。后来逐渐用于纵隔上部淋巴结活检、纵隔肿块活检与后纵隔肿瘤的手术。虽然计算机断层扫描（CT）与磁共振成像（MRI）能发现纵隔内异常的肿瘤或淋巴结，但不能获取组织明确其病理性质，因此纵隔镜常与支气管镜检查结合用于治疗方案的确定。

胸骨上切迹切口入路的纵隔镜手术又称颈部纵隔镜手术，主要用于上纵隔病变的诊断治疗。胸骨左缘第二肋间切口与胸骨旁纵切口入路的纵隔镜手术又称前纵隔镜手术，主要用于前纵隔、肺门、上腔静脉区域病变的诊断治疗。

虽然纵隔镜手术可以在局部麻醉下完成，但由于纵隔镜技术的发展，由目视纵隔镜到电视纵隔镜，手术适应证也在扩大，巨大纵隔肿瘤、上腔静脉综合征已不再是纵隔镜手术的绝对禁忌证，因此麻醉管理的难度也在增加。特殊的手术部位潜在大出血、气栓、气胸、脑供血不足等严重并发症的风险，且手术要求术中术野静止、无咳嗽，故更多倾向于选用全身麻醉，并在手术中严密观察，做好应对大出血、气胸、脑供血不足的准备工作。

术前访视除了常规内容，重点仍是呼吸、循环功能的评估。对于潜在的气道压迫问题，做出正确的分级评估后，术前做好应对措施的准备。此外，由于纵隔镜手术多为诊断性手术，对于巨大纵隔肿块活检手术有时手术后肿瘤不仅不能缩小，而且由于手术创伤、局部水肿、炎性反应等造成气道周围进一步水肿，可使气道受压进一步加剧甚至威胁患者的生命，因此在拔除气管导管前这一问题也要有所考虑并做好应对准备。

术前存在气道受压迫的患者，麻醉诱导前应充分评估控制气道与气管插管的难度，为防止手术损伤胸膜导致气胸宜插入双腔支气管导管，应急时可迅速实施肺隔离而避免张力性气胸或通气不能。纵隔肿瘤对大血管的压迫可能导致麻醉诱导与正压通气时循环功能的恶化，可考虑改变患者体位的方法防止低血压、改善头部静脉血液的回流也是需要经常观察的项目。

此类患者的麻醉可以不使用术前药。入手术室后开放一条静脉通道（16～18G）。常规监测心电图、左手接脉搏血氧饱和度、右手桡动脉穿刺建有创血压监测。麻醉诱导与维持的方法很多，以静脉快速诱导、静脉维持的麻醉方法较常用。由于手术操作接近大血管、气管等重要解剖部位，麻醉中应创造安静的手术野，完善的肌肉松弛效果是必需的，由于手术时间短，应选用中短效的肌肉松弛药。手术可能带来上纵隔与气管等部位的刺激，因此要有足够的麻醉深度防止呛咳造成损伤，这也是不选用局部麻醉的主要原因之一。

纵隔镜手术中，无名动脉、无名静脉、奇静脉与镜身毗邻（图 9－20），均可能受损而造成出血。无名动脉受压时，右侧的颈总动脉血供不足可引起脑供血不足，但在全身麻醉中较难发现，由于右锁骨下血供同时受阻，因此可通过右桡动脉波形的不规则或消失同步发现，及时提醒手术医师移动纵隔镜位置，以避免长时间脑供血不足，这是纵隔镜术中强调右桡动脉置管监测血压的主要目的之一。此外，由于纵隔镜手术的特殊体位要注意上腔引流是否通畅，避免头颈过伸导致颈部血管受压。

麻醉恢复期需要注意的问题是对于术前呼吸道梗阻的患者拔管前要充分评估，警惕拔管后呼吸道梗阻加剧，对于术中潜在喉返神经与膈神经损伤的患者要注意避免误吸与呼吸困难。

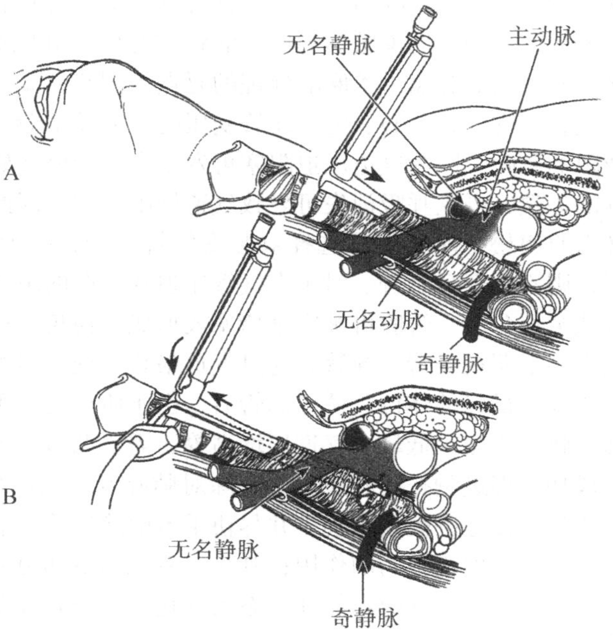

图 9－20 纵隔镜术中与毗邻动、静脉

（程庆春）

第七节 纵隔手术的麻醉

纵隔（mediastinum）是两侧纵隔胸膜之间所有器官的总称。纵隔内的器官主要包括心包、心脏及出入心的大血管、气管、食管、胸导管、神经、胸腺和淋巴结等。现常用纵隔的四分法分区即以胸骨角平面为界，将纵隔分为上、下纵隔。下纵隔又以心包的前、后面为界分为三部：心包前面与胸骨之间为前纵隔；心包及大血管所占据的区域为中纵隔；心包后面与脊柱之间为后纵隔（图 9－21）。

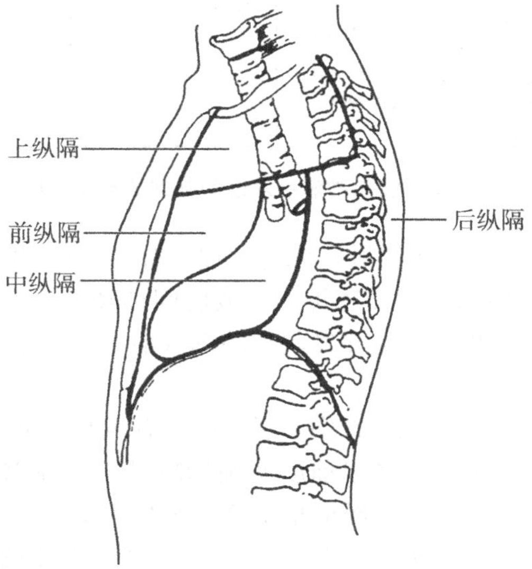

图 9－21 四分法纵隔分区

一、常见纵隔疾病及麻醉处理中的注意事项

纵隔病变除了创伤以外，主要为肿瘤。常见的纵隔肿瘤有神经源性肿瘤、畸胎瘤、皮样囊肿、胸腺

瘤、纵隔囊肿、胸骨后甲状腺肿、淋巴源性肿瘤及其他如食管癌及支气管肿瘤等。大多数纵隔肿瘤为良性肿瘤，由于纵隔肿瘤逐渐增大，可产生周围脏器的压迫症状和恶变（如胸腺瘤和畸胎瘤等），因此一经诊断，都应早期手术切除肿瘤。纵隔肿瘤手术麻醉处理的要点见图9－22。无临床症状的小肿瘤，麻醉处理无特殊；肿瘤增大致气管、支气管、心、肺、血管受压时可危及生命，尤其是气道受压的患者麻醉处理中存在致死性气道梗阻的风险。因为气道压迫阻塞可发生在气管分叉处，此时如果用单腔气管导管，受压部位处于气管导管的远端，自主呼吸消失可导致气道梗阻加剧，因此，端气道未能受控之前禁用肌肉松弛药，如果手术必需肌肉松弛时则建议选择双腔支气管导管，以确保非受压一侧支气管的通畅，如果双侧支气管都受压，则不宜全身麻醉。对于有气管压迫和扭曲的患者，气管插管时，若导管口贴在气管壁上或者导管通过狭窄部分时，管腔可被完全堵塞或形成一锐角，这种情况也可引起气道的完全梗阻，可在纤维支气管镜引导下明视插管，导管需通过气道最狭窄处。尽可能采取患者平时喜爱的体位及姿势，此常为呼吸道受压程度最轻的体位。诱导插管后，由于肌松药、重力及体位等的影响，部分患者可出现巨大肿瘤压迫肺叶致肺不张、低氧、气道压增高等，需要调节体位达到最佳状态，必要时须手术医师密切配合，麻醉一成功，即进胸托起肿瘤，以解除对肺叶及气道的压迫。对于肿瘤压迫心脏、大血管的患者，应采取最佳体位，使心脏受压最轻，并尽快手术解除压迫。麻醉恢复期提倡在手术后尽早拔除气管导管，首先要完全逆转肌肉松弛药的作用；其次，避免苏醒期患者咳嗽，防止肿瘤切除吻合处或缝扎处缝线脱落出血。严密监测患者呼吸功能和状态的变化，对原有肺及大血管受压者，拔管前后应做好紧急再插管及气管切开的准备。

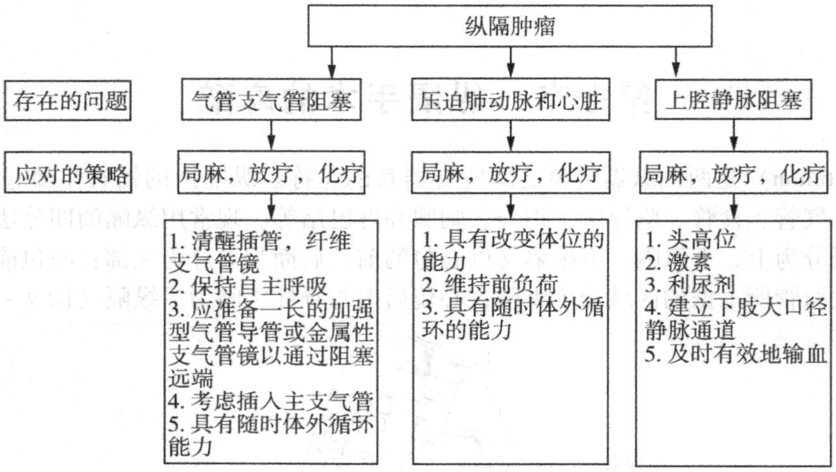

图9－22　纵隔肿瘤手术麻醉处理要点示意图

除了上述共性问题外，针对不同的纵隔肿瘤麻醉处理中有些特殊的问题需要注意。

1. 神经源性肿瘤　多发生在后纵隔的交感神经链或肋间神经上，手术范围大，术中出血多，因此必须建立足够的静脉通路。此外，儿童较易并发其他畸形（脊柱侧弯、先天性心脏病、气道异常等），术前检查及麻醉中应注意。

2. 胸腺瘤　多发生在前上纵隔，个别可在中、后纵隔。有30%～40%患者并发重症肌无力（myasthenia gravis，MG）。因此对于胸腺肿瘤患者术前应明确诊断是否存在MG。MG以临床表现按改良Osserman分为五型。Ⅰ型：单纯眼肌型（脑神经最早受累，表现为上睑下垂、复视）；Ⅱa型：轻度全身型——呼吸肌不受累，延髓肌未受累；Ⅱb型中度全身型——呼吸肌不受累，延髓肌受累，出现吞咽障碍，饮水呛咳和口腔清除反应障碍；Ⅲ型：急性暴发型，起病急，数月后延髓肌受累，半年内出现呼吸肌麻痹；Ⅳ型：迟发性全身肌无力型；Ⅴ型：肌无力伴肌萎缩型。如有MG症状，术前应药物控制，常用抗胆碱酯酶药——吡啶斯的明口服治疗，该药治疗有效剂量的个体差异较大，目前主张术前用最小有效剂量以维持足够的通气功能和吞咽、咳嗽能力，并在术前减量至1/3～1/2；有些患者术前可能还应用了肾上腺皮质激素治疗。因此对于MG患者需要注意其体内胆碱酯酶及激素的水平，滴定监测下应用肌肉松弛药，避免用氨基甙类抗生素，如果病情严重在麻醉期间可以补充血浆，降低体循环乙酰胆碱受体抗体。拔管前要充分评估，待呼吸功能及保护性气道反应恢复后拔管。拔管后严密监护，对于术前口服吡啶斯的明治疗的患者，术后2小时应恢复术前用药（不能口服可经胃管给药）。病情严重者（术前球麻痹史、乙酰胆碱受体抗体浓度>100nmol/L，术中失血>1 000mL）容易发生肌无力危象，并注意与胆碱能危象鉴别（表9-7）。

表9-7　肌无力危象和胆碱能危象的鉴别

	肌无力危象	胆碱能危象
抗胆碱酯酶药	有效	症状加剧
分泌物	不多	多
出汗	正常	大汗
肌肉跳动	无	明显
肠蠕动	正常	增强（肠鸣音亢进）

3. 畸胎类瘤和囊肿　常见于儿童和年轻患者，可为实质性或皮样囊肿。由于其组成结构复杂，其中任何一种组织都可能发生恶变，故诊断后常选择手术治疗。畸胎瘤还可穿破入肺组织或支气管，从而招致感染，甚至痰液中可排出肿瘤的内容物如毛发等。麻醉的处理取决于肿瘤对周围脏器的是否有压迫及是否存在肺部感染、湿肺等，重点是对呼吸道的控制。

4. 淋巴瘤　常发生在前纵隔和中纵隔。由于淋巴瘤的治疗有赖于病理诊断，故对于不能取得外周浅表淋巴结（如锁骨上、腋下淋巴结）活检的患者，获取纵隔内病理组织成为手术的适应证。但此类患者的麻醉必须权衡利弊，在风险可控的情况下实施麻醉，如果风险达到威胁患者生命的程度则应考虑CT引导下穿刺或先行放疗，使得肿瘤缩小后再实施麻醉。如手术仅为活检，因手术后局部水肿，气道受压情况可能会加重，应注意防范。

5. 胸骨后甲状腺　胸骨后甲状腺可为迷走甲状腺腺瘤，较常见者为甲状腺叶下极腺瘤移入胸内，其特点为肿瘤与气管关系甚为密切。由于主动脉弓及其大分支的走向关系，不论是甲状腺左叶或右叶下极的腺瘤，移入胸内时，常顺主动脉的斜坡偏向纵隔右侧。巨大胸骨后甲状腺可压迫气管，导致呼吸道阻塞，麻醉管理的重点是气道处理，包括手术结束后拔管前必须确认无气管软化才能拔管。

二、前纵隔巨大肿瘤患者麻醉处理的特殊性

由于前纵隔巨大肿瘤在麻醉诱导时可发生威胁生命甚至致死性呼吸道梗阻或循环虚脱，故对其麻醉处理的某些问题再做强调。

术前注意症状和体征，如仰卧位即呼吸困难或咳嗽提示呼吸道并发症的发生率增加；晕厥或心外流出道梗阻症状则反映心血管并发症的危险性增加。颈、胸部CT片可显示肿块的位置、范围、气道受累情况；心脏超声检查则用于评估心脏、体血管和肺血管的受压情况。

麻醉风险评估中重要的是考虑患者的诊治方案是为了诊断还是治疗。如果为了诊断性操作，呼吸系统CT扫描、肺功能流速-容量环及超声心动图检查评估肿瘤的解剖位置，如果三种检查结果之一阳性，即使无呼吸困难的症状，采用全身麻醉在儿童或成人均属于高危，建议尽可能采用局部麻醉、清醒、CT引导下的穿刺活检术，其诊断的精确性可>90%。

一旦明确诊断，如果需要手术治疗则需进一步确定安全的麻醉方案。全身麻醉诱导必须在心电图、脉搏血氧饱和度、呼气末二氧化碳和有创动脉血压监测下进行，保留自主呼吸直至呼吸道得到控制，值得注意的是即便保留了自主呼吸也有可能是不安全的。如果在诱导前CT显示无终末气管受压可以顺利插入气管导管，清醒气管插管是可能的。如果需要肌肉松弛，第一步必须确认手控正压通气有效，然后应用短效肌肉松弛药。如果发生气道或血管进一步受压，则必须立刻手术显露，故麻醉诱导前外科医师应洗手准备随时手术。术中威胁生命的气道受压可用下列方法应对：重新翻动患者体位（回到诱导前或患者较少出现症状的体位）或应用硬质气管镜经过远端阻塞部位通气。麻醉诱导插管后，由于肌松

药、重力及体位等的影响，部分患者可出现巨大肿瘤压迫肺叶致肺不张、低氧血症、气道压增高等，需要调节体位达到最佳状态，必要时须让手术医师配合，立刻进胸托起肿瘤，以解除对肺叶及气道的压迫。对于麻醉诱导后威胁生命的心脏、血管受压情况减浅麻醉的是无效的，只有立刻正中胸骨劈开，术者提升肿瘤，使肿瘤离开大血管方可缓解。对术前评估后认为不能保证诱导后呼吸、循环功能者，可在体外循环下进行手术。麻醉恢复期则排除气管软化后才能拔管，注意术中对受压部位的直视观察，并在拔管前先放气囊后欢察，拔管时可在气管导管内先置入较细的交换导管，一旦拔除气管导管后有问题，可以顺着交换导管再次插管；另外也可在拔管时经气管导管置入纤维支气管镜明视观察，如无气管软化则拔出气管导管。巨大纵隔肿瘤如果术中循环波动明显，则可能术后仍需要循环支持。

三、上腔静脉综合征患者麻醉的注意事项

上腔静脉综合征是有上腔静脉的机械阻塞所引起。上腔静脉综合征的发生原因包括：支气管肺癌（87%），恶性淋巴瘤（10%），良性病变（3%）如中心静脉高营养、起搏器导线产生的上腔静脉血栓、特发性纵隔纤维化、纵隔肉芽肿及多结节性甲状腺肿。上腔静脉综合征的典型特征包括：上半身表浅静脉怒张；面颈部、上肢水肿；胸壁有侧支循环静脉和发绀。静脉怒张在平卧时最明显，但大多数病例在直立时静脉也不会像正常人一样塌陷。颜面部水肿明显，眼眶周围组织肿胀以至于患者不能睁开眼睛，严重的水肿可掩盖静脉扩张症状。大部分患者呼吸道静脉瘀血和黏膜水肿可引起呼吸道梗阻症状（呼吸急促、咳嗽、端坐呼吸）；此外，还可因脑静脉回流障碍引起脑水肿致意识、精神、行为改变。由于上腔静脉综合征患者有时病因不明，有时需要行纵隔镜或小切口下取组织活检明确诊断；有时则可能拟行上腔静脉解压术而需要实施麻醉。

麻醉处理的关键仍是呼吸和循环的管理。呼吸系统主要是气道问题，面颈部的水肿同样可以出现在口腔、口咽部和喉咽部，此外，呼吸道还可能存在外部的压迫和纤维化，正常运动受限，或存在喉返神经损害。如果疑有气道受压，按照巨大前纵隔肿瘤的麻醉处理。为减轻气道水肿，患者常以头高位被护送到手术室。在麻醉诱导前，所有患者均行桡动脉穿刺置管。根据患者情况术前可从股静脉置入中心静脉导管作为补液通道，颈内静脉置管则用于监测及必要时可作为引流以减轻脑水肿。如果诱导前患者必须保持坐位才能维持呼吸，那么应选择使用纤维支气管镜或喉镜清醒插管。

由于中心静脉压过高，加之术野组织的解剖变形，术中出血是主要的问题之一，应做好充分备血。

术后特别是纵隔镜、支气管镜检查后上腔静脉的压迫并没有解除，则可能发生急性呼吸衰竭而需气管插管和机械通气。这种急性呼吸衰竭的机制尚不清楚，但最有可能的是上腔静脉综合征可引起急性喉痉挛和支气管痉挛，呼吸功能受损、肿瘤增大可加重气道的阻塞。因此这些患者应常规监护。

（程庆春）

第八节　食管手术的麻醉

食管起自颈部环状软骨水平，终止于 T_{11} 或 T_{12}，直径约 2cm，长 25cm。在颈部位于气管后，进胸后微向左侧移位，在主动脉弓水平又回到正中，在弓下再次向左移位并通过膈肌。行程中有三个狭窄，分别位于颈部环状软骨水平、邻近左侧支气管水平与穿过膈肌水平。食管外科将食管人为地分为三段。即环状软骨水平至进胸水平（$C_6 \sim T_1$）为颈段食管，胸廓内部分（$T_{1\sim10}$）为胸段食管，膈肌水平以下为腹段食管。

食管手术（esophageal surgery）的麻醉管理应考虑患者的病理生理、并存疾患和手术性质，以降低影响食管手术患者预后的两大主要并发症——呼吸系统并发症和吻合口瘘的发生率。食管疾病本身影响进食可造成患者营养不良，大部分食管手术操作复杂，对机体的创伤大。食管疾病常伴吞咽困难与胃食管反流，手术操作过程中有可能引起肺部的机械性损伤，因此容易造成术后肺部并发症，故气道保护和肺保护是食管手术麻醉考虑的重点。预防误吸的措施包括：避免气管插管时的咽喉部损伤、半卧位插管。食管手术的死亡率已降低至 5% 以下，但高龄、肿瘤分期不良、肺功能、糖尿病、心血管功能不

全、全身情况差及肝功能减退与术后发病率及死亡率增加相关。微创食管手术后患者早期获益明显，康复快，但远期效果还有待观察。食管手术吻合口瘘的原因多与手术相关，少数为胃肠缺血，因此对麻醉医师而言，重要的是维持术中良好的循环功能，保证有效的胃肠血液灌注。

胃肠道接受迷走神经和胸交感神经的调节，胸部硬膜外阻滞一方面可阻滞交感神经使血管扩张、胃肠血流增加，另一方面如果血管扩张引起低血压则可使胃肠血流降低。因此如果采用硬膜外阻滞必须在血管扩张的同时补充容量、维持血流动力学的稳定，以保证胃肠血供，促进吻合口生长。

一、麻醉前评估

食管手术术前访视中应注意的问题主要有以下三方面：营养状况、食管反流误吸和肺功能。

食管疾病患者常伴有吞咽困难、摄入减少，加上恶性疾病的消耗，可造成长期的营养不良。营养不良对术后恢复不利，因此术前应改善患者的营养状况。长期摄入减少的患者可能有低血容量。食管癌和食管远端损伤甚至与酗酒有关，患者可有肝功能异常、门脉高压、贫血、心肌病和出血倾向。术前已行化疗的患者一般情况可能更差。食管功能障碍易引起反流，长期的反流易导致慢性误吸。由于大多数食管手术患者都有误吸的危险，对这类患者的麻醉前评估中要注意是否存在反流的症状。反流的主要症状有胃灼热、胸骨后疼痛或不适。对有误吸可能的患者还应进行肺功能评估并进行合理治疗。食管疾病引起反流误吸的患者多存在肺功能障碍。恶性食管疾患的患者可能还有长期吸烟史。对这些患者应行胸部X线检查、肺功能检查与血气分析了解肺功能状况。术前胸部理疗、抗生素治疗、支气管扩张药治疗，必要时可使用激素改善肺功能。

二、术前用药

食管手术患者反流误吸的发生率增加，这类患者术前镇静药的用量应酌情减量。气管插管（特别是双腔支气管插管）和手术刺激可造成分泌物的增加，可考虑使用抗胆碱能药（阿托品 0.4mg 或胃肠宁 0.2mg 肌内注射）。对误吸高危患者还应使用抗酸药（西咪替丁或雷尼替丁）与胃动力药。

三、食管手术的麻醉方法

食管手术的麻醉方法选择与手术因素、患者因素、麻醉医师对各种麻醉方法的熟练程度及所处医院的环境等有关。食管手术采用的手术路径较多，腹段食管手术仅通过腹部正中切口，麻醉原则与腹部手术麻醉相同。大部分食管手术为胸段食管手术，需要开胸，部分手术还需要颈、胸、腹部联合切口（如 Ivor Lewls 手术）。常用的麻醉方法为全身麻醉或全身麻醉联合硬膜外阻滞。麻醉诱导应充分考虑误吸的可能，做好预防措施。对反流的患者麻醉时应进行气道保护，快速诱导时应采用环状软骨压迫的手法，或采用清醒插管。对并发严重心血管疾病的患者可在有创动脉压监测下行麻醉诱导。由于该类患者术前可存在长期的摄入减少引起血容量不足，加上手术前的禁食、禁饮可导致血容量的严重不足，麻醉诱导过程中应重视容量的补充和监测。为创造理想的手术野，减轻手术操作对肺的钝性损伤，宜采用肺隔离和单肺通气技术。常用的肺隔离技术可用双腔支气管导管，也可采用阻塞导管行单肺通气。术中要注意手术操作可使双腔支气管或支气管阻塞导管移位而对通气产生不良影响。对于纵隔的牵拉与压迫可以引起食管术中剧烈的血流动力学变化，麻醉中应注意防治长时间低血压。由于手术创伤大，术中需要足够的镇痛，以抑制手术创伤所致的应激反应。

四、食管手术的监测

监测项目的选择主要根据患者病情、手术范围、手术方式及手术中发生意外可能性的大小来确定。常规监测应包括心电图、血压（含有创动脉压）、脉搏血氧饱和度、呼吸末二氧化碳、体温和中心静脉压。

有创动脉压监测是基于以下考虑：①开胸术式游离食管时对后纵隔的刺激与压迫可引起循环功能的剧烈波动。②牵拉或刺激胸内自主神经潜在心搏骤停的风险，通过有创动脉压波形的变化可在心电图受电刀干扰时迅速发现心搏骤停以便及时抢救。③便于术中、术后血气分析采样。

中心静脉置管宜采用双腔导管，一腔持续监测中心静脉压，维持液体平衡，另一腔作为输注药物通道，紧急情况时药物能迅速进入心脏。

食管手术创伤大，手术时间长，术中常常发生低体温，常规监测体温并积极进行保温处理有利于患者恢复，有条件应常规采用加热毯覆盖下部躯体。

麻醉医师手术中应了解外科医师的操作步骤和可能带来的影响，并随时与外科医师保持密切交流，术中遇到手术操作严重干扰呼吸、循环时，及时提醒外科医师，双方协作尽快解决问题。

手术近结束时应将留置胃管准确到位，胃管通过食管吻合口时应轻柔，位置确定后应妥善固定，避免移动造成吻合口创伤。留置胃管的目的不仅在于胃肠减压，保护吻合口，促进吻合口愈合，同时对预防术后反流、误吸致呼吸系统并发症也甚为重要。

五、麻醉恢复期的处理

由于存在误吸的可能，术后应保留气管导管直至吞咽、咳嗽反射恢复，完全清醒、可配合时。

拔管时机的选择应考虑患者病情与手术范围。多数患者可在术毕1小时内拔管。为促进呼吸功能恢复，拔管前应有良好的术后镇痛。对于不能短时间内拔管的患者应考虑将双腔管换为单腔管。如长时间手术、术中液体出入量大，咽喉部组织容易发生水肿，使得气道变窄，再次插管可能存在困难，故换管前要进行气道评估并要求一定的麻醉深度和肌松。采用交换导管的方法较简便，但也潜在交换失败的风险，可借助可视喉镜做换管前评估与换管。另需术中注意游离食管还可能造成气管撕裂，拔管后如出现呼吸困难、皮下气肿应立刻重新插管，并检查确诊，按照气道损伤处理。

六、术后并发症

食管手术后并发症主要来自三方面，术前疾病影响导致的并发症、麻醉相关并发症与手术相关并发症。

术前因反流误吸造成肺部感染、继发性哮喘使肺功能降低的患者术后常拔管困难。营养不良的患者肌力恢复慢易造成术后脱机困难。

麻醉相关的并发症主要为麻醉诱导与拔管后的误吸，重在预防。可通过严格的拔管指征、拔管时患者的充分清醒、能排出分泌物，拔管时采用半坐位利于引流，以减少误吸的发生。

后疼痛可使呼吸道分泌物的排出受限而造成局部肺不张、肺炎，可能需要再次插管进行呼吸支持。术后应保持患者充分的镇痛。术后硬膜外镇痛的优势是镇痛效果确切可靠，弊端是增加硬膜外操作的并发症及术中、术后液体管理的难度；静脉镇痛对患者的静息疼痛具有良好的镇痛效果，但对咳嗽和活动时的疼痛仍存在抑制不够完全的弊端。随着多模式、持续镇痛技术的开展，静脉镇痛联合椎旁阻滞、多种不同作用机制镇痛药不同时段、联合用药等逐渐采用，取得了较好的镇痛效果。术后肺功能不全由于目前采用单肺通气技术和肺的肺保护性通气策略，其发生率已明显降低。

手术相关的并发症与手术方式有关。包括术后吻合口瘘、吻合口瘢痕形成引起的食管狭窄等。吻合口瘘常并发肺部并发症，重在预防，吻合技术是第一位的，麻醉中保持血流动力学的平稳，避免胃肠血供灌注不足对术后吻合口愈合也有一定的作用。术后吻合口瘢痕形成可导致食管狭窄，可采用扩张治疗。胃镜检查可能导致食管穿孔，食管穿孔引起纵隔炎可危及患者生命，应禁食禁水并静脉注射抗生素治疗，必要时行食管部分切除。

七、内镜食管手术的麻醉

大部分食管手术术前需要接受胃镜检查明确病变的位置与范围。在食管狭窄的病例，胃镜检查还能起到扩张性治疗的作用。

电子胃镜诊断性检查的麻醉并不复杂，大多数病例仅在表面麻醉下即可接受胃镜检查，对于需要“无痛胃镜”检查的患者，可采用监测下的镇痛管理技术（MAC），应用丙泊酚静脉麻醉。由于患者存在一定程度的吞咽困难，胃镜检查中镇静药的使用应谨慎。使用镇静药一定要保留患者的气道保护性反射。

对胃镜或食管镜下复杂操作的患者，如多次食管异物取出失败再次尝试、严重食管狭窄拟行食管支架植入术建议全身麻醉。选择单腔气管导管固定于一侧口角一般不妨碍胃镜检查。根据气管插管的难易程度可选择清醒插管或静脉快速诱导插管。麻醉维持可采用吸入麻醉、静脉麻醉或静脉吸入复合麻醉，为保证患者制动，可采用中短效肌肉松弛药。手术结束后拮抗肌肉松弛药，待患者完全清醒后拔管。

（程庆春）

第九节 特殊疾病的麻醉要点

一、湿肺

湿肺指伴有大量脓痰或分泌物的肺部疾患。常见的疾患有支气管扩张、肺脓肿、肺囊肿、部分肺结核大出血。湿肺患者麻醉中可能出现呼吸道梗阻、肺不张、感染向健肺的扩散，为防止上述情况发生，全身麻醉必须用双腔支气管导管行肺隔离技术，以便术中能够良好吸引。支气管阻塞导管仅用于双腔支气管导管插管困难的患者，此类患者在肺内手术结束后，手术医师应在台上从气道切口处吸净残余分泌物。即便如此，在抽瘪阻塞导管套囊的瞬间，仍潜在分泌物进入健侧的风险，应注意好防范。

控制感染、结合体位引流与雾化吸入促进排痰在术前准备中甚为重要。麻醉诱导一般采用静脉复合诱导的方法，诱导力求平稳。麻醉维持可采用静吸复合维持或全凭静脉麻醉。术中注意分泌物的及时清除。分泌物黏稠不易吸引时可向气道注入少量生理盐水，痰液稀释后较易吸引。由于双腔支气管导管管径细，应选用较细有侧孔的吸痰管，吸痰管置入气管导管前应予润滑。在手术结束后可更换单腔气管导管，用较粗管径纤维支气管镜检查并吸净气道内分泌物，以利于患者的康复。

二、大咯血

大咯血（massive hemoptysis）是指24小时出血量达600mL以上的呼吸道出血。大咯血多见于支气管扩张、肺结核、肺脓肿、外伤或肿瘤。大咯血的主要死因是窒息，多数大咯血的发生并无征兆，一旦发生应立即控制呼吸道。麻醉诱导一般采用快速诱导，气管插管应使用双腔支气管导管。插管后应及时吸引出血并保证充分供氧。由于手术中要反复吸引，麻醉维持以静脉麻醉较理想，同时应建立可靠的静脉通路维持循环血容量。手术切除出血灶后，如果术前出血多，术毕也宜更换单腔气管导管，用较粗管径纤维支气管镜检查并吸净气道残余血凝块，以促进患者康复。

三、肺大疱

肺大疱（bullae）是指肺泡组织受破坏形成的肺内充满气体的囊泡。因肺组织发育不良形成的肺大疱适宜外科治疗，慢性阻塞性肺疾患所致的肺大疱应严格掌握手术指征。

肺大疱破裂已发生气胸者，术前应行胸腔闭式引流。肺大疱与支气管相通时正压通气可造成肺大疱急剧扩大甚至破裂，导致张力性气胸的发生，所以肺大疱患者麻醉诱导时应避免过高正压通气，慎防肺大疱破裂，一旦发现脉搏血氧饱和度下降或严重血压下降要考虑到肺大疱破裂的可能，应立刻行胸腔闭式引流，紧急情况下脱开气管导管减压，然后再重新通气。由于氧化亚氮有扩大闭合体腔容量的作用，肺大疱患者麻醉中不宜使用氧化亚氮。

四、支气管胸膜瘘

支气管胸膜瘘（bronchopleural fistula）是指支气管与胸膜腔之间发生异常交通的情况，可由肺脓肿、肺大疱破裂引起，更多见于肺切除术后吻合口漏。由于吸入气体可经瘘口排出，因此有形成张力性气胸的可能，术前应行胸腔闭式引流。麻醉管理上在建立与支气管胸膜瘘瘘口隔绝的通气道前应保留自主呼吸，否则无法正常通气；因此类患者术前常合并呼吸道感染，故宜选用健肺侧双腔支气管导管，麻醉前应用右美托咪定、丙泊酚、瑞芬太尼静脉麻醉诱导或七氟烷吸入诱导，可以提供足够的麻醉深度，为双腔支气管导管的插管提供便利，保证健肺通气后再应用肌肉松弛药。手术结束拔管前清理呼吸道。

五、膈疝

先天性膈疝多见于新生儿，成人膈疝则多因外伤所致，因此膈疝患者常常病情复杂，新生儿常并发其他畸形及肺发育不良，成人外伤则常并发多发伤，加上膈疝时腹腔内容物疝入胸腔，不仅造成消化道梗阻使呕吐、误吸的危险增加，同时因胸腔受压使肺压缩而影响肺功能及循环功能。膈疝患者麻醉前应综合评估，插管过程中防止误吸，有创动脉压监测作为常规监测的一部分，有适宜的导管应实施肺隔离管理，精细调整呼吸、循环功能，并要做好防治复张性肺水肿及术后呼吸、循环支持治疗。

六、食管贲门成形

食管下段贲门长期痉挛可造成食管扩张，潴留大量未消化的食物。因为患者存在慢性反流，多并发肺部慢性炎症。麻醉应注意防止误吸。

七、胸腔镜及达芬奇手术系统（Da Vinci S）手术

（一）胸腔镜手术

1. 胸腔镜手术的优势　胸腔镜最早是在1921年由瑞典医师Jacobeus报道，他当时是用于肺结核和胸腔积液的诊断与治疗。早期胸腔镜经侧胸小切口造成人工气胸，经该小切口插入胸腔镜对胸腔内进行观察，因操作时间较短，故多在局麻、保留患者自主呼吸下完成。

随着胸外科麻醉、手术及医疗器械的进步，使得胸内大多数疾病在胸腔镜下治疗成为可能。最主要的进步表现在麻醉方面：①肺隔离技术、控制呼吸、神经肌肉松弛药、双腔支气管导管、阻塞导管、纤维支气管镜及术后镇痛技术等的进步对胸腔镜手术的发展起了重要的作用。②外科方面：在20世纪90年代早期，视频胸腔镜（video－assisted thoracoscopic surgery，VATS）亮相作为最重要的微创技术的发展，使肺和纵隔等复杂手术得以在胸腔镜下完成。③医疗器械方面：广角、高清纤维光学视频设备、内镜吻合器、腔镜钉等设备、激光、超声刀等均有助于胸腔镜下诊断和治疗技术的提高。与传统开胸手术比较，VATS手术创伤明显减小，可以改善术后肺功能、减轻手术后疼痛，降低术后早期发病率和死亡率，缩短ICU和总住院时间；对于夹杂严重内科疾病如心脏病、严重肺疾患、肾脏病、外周血管病和糖尿病的高危患者，可能不能耐受创伤大、术后并发症较高的开胸手术，而可以承受在VATS下实施手术，这样也使得更多的危重患者得到了手术治疗。胸腔镜手术是胸外科手术步入微创手术的重要标志。胸腔镜微创手术以自己独特的优势目前已被广泛应用于胸外科疾病的临床治疗，也为各种胸科疾病患者提供了不同手术的新选择。

2. 胸腔镜适应证扩大　现今VATS已作为胸外科诊治前、后纵隔肿块，早期脓肿、血凝块清除，肺癌根治性切除和肺减容术及不能确定的肺结节等诊治的常规技术。近年来VATS手术的适应证进一步扩大，涉及了食管、贲门微创手术及在小儿患者中的应用（表9－8）。

表9－8　VATS的适应证

诊断
肺和胸膜活检
食管疾病活检和分期
纵隔肿块
心包活检、心包渗出液检查
治疗
胸膜剥离、胸膜固定术

续　表

胸腔积液引流术
肺切除
肺叶切除术
全肺切除术
肺减容术
食管疾病
食管切除术
食管弛缓症
食管息室
纵隔肿块
胸腺切除术
乳糜胸
心血管手术
心包开窗、心包剥脱术
内乳动脉分离术
动脉导管结扎术
心肌激光打孔术
交感神经切断术
胸椎前手术

3. 内科胸腔镜与外科胸腔镜　近几年，一种新型软硬结合的胸腔镜出现，它是由可弯曲的前端与硬质的操作杆部组成的（flexirigid thoracoscopy，或称为 semirigid thoracoscopy），比传统的硬质胸腔镜更易于操作，多由内科医师操作，故也俗称“内科胸腔镜”。内科胸腔镜与外科胸腔镜的主要区别是前者仅有一个观察切口，因此视野小，主要用于经无创方法不能确诊的胸腔积液患者的诊治，能够直接观察胸腔的变化并可进行胸膜各层活检、粘连松解和胸膜固定。内科胸腔镜由于手术创伤小，手术时间短，对生理干扰较小，故多采用在鼻导管吸氧下用局部麻醉或区域阻滞（肋间神经阻滞或椎旁神经阻滞）；但对于术前一般情况较差，或估计手术时间较长、对生理功能干扰较大，或患者不能耐受在局部麻醉下手术的患者，仍需要采用全身麻醉，气管插管或在应用喉罩控制或辅助呼吸下进行，以维持患者内环境稳定，避免缺氧和二氧化碳蓄积。

外科胸腔镜的手术过程是侧卧位、术侧肺萎陷后，经侧胸皮肤切口插入塑料或金属 Trocar，经 Trocar 放入灯、可视手术器械灯。罕见的情况下，外科医师选择胸腔内充入 CO_2 气体去增加非通气侧肺萎陷以改善 VATS 的术野条件。一般充气压 <1.33kPa，流量控制在1～2L/min。

4. VATS 的并发症　取决于患者的病情、手术团队的技术水平，转为后外侧开胸手术的比例为 1%～5%。常见中转手术的原因有胸膜粘连、不能找到病变、病变的大小不合适、肺隔离不良视野暴露困难、出血、大血管或心包穿孔。VATS 的并发症可分为术中和术后：术中包括双腔支气管导管（插管损伤、位置不当）、单肺通气不能纠正的严重低氧血症、复张性肺水肿、血流动力学不稳定等。术后有漏气“肺下垂综合征”、感染、失血、肿瘤种植、慢性疼痛心律失常等。

5. 麻醉处理　具体如下。

（1）术前评估：同开胸手术患者。

（2）术中管理：开胸手术的麻醉管理原则同样适用。采用全身麻醉、控制呼吸和肺隔离技术。术准的监测包括心电图（ECG）、脉搏血氧饱和度（SpO_2）、无创血压（NIBP）、呼气末二氧化碳（E_TCO_2）。一些研究显示在 VATS 中仅用 NIBP，然而这些研究中的患者多为一些相对健康的患者及简单的手术，因此监测项目的选择取决于患者先前存在的夹杂症及手术的复杂程度。可选用有创监测如有创动脉压（IBP）、中心静脉压（CVP）甚至肺动脉压（PAP）监测。但对于肺动脉导管测量所获取数据的正确解读是非常重要的。胸腔镜术中缺氧性肺血管收缩、单肺通气、手术操作及导管位置均可影响测量值，一般不作常规监测。经食管超声心动图监测有助于评估心脏充盈和心脏功能，可用于未涉及食管手术的患者。VATS可在局麻、区域阻滞、全身麻醉下进行，正如前文提及，麻醉方法的选择更多取决于患者心肺功能及手术的复杂性。不同的区域麻醉技术单独或联合可以成功用于胸腔镜手术的麻醉椎旁神经阻滞、肋间神经阻滞加同侧星状神经节阻滞、胸部硬膜外和局部浸润等。局部麻醉技术仅用于经谨慎选择的短暂的VATS。不合作或潜在困难气道的患者不应该考虑单独使用局麻。潜在的并发症包括局麻失败、呼吸抑制（缺氧、高碳酸血症）、继发于气胸和纵隔移位所致的血流动力学恶化。

绝大多数麻醉医师选择全身麻醉、控制呼吸、肺隔离技术来实施VATS麻醉。由于手术医师必须在闭合的胸腔内操作，因此有效肺隔离和手术侧肺萎陷是VATS的基础。

与吸入空氧混合气比较，在单肺通气前吸入纯氧更有助于手术侧的肺萎陷，尤其是患者肺的弹性回缩力较差或有慢性阻塞性肺疾患时。VATS时，潮气量的选择调节在5～7mL/kg，以将纵隔移位限制在最低程度。麻醉药的选择取决于患者的全身状况、手术时间的长短及对术毕拔管等综合因素的考虑。术后早期拔管，尽可能早地恢复患者的自主呼吸对预防术后肺部并发症有意义。

（3）术后处理：虽然胸腔镜手术创伤减轻，但也有报道并不减轻术后疼痛，可能与Trocar及胸管放置的位置有关，因此仍应重视术后镇痛，以防疼痛致呼吸运动减弱而造成呼吸系统并发症的发生。疼痛范围包括胸膜，如胸膜剥脱或胸膜硬化残留、限制，自发性气胸复张可造成剧痛，对这些患者应强化镇痛措施。多模式全程镇痛包括术前评估，麻醉医师应预期VATS潜在的并发症并做好准备应对、限制不良预后。对麻醉医师而言，最终目标是提供满足手术条件的麻醉环境又能够在单肺通气中改善氧合及血流动力学、更早地拔管和理想的术后镇痛。

（二）达芬奇手术系统（Da Vinci S）手术

达芬奇手术系统（Da Vinci S）于2000年通过美国FDA批准用于临床的机器人系统，由医师控制台、床旁机械臂塔和视频系统三部分组成。手术过程中经Trocar插入床旁机械臂及内镜成像系统后，手术者在医师控制台通过三维成像系统控制机械手臂进行手术操作。近年来该系统也应用于胸内手术中，已经开展的手术包括肺癌、食管癌根治术及纵隔肿瘤切除等，其三维成像是普通胸腔镜所不能比拟的。麻醉处理的原则同开胸及胸腔镜手术，但存在气道解剖异常或严重肺功能受损，无法实施肺隔离、单肺通气者应列为禁忌。该手术属于精细操作，所需手术时间较长，因此需要面对长时间肺隔离和单肺通气问题，应谨慎对应，必要时间断膨肺，单肺通气结束后宜用肺复张策略以降低术后肺部并发症。此外，该系统体积庞大，麻醉机、监护仪的摆放位置常让位于床旁机械臂塔和视频系统，给麻醉医师的工作带来不便，故麻醉医师要选择好适宜的麻醉与监护的位置，能够及时发现患者病情的变化并处理，有效的手术团队的沟通更是不可或缺。

八、支气管肺灌洗术

支气管肺灌洗术（bronchopulmonary lavage）常用于肺泡蛋白质沉积症、尘肺等的治疗。由于支气管肺灌洗术需要在双腔支气管导管实施肺隔离的前提下进行，因此需要进行全身麻醉。

此类患者术前多存在缺氧，一般不用术前药。可采用静脉复合诱导下插入双腔支气管导管。麻醉维持可采用全凭静脉麻醉，也可采用吸入麻醉，使用肌肉松弛药保持肌肉松弛。

两肺病变程度不一时先灌洗病变较重侧肺，两肺病变程度相同时先灌洗左肺。

灌洗中应保持患者体温，必要时使用加温设备。灌洗液为温热的等渗生理盐水。为防止手术中灌洗液渗漏入对侧肺，双腔支气管导管必须准确到位，套囊密封良好，纤维支气管镜可准确定位。灌洗中引流液中出现气泡、灌洗液量与引流液量出现差异、通气肺出现水泡音伴脉搏血氧饱和度下降常提示发生渗漏，应立即改变患者体位将灌洗液尽快吸出，彻底吸引双肺并通气。渗漏不多的情况下经上述处理后脉搏血氧饱和度可迅速回升，重新调整双腔支气管导管位置、保证肺隔离良好后可继续灌洗。但如渗漏严重经引流、吸引、通气处理后氧合仍不能改善的患者应终止灌洗，改单腔气管导管通气，并给予

PEEP 通气支持。

灌洗结束后应彻底吸引灌洗肺，进行潮气量肺通气以促进灌洗肺肺泡的重新膨胀。待灌洗肺顺应性恢复至灌洗水平后再考虑拔管。

（程庆春）

第十节　肺减容术的麻醉管理要点

肺减容术是20世纪90年代出现的治疗重症肺气肿、呼吸衰竭的方法，通过切除极度膨胀的已经气肿化了的肺组织，减轻肺病变组织对正常组织的压迫，减少肺容积，重建小气道弹力，降低呼吸道阻力，恢复横膈运动功能，从而调整肺通气/血流比、增加静脉回流而改善呼吸和右心功能，提高患者的生活质量。此类患者常有多年的哮喘、慢性支气管炎、肺气肿、呼吸困难等，且多并发感染、肺大疱等，麻醉和手术都应缜密设计。

术前准备的重点在于控制呼吸道感染，平喘、化痰、止咳，加强呼吸功能锻炼：①6分钟步行试验，希望能超过200m。②上臂肌肉力量锻炼。③骑自行车和踏板训练，锻炼时间可吸氧6～8L。④营养支持。⑤锻炼期间监测脉搏氧饱和度 $SpO_2 > 90\%$。对于巨型肺大疱破裂引发的张力性气胸，术前应行胸腔闭式引流以改善呼吸和循环的情况。术前除常规检查外，必须行肺灌注扫描，了解通气/血流不匹配的靶区以确定肺减容的范围。

麻醉方法可采用单纯全身麻醉或全麻联合硬膜外阻滞或椎旁神经阻滞。硬膜外阻滞不仅可减少术中麻醉药物的用量，还可留作术后镇痛，更利于患者的早期恢复。

麻醉诱导后需插双腔支气管导管，实施肺隔离技术，由于患者肺功能差，麻醉诱导、单肺通气、气管导管拔除时都具有挑战，有些患者病情重，原需要肺移植，但因缺乏供体或年龄超适应证范围或存在合并疾病不能行肺移植者就更加难于处理。

麻醉管理的要点：①避免应用任何诱发支气管痉挛的麻醉药和肌松药。麻醉诱导力求平稳，充分肌松，插管前给氧时应避免气道压力过高。②麻醉维持期间，重点是呼吸管理及相应的监测。较小的潮气量，吸气峰压一般不应超过2.45kPa。要适当延长呼吸时间，呼吸比率应以1∶2.5～1∶3为宜。③麻醉中要维持足够的麻醉深度与肌松，手术结束后要严格掌握拔管时机，呼吸道吸引应在麻醉较深时进行，防止支气管痉挛和呛咳导致肺大疱破裂；拔管后早期可给患者高流量吸氧，以后随着患者呼吸功能的改善而降低吸氧流量。④完善的术后镇痛。

（程庆春）

第十一节　肺移植手术的麻醉管理要点

肺移植是治疗终末期肺疾患（包括晚期肺实质和肺血管疾病）唯一有效的方法，故拟接受肺移植手术的患者术前都是终末期肺疾病患者，因此必定存在严重、甚至是威胁生命的呼吸功能衰竭即通气及换气功能障碍。

肺移植手术在国内起步较晚，目前国内仅限少数几家医院开展且病例数不多，远期生存率低，故仍属于初级阶段，总体水平与国际水平相比存在一定的差距。供、受体选择标准、围手术期处理和随访制度均有待规范。

一、麻醉前准备

（一）患者的准备

1. 改善患者生理状况的准备　与其他手术相同，术前视病情尽可能将患者的全身生理状况调整至最佳，以增加对麻醉与手术的耐受性。如吸氧治疗改善全身氧供、扩张支气管（尤其是在吸入支气管扩张药治疗的情况下，应持续用药至手术时）、防治呼吸道感染、体位引流增加排痰等。

2. 改善患者心理状况的准备　终末期肺疾病患者长期饱受疾病的折磨，虽对肺移植手术充满期待，但对手术的风险、手术后的疼痛及长期医疗费用等等会产生众多疑虑。对肺移植患者术前精神、心理准备包括两个方面，第一，判断其是否有潜在的精神病学疾病及药物治疗的依从性，以确定接受移植手术后的患者能够服从药物治疗并自觉戒烟；第二，对术前紧张、焦虑的心理状态进行舒缓。通过与患者的访谈、沟通，耐心讲解手术、麻醉相关问题，解除患者的疑虑，并获取患者的信任，鼓励患者及家属增强手术成功的信心，使其能积极配合医护人员做好术后恢复时呼吸等训练工作。

对预先作为受体登记后有了供体被呼入院的肺移植患者，通常术前的准备时间较短，因此对患者及家属均会产生巨大的情绪波动，通常伴有高度的焦虑和兴奋，患者情绪上的变化可影响循环状态并加重呼吸困难、心动过速和高血压。在一般情况下，应在几个小时内完成术前准备。

3. 常规术前用药　包括免疫抑制药物（根据各医院免疫抑制方案用药：如咪唑硫嘌呤或环孢霉素）、抗焦虑（如咪达唑仑）和支气管扩张药（如舒喘灵）。镇静药如苯巴比妥或阿片类药物应慎用于这些患者，在转运至手术室的过程中应辅助氧疗，但也要警惕因 CO_2 蓄积和/或低氧血症加重肺动脉高压或引起激动甚至昏迷。

（二）医师的准备

1. 医师的思想与理论准备　就目前国情而言，肺移植手术尚缺乏规模，因此在实施肺移植手术麻醉前，实施麻醉的医师结合患者病情进行适当的理论复习是必要的。各医院可制订适宜医院情况的肺移植麻醉常规（依据文献及经验积累可不断更新），根据常规进行准备、并在麻醉过程中适时检查、术后及时总结，以不断提高成功率。

2. 麻醉器械及药品的准备（分为供体和受体两个部分）　具体如下。

（1）供体准备：供体肺保护是成功肺移植的前提，因此供体肺的获取过程应与受体同等对待。麻醉配合对脑死亡供体应保持其生命体征的平稳。在获取供肺时麻醉医师的工作包括：建立良好的肺通气、清理气道分泌物、采用保护性肺通气、避免机械性肺损伤；维持供体循环功能的稳定；在肺动脉顺行灌注时继续行人工呼吸，维持 FiO_2 在 50%、VT 10mL/kg，PEEP 0.49kPa 下，灌注直至双肺完全发白，术者在距离隆突上 5cm 处上气管钳，麻醉医师配合术者使获取的肺处于中度膨胀状态下。

（2）受体的物品准备：物品准备与常规心血管麻醉相同的准备，另外准备双腔支气管气管插管（一般选用左支）、纤维支气管镜（粗、细镜，冷光源，示教显示系统）及降低肺动脉压力的特殊药品包括米力农、伊洛前列素（或一氧化氮气体及释放与监测系统）和免疫抑制药等。

3. 麻醉前用药　用药取决于受体的基础疾病。因终末期呼吸衰竭患者呼吸与循环功能的脆弱性，一般人手术室前免用镇静、镇痛；也免用抗胆碱能药物以防患者口干、舌燥等不适。对于长期使用支气管扩张药的患者可持续应用，甚至带入手术室。根据抗排异协议使用抗免疫药物，常规应用预防性抗生素。对严重呼吸功能衰竭不能平卧患者，可在医护人员护送、半卧位、吸氧下入室。如患者有严重肺动脉高压，焦虑可进一步增加肺动脉压使右心功能恶化，心理疏导无效时可在监护下应用小剂量镇静药，如咪达唑仑 2mg 肌肉注射。支气管扩张药应持续应用至手术时。

二、麻醉监测

目前肺移植术中的常用监测项目包括：心电图、脉搏血氧饱和度、无创血压、有创动脉压、呼气末二氧化碳分压、呼吸力学［吸入、呼出潮气量、气道压力（含呼吸道峰压、平台压、呼气末压力、流速、顺应性和阻力）］、肺动脉压力、中心静脉压监测、心排血量、混合静脉血氧饱和度（$S\bar{v}O_2$）、体温、尿量、脑电双频谱（BIS）、脑氧饱和度（$rScO_2$）监测，间断检查动、静脉血气分析和电解质等及纤维支气管镜对气道及吻合口的检查等。经食管超声心动图（TEE）监测可观察肺动脉阻断时心功能的变化，以判断心脏是否能够耐受；也可在移植后观察肺静脉与左心房的吻合是否恰当；另外还可发现气栓等，在肺移植术中具有重要意义。

三、麻醉方法及选择

麻醉方法的选择宜权衡利弊，肺移植手术的麻醉可采用单纯全身麻醉术后患者静脉自控镇痛或全身麻醉联合硬膜外阻滞并延续至术后患者硬膜外自控镇痛。硬膜外阻滞用局部麻醉药现在多采用不良反应较小的罗哌卡因。

无论选用何种麻醉都各有利弊，应根据患者病情及医院条件综合、权衡考虑。采用全麻联合硬膜外阻滞的优点：可有效减轻术中及术后的应激反应、减少全身麻醉药的用量、并延续至术后镇痛可减少麻醉性镇痛药的应用，避免呼吸抑制而促进呼吸功能的恢复；其弊端在于：硬膜外穿刺为有创操作，增加硬膜外穿刺相关的并发症，并因血管扩张增加术中液体管理的难度。

全身麻醉中应考虑的问题：在伴有心血管系统功能不良的肺移植患者，虽然吸入麻醉药可抑制缺氧性肺血管收缩，而单肺通气时必然存在分流问题，在临床实践中低浓度异氟烷仍被推荐用于单肺移植术中。麻醉用药包括丙泊酚或乙托咪酯、咪达唑仑、芬太尼或苏芬太尼、肌肉松弛药等，或复合少量异氟烷或七氟烷吸入的静吸复合全麻。

1. 全麻诱导　需要特别注意以下几个问题。

（1）加强无菌观念：因患者术后需要免疫抑制，因此所有的操作包括气管插管、吸痰、动静脉穿刺、用药（给药三通接头）都必须格外注意无菌操作规范。

（2）小心谨慎、滴定诱导用药：长期处于缺氧和（或）二氧化碳蓄积的终末期呼吸疾病患者，对镇静药物特别敏感，麻醉药物必须个体化、精确滴定。因患者的肺脏基本上无储备能力，所以容易发生缺氧。应用药物时应考虑不同患者呼吸、循环功能对麻醉药的耐受性。麻醉诱导用药可用咪达唑仑1～2mg、芬太尼5～10μg/kg、小剂量麻醉药如丙泊酚（20～30mg），或用乙托醚酯（3mg/kg）和非去极化肌肉松弛药如罗库溴铵1mg/kg。

（3）正压通气开始时可能面临低血压　在麻醉诱导后，自主呼吸向机械通气转换后可以引起明显的低血压。这是由于麻醉药作用于代偿功能极差的终末期肺疾病患者，其自身已经无力再对麻醉药所致的血管扩张和心肌抑制作用进行代偿；同时胸腔从负压变为正压、肺血管阻力增加对循环产生更为不利的影响，有些气道阻塞的患者还可因内源性PEEP的产生而影响循环。因此麻醉诱导时首先应充分驱氮吸氧，增加氧储备。麻醉诱导药物的使用可同严重心功能不全患者的麻醉，小剂量滴定渐进、切忌操之过急，避免血压过大波动。本着避免过多输液的原则，根据麻醉药物血管扩张的程度适当补充液体，以避免低血容量的发生。此外麻醉诱导对某些患者还潜在张力性气胸、分泌物倒灌等风险。虽然肺移植术常规插入双腔支气管导管，但对术前气道内分泌物较多、不可能在术前排净痰液的患者可在坐位下麻醉诱导，先插入单腔气管导管充分吸引后、逐渐改变体位，边体位引流边吸引边供氧通气，然后再更换双腔支气管导管。

2. 气管插管　肺移植术中气管内插管的类型取决于气道固定及手术过程和各单位的习惯。例如行右肺移植，插入左侧双腔支气管插管是最经典的做法；当行左肺移植时，也可用右侧或左侧双腔支气管插管或单腔气管插管（合用支气管阻塞器）。许多麻醉医师宁愿选用左侧双腔支气管，以便于更快捷、确切地定位、分隔、切除肺，如果需要可以在移植后行分侧肺通气。随着肺移植病例数的增多，某些医院在肺移植患者中应用支气管阻塞导管及Univent双腔双囊导管也获得了良好的肺隔离和肺通气。麻醉用药的种类及剂量取决于手术方式和是否需要在手术室内恢复和拔除气管内插管。在现阶段一般还是在术后更换单腔气管导管后送ICU监护，经逐步调整机械通气过渡待其呼吸功能恢复、循环稳定后再考虑拔管。

3. 麻醉维持　一般可用七氟烷（0.7～1.0MAC）或咪哒唑仑（0.05～0.10）mg/（kg·h）、丙泊酚TCI 3μg/mL维持、芬太尼（5～10）μg/（kg·h）镇痛等，维持BIS在50左右，血压、心率不因手术刺激而波动；如需要体外膜肺氧合（ECOM）支持，宜避免同时应用丙泊酚，以防膜肺吸附脂乳造成氧合能力下降。手术后早期恢复可用七氟烷及瑞芬太尼（但需要注意停用瑞芬太尼前采用其他镇痛方法）。BIS监测下可见危重患者的麻醉药用量明显减少。

4. 术中呼吸功能的维护　具体如下。

（1）机械通气和单肺通气：通气模式有赖于肺移植患者基础病理生理的变化，限制性肺疾病通常需要更长的吸/呼比，更低的潮气量和更高的呼吸频率。阻塞性肺疾患要求更低的吸/呼比，同时更高的潮气量和更低的呼吸频率。术前的血气分析可作为通气管理的一个目标参考，允许性高碳酸血症可降低肺气压伤、容量伤的发生，并降低过度充气的风险。

（2）严重的气道阻塞（哮喘、囊性纤维化、肺气肿）：增加肺过度充气的危险或直接机械通气时产生“气体活阀作用”（只进不出），引起肺过度充气，降低静脉回流，直接压迫心脏引起严重低血压。因此对机械通气后如果低血压持续存在或病因不清，可脱开呼吸机连接管，如果血压回升、循环改善，则既明确了动态过度肺充气的诊断，又实施了治疗。对终末期肺疾患的患者，术前双肺通气下已存在明显的呼吸功能衰竭。因此这些患者本身可能就不能耐受单肺通气，这段时期的处理对麻醉医师最具有挑战性，能否耐受单肺通气不仅取决于患者的疾病状况，还与外科医师的手术技巧及麻醉医师对通气参数和循环功能的调整有关，此时需要台上台下的通力协作。单肺通气后由于无通气有灌注部位静脉血掺杂造成分流量增加即可开始出现低氧血症，尽管分钟通气量不变，但由于这些患者肺储备功能有限，有效通气量下降与缺氧同步呈现。针对上述变化，麻醉措施包括：增加吸入氧浓度，改变正压通气模式，必要时增加分钟通气量；从理论上说应用0.49～0.98kPa的PEEP于通气侧肺，可增加氧分压、改善氧合，但是在实际应用时，应逐渐增加PEEP，根据患者PaO_2的变化及动脉血压及肺动脉压力来调整通气参数。因为在增加PEEP的同时也增加肺循环的负荷，对存在肺动脉高压的患者可能使氧合状况进一步恶化，因此要根据监测结果随时调整。

（3）在单肺通气时最好用压力控制模式：以在相同的气道压下获得更大的通气量。改善氧合的措施同非移植的胸外科手术，包括间断膨肺、提供CPAP对非通气侧肺、对通气侧肺给予PEEP。对肺气肿患者单肺通气中较少发生缺氧，可能的解释是由于其动态过度肺膨胀（DHI）诱发内源性PEEP。充氧进入萎陷的肺或萎陷的术中无血流分布区域肺可用高频振荡通气，它可起补偿作用而改善动脉血氧合；缺氧性肺血管收缩或结扎肺动脉，可减少分流。在机械通气和单肺通气时，如采用表9－9措施仍不能改善患者的血气状况和心血管功能时则提示需要CPB支持。

表9－9　改善气体交换和心血管功能的措施

如果存在限制性肺疾患，用PEEP并降低潮气量到6mL/kg；
增加吸气气流速率（I：E>1：3），
降低呼吸频率（6～10次/min）；
允许性高碳酸血症，可允许$PaCO_2$高到临床可接受范围内；
用压力控制模式通气；
用全凭静脉麻醉；
雾化吸入前列环素，无效时再吸入NO

以肺间质纤维化、肺淋巴管囊性纤维病变为主要病因，术前均存在严重的低氧血症，需要依赖氧生存，完全丧失自主生活能力，但仅1/3有轻度高碳酸血症。这些患者在麻醉诱导、机械通气后氧分压均明显上升，但是二氧化碳分压也显著持续上升，延长通气时间的策略有时并不能有效排出CO_2。这与正压通气能将更多、含氧较高的气体输送至肺泡，气体通过弥散作用很快使动脉血内氧分压升高有关；但是病变肺组织的弹性回缩力下降，致使对气道壁的牵引力减弱使气道内径变窄或不规则增加气流阻力，加上肺泡壁的损坏降低对细支气管的牵张力使小气道阻力增加，小气道阻塞不能将正压通气输入至肺泡内的气体全部呼出，这样随着时间的延长，一方面肺泡内气体越来越多，甚至造成局部肺大疱致使回心血量明显减少，这在开胸后更为明显，常常需要开放气道排出肺内气体来缓解；另一方面，内源性PEEP产生，有效通气量进一步减少，导致严重高碳酸血症。从理论上讲二氧化碳蓄积可增加交感神经系统的敏感性，使循环系统的危险性增加，但在肺移植的麻醉中体会到这些患者对高碳酸血症的耐受性较好，如果循环稳定，无明显的心律失常，严重高碳酸血症在严密监测下是可以接受的，值得注意的是

这些患者对缺氧的耐受性极差，一旦氧分压下降，循环即难以维持，可出现严重低血压、心律失常甚至心搏骤停，因此如果术中氧分压持续下降则应立刻建立体外循环（CPB）。

5. 术中循环功能的维护和肺动脉高压、右心衰竭的处理　鉴于患者本身疾病的关系（术前肺动脉高压、右心负荷增加）及术中需要单侧肺动脉阻断，肺移植术中肺动脉压力等有创血流动力学和右心功能的监测就格外重要。因此漂浮导管和经食管超声心动图监测当属必须，应将漂浮导管置于肺动脉主干以避免肺切除术干扰而造成伪像。

虽然众多的肺移植并不需要 CPB，但是应备用 CPB。当肺动脉压显著升高或有右心功能障碍的证据时（包括心肌收缩力降低、右心室扩张）可能就需要 CPB 的辅助支持。CPB 也可用于患者有心脏内缺损需要同期矫正的患者。虽然 CPB 是挽救患者生命的措施，但由于与 CPB 相关的全身炎性反应综合征、出血增多、术后肺水肿、移植器官失功能等，CPB 已经不再是肺移植术中所必需的常规辅助方法。

由于手术操作对心肺功能干扰较大，麻醉医师努力的目标是尽力维持血流动力学的稳定；维持适宜的动脉血氧分压以避免应用 CPB。因此麻醉医师应熟悉外科手术过程，处理中的每一步应与手术步骤相适应。持续测定 CCO、$S\bar{v}O_2$、IBP、CVP、PAP 及 TEE 监测心室容量和心肌收缩力，如果右心室严重扩张致心肌收缩力下降、EF 明显下降，CO 及 $S\bar{v}O_2$ 降低，则应立刻建立 CPB（可用 ECMO：extracorporeal membrane oxygenation），CPB 支持下完成手术。

在肺动脉阻断时，可有三种情况：第一，肺动脉阻断后，肺动脉压力仅轻度增高，循环功能稳定，无明显低氧血症，说明患者可耐受肺动脉阻断，外科手术可继续，但一般这种情况较为少见。第二，肺动脉阻断后，肺动脉压明显升高，但在下列药物治疗下尚能维持血流动力学的稳定，即动脉压超过肺动脉压力、PaO_2 可维持在 11.97kPa 以上，可以避免应用 CPB。用于治疗肺动脉高压、增强右心功能的药物包括扩血管药物药如静脉滴注前列腺素 E_1（PGE_1）或吸入 NO 或伊洛前列素、和（或）正性肌力药（如米力农或多巴酚丁胺、肾上腺素、去甲肾上腺素等）。伊洛前列素或 NO 的吸入可改善氧合而降低对 CPB 的需求，其优点在于直接扩张肺血管而不影响体循环压力，由于吸入伊洛前列素或 NO 的通气区域血管扩张可降低肺内分流而增加氧分压。需要注意的是静脉应用扩血管药物在扩张肺血管的同时也可引起体循环血管的扩张而造成不可接受的体循环低血压，甚至增加肺内分流量，引起 PaO_2 下降和体循环低灌注。因此在用药中要谨慎平衡，尽可能发挥其扩张肺血管、降低肺动脉压、增强右心功能从而增加左心前负荷、提高左心室射血分数、增加体循环血压、改善心肌冠脉供血的有益作用；而避免引起动脉血压下降、肺内分流增加、心肌供血不足的弊端。在这一时期麻醉的目标包括限制液体（以防止肺水肿）、维持适宜的组织氧合（包括吸入 100% 氧气、输注红细胞维持适宜的血细胞压积）、用正性肌力药如多巴胺、多巴酚丁胺或米力农维持右心室功能。第三种情况是肺动脉阻断后肺动脉压力过度增高、右心室扩张且运动功能减退，或在第二种情况下治疗效果不佳，呈现动脉血压下降、肺动脉压严重升高（接近甚至超过动脉压）、CO 下降、$S\bar{v}O_2$ 下降、$rSrO_2$ 下降则应在 CPB 支持下完成手术。应用肝素涂层管道与膜肺的 ECOM 可明显减少肝素的用量，减轻对机体凝血功能的干扰，应用 ACT 及凝血与血小板功能监测，有针对性补充血小板和凝血因子，可达到有效保障。

6. 新肺再灌注、通气后缺血再灌注损伤的防治　当供体肺被植入后，在开放肺动脉前静脉注射甲泼尼龙 500mg，然后移去阻断钳，逐渐轻轻地扩张肺。如果患者未在 CPB 下手术，由于供体肺内缺血再灌注损伤物质及 PGE_1 进入体循环可引起血压一过性、明显的下降。这种低血压可用补充容量和升压药（苯肾上腺素及去甲肾上腺素等）来处理。受体肺通气模式从低浓度氧开始，用正常的呼吸频率和低潮气量，并增加 0.49～0.98kPa 的 PEEP 降低肺内分流，开始移植肺工作。在移植肺刚开始工作的短时间内一般血气分析中 PaO_2 和 $PaCO_2$ 均可明显改善，但在开放后 1.0～1.5 小时后可出现 PaO_2 下降、$PaCO_2$ 升高。这主要与缺血再灌注损伤有关，单肺移植时与剩余肺的肺功能有一定的关系。因此此时主要处理好缺氧与高氧损伤的问题，在避免缺氧的前提下尽可能降低吸入氧浓度，警惕移植肺失功能（多种因素所致）和超排异反应。但是如果遇到移植肺失功能（表现为移植肺顺应性明显降低，肉眼观察肺僵硬、肺组织吸呼起伏小，氧分压显著下降，伴有或不伴有高碳酸血症），如为双肺移植后应立刻

ECMO 辅助循环支持，使肺处于休息状态（低浓度氧气吸入、小潮气量、低频率、0.49kPa 的 PEEP），并加强循环功能的调控，等待移植肺功能的恢复。如为肺气肿患者施行了单肺移植，因为术后双肺的顺应性不同，可能需要双肺分肺通气：对移植的肺需要正常的通气频率和潮气量，而对自身的肺则需要低潮气量以防止自身 PEEP 的产生。此时需要两个能做同步的呼吸机，分肺通气，以防病肺过度膨胀后压迫新移植的肺。

（程庆春）

第十章

腹部外科手术的麻醉

第一节 腹部疾病的病理生理

一、胃肠疾病的病理生理

胃肠道疾病主要包括胃肠道梗阻和穿孔，可引起严重的病理生理改变。幽门梗阻时反复呕吐不能进食，造成脱水和营养障碍，而且丢失大量胃酸，引起碱中毒。肠梗阻时由于呕吐及大量体液向肠腔渗出，造成细胞内、外液严重的水和电解质丧失，血容量减少及血液浓缩，而且由于肠壁通透性增加，肠腔内细菌容易进入门静脉及腹腔，造成泛发性腹膜炎，引起感染性休克和代谢性酸中毒。同样，胃肠道穿孔时胃肠内容物进入腹腔，化学性刺激和细菌性感染引起腹膜炎。另外，溃疡病穿透血管壁还可发生大出血、低血容量性休克。胃肠道疾病麻醉诱导过程中易发生呕吐或反流造成误吸，导致急性呼吸道梗阻、吸入性肺炎或肺不张等严重后果，应采取有效的预防措施。

二、胆道疾病的病理生理

胆道系统梗阻、感染或出血均需手术处理。胆道疾病往往引起机体的病理生理改变。胆总管或肝管梗阻，胆汁逆流入血，引起一系列中毒症状，表现为皮肤瘙痒、抑郁、疲倦、血压下降、心动过缓，甚至昏迷。胆汁淤积使肝脏弥漫性增大，功能损害，导致凝血功能障碍和低蛋白血症等。胆道梗阻若感染并发化脓性梗阻性胆管炎，易导致严重的感染性休克，胆总管切开减压后血压很快恢复。胆囊、胆道穿孔或损伤，胆汁进入腹腔造成化学性或感染性腹膜炎，大量体液（主要来自血浆）渗入腹腔，严重者可达全身血容量的30%，需大量输血、补液。胆道出血常由感染、肿瘤或损伤引起，病情复杂，既有大量失血，又并发黄疸或感染，而且止血困难。胆道有丰富的自主神经分布，牵拉胆囊或胆管可引起反射性冠状动脉痉挛，导致心肌缺血，甚至心脏停搏。胆道内压力增高或“T”形管冲洗时注射液体过快，可出现心律失常和血压下降，注射阿托品有减轻这种反射的作用。吗啡、芬太尼可引起胆总管括约肌和十二指肠乳头部痉挛，而促使胆道内压上升达30cmH_2O或更高，持续15～30min，且不能被阿托品解除，故麻醉前应禁用。胆道手术可促使纤溶酶活性增强，纤维蛋白溶解而发生异常出血。术中应观察出、凝血变化，遇有异常渗血，应及时检查纤维蛋白原、血小板，并给予抗纤溶药物或纤维蛋白原治疗。

三、门静脉高压症的病理生理

门静脉系统是腹腔脏器与肝脏毛细血管网之间的静脉系统。当门静脉压力高于25cmH_2O时，可表现出一系列临床症状，统称门静脉高压症。门静脉高压症多伴有严重肝功能障碍。其主要病理生理改变为：①肝硬化及肝损害；②高动力型血流动力学改变：容量负荷及心脏负荷增加，动、静脉血氧分压差降低，肺内动静脉短路和门、体静脉间分流；③出、凝血功能改变：有出血倾向和凝血障碍，原因为纤维蛋白原缺乏、血小板减少、凝血酶原时间延长、第Ⅴ因子缺乏、血浆纤溶蛋白活性增强；④低蛋白血症：腹水、电解质紊乱、钠和水潴留、低钾血症；⑤脾功能亢进；⑥氮质血症、少尿、稀释性低钠、代谢性酸中毒和肝肾综合征。

四、胰腺疾病的病理生理

胰头癌和十二指肠壶腹癌术前皆有严重梗阻性黄疸、体质衰弱、营养不良和肝功能障碍。而且手术创伤大、时间长、术野渗出较多及血浆和细胞外液丢失严重，容易导致循环血容量减少、血液浓缩。部分胰腺切除应给予阿托品抑制胰腺外分泌及抑肽酶抑制蛋白分解酶分泌。全胰腺切除还应根据血糖水平给予胰岛素。术中可用果糖、山梨醇或木糖醇补充能量，并监测血糖，使血糖维持在8.4～11.2mmol/L，必要时给予胰岛素。急性坏死性胰腺炎引起呕吐、肠麻痹、胰腺出血和腹腔内大量渗出，造成严重的血容量不足。脂肪组织分解产生的脂肪酸与血中的钙离子皂化作用引起低钙血症，需要补充一定的钙剂。此外，脂肪组织分解还释放一种称为心肌抑制因子（MDF）的低分子肽类物质，抑制心肌收缩力，加重休克。由于腹膜炎限制膈肌运动，以及血浆蛋白丢失使血浆胶体渗透压降低而导致间质性肺水肿，呼吸功能减退，甚至出现急性呼吸窘迫综合征。肾功能障碍也是常见的并发症，可用甘露醇或呋塞米进行预防。胰岛素瘤是胰岛B细胞异常增生，产生过多的胰岛素而引起的一种疾病。其特点为反复发作的空腹期低血糖综合征，空腹血糖测定均在2.8mmol/L以下。该肿瘤84%为良性，恶性占16%。临床表现常有精神症状、饥饿、软弱无力、颜面苍白、出汗、心动过速及休克。摄入糖后可以缓解，但干扰术者对肿瘤切除的判断。

五、肝脏疾病的病理生理

肝脏是体内最重要的代谢器官，是各种药物、毒素代谢的场所。术前需要检查肝功能及凝血功能，并结合临床估计病情。肝功能严重障碍、人血白蛋白明显降低者，手术病死率极高。肝组织血液丰富，手术易出血，而且止血困难，常常需要阻断肝脏循环，常温下阻断不得超过20min，低温麻醉可延长肝脏对缺氧的耐受时间。

六、腹腔镜气腹的病理生理

腹腔镜手术对机体内环境影响小、减轻创伤、降低手术并发症的发生率和死亡率，临床应用日益广泛。但是腹腔镜手术必须在气腹状态下实施，并需将患者置于特殊体位，导致机体病理生理改变。某些腹腔镜手术还可能造成不易发现的内脏损伤，以及失血量难以估计，使得麻醉处理更加复杂，麻醉风险增加。

1. 气腹对血流动力学的影响　腹腔镜手术中引起血流动力学变化的因素包括气腹、患者体位、麻醉、高CO_2血症、迷走神经张力增加和心律失常。腹腔镜手术首先需建立气腹，气腹可使心排血量降低10%～30%。气腹压力低于10mmHg时，可压迫腹腔脏器使静脉回流量先短暂增加，随着腹内压进一步升高，下腔静脉受压，静脉回流受阻，血液潴留于下肢，心排血量减少，每搏量和心脏指数明显降低。这种现象在头低位时不太明显，但头高位则出现明显的低血压。当气腹压力达15mmHg时，外周血管阻力增高，左室后负荷增加，致使心肌耗氧量增高，有发生心肌缺血、心肌梗死或充血性心力衰竭的潜在危险。另外，腹内压升高还可引起迷走神经反射，使心率减慢。因此，气腹压力不应超过20mmHg。还应注意的是向腹腔吹气时可引起心律失常，如房室分离、结性心率、心动过缓和心脏停搏，多发于开始吹气使腹膜快速张开时，这可能与刺激腹膜牵张感受器，兴奋迷走反射有关。

2. 气腹对呼吸功能的影响　CO_2气腹可使动脉血CO_2分压进行性升高，建立气腹后15～30min达到高峰并维持下去。CO_2吸收率30min内可达70mL/min，而30～75min达90mL/min。该吸收率受气腹压力的影响，当腹膜毛细血管受压其血流量减少时，则CO_2吸收量减少，但当气腹压下降、腹膜毛细血管重新开放时，CO_2吸收再度增加。由于腹腔充气使膈肌抬高，肺受压造成肺顺应性降低，气道压升高，通气功能下降，使体内CO_2排出减少。这样可以出现高CO_2血症、酸中毒，甚至低氧血症。经腹膜吸收的CO_2一部分经肺排出，而未能排出的CO_2潴留在骨骼肌和骨内等处，术后逐渐排出，则有持续

高 CO_2 血症的危险。高 CO_2 刺激中枢神经系统，增加交感活性，引起心肌收缩力增加、心动过速和血压增高。另一方面，CO_2 的直接作用又可扩张末梢小动脉，抑制心肌收缩力，诱发心律失常甚至心搏骤停。

3. 气腹对肾脏功能的影响　CO_2 气腹可使尿量、肾血流减少，肾小球滤过率降至基础值的50%以下，明显低于开腹手术患者，可能引起肾脏功能损害。气腹终止后尿量即迅速增加。

七、腹部疾病的体液改变

腹部手术患者，尤其是急诊患者，术前常有严重的血容量丢失，除了禁食及不感蒸泄失水外，还有术前清洁洗肠、呕吐、腹泻、发热、腹腔内或肠腔内渗出及失血等。如肠梗阻时体液潴留在肠腔内可达几升；胆囊穿孔腹膜炎，体液渗出严重者可占全身血容量的30%；急性坏死型胰腺炎体液丢失更为惊人，发病后2h血浆损失达33.3%左右，6h后可达39%。另外，手术创伤及受侵袭的脏器表面水肿等也使大量功能性细胞外液进入第三间隙。腹部手术体液和血液的丢失常造成血容量显著减少。麻醉前应根据血红蛋白、血细胞比容、尿量、尿比重、血压、脉率、脉压、中心静脉压等指标进行评估，争取在麻醉前开始补充血容量和细胞外液，并纠正电解质及酸碱平衡紊乱，并做好大量输血的准备。如一经诊断有低血容量休克，应立即扩充血容量，尤其是失血性休克，更应快速输血、输液，同时必须尽快开始麻醉，绝不能片面强调抗休克而延误病情。

（刘　冬）

第二节　麻醉前准备

麻醉前病情评估对于腹部手术麻醉十分重要，包括患者的意识、血容量、是否存在贫血、水和电解质及酸碱平衡紊乱、低蛋白血症、严重黄疸等。腹部手术患者病情相差很大，急诊患者有时生命垂危，麻醉处理不亚于心脏手术，所以，麻醉前必须正确估计病情，尽量纠正电解质紊乱和低血容量。

梗阻性黄疸患者的黄疸指数如果超过80单位，手术极为危险。择期手术前应争取先经皮经肝胆管穿刺引流术（PTCD）或胆囊造瘘引流，使黄疸指数控制在80单位以下，再行彻底手术较为安全。

门静脉高压患者术前必须进行系统的治疗，包括休息，高糖、高蛋白及高维生素饮食，输少量新鲜血或人体白蛋白，以改善贫血和低蛋白血症，使血红蛋白达到80g/L以上，血浆总蛋白和白蛋白分别达到60g/L和30g/L以上。门静脉高压症患者必须进行肝功能和出、凝血时间及凝血酶原时间等与凝血功能有关的检查。肝功能严重障碍、重度低蛋白血症者，手术死亡率极高。术前应先改善全身状况，控制腹水，使血浆白蛋白提高至25～39g/L、血清胆红素降低在10～15mg/L以下、凝血酶原活动度高于40%～50%再行手术为宜。

急腹症手术麻醉的危险性、意外以及并发症的发生率均比择期手术高。饱胃、肠梗阻、消化道穿孔、出血或弥漫性腹膜炎患者，麻醉前必须进行有效的胃肠减压。治疗休克应重点针对脱水、血液浓缩或血容量不足进行纠正，以改善微循环和维持血压。术前要备足全血，以便于麻醉中进一步补足血容量。纠正电解质和酸碱失衡，血压维持在80mmHg以上，血细胞比容在0.30以上。大量出血患者应尽快手术，以免延误手术时机。

胆道疾病，尤其合并黄疸者，迷走神经极度兴奋，麻醉前必须给予足量阿托品以抑制其兴奋性，防止麻醉中迷走神经反射的发生。有胆绞痛者避免应用吗啡，以免使Oddi括约肌痉挛。精神紧张者可给咪达唑仑等镇静药物。

饱胃、上消化道出血及肠梗阻患者或未禁食患者，应先下胃管排出胃内液体及气体，可降低胃内压力，但不能排空固体食物。脱水、低血容量休克的患者应先开放静脉，输入平衡盐溶液、胶体或血液。对择期手术患者，经一夜禁食及不感蒸泄，至少需水500～1 200mL，如术前洗肠，更可丧失液体达数升，在麻醉前即应开始补充容量。低钾血症还可在1 000mL晶体液中加1～3g氯化钾滴入。

（刘　冬）

第三节　麻醉方法及麻醉处理

腹部手术具有病种多样化、病情轻重不一及并存疾病特点不同，对麻醉方法与麻醉药物的选择，需根据患者全身状况、重要脏器损害程度、手术部位和时间长短、麻醉设备条件以及麻醉医师技术的熟练程度做出综合考虑。

局部浸润麻醉适用于腹壁、疝、阑尾炎及输卵管结扎术等简单手术。

连续硬膜外阻滞麻醉、蛛网膜下隙阻滞麻醉和脊硬联合阻滞麻醉：适用于中下腹、盆腔手术的麻醉，但对上腹部手术，难以完全阻断自主神经的脊髓上行通路，可能产生牵拉反射，而且对患者的循环、呼吸等方面也会产生一定的影响。因此，必须备好急救设备，预防和及时发现循环、呼吸紊乱和药物毒性反应的发生。尤其是应用哌替啶或咪达唑仑等辅助药后嗜睡的患者，更应密切观察呼吸、循环等生命体征。蛛网膜下隙阻滞麻醉适用于2～3h以内的下腹部、盆腔等手术。高平面阻滞对患者生理扰乱较大，且持续时间有限，所以，上腹部手术麻醉多被连续硬膜外阻滞麻醉所替代。脊硬联合阻滞麻醉：适用于下腹部、盆腔等手术。此种麻醉方法综合了蛛网膜下隙阻滞和连续硬膜外阻滞的优点，起效快，麻醉效果确实、肌肉松弛良好，而且不受手术时间的限制，目前已广泛应用。新型蛛网膜下隙阻滞麻醉穿刺针如Sprotte和Whitacre针的针尖呈铅笔尖形，且带侧孔。此类穿刺针与传统的锐头穿刺针相比，穿刺时是钝性分开而不像后者是切断硬膜纤维，因此，蛛网膜下隙阻滞麻醉后头痛发生率减少（<1%）。

全身麻醉：全身麻醉在技术和设备条件充分满足的情况下，麻醉效果的满意率和可控性都优于硬膜外麻醉。全麻有利于术中呼吸、循环管理，满足比较复杂、侵袭范围大或长时间的手术，并能通过控制麻醉深度，维持患者循环和呼吸功能稳定，是目前普外科手术，尤其是中上腹部手术最常采用的麻醉方式。腹部手术患者并存冠心病、呼吸功能不全曾认为是全麻的禁忌证，适合连续硬膜外阻滞麻醉。事实上，高位硬膜外阻滞麻醉常限制呼吸肌运动，不利于通气，而且内脏牵拉反射不能完全受到抑制，尤其一旦出现低血压，使冠状动脉灌注不足，可诱发心绞痛。相比之下，全身麻醉可充分供氧，保证通气，改善冠脉血氧状况及维持呼吸功能。麻醉诱导及维持可选择对循环功能影响很小的药物，如依托咪酯、咪达唑仑、芬太尼、肌肉松弛药及较低浓度的吸入麻醉药，既保证患者安全，又使手术操作顺利。

全身麻醉联合连续硬膜外阻滞应激反应轻，血流动力学平稳，减少全麻用药，术后清醒快，而且苏醒期间有良好镇痛。术后还可实施患者硬膜外自控镇痛（PCEA）。胸段高位硬膜外阻滞还能改善冠脉血供，可使冠状动脉阻力下降20%～25%，血流量增加18%。一项Meta分析表明，胸段硬膜外阻滞能降低30%的病死率和33%的心肌梗死。因此，全身麻醉联合胸段高位硬膜外阻滞对于冠心病患者实施腹部手术也许是最佳选择。但是要注意掌握硬膜外用药浓度和用量，避免低血压。

（刘　冬）

第四节　胃肠道手术的麻醉

胃肠道手术为常见的手术类型，用于处理消化道病变。其特点为术前往往需要长时间的肠道准备，有些特殊患者（如炎性肠病、肠梗阻）禁食禁水的时间更长。因此在麻醉处理上需要充分考虑该特点。对于胃肠道急诊患者，由于往往存在肠梗阻，因此在插管时应该按照饱胃患者处理。

一、术前访视

胃肠道患者的术前访视除了需要了解一般情况外，还需要重点评估患者的循环状态以及代谢紊乱。

1. 循环状态　注意患者禁食禁水时间以及肠外营养时间，检查近期的血常规、肝肾功能检查结果，根据情况决定是否需要术前输血、输注白蛋白。对于并发肝脏疾病患者，还应该注意患者的凝血情况，必要时进行纠正治疗。对于存在脾抗状态的患者，还应该注意血小板计数，必要时输注血小板，同时术前准备足够的血小板。

2. 代谢紊乱　由于胃肠道引流，往往导致患者代谢紊乱，术前应该进行积极的纠正和优化。

3. 急诊手术患者　目前胃肠道急诊病人数量有增多的趋势，而且往往已经出现感染性休克症状。除一律按照饱胃患者处理外，还应该按照感染性休克的患者对待。

二、术中管理

对于胃肠道患者，采用全身麻醉和气管插管技术。对于某些短小手术（例如疝修补术），可以使用硬膜外技术。

对于择期手术患者，通常采用经口快诱技术。在插管之前，需要评估患者的饱胃状态，必要时放置胃管，在插管前进行吸引，减轻胃潴留程度。对于急诊胃肠道疾病患者，一律按照饱胃患者进行麻醉诱导。放置胃管、使用去极化肌松剂、避免加压通气，环状软骨压迫等。如果此时仍然发生误吸，可在插管后进行气管内吸引，用少量生理盐水进行气管内冲洗，术后返 ICU 加强治疗，以便减少误吸相关的并发症。但是总体来说，如果一旦发生误吸，患者的预后往往不良，因此对急诊胃肠道患者必须提高警惕。

麻醉的维持可以采用吸入和静脉麻醉，但是如果患者循环不稳定，首选吸入药。对于存在胃肠道梗阻的患者，不得使用 N_2O。

由于胃肠道手术的术野往往较大，因此造成的液体丢失也多于其他手术。在书中进行液体管理时，除了一般补液量，还应该计算患者胃肠道术野的丢失量，但是一切液体复苏都应该以循环状态进行指导，例如中心静脉压、尿量以及乳酸水平，不应该生搬计算公式。除了液体管理外，还应该定期进行血气检测，以评估电解质水平以及循环灌注状态，指导下一步治疗。

三、术后管理

危重患者、发生误吸的患者往往需要在 ICU 进行加强治疗，以便改善预后。

胃肠道患者的切口往往比较大，术后疼痛发生率高，因此建议对此类患者使用 PCA 镇痛。我科常用配方为吗啡，还可以选择舒芬太尼，具体剂量需要根据患者的一般情况来决定。不建议对这些患者使用 NSAIDs 药物，避免胃肠道溃疡、出血等副作用的发生。此类患者术后发生恶心、呕吐的概率较高，可嘱外科医师常规使用止吐药物。

四、常见胃肠道手术

1. 疝修补术　疝常见于老年患者以及既往腹部手术患者。常用麻醉方法为硬膜外麻醉，对于存在硬膜外操作禁忌的患者，可以使用全麻，此时首选喉罩通气。如果手术时间过长（病变复杂、外科医师技术不熟练等），气管内插管为安全的气道管理方式。如果选择全麻，在患者苏醒期应该避免呛咳的发生，以防止补片的膨出。

2. 阑尾切除术　阑尾切除术一般采用硬膜外技术，穿刺间隙选择 $T_{11\sim12}$，或者 $T_{12}\sim L_1$，阻滞平面应该达到 T_6 水平，以减轻探查过程中对内脏的牵拉所造成的疼痛。

3. 胆囊切除术　胆囊周围迷走神经分布密集，因此在胆囊周围操作时往往出现胆－心反射，引起心动过缓，严重者会引起血压下降，此时可以使用阿托品进行对抗。

4. 胃切除术　胃切除术包括胃的良、恶性病变。根治性胃癌切除术时间往往较长，因此液体的管理至关重要。除了一般的麻醉监测外，必要时需要建立有创监测（动脉监测、中心静脉监测）指导治疗，而且中心静脉还可以用于术后肠外营养以及化疗。

5. 炎性肠病　炎性肠病多见于年轻患者，这类患者往往长期使用激素或者免疫抑制剂，因此在术前访视时应该重点了解这些药物的副作用的程度。炎性肠病患者体重往往低于标准体重，如果使用丙泊酚维持麻醉时，TCI 技术可能无法达到预期的麻醉深度，此时建议使用吸入药物维持麻醉。同时由于此类患者白蛋白水平往往偏低，因此会对相关药物（肌松、镇痛药物）的代谢产生影响，在麻醉过程中应该引起重视。

6. 肠道肿瘤切除术　肠道肿瘤切除术多采用开腹方式，但是也有一部分外科医师采用腹腔镜下肿瘤切除术（如 Dixon 或者 Miles 术式）。如果采用腹腔镜，需要注意气腹对患者呼吸、循环功能的影响，警惕皮下气肿等并发症的发生。

（刘　冬）

第五节　肝胆胰手术麻醉

一、肝胆胰手术的麻醉特点

（1）肝胆胰具有重要的生理功能，参与人体营养物质的消化、吸收、代谢；合成血浆蛋白和凝血因子；清除有毒物质和致病微生物；参与机体免疫功能；分泌多种激素，调节消化系统和全身生理机能。肝胆胰疾病必然导致相应的生理功能紊乱及全身营养状态恶化。为保证手术麻醉的安全性，减少术后并发症，麻醉前应根据患者病理生理改变以及伴随疾病的不同，积极调整治疗，以改善全身状况，提高对手术和麻醉的耐受性。

（2）肝硬化食管胃底静脉曲张，可继发大出血。除表现呕血、便血外，胃肠道可潴留大量血液，失血量难以估计。麻醉前应根据血红蛋白浓度、血细胞比容、尿量、尿比重、血压、脉率、脉压、中心静脉压等指标评估体液状态，补充血容量和细胞外液量，并做好大量输血的准备。注意维持有效循环血量、保持血浆蛋白量、维护血液氧输送能力、补充凝血因子。此外，呕血还有被误吸的可能，一旦发生，可导致急性呼吸道梗阻、吸入性肺炎或肺不张等严重后果，麻醉时应采取有效的预防措施。

（3）严重腹胀、大量腹水、肝脏巨大肿瘤患者，当术中排出大量腹水，搬动和摘除巨大肿瘤时，腹内压骤然下降易发生血流动力学及呼吸的明显变化。麻醉医师应依据病情做好防治，并避免缺氧、二氧化碳蓄积和休克。

胆道疾病多伴有感染、梗阻性黄疸和肝损害。麻醉时应注意肝肾功能的维护、出凝血异常及自主神经功能紊乱的防治。

（4）腹腔内脏器官受交感神经和副交感神经双重支配，内脏牵拉反应与此类神经有密切关系。肝胆胰手术的椎管内麻醉要阻滞内脏神经交感神经支时，阻滞平面应达 $T_4 \sim L_1$，但迷走神经支不能被阻滞，牵拉内脏容易发生腹肌紧张、鼓肠、恶心、呕吐和膈肌抽动，不仅影响手术操作，且易导致血流动力学剧变。为消除内脏牵拉反应，可辅用内脏神经局麻药封闭或应用镇痛镇静药。良好的肌肉松弛也是腹部手术麻醉不可忽视的问题。

（5）肝胆胰的急诊手术，如急性胆囊炎、化脓性胆管炎、胆汁性腹膜炎及肝破裂等，病情危重，麻醉前往往无充裕时间进行综合性治疗。麻醉医师应尽可能在术前短时间内对病情做出全面估计和准备，选择适合于患者的麻醉方法和麻醉前用药，以保证患者生命安全和手术顺利进行。

二、麻醉药对肝功能的影响

（一）吸入麻醉药

吸入麻醉药可影响肝脏血流（包括肝动脉和门静脉血流），而静脉麻醉药和阿片类药对其影响较小。许多测量技术被用来评估肝脏和门静脉血流，最常使用的方法是血浆吲哚菁绿的清除率。大多数麻醉药可通过降低心排量而减少门静脉血流（portal blood flow，PBF），但是可增加肝动脉血流（hepatic arterial bloodflow，HABF），虽然这不足以使肝总血流量（total hepatic blood flow，THBF）恢复正常。大多数研究的一致性结论是所有吸入麻醉药均可降低平均动脉压（meanarterial pressure，MAP）和心输出量，其中氟烷和恩氟烷与异氟烷和七氟烷相比作用更明显，氟烷也降低肝脏氧输送和肝静脉血氧饱和度。吸入麻醉药还可通过降低心输出量、MAP 和肠系膜交感活性影响肝血管供给而不同程度地改变门静脉和肝动脉血管阻力。除了对血管的影响之外，在肝功能方面（如血清转氨酶水平），氟烷比异氟醚的影响大。

吸入麻醉药所致肝脏血流的改变部分是由自主调节机制介导以维持稳定的 THBF。这种生理适应过程称之为肝动脉缓冲反应（hepatic arterial bufferresponse，HABR)，在严重低血容量、大型腹部手术或是重度失血时机体通过增加 HABF 代偿 PBF 的降低，从而维持肝总血流量的稳定。氟烷可干扰这一反应，而七氟烷及异氟烷则维持 HABR。七氟烷还可进一步抑制肝动脉收缩从而能更加有效地维持 HABR。七氟烷在维持 HABF、肝氧输送和氧输送/消耗比方面与异氟烷相当甚至优于异氟烷。此外，研究证实暴露于异氟烷或地氟烷后常规肝功能检查结果无明显变化。

与健康志愿者和手术患者的研究不同的是，有关麻醉药对严重肝脏疾病患者肝功能影响的研究很少。少数研究表明地氟烷和异氟烷不会改变成年慢性肝病手术患者的围术期肝功能检查结果，与氯胺酮和氟烷相比，异氟烷可更有效地维持肝硬化大鼠的肝脏血流。鉴于氟烷对肝脏血流和肝功能的不利影响，严重肝脏疾病患者应避免使用氟烷。由于目前可替代的吸入麻醉药种类繁多以及氟烷使用的整体减少，上述问题已经成为历史。鉴于氟烷潜在的肝毒性，许多专家认为无论是在健康人还是严重肝功能不全患者中使用氟烷都是不合理的。

惰性气体氙气于 1951 年首次被提出具有麻醉特性。氙气具有非易燃易爆、低毒性、无致畸性，且血气分配系数低于所有吸入麻醉药（仅为 0. 115)，诱导起效快，恢复迅速，被认为是一种理想的吸入麻醉药。氙气对左心室功能、全身血管阻力及全身血压均无明显影响。其人体血流动力学特征类似于丙泊酚。人体研究发现与异氟烷比较，氙气可较少引起低血压且对左心室功能无影响。同时动物研究表明与静脉麻醉药相比，氙气可增加脑灌注，且对其他局部器官灌注如肝脏灌注无影响，不改变 HABF、不影响心输出量，因此理论上对 THBF 无影响（不同于其他吸入麻醉药)，且不影响肝功能检查结果。但是至今仍需更大规模的基于肝功能正常及异常患者的临床实验研究来证实氙气在急慢性肝疾病患者中的使用安全性，而此种研究目前还难以实现。

总之，吸入麻醉药对肝脏血流和肝功能的影响较为复杂，不仅与麻醉药自身特性有关，同时也受患者其他相关因素的影响，如肝功能不全的严重程度、高龄、手术应激和腹部手术操作。但是七氟烷、地氟烷和异氟烷稳定肝脏血流的作用始终强于氟烷和恩氟烷。有关新型吸入麻醉药对严重肝脏疾病患者肝脏血流的影响有待于大规模的前瞻性研究。

（二）静脉麻醉药

与吸入麻醉药相比，有关静脉麻醉药对肝功能影响的资料较少。早期研究表明依托咪酯和硫喷妥钠可通过增加肝动脉血管阻力、降低心输出量和血压来减少肝脏血流，氯胺酮即使在大剂量使用的情况下对肝脏血流的影响也很小。利用敏感放射标记微球技术检测动物器官血流，发现丙泊酚可增加肝动脉和门静脉循环而增加 THBF，表明丙泊酚具有显著的内脏血管舒张作用。在某些动物模型中，即使 MAP 降低 THBF 仍保持稳定，而另一些研究则发现 MAP 升高而平均肝脏血流反而降低，这提示了丙泊酚的种属特异性。与氟烷相比，丙泊酚更有利于保持内脏和肝脏的氧输送平衡。有限的临床和实验资料显示，当动脉血压稳定时，静脉麻醉药对肝脏血流仅存在轻微影响并且对术后肝功能无明显损害。

（三）中枢神经阻滞剂

脊髓麻醉或硬膜外麻醉对肝脏血流和肝功能的影响并非一定由麻醉药物引起。早期人体研究显示，高位脊髓或硬膜外麻醉时肝脏血流降低，全身动脉血压也降低。其他动物研究发现高位硬膜外阻滞时 PBF 降低而 HABF 稳定，由此导致 THBF 降低。通过使用血管升压药物（如多巴胺或麻黄碱）来恢复 PBF 或是输液来维持正常动脉血压可逆转上述不利变化，并可维持肝脏血流的稳定。由此推断，低血压所致肝脏血流的降低继发于内脏血流的减少，因此导致 PBF 降低。

三、肝功能不全和肝胆管疾病对麻醉药药代动力学的影响

肝脏疾病时由于蛋白结合力的改变、人血白蛋白及其他药物结合蛋白水平的降低、腹水及全身水含量增加所致分布容积的改变，以及肝细胞功能异常所致代谢减弱，均可显著影响药物代谢及药代动力

学。此外，镇静药和阿片类药物可增加严重肝病患者的此种影响，甚至诱发或加重肝性脑病。长期饮酒所致肝酶诱导作用的降低也可影响肝硬化患者使用药物的最终效果。

肝疾病对药物分布的影响不仅取决于药物的清除途径，同样也取决于肝功能不全的严重程度。肝脏药物清除率由诸多因素决定，包括：肝脏血流、肝酶活性及效力、血浆蛋白结合率、胆汁淤积所致肝肠循环和肠内药物代谢的改变，以及门体分流对部分药物的清除等。此外，肝脏疾病对药物清除的影响随肠内、肠外药物的不同而异。通常严重肝病会影响高摄取药物的代谢（如利多卡因和哌替啶），因为此时药物的清除主要依赖于肝脏血流或是门体分流。相反，低摄取药物如地西泮的代谢主要受蛋白结合力的影响，未结合药物得到清除；或是受肝脏内部清除力及代谢的影响，随肝细胞功能障碍的严重程度增加而降低。但是血浆蛋白降低导致游离药物比率的增加可减轻肝脏代谢水平的下降所致的影响，从而最终仅轻微改变药物的作用。另外游离药物比率的增加可使更多药物分布于组织间（并可潜在增加药物的分布容积），加上肝代谢水平的降低，可延长药物的半衰期。因此严重肝病患者的药代动力学十分复杂。

（一）阿片类药物

严重肝硬化患者吗啡代谢明显降低，导致其消除半衰期延长，口服吗啡的生物利用度增加，血浆蛋白结合率下降，镇静及呼吸抑制作用增强。虽然肝外代谢途径可能有助于肝硬化患者吗啡的清除，但给药时间间隔仍需延长 1.5～2 倍，口服给药剂量需减少。同样哌替啶的清除率也降低 50%，半衰期延长一倍。此外，由于对去甲哌替啶清除率的下降，其蓄积作用可使严重肝脏疾病患者出现神经毒性反应。

芬太尼是一种高脂溶性的合成阿片类药物，因其快速再分布特性，单次静脉给药作用时间短暂。反复或持续给药可出现蓄积导致作用时间延长。由于芬太尼主要通过肝脏代谢，严重肝病患者的清除时间将延长。

舒芬太尼是一种作用更强的合成阿片类药物，同样主要在肝脏代谢且可与蛋白高度结合。虽然持续给药和蛋白结合率的降低对舒芬太尼的影响与芬太尼类似，肝硬化患者单次给药的药代动力学却无明显变化。

阿芬太尼是一种短效阿片类药物，其作用较芬太尼弱，同样主要经由肝脏代谢且蛋白结合率高。但是与芬太尼和舒芬太尼不同的是，阿芬太尼在肝硬化患者体内的半衰期几乎延长一倍，且体内游离比率更高，由此可延长作用时间、增强药物效果。

瑞芬太尼是一种具有酯链结构的合成阿片类药物，可被血液及组织中的酯酶快速水解，具有高清除率、快速清除的特点，其恢复时间几乎与使用剂量和给药持续时间无关，清除不受肝功能不全的影响。研究表明，严重肝病患者或是肝移植患者的瑞芬太尼清除亦不受影响。

（二）镇静催眠药

硫喷妥钠的肝脏摄取率低，因此在肝脏疾病患者体内的代谢和清除将受到显著影响。但是肝硬化患者硫喷妥钠的清除半衰期无明显改变，可能与其体内分布容积广泛有关，因此这些患者使用标准剂量硫喷妥钠的作用时间不会延长。相反，其他高脂溶性静脉麻醉药（包括美索比妥、氯胺酮、依托咪酯和丙泊酚等）经肝脏代谢，肝脏摄取率高，因此在严重肝病患者体内清除率将会降低。尽管具有上述药代动力学特性，但因分布容积的增加可延长半衰期并影响恢复时间，依托咪酯在肝硬化患者体内的清除率无改变。美索比妥和丙泊酚无论是单次给药或持续输注，在肝硬化人群的清除动力学特征类似于普通人群。但是肝硬化患者丙泊酚的间断性给药可使其平均临床恢复时间延长。终末期肝病患者对咪达唑仑的清除率下降导致其半衰期延长。鉴于蛋白结合率的降低以及游离比率的增加，可以预测严重肝病患者使用咪达唑仑可延长其作用持续时间并增强其镇静效果，尤其在大剂量使用或长期输注的情况下。类似的变化同样见于地西泮。

右旋美托咪定是一种具有镇静和镇痛作用的 α_2 肾上腺素能受体激动剂，主要经肝脏代谢，肾脏清除率低。通常与肝功能正常的患者相比，不同程度肝衰竭患者对右旋美托咪定的清除率降低、半衰期延长且脑电双频谱指数降低。因此严重肝功能不全患者使用右旋美托咪定应调整剂量。肾功能障碍患者使用右旋美托咪定后，虽然药代动力学无改变，但由于蛋白结合率的改变而导致镇静作用时间延长。肝功能不全患者同样会因蛋白结合率的改变而延长镇静作用时间。

总之，尽管肝硬化患者绝大多数静脉麻醉药的代谢均受到影响，其对镇静镇痛药物药代动力学的影响却很小。鉴于严重肝脏疾病患者使用地西泮后临床作用增强和持续时间延长，无论在手术室还是加强监护病房，出现药物蓄积、作用时间延长及肝性脑病发生的风险增加，故反复或长期使用时需十分谨慎。

（三）神经肌肉阻滞剂

有关肝硬化对肌松药药代动力学和药效动力学的研究较为广泛。甾类肌松剂维库溴铵主要经肝脏清除，肝硬化患者对其清除率降低，消除半衰期延长，肌松作用延长。酒精性肝病对维库溴铵的影响不明确，其清除率和消除半衰期无明显改变。罗库溴铵起效较维库溴铵快，经肝脏代谢和清除，肝功能不全可使其分布容积增加，消除半衰期和肌颤搐恢复时间延长，虽然首次给药后神经肌肉功能恢复不受肝脏疾病影响，但严重肝功能不全时首次大剂量或反复多次给药可显著延长罗库溴铵作用时间。

肝硬化患者药物分布容积增加，也同样使泮库溴铵消除半衰期延长。非器官依赖性代谢肌松剂如阿曲库铵（非特异性酯酶水解）和顺式阿曲库铵（Hofmann 清除）在终末期肝病患者的消除半衰期和临床作用时间与正常患者类似。阿曲库铵与顺式阿曲库铵的共同代谢产物 N－甲基罂粟碱主要经肝脏清除。尽管其在肝移植患者体内的浓度增加，临床相关的神经毒性反应并未见报道。唯一通过血浆胆碱酯酶清除的米库氯铵在肝硬化患者体内的代谢亦有改变。与肝功能正常患者相比，肝衰竭患者使用米库氯铵可致肌颤搐恢复时间显著延长，清除半衰期延长以及体内残留时间延长。上述变化与肝硬化患者体内血浆胆碱酯酶活性降低相关。胆碱酯酶活性的降低导致米库氯铵清除减少。严重肝病患者使用米库氯铵时需调整输注速度。与米库氯铵类似，严重肝病患者由于血浆胆碱酯酶水平下降，琥珀酰胆碱的作用时间也延长。

总之，肝硬化及其他严重肝病显著降低维库溴铵、罗库溴铵和米库氯铵的清除率，延长神经肌肉阻滞剂的作用时间，尤其是在反复使用或长期输注的情况下。阿曲库铵和顺式阿曲库铵的清除不依赖肝脏，因此在终末期肝脏疾病患者使用时无须调整剂量。

四、肝胆管术后并发症的危险因素

接受肝脏和非肝脏手术患者术后肝功能不全或肝衰竭的术前危险因素仍不明确，目前仍缺乏前瞻性研究，此类患者术后肝功能不全相关危险因素的评估主要考虑：①无症状的术前肝酶检查结果升高：此时应详细询问病史，仔细行体格检查，并进行重复和深入的实验室检查以进一步明确诊断；②急性肝炎、肝脂肪变性、慢性肝炎和肝硬化：目前公认急性肝炎（无论是病毒性、酒精性还是药物性）是择期手术后患者肝衰竭和死亡的危险因素，择期手术均应推迟至肝细胞功能不全缓解；慢性肝炎对麻醉和手术造成的风险程度主要取决于肝脏合成功能障碍的严重程度，若手术不可避免，围术期应谨慎处理，维持肝脏灌注，避免诱发肝衰竭和肝性脑病的危险因素。目前肝硬化仍被认为是接受非肝脏手术患者的主要危险因素，Child－Turcotte－Pugh（CTP）分级（表 10－1）C 级是择期手术的禁忌证；③潜在诱发术后肝功能不全的手术类型：肝叶切除术是导致术前肝功能不全患者肝衰竭的公认的危险因素之一。大多数肝癌患者存在慢性肝炎或肝硬化引起的肝功能不全，由于这些患者肝脏储备能力的降低而不得不减少切除的肝组织，从而避免损伤活性肝组织及导致肝衰竭，后者是术后死亡的最常见原因。由于门静脉高压、凝血功能异常以及既往腹部手术造成的血管高度粘连等因素，接受肝癌肝叶切除术的肝硬化患者围术期出血较常见。此类患者术前行吲哚菁绿 15min 滞留实验或直接肝静脉压力梯度测定有助于判断预后。

表 10-1 改良的 Child-Pugh 评分

参数	改良的 Child-Pugh 评分*		
	1	2	3
白蛋白（g/dl）	>3.5	1.8~3.5	<2.8
凝血酶原时间			
延长时间（s）	<4	4~6	>6
INR	<1.7	1.7~2.3	>2.3
胆红素（mg/dl）**	<2	2~3	>3
腹水	无	轻~中度	重度
脑病	无	Ⅰ~Ⅱ级	Ⅲ~Ⅳ级

注：*：A 级=5、6 分；B 级=7~9 分；C 级=10~15 分。

**：对于胆汁淤积疾病（如原发性胆汁性肝硬化），胆红素水平与肝功能受损程度不相称，需予以修正，修正值为：1 分=胆红素<4mg/dl，2 分=胆红素 4~10mg/dl，3 分=胆红素>10mg/dl。

五、肝胆胰手术的麻醉方法

1. 全身麻醉是最常用的方法　优点：良好的气道保护，可维持充分通气，麻醉诱导迅速，麻醉深度和持续时间可控。缺点：气道反射消失，诱导及苏醒期反流误吸的风险增加，血流动力学干扰大。

2. 区域麻醉技术，包括硬膜外麻醉、神经阻滞　优点：患者保持清醒可交流，保留气道反射，交感神经阻滞使肠道供血增加，肌松良好，减少全麻药物对肝脏的影响，在无低血压情况下对肝脏无明显影响，可通过保留硬膜外导管提供良好的术后镇痛。缺点：局麻药中毒的风险，需要患者的合作，阻滞失败可能需要改行全麻，出凝血异常或穿刺部位有感染者禁用，高平面胸段硬膜外阻滞可能影响肺功能。单纯腹腔神经丛阻滞不完全阻断上腹部感觉，患者常不能忍受牵拉内脏。

3. 全身麻醉复合硬膜外麻醉　全身麻醉复合硬膜外阻滞取其两者优点，优点：硬膜外的使用可以产生良好的镇痛肌松作用，减少全麻药用量，从而减轻了全麻药对肝脏的影响和心肌抑制作用，缩短苏醒时间，降低术后恶心发生率，减少术后呼吸系统并发症，改善术后早期肺功能，且便于术后镇痛，有利患者恢复。缺点：术中低血压时需与其他原因鉴别诊断，硬膜外穿刺给予试验量等延长了手术等待时间。

六、常见肝胆胰手术的麻醉

（一）肝硬化门脉高压症手术的麻醉

肝硬化后期有 5%~10% 的患者要经历手术治疗。主要目的是预防和控制食管胃底曲张静脉破裂出血和肝移植。肝脏是体内最大的器官，有着极其复杂的生理生化功能，肝硬化患者肝功能障碍的病理生理变化是全身性和多方面的。因此麻醉前除需了解肝功能的损害程度并对肝储备功能充分评估和有针对性的术前准备外，还要了解肝功能障碍时麻醉药物体内过程的改变，以及麻醉药物和操作对肝功能的影响。

1. 门脉高压症主要病理生理特点　门静脉系统是腹腔脏器与肝脏毛细血管网之间的静脉系统。当门静脉的压力因各种病因而高于 18mmHg（$25cmH_2O$）时，可表现一系列临床症状，统称门脉高压症。其主要病理生理改变为：①肝硬化及肝损害；②高动力型血流动力学改变：容量负荷及心脏负荷增加，动静脉血氧分压差降低，肺内动静脉短路和门-肺静脉分流；③出凝血机能改变：有出血倾向和凝血障碍。原因为纤维蛋白原缺乏、血小板减少、凝血酶原时间延长、第 V 因子缺乏、血浆纤溶蛋白活性增强；④低蛋白血症：腹水、电解质紊乱、钠水潴留、低钾血症；⑤脾功能亢进；⑥氮质血症、少尿、稀释性低钠、代谢性酸中毒和肝肾综合征。

2. 术前肝功能评估　肝功能十分复杂，肝功能实验检查也比较多，但仍不能反映全部肝功能。目前认为血浆蛋白特别是白蛋白含量以及胆红素是比较敏感的指标，一般采取这两种实验，并结合临床表现，作为术前评估肝损害的程度指标。

3. 麻醉前准备　门脉高压症多有程度不同的肝损害。肝脏为三大代谢和多种药物代谢、解毒的器官，麻醉前应重点针对其主要病理生理改变，做好改善肝功能、出血倾向及全身状态的准备。

（1）增加肝糖原，修复肝功能，减少蛋白分解代谢：给予高糖、高热量、适量蛋白质及低脂肪饮食，必要时可静脉滴注葡萄糖胰岛素溶液。对无肝性脑病者可静脉滴注相当于 0.18g 蛋白/（kg·d）的合成氨基酸。脂肪应限制在 50g/d 以内。为改善肝细胞功能，还需用多种维生素，如每日复合维生素 B，6～12 片口服或 4mg 肌内注射；维生素 B_6 50～100mg；维生素 B_{12} 50～100μg；维生素 C 3g 静脉滴入。

（2）纠正凝血功能异常：有出血倾向者可给予维生素 K 等止血药，以纠正出凝血时间和凝血酶原时间。如系肝细胞合成第 V 因子功能低下所致，麻醉前应输新鲜血或血浆。

（3）腹水直接反映肝损害的严重程度，大量腹水还直接影响呼吸、循环和肾功能，应在纠正低蛋白血症的基础上，采用利尿、补钾措施，并限制入水量。有大量腹水的患者，麻醉前应少量多次放出腹水，并输注新鲜血或血浆，但禁忌一次大量放腹水（一般不超过3 000mL/次），以防发生休克或肝性脑病。

（4）纠正低蛋白血症：如总蛋白 <45g/L，白蛋白 <25g/L 或白/球蛋白比例倒置，术前给予适量血浆或白蛋白。

（5）纠正水、电解质、酸碱平衡紊乱。

（6）抗生素治疗：术前 1～2d 应用，抑制肠道细菌，减少术后感染。

4. 麻醉选择与处理　主要原则是应用最小有效剂量，维持 MAP，保护肝脏的自动调节能力，避免加重肝细胞损害。

（1）麻醉前用药：镇静镇痛药均在肝内代谢，门脉高压症时分解代谢延迟，可导致药效增强、作用时间延长，故应减量或避用。对个别情况差或肝性脑病前期的患者，可无须麻醉前用药或者仅给予阿托品或东莨菪碱即可。大量应用阿托品或东莨菪碱可使肝血流量减少，一般剂量时则无影响。

（2）术中管理：重点在于维持血流动力学稳定，维持良好的肝血流灌注以保持肝氧供/耗比正常，保护支持肝脏的代谢，避免低血压、低氧、低碳酸血症对肝脏的缺血性损害。对于肝胆系统疾病的患者，全麻行序贯快速诱导十分必要。因为肝硬化进展期患者腹水存在和腹内压增加以及胃肠运动减弱均使误吸危险增加。

经鼻或经口置入胃管对于食管静脉曲张患者必须小心地操作，以免引起曲张血管出血。有的临床研究认为食管静脉曲张麻醉的患者下胃管后并未增加出血并发症，如果胃管对于胃内减压或经胃管给药确实必要，则应该是可行的。

（3）术中监测：包括动脉压、中心静脉压、肺动脉压、$SaPO_2$、尿量、血气分析等。维持良好通气，防止低氧血症，肝硬化患者存在不同程度动脉氧饱和度下降，主要由于肺内分流，腹水引起低位肺区通气血流比例失调。

动脉直接测压有利于肝功能不良患者血压监测和抽取血标本。建立中心静脉通路既可测定中心静脉压，又可用于给药。而肺动脉置入漂浮导管可考虑针对肝功能严重受损的患者，因其病理生理学类似脓毒血症状态，血管张力低下致体循环压力降低和高动力性循环。肺动脉置管有利于确定低血压原因，指导容量替代治疗和血管活性药物支持治疗。此外，肺动脉置管对于合并急性胆囊炎和急性胰腺炎的危重患者对呼衰和肾衰的处理也是有用的。而进行经食管超声心动图监测对于凝血功能异常和食管静脉曲张患者应列为禁忌。有创监测也有利于术后 ICU 监测和治疗（如治疗低血容量、脓毒症导致的呼衰、肾衰或肝肾综合征以及凝血病等）。

术中还应进行生化检查（包括血糖、血钙、血细胞比容、PT、PTT、血小板计数、纤维蛋白原、D－二聚体等），当长时间手术、大量失血或怀疑 DIC 时更为必要。体温监测和保温对于肝病患者也很重要，因为低温可损害凝血功能。

(4) 术中输液及输血的管理：术中可输注晶体液、胶体液和血液制品。输注速度要根据尿量、中心静脉压及肺动脉楔压监测来调节。肝硬化患者可并发低血糖症，特别是酒精中毒性肝硬化者术中根据血糖变化输注葡萄糖液。此外肝功能不全患者对枸橼酸代谢能力下降，大量快速输血时易发生枸橼酸中毒，术中应监测钙离子浓度，适当补充氯化钙或葡萄糖酸钙。大量输血还会加重凝血功能的改变，需要加以监测。

5. 术后管理　加强生理功能监测，维持重要器官功能正常；预防感染；静脉营养；保肝治疗，防止术后肝功能衰竭。

（二）经颈静脉肝内门体分流术（TIPS）的麻醉

TIPS 是一种经皮建立肝内门脉循环和体循环连接的手术，常用于治疗终末期肝病。TIPS 可降低门静脉压，减少门脉高压引起的并发症，如静脉曲张破裂出血和顽固性腹水。通过肝内放置可扩张血管支架来实现 PBF 向肝静脉的分流。

虽然大多数患者仅需镇静就可完成 TIPS，但是由于手术时间延长，肝硬化患者腹水所致肺功能障碍和肝肺综合征引发低氧血症在镇静后潜在的呼吸抑制作用，以及误吸的可能，一些医生在择期手术患者倾向于选择全身麻醉。除了麻醉方式的选择外，术前补充足够的血容量也是必需的，特别是在伴有静脉曲张破裂出血的患者。此外接受 TIPS 手术的肝硬化患者常伴有严重凝血功能紊乱而需术前治疗。

TIPS 手术过程中可出现一些并发症，需要麻醉医师干预治疗。在血管穿刺过程中可出现气胸和颈静脉损伤。超声引导下的颈静脉穿刺可降低上述并发症的出现。此外心导管插入过程中可因机械性刺激诱发心律失常。在肝动脉穿刺时由于肝包膜的撕裂或肝外门静脉穿刺可引起大出血，麻醉医师要做好急性、危及生命大出血的急救准备。

（三）肝叶切除术的麻醉

肝叶切除患者的术前准备涉及手术风险评估，主要通过 CTP 分级或终末期肝病模型（MELD）评分来进行。上消化道内镜检查、CT 扫描和（或）MRI 常用于发现食管静脉曲张。严重血小板减少或严重静脉曲张是围术期主要风险因素，因此只有在上述情况处理后方可行手术治疗。若患者存在明显贫血和凝血功能紊乱，术前也应纠正。有关麻醉药物和剂量的选择应当结合患者基础肝功能不全的程度以及肝叶切除所致术后可能存在的肝功能不全的程度来决定。

尽管目前公认术中存在大出血风险，且术中应当严密监测以及建立快速输血通道，但是在肝叶切除术中的整体液体管理仍存在争议。一些医疗中心认为在手术早期应当充分予以液体和血液制品，以增加血管容量，从而对突发性失血起缓冲作用，而其他医疗中心则支持在手术过程中维持较低中心静脉压以最大限度地减少肝固有静脉、肝总静脉以及其他腔静脉的血液丢失，上述血管常常是术中最易出血的部位。此外适度的头低脚高位可降低肝内静脉压，该体位可维持抑或增加心脏前负荷和心输出量，并可降低断裂肝静脉出现空气栓塞的风险。对于术前无肾功能障碍的患者，术中采用后种补液方法对术后肾功能并无明显影响。

尽管肝叶切除患者的术后管理与其他腹部手术患者的术后管理类似，但是仍需注意几个方面的问题。静脉液体中应当补充钠、钾磷酸盐，以避免严重的低磷酸血症并有助于肝脏再生。由于经肝脏代谢药物清除率的降低，术后镇痛药物和剂量的选择非常重要。

（四）胆囊、胆道疾病手术的麻醉

1. 麻醉前准备　具体如下。

(1) 术前评估心、肺、肝、肾功能。对并存疾病特别是高血压、冠心病、肺部感染、肝功能损害、糖尿病等应给予全面的内科治疗。

(2) 胆囊、胆道疾病多伴有感染，胆道梗阻多有阻塞性黄疸及肝功能损害，麻醉前都要给予消炎、利胆和保肝治疗，术中术后应加强肝肾功能维护，预防肝肾综合征的发生。阻塞性黄疸可导致胆盐、胆固醇代谢异常，维生素 K 吸收障碍，致使维生素 K 参与合成的凝血因子减少，发生出凝血异常，凝血酶原时间延长。麻醉前应给维生素 K 治疗，使凝血酶原时间恢复正常。

（3）阻塞性黄疸的患者，自主神经功能失调，表现为迷走神经张力增高，心动过缓，麻醉手术时更易发生心律失常和低血压，麻醉前应常规给予阿托品。

（4）胆囊、胆道疾病患者常有水、电解质、酸碱平衡紊乱、营养不良、贫血、低蛋白血症等继发性病理生理改变，麻醉前均应作全面纠正。

2. 开腹胆囊、胆道手术的麻醉选择及处理　可选择全身麻醉、硬膜外阻滞或全麻加硬膜外阻滞下进行。硬膜外阻滞可经胸$_{8\sim9}$或胸$_{9\sim10}$间隙穿刺，向头侧置管，阻滞平面控制在胸4～12。胆囊、胆道部位迷走神经分布密集，且有膈神经分支参与，在游离胆囊床、胆囊颈和探查胆总管时，可发生胆－心反射和迷走－迷走反射。患者不仅出现牵拉痛，而且可引起心率下降、反射性冠状动脉痉挛、心肌缺血导致心律失常、血压下降。应采取预防措施，如局部内脏神经阻滞，静脉应用哌替啶及阿托品或氟芬合剂等。吗啡、芬太尼可引起胆总管括约肌和十二指肠乳头部痉挛，而促使胆道内压升高，持续15～30min，且不能被阿托品解除，故麻醉前应禁用。阿托品可使胆囊、胆总管括约肌松弛，麻醉前可使用。胆道手术可促使纤维蛋白溶酶活性增强，纤维蛋白溶解而发生异常出血。术中应观察出凝血变化，遇有异常渗血，应及时检查纤维蛋白原、血小板，并给予抗纤溶药物或凝血因子Ⅰ处理。

胆管结石分为原发性胆管结石和继发性胆管结石。原发性系指在胆管内形成的结石，主要为胆色素结石或混合性结石。继发性是指结石为胆囊结石排至胆总管者。主要为胆固醇结石。根据结石所在部位分为肝外胆管结石和肝内胆管结石。肝外胆管结石多位于胆总管下端，肝内可广泛分布于两叶肝内胆管。肝外胆管结石以手术为主。围术期抗生素治疗，纠正水、电解质及酸碱平衡紊乱，对黄疸和凝血机制障碍者加用维生素K。

阻塞性黄疸常伴肝损害，全身麻醉应禁用对肝肾有损害的药物，如氟烷、甲氧氟烷、大剂量吗啡等。恩氟烷、异氟烷、七氟烷或地氟烷亦有一过性肝损害的报道。麻醉手术中因凝血因子合成障碍，毛细血管脆性增加，也促使术中渗血增多。但研究表明，不同麻醉方法对肝功能正常与异常患者凝血因子的影响，未见异常变化。

3. 腹腔镜手术的麻醉处理　随着腹腔镜技术的提高，腹腔镜下肝胆胰手术逐渐增多。特别是腹腔镜下胆囊切除术，由于术后疼痛轻、损伤小、恢复快，几乎可取代开腹胆囊切除术，但有5%患者因为炎症粘连解剖结构不清需改为开腹手术。

腹腔镜手术麻醉所遇到的主要问题是人工气腹和特殊体位对患者的生理功能的影响。二氧化碳气腹是目前腹腔镜手术人工气腹的常规方法。

（1）二氧化碳气腹对呼吸循环的影响

1）对呼吸的影响：主要包括呼吸动力学改变、肺循环功能影响以及二氧化碳吸收导致的呼吸性酸中毒等。

通气功能改变：人工气腹造成腹内压升高，引起膈肌上移，可减小胸肺顺应性和功能残气量，同时由于气道压力升高引起通气，血流分布异常。

$PaCO_2$上升：二氧化碳气腹使二氧化碳经过腹膜吸收及胸肺顺应性下降导致肺泡通气量下降均可引起$PaCO_2$升高。$PaCO_2$升高引起酸中毒，对组织器官功能有一定影响，但人工气腹所致$PaCO_2$升高一般可通过增加肺泡通气量消除。

2）对循环功能的影响：主要表现为心排血量下降、高血压、体循环和肺循环血管张力升高，其影响程度与气腹压力高低有关。

（2）术前评估：腹腔镜手术患者的术前评估主要是判断患者对人工气腹的耐受性。一般情况好的患者能够较好地耐受人工气腹和特殊体位变化，而危重患者对于由此而引起的呼吸和循环干扰的耐受能力则比较差。心脏病患者应考虑腹内压增高和体位要求对于血流动力学的影响，一般对缺血性心脏病的影响程度比对充血性或瓣膜性心脏病轻。相对禁忌证包括颅内高压、低血容量、脑室腹腔分流术后等。

（3）麻醉选择：腹腔镜胆囊手术选用气管内插管控制呼吸的全身麻醉最为安全。近年来，谨慎选用喉罩通气，特别是双管喉罩代替气管插管进行气道管理，使全麻苏醒期质量得到提高。麻醉诱导和维持原则与一般全身麻醉相同，可选用静脉、吸入或静吸复合麻醉药物维持麻醉。异丙酚因其快速苏醒，术后副作用较少，是静脉麻醉药的首选。异氟烷具有扩血管作用，可拮抗气腹引起的外周阻力升高，对腹腔镜胆囊切除术更为有利。应用肌松药控制通气，可改善二氧化碳气腹对呼吸功能的影响，降低 $PaCO_2$ 使其维持在正常范围。麻醉中应用阿片类镇痛药目前仍有争议。原因是阿片类药物可引起 Oddi 括约肌痉挛，继发胆总管内压升高。但是阿片类药物引起的 Oddi 括约肌痉挛发生率很低（<3%），而且这种作用可被纳洛酮拮抗，因此目前并没影响阿片类镇痛药物的应用。

（4）术中监测：术中监测主要包括动脉压、心率、心电图、SpO_2、呼气末 CO_2，对心血管功能不稳定者，术中可监测中心静脉压和肺动脉压。必要时行血气分析，及时发现生理功能紊乱，及时纠正。

（5）术后处理：腹腔镜手术对循环的干扰可持续至术后，因此术后应常规吸氧，加强循环功能监测。此类手术，术后恶心呕吐发生率较高，应积极预防和治疗。

4. 麻醉后注意事项　具体如下。

（1）术后应密切监测，持续鼻管吸氧，直至病情稳定。按时检查血红蛋白、血细胞比容及电解质、动脉血气分析，根据检查结果给予调整治疗。

（2）术后继续保肝、保肾治疗，预防肝肾综合征。

（3）对老年人、肥胖患者及并存气管、肺部疾病者，应防治肺部并发症。

（4）胆总管引流的患者，应计算每日胆汁引流量，注意水、电解质补充及酸碱平衡。

（5）危重患者和感染中毒性休克未脱离危险期者，麻醉后应送术后恢复室或 ICU 进行严密监护治疗，直至脱离危险期。

（五）胰岛素瘤手术的麻醉

胰岛素瘤是因胰腺 B 细胞瘤或增生造成的胰岛素分泌过多，引起以低血糖症为主的一系列临床症状，一般胰岛素瘤体积较小，多为单发无功能性，胰岛素瘤也可能是多发性内分泌腺瘤病（MEN）的一部分。

1. 病理生理　胰岛素瘤以良性腺瘤最为常见，其次为增生，癌和胰岛母细胞瘤少见，位于胰腺外的异位胰岛素瘤发生率不到胰岛素瘤的 1%，多见于胃、肝门、十二指肠、胆总管、肠系膜和大网膜等部位。胰岛素瘤也可能是 MEN－1 型的一部分，后者除胰岛素瘤外，尚可伴有垂体肿瘤、甲状旁腺肿瘤或增生。胰岛素瘤的胰岛素分泌不受低血糖抑制。

2. 临床特点　中年男性多见，可有家族史，病情呈进行性加重。其临床表现为低血糖症状（如头晕、眼花、心悸、出汗），此类患者神经精神异常极为常见，甚至出现麻痹性痴呆、中风、昏迷。禁食、运动、劳累、精神刺激等可促进其发作。临床上多有 Whipple 三联征：即空腹发病，发病时血糖低于 2.2mmol/L，静脉注射葡萄糖立即见效。空腹血糖常常低于 2.8mmol/L。

3. 麻醉前准备　对于术前明确诊断的患者，术前准备主要目的是预防低血糖的发生，可采取下列措施。

（1）内科治疗包括少量多餐和夜间加餐，以减少低血糖症的发生。也可选择二氮嗪、苯妥英钠、生长抑素、糖皮质激素治疗。

（2）术前可用二氮嗪准备，剂量为每日 200～600mg，术中可继续使用二氮嗪以减少低血糖发生的可能性。

（3）术前禁食期间，根据患者平时低血糖发作情况，必要时补充葡萄糖，以免发生严重低血糖。但应在手术 2～3h 前补充葡萄糖，用量不宜过大，以免影响术中血糖检测结果。

（4）急性低血糖的处理同前，快速补充葡萄糖以控制或缓解低血糖症状。低血糖发作时，轻者可口服适量的葡萄糖水，重者需静脉输注 50% 葡萄糖液 40～100mL，必要时可重复，直至症状得到缓解。

4. 手术麻醉特点　手术切除是胰岛素瘤的根治方法。胰腺位于上腹深部，加之胰岛素瘤较小不易寻找，麻醉方式应能满足手术切除及探查等操作的需要，维持适当的麻醉深度和良好肌松程度。全麻及硬膜外阻滞麻醉均可用于此类患者。肿瘤定位困难或异位肿瘤需行开腹探查者以选择全麻为宜。应选择对血糖影响小的药物，并且在全麻期间注意鉴别低血糖昏迷。对于精神紧张、肥胖、肿瘤多发或定位不明确的患者全麻更为合适。硬膜外阻滞麻醉可满足手术要求，对血糖影响小，保持患者清醒可评价其神志改变，但硬膜外阻滞必须充分，否则可因手术刺激引起反射性血压下降、恶心呕吐，同时应控制麻醉平面，以免造成呼吸抑制、血压下降。

5. 术中血糖监测和管理 胰岛素瘤切除术中应监测血糖变化，其目的是及时发现处理肿瘤时的低血糖和肿瘤切除后的高血糖，以及判断肿瘤是否完全切除。

（1）一般认为肿瘤切除后血糖升高至术前 2 倍或切除后 1h 内上升至 5.6mmol/L，即可认为完全切除。

（2）肿瘤切除后 1h 内血糖无明显升高者，应怀疑有残留肿瘤组织存在，应进一步探查切除残留的肿瘤组织。

（3）术中应避免外源性葡萄糖引起的血糖波动，以免不能准确反映肿瘤切除与否。

（4）为防止低血糖的发生，术中应间断测定血糖水平，根据测定结果输注少量葡萄糖，应维持血糖在 3.3mmol/L 以上，肿瘤切除后如出现高血糖，可使用小量胰岛素控制。

（5）保持足够的通气量，维持正常的 PaO_2 和 $PaCO_2$，避免过度通气出现继发性脑血流减少，减轻因低血糖造成的脑组织缺氧性损害。

（六）急性坏死性胰腺炎手术的麻醉

循环呼吸功能稳定者，可选用连续硬膜外阻滞。已发生休克经综合治疗无效者，应选择全身麻醉。麻醉中应针对病理生理特点进行处理：①因呕吐、肠麻痹、出血、体液外渗往往并存严重血容量不足，水、电解质紊乱，应加以纠正；②胰腺酶可将脂肪分解成脂肪酸，与血中钙离子起皂化作用，因此患者可发生低钙血症，需加以治疗；③胰腺在缺血、缺氧情况下可分泌心肌抑制因子（如低分子肽类物质），抑制心肌收缩力，甚至发生循环衰竭，应注意防治；④胰腺炎继发腹膜炎，致使大量蛋白液渗入腹腔，不仅影响膈肌活动，且使血浆渗透压降低、容易诱发肺间质水肿，呼吸功能减退，甚至发生急性呼吸窘迫综合征（ARDS）。麻醉中应在血流动力学指标监测下，输入血浆代用品、血浆和全血以恢复有效循环血量，纠正电解质紊乱及低钙血症，同时给予激素和抗生素治疗。此外，应注意呼吸管理，维护肝功能，防治 ARDS 和肾功能不全。

（刘 冬）

第六节 嗜铬细胞瘤手术的麻醉

一、概述

嗜铬细胞瘤（pheochromocytoma）起源于嗜铬细胞（chromaffin cell）。胚胎早期交感神经元细胞起源于神经嵴和神经管，是交感神经母细胞和嗜铬母细胞的共同前体，多数嗜铬母细胞移行至胚胎肾上腺皮质内，形成胚胎肾上腺髓质。另一部分嗜铬母细胞随交感神经母细胞移行至椎旁或主动脉前交感神经节，形成肾上腺外嗜铬细胞。出生后肾上腺髓质嗜铬细胞发育成熟的同时，肾上腺外的嗜铬细胞退化并逐渐消失。所以在胚胎时期分布多处的嗜铬细胞，到成熟期只有肾上腺髓质细胞还能保留下来。在某种特殊情况下，这些同源的神经外胚层细胞可以发生相应的肿瘤。因此绝大部分嗜铬细胞瘤发生于肾上腺髓质。肾上腺外的嗜铬细胞瘤可发生于自颈动脉体至盆腔的任何部位，但主要见于脊柱旁交感神经节（以纵隔后为主）和腹主动脉干分叉处的主动脉旁器（Zuckerkandl organ），如颈动脉体、腹主动脉旁的交感神经节，以及胸腔、膀胱旁等部位。这些肾上腺外的嗜铬细胞瘤称为“嗜铬的副神经节瘤”或异位的嗜铬细胞瘤。

嗜铬细胞瘤 90% 以上为良性肿瘤，肿瘤切面呈棕黄色，血管丰富，肿瘤细胞可被铬盐染色，因此称为嗜铬细胞瘤。据统计，80% ~90% 嗜铬细胞瘤发生于肾上腺髓质嗜铬质细胞，其中 90% 左右为单侧单个病变。多发肿瘤，包括发生于双侧肾上腺者，约占 10%。起源肾上腺以外的嗜铬细胞瘤约占 10%；国内此项统计结果稍高一些。恶性嗜铬细胞瘤占 5% ~10%，可造成淋巴结、肝、骨、肺等转移。

嗜铬细胞瘤发病率的调查资料较少，据国外统计资料，嗜铬细胞瘤在高血压患者中的发病率最低为0.4%，最高为2%。尸检发现率为0.094%～0.25%。国内资料近年报道的发病例数也在急剧增加，但尚缺乏大组病例的流行病学调查统计，估计我国的发病率不会低于国外。随着高血压患者接受嗜铬细胞瘤特殊检测人数的增加，发病率将会较以往有所增加。

嗜铬细胞瘤能自主分泌儿茶酚胺，患者的所有病理生理基础，均与肿瘤的这一分泌功能有直接的关系。高血压为其突出的重要表现，由于过高的儿茶酚胺的分泌，使血管长期处于收缩状态，血压虽高，但血容量常严重不足。近年来，由于术前准备的不断改进，术中监测日益完备，及有效的控制血压药物和高效的麻醉方法，该手术和麻醉的死亡率已大大降低，1%～5%，甚至有多个零死亡报道。

二、临床表现

嗜铬细胞瘤可见于任何年龄，但多见于青壮年．高发年龄为20～50岁，患者性别间无明显差别。临床症状多变，可产生各种不同的症状，最常见的是高血压、头痛、心悸、出汗，但同时具备上述全部症状者并不多见。

（一）心血管系统表现

1. 高血压　为本病最主要的症状，有阵发性和持续性二型，持续型亦可有阵发性加剧。

（1）阵发性高血压型：为本病所具有的特征性表现。由于大量的儿茶酚胺间歇地进入血液循环，使血管收缩，末梢阻力增加，心率加快，心排出量增加，导致血压阵发性急骤升高，收缩压可达26.6kPa（200mmHg）以上，舒张压也明显升高，可达17～24kPa（130～180mmHg）（以释放去甲肾上腺素为主者更高一些）。发作时可伴有心悸、气短、胸部压抑、剧烈头痛、面色苍白、大量出汗、恶心、呕吐、视力模糊、焦虑、恐惧感等，严重者可并发急性左心衰竭或脑血管意外。发作缓解后患者极度疲劳、衰弱，可出现面部等皮肤潮红、全身发热、流涎、瞳孔缩小等迷走神经兴奋症状，并可有尿量增多。发作可由体位突然改变，情绪激动、剧烈运动、咳嗽及大小便等活动引发。发作频率及持续时间个体差异较大，并不与肿瘤的大小呈正相关。

（2）持续性高血压型：有的患者可表现为持续性高血压。据报道，约90%的儿童患者表现为持续性高血压，成人也有50%左右表现为持续性高血压。如果持续性高血压伴有阵发性加剧或由阵发性演变而来，则易于想到肾上腺髓质腺瘤的可能性，否则不易诊断，可多年被误诊为原发性高血压。对持续性高血压患者有以下表现者，要考虑肾上腺髓质腺瘤的可能性：畏热、多汗、低热、心悸、心动过速、心律失常、头痛、烦躁、焦虑、逐渐消瘦、站立时发生低血压，或血压波动大，可骤然降低。如上述情况见于儿童和青年人，则更要想到本病的可能性。

2. 低血压、休克　少数患者可出现发作性低血压、休克等发现，这可能与肿瘤坏死，瘤内出血，使儿茶酚胺释放骤停，或发生严重心脏意外等有关。出现这种情况预后常较恶劣。

3. 心脏表现　由于儿茶酚胺对心肌的直接毒性作用，出现局灶性心肌坏死，病理特点为心肌收缩带坏死，临床特点类似心肌梗死，这种改变与交感神经过度兴奋及再灌注所引起的损害相类似，病变与过多的Ca^{2+}进入细胞内有关，故不宜使用洋地黄治疗，过多的Ca^{2+}进入心肌可诱发心室纤颤，导致突然死亡。1958年Szakas将嗜铬细胞瘤引起的心肌病变称为儿茶酚胺心肌病，部分患者也可以表现为扩张性充血性心肌病。心肌本身也可发生嗜铬细胞瘤。

（二）代谢紊乱

1. 基础代谢增高　儿茶酚胺促进垂体TSH及ACTH的分泌增加，使甲状腺素及肾上腺皮质激素的分泌增加，导致基础代谢增高，但血清甲状腺激素及甲状腺摄碘率皆为正常。代谢亢进可引起发热。

2. 糖代谢紊乱　儿茶酚胺刺激胰岛α－受体，使胰岛素分泌下降，作用于肝脏α、β受体及肌肉的β受体，使糖异生及糖原分解增加，周围组织利用糖减少，因而血糖升高或糖耐量下降及糖尿。

3. 脂代谢紊乱　脂肪分解加速、血游离脂肪酸增高，加之基础代谢率增高、血糖升高，可引起消瘦。

4. 电解质代谢紊乱　少数患者可出现低钾血症，可能与儿茶酚胺促使 K^+ 进入细胞内及促进肾素、醛固酮分泌有关。

（三）其他表现

1. 消化系统　儿茶酚胺可松弛胃肠平滑肌，使胃肠蠕动减弱，故可引起便秘，有时甚为顽固。胃肠小动脉的严重收缩痉挛，可使胃肠黏膜缺血，长期作用可使胃肠壁内血管发生增殖性及闭塞性动脉内膜炎，可造成肠坏死、出血、穿孔等症状。本病患者胆石症发生率较高，与儿茶酚胺使胆囊收缩减弱，Oddi 括约肌张力增强，引起胆汁潴留有关。少数患者（约 5%）在左或右侧中上腹部可触及肿块，个别肿块可很大，扪及时应注意有可能诱发高血压症群。嗜铬细胞癌亦可转移到肝，引起肝大。

2. 泌尿系统　病程久，病情重者可发生肾功能减退。膀胱内肾上腺髓质腺瘤患者排尿时常引起高血压发作。

3. 其他　儿童常因胫骨远端循环障碍感到踝关节痛，下肢动脉强烈收缩则可引起间歇性跛行。有些患者性交时突然高血压发作。神经系统常表现为脑出血、脑栓塞的症状，也可出现精神症状，如恐惧、极度焦虑等，高血压发作时，患者有濒死的恐惧感。

三、麻醉前准备与评估

大多数嗜铬细胞瘤围术期的危险来源于肿瘤切除中产生的高血压危象和肿瘤切除后的低血压、休克。嗜铬细胞瘤可分泌大量的儿茶酚胺类物质，如肾上腺素、去甲肾上腺素和多巴胺等，致使患者外周微循环血管床长期处于收缩状态，血容量减少，引起高血压。患者精神受刺激、剧烈运动或肿瘤被挤压，血儿茶酚胺类物质剧增，可产生严重的高血压危象，并发心衰、肺水肿、脑出血等。手术切除肿瘤后，血中儿茶酚胺物质骤减，微循环血管床突然扩张，有效循环容量严重不足，而发生难治性低血压。

（一）麻醉前准备

α－肾上腺素受体阻滞剂的应用是麻醉前准备最重要和基本的内容。

1. 控制血压　最常用药物为酚苄明（phenoxybenzamine），是长效的 α_1 受体阻滞剂，对 α_1 受体的作用比对 α_2 受体的作用强 100 倍，控制血压效果好，口服用药十分方便，从 10mg/8h 开始，根据血压情况逐渐加量，一般要用到 20～40mg/8h 方能奏效，少数患者需用到 80mg/8h。酚苄明的非选择性 α 受体抑制作用可使 β 受体失去拮抗，诱发心律失常，或在肿瘤切除术后使血管床扩张，引起长时间低血压，所以酚苄明用量不宜过大，用药时间也不宜过长，一般用药 2 周左右即可考虑手术。哌唑嗪能选择性抑制 α_1 受体，作用缓和，对心律影响小，但该药属突触后抑制，对肿瘤探查术中引起的血压骤升控制不满意，首次 1mg/d，常用 2～3mg/d，最多可用至 6～8mg/d。酚妥拉明为短效 α_1 受体阻滞剂并直接扩张血管，是突发高血压危象的最有效拮抗药，单次静脉注射 1～5mg 即可见效。

对于单用 α 受体阻滞剂效果不理想的患者，可加用钙通道阻滞剂，如硝苯地平（心痛定）、维拉帕米（异博定）、硝苯苄胺啶等。有些嗜铬细胞瘤患者在高儿茶酚胺和低血容量的刺激下可发生高肾素血症，嗜铬细胞瘤亦可异常分泌肾素，这将使血管紧张素Ⅱ的生成增加。有些嗜铬细胞瘤患者由于受体下降调节，其高血压不是儿茶酚胺引起，而是血管紧张素Ⅱ所致，此时用 α 受体阻滞剂可能不发生作用，应用甲巯丙脯酸或苯丁醋脯酸方可使血压下降并避免阵发性发作。

2. 纠正心律失常　有心动过速或心律失常的嗜铬细胞瘤患者，在使用 α 受体阻滞剂后仍然存在上述情况时，宜加用 β 受体阻滞剂，如阿替洛尔（氨酰心安）、美托洛尔（美多心安）和艾司洛尔，它们抗心律失常的作用强，不引起心衰和哮喘，故明显优于以往常用的普萘洛尔（心得安），近年已逐渐取代了其地位。艾司洛尔由于其超短效的特点成为术前、术中高血压危象时心动过速或心律失常的首选。美托洛尔和阿替洛尔常用于术前准备。

3. 补充容量　扩容是一项十分重要的措施。嗜铬细胞瘤的患者外周血管强烈收缩，血容量绝对不足。一旦切除肿瘤，儿茶酚胺急剧减少，血管床开放，可造成严重循环容量不足。术前在控制血压的情况下，预充一定的血容量，再辅以术中扩容，这不但可使术中血压平稳，而且可防止术中因血容量不足而大量快速扩容可能发生的心衰、肺水肿等并发症。

4. 改善一般情况　如纠正电解质紊乱、调整血糖及术前心理准备工作。

5. 儿茶酚胺心肌病的治疗　高浓度儿茶酚胺对心肌损害所造成的儿茶酚胺心肌病应引起高度重视，临床可表现为严重的心律失常、心力衰竭、心肌梗死，死亡率极高，但这种心肌病在使用α受体阻滞剂及护心治疗后通常可以逆转。此类患者术前至少应准备半年以上，等心肌损害恢复至较好状态后，再接受手术治疗。充分有效的术前α-肾上腺素受体阻滞剂应用，可阻断儿茶酚胺的外周血管收缩效应，降低血压，使微循环血管床扩张，提前补充血容量，是提高嗜铬细胞瘤手术安全性，降低死亡率最为关键的因素之一。

（二）麻醉前评估

对嗜铬细胞瘤手术的麻醉前评估，最重要的就是评估术前扩血管、扩容治疗是否有效和充分。常用的临床判断标准包括：血压下降并稳定于正常水平，无阵发性血压升高、心悸、多汗等现象，体重增加，轻度鼻塞，四肢末梢发凉感消失或感温暖，甲床由苍白转为红润，红细胞压积下降<45%，近年有文献报道采用指端微循环图像分析技术，显微镜下观察微动脉形态，计算机测算微动脉管袢数、管径值和管袢长度，提高了对微循环状态的客观判断能力，认为指端微循环图像分析可作为判断术前扩容程度的客观量化参考标准。

四、麻醉管理

嗜铬细胞瘤手术的麻醉方法选择和处理，对于手术顺利进行有较大的影响，处理不当常可影响手术的施行和患者的安全。

（一）麻醉前用药

术前为了保持患者精神情绪稳定，可给予戊巴比妥钠或安定类药物，术前晚口服或手术日晨肌内注射，麻醉前可给予吗啡、哌替啶、氟哌啶或异丙嗪，阿托品可引起心率．增快，以选用东莨菪碱为宜。

（二）麻醉方法

自1926年Mayo首先在乙醚麻醉下完成了嗜铬细胞瘤切除以来，各种麻醉方法均有满意报道。麻醉选择以不刺激交感神经系统，不增加心肌对儿茶酚胺敏感性为基本原则。气管插管全身麻醉为最常选用的麻醉方法。

1. 全身麻醉　适用于各种年龄特别是小儿、精神紧张容易引起发作的患者，可以避免或减轻手术探查或切除肿瘤前后由于血压剧烈波动，对患者引起强烈的不良反应。如发生呼吸、循环功能障碍，也便于处理。诱导插管需力求平稳，保证足够的麻醉深度，配合咽喉部和气管局麻，必要时插管前使用小剂量艾司洛尔，以充分抑制插管反应。

甲氧氟烷、安氟烷、异氟烷、七氟烷不诱发儿茶酚胺增加，心律失常的发生率甚低。对于肾功能不好的患者不宜用甲氧氟烷。氧化亚氮对交感神经-肾上腺系统无兴奋作用，但麻醉作用较弱，一般应与其他吸入或静脉全麻药配合应用。氟烷增加心肌对儿茶酚胺的敏感性，容易发生心律失常。地氟烷当浓度达1.0~1.5MAC时可显著兴奋交感神经导致高血压和心动过速，但也有文献报道，对术前经过充分准备，且地氟烷浓度不超过1MAC时仍可安全使用。故对未进行充分术前准备患者不宜使用地氟烷，对有良好准备者控制浓度不超过1MAC仍可慎用。

肌松药常用维库溴铵、阿曲库铵、罗库溴铵等，加拉碘铵酚能增快心率，筒箭毒碱有释放组胺作用，潘库溴铵有轻度儿茶酚胺释放作用宜慎用。琥珀胆碱本身能增加儿茶酚胺释放，肌颤时腹压增加可能挤压体积较大肿瘤，刺激瘤体导致儿茶酚胺释放，故应慎用，或提前使用小量非去极化肌松药。

其他常用药物如异丙酚、安定、咪达唑仑、芬太尼、瑞芬太尼、舒芬太尼等均可常规使用。

2. 椎管内麻醉　单纯使用椎管内麻醉完成嗜铬细胞瘤手术近年已不被推荐，但有文献报道使用椎管内麻醉复合气管插管全麻，也取得了较好的效果，但需注意穿刺时体位变动可能对体积较大肿瘤的挤压和患者精神紧张可能导致的不良后果。

（三）术中管理

嗜铬细胞瘤患者在手术麻醉期间的主要变化或危险是急剧的血流动力学改变，血压急升骤降和心律失常，这些血流动力学变化无论术前如何进行充分的治疗在多数患者都很难避免发生，其中大约有1/4到1/3的患者出现严重的术中事件如持续高血压、心律失常等。对合并症较多、老年患者应引起高度重视，及时处理术中各种病情变化，防止发生严重意外。

1. 手术室内麻醉前准备　开放两条快速静脉通道（含中心静脉），除常规监测心电图、脉搏氧饱和度、呼末 CO_2 分压、体温外，需要进行有创动脉压、中心静脉压，必要时放置肺动脉漂浮导管，全面有效监测血流动力学变化。准备床旁血气分析、血糖检测。常规准备血管活性药物，包括酚妥拉明（推荐使用方法：浓度1mg/mL，单次1～5mg。下同）、艾司洛尔［浓度5mg/mL，单次0.5～1mg/kg，持续输注50～200μg/（kg·min）］、硝普钠［持续输注0.5～1.5μg/（kg·min）］、去甲肾上腺素［单次0.1～0.2μg/kg，持续输注0.05～1μg/（kg·min）］、肾上腺素［单次0.1～0.2μg/kg，持续输注0.05～1μg/（kg·min）］，必要时准备利多卡因、胺碘酮等抗心律失常药物，手术室内应备有可正常使用的除颤器。

2. 容量治疗　术前有效的扩容治疗并不能完全满足术中需求，在肿瘤全部静脉被切断前恰当的预扩容可使手术后半程循环保持稳定，或仅需要小剂量、短时间血管活性药物支持。可选择平衡液、胶体溶液，由于扩容和手术失血可导致血色素下降，必要时需及时输血。动态观察CVP、尿量和手术情况可有效指导容量治疗。一般情况下除补充禁食、禁水、肠道准备的丢失、生理需要量、第三间隙转移、出血量等以外，用于扩容的量大约要达到患者血容量的20%～30%（500～1 500mL，根据患者具体情况需要灵活调整，有些患者需要量可能更大），在肿瘤静脉全部切断前均匀输入。必须注意，术中肿瘤切除前常出现高血压发作或高血压危象，绝不能因为血压高而施行欠缺补充方案，在调控血压的同时必须补足血容量。

3. 循环状况调控　尽可能好的循环调控绝不仅仅是药物的正确使用，麻醉与外科医生的密切协作起着非常重要的作用。外科医生在重要的手术操作前提前、及时提醒麻醉医生，如挤压瘤体、夹闭全部静脉、或出血量大等，麻醉医生术前充分了解病情，密切观察手术进程，随时与外科医生保持沟通，结合患者监护情况变化，及时使用血管活性药物，尽量避免循环剧烈波动，保证手术安全。

（1）高血压危象：高血压危象是在高血压的基础上，周围小动脉发生暂时性强烈收缩，导致血压急剧升高的结果。收缩压升高可达200mmHg以上，严重时舒张压也显著增高，可达140mmHg以上。高血压危象的处理原则是既能使血压迅速下降到安全水平，以预防进行性或不可逆性靶器官损害，又不能使血压下降过快或过度，否则会引起局部或全身灌注不足。

可见于以下情况：①麻醉诱导期：术前用药不适当，导致诱导前精神紧张恐惧，麻醉实施过程中的不良刺激：如静脉穿刺、硬膜外穿刺、气管内插管、体位变动等；②手术期：多与术者操作有关。如分离、牵拉、挤压肿瘤及与肿瘤相关组织时；③当患者合并有严重缺氧或二氧化碳蓄积。围术期发生高血压发作或危象最常见的原因是外科医生探查、分离肿瘤时对瘤体的挤压，当出现与之同步的血压迅速上升，不能长时间等待观察，当超过原血压水平的20%时，即应立即开始降压。根据情况采用酚妥拉明1～5mg静脉注射，硝普钠微量泵输入，先从0.5～1.5μg/（kg·min）的剂量开始，根据血压高低再随时调整，获得满意效果为止。其他药物如硝酸甘油、乌拉地尔、拉贝洛尔、前列腺素E等也可应用。

在肿瘤切除后有可能持续高血压，可能由于：①体内多发性肿瘤未切除干净；②肿瘤恶性变有转移灶；③长期高血压造成肾血管病变产生肾性高血压；④肾上腺髓质增生。需要根据病情继续治疗。

（2）心律失常：通常在发生高血压时合并有心率增快，首先要排除儿茶酚胺的作用及其他各种增加心肌应激性的不利因素，同时应除外麻醉过浅、缺氧及二氧化碳蓄积等带来的影响，应先使用降压药降低血压，然后再根据情况考虑使用β受体阻滞药降低心率，短效的β受体阻滞药艾司洛尔因其起效快、作用时间短、相对安全性高而常用。血压剧烈波动可能引发严重心律失常，如室性心动过速或频繁室性期前收缩，应马上对症采取有效措施控制，否则后果严重，常成为死亡原因之一。可静脉慢注利多卡因，胺碘酮，并立即准备好除颤器。

(3) 低血压：当肿瘤与周围组织和血管全部离断后，血中儿茶酚胺的浓度随肿瘤切除迅速降低，常出现低血压甚至休克，是肿瘤切除后严重并发症，可致死。随着对嗜铬细胞瘤病理生理的深入认识，人们非常重视对这类患者的术前准备，如使用α、β受体阻滞药可改善患者血管床的条件，增加儿茶酚胺分泌降低后的耐受性。术中有意识地预防性扩容同样可以降低血管扩张后的低血压发生率与程度。大多数患者经过这种处理，发生严重低血压的概率明显减少。

手术中外科医生应当提醒麻醉医生，可稍提前30秒钟左右停止一切降压措施，并密切观察血压、心率、CVP变化，给以充分补充液体，必要时立即静脉注入去甲肾上腺素0.1～0.2μg/kg，继以微量泵持续输注0.05～1μg/（kg·min），肾上腺素亦可选择使用。根据血压水平调整速度，可延续到术后的一段时期。

五、术后处理

嗜铬细胞瘤患者在术后仍可能发生复杂的病情变化，出现各种严重症状，如高血压、心律失常、心功能不全、代谢异常等。因此，在术后仍应密切观察血流动力学的变化，如血压、心律、心率、中心静脉压等，有创监测均应保留到ICU或病房监护室。

1. 肾上腺危象　对双侧肾上腺嗜铬细胞瘤摘除术后，肾上腺皮质可能有不同程度的缺血，损伤导致肾上腺功能不足而发生肾上腺皮质危象。可给予氢化可的松100～200mg静脉滴注，术后改用泼尼松，持续一周左右。

2. 低血糖　嗜铬细胞瘤由于分泌大量儿茶酚胺可引起糖原分解，并抑制胰岛β细胞分泌胰岛素导致血糖升高。肿瘤切除后，原来受抑制的胰岛素大量释放，可引起低血糖。严重者可发生低血糖性休克，多发生在术后数小时内。如患者清醒，临床上可见到患者大汗、心慌、低血压等，如患者仍处于全麻恢复期，则主观症状较少，多表现为循环抑制，且对一般处理反应迟钝，一经输入含糖溶液，症状立即改善。对这类患者围术期管理中，凡疑有低血糖发生时应立即行快速血糖测定。对已确定合并有糖尿病的嗜铬细胞瘤患者，必须使用胰岛素时，在围术期的用量应减半，并同时加强血糖监测。

六、特殊嗜铬细胞瘤

目前典型的嗜铬细胞瘤诊断和处理上基本没有困难。但是一些特殊类型嗜铬细胞瘤症状不典型，表现复杂，常常多器官发病，涉及普外、儿科、妇科、皮肤科等相关科室，容易延误诊治，致残率和致死率较高。国外报道嗜铬细胞瘤是一种"10%"肿瘤，认为约10%的嗜铬细胞瘤是恶性的，约10%是双侧性的，约10%是肾上腺外的，约10%发病于儿童，约10%是家族性的，约10%为复发性的，约10%和多发内分泌肿瘤有关，约10%于卒中后发现，还有约10%的嗜铬细胞瘤和其他疾病伴发，这些疾病包括Von Hippel－Lindan病、神经纤维瘤病等。对这些特殊嗜铬细胞瘤认识不足，处理失当可造成严重后果。

（一）静止型嗜铬细胞瘤

静止型嗜铬细胞瘤分为两种表现形式：①隐匿功能性嗜铬细胞瘤；②无功能性嗜铬细胞瘤。隐匿功能性嗜铬细胞瘤是指平时未表现出高血压等征象，但在严重外伤、感染、手术等应激条件下血压可急骤上升的嗜铬细胞瘤。无功能性嗜铬细胞瘤则是指围术期均无血压波动的类型。由于在术前很难预测无高血压史的嗜铬细胞瘤者在手术等应激状态下是否会出现急骤血压升高，所以将其总称为"静止型嗜铬细胞瘤"。

现代影像技术的广泛应用，对无典型高血压表现，儿茶酚胺及尿香草扁桃酸（VMA）均正常的无症状嗜铬细胞瘤，其发生率在迅速增加。无症状不等于无功能。近年来肾上腺偶发瘤的发现率逐年提高，其中静止型嗜铬细胞瘤的发生率为1.5%～23%。近年来对性质不明确的肾上腺肿瘤、怀疑嗜铬细胞瘤的患者，无论有无高血压表现，均主张术前、术中按嗜铬细胞瘤常规准备，以减少手术危险性。

（二）肾上腺外嗜铬细胞瘤

对于有儿茶酚胺症的表现的患者，如果肾上腺区域没有发现占位病变，应该考虑到肾上腺外嗜铬细胞瘤的可能。发病率以往报道为10%，近几年有上升的趋势，目前认为肾上腺外嗜铬细胞瘤占全部嗜铬细胞瘤发病的18%～24%。肾上腺外嗜铬细胞瘤约占成人的15%，占儿童嗜铬细胞瘤的30%。肾上腺外嗜铬细胞瘤常常是多发性的，发病率为15%～24%。肾上腺外嗜铬细胞瘤的复发和转移率相对较高。

85%的肾上腺外嗜铬细胞瘤发生在膈肌以下部位：上段腹主动脉旁约占46%，下段腹主动脉旁29%，膀胱10%，胸腔10%，头颈部3%，盆腔2%。一些不常见的部位有嗜铬细胞瘤的报道，如远端输尿管、前列腺、输精管、骶尾部、肛门、肾包囊、子宫阔韧带、卵巢、阴道壁，外耳道等。

肾上腺外嗜铬细胞瘤的临床表现复杂，常见有：①阵发性症状发作（血压突然升高、心悸、头痛、出汗和面色苍白）；②高血压（不稳定性、进行性加重）；③肾上腺或腹中部实质性肿块。

位于肠系膜下动脉和主动脉分叉处之间的主动脉旁嗜铬体又称为Zuckerkandl器。Zuckerkandl体内的嗜铬细胞瘤常表现为低血压、低血容量、心悸和心动过速。Zuckerkandl体内的嗜铬细胞瘤还有一个特点，即大量摄入饮食，用力排便或触诊腹部时可使上述临床表现更为明显。有的还可以引起胃肠道出血。

腹膜后嗜铬细胞瘤临床表现通常为腹部或背部疼痛，且常可在腹部触及实质性肿块。

膀胱嗜铬细胞瘤，大约占整个膀胱肿瘤的0.31%，占嗜铬细胞瘤的1.56%。大多数膀胱肿瘤为单发性的，主要发生在膀胱穹窿、膀胱三角区及膀胱右侧壁。无痛性肉眼血尿及排尿时头痛、头晕、血压升高等“肿瘤激惹征”是本病的常见症状。其症状可由膀胱充盈、按压腹部、排便或性交而诱发。当嗜铬细胞瘤位于膀胱三角及颈部时，可出现尿频、尿急及排尿困难诸症状。在直肠指检时有时还可触及肿块。

发生在肾门区域内的肾上腺外嗜铬细胞瘤还可引起肾动脉狭窄，大多数患者在切除嗜铬细胞瘤后肾动脉狭窄的症状即可解除。输尿管走行区域的嗜铬细胞瘤可以引起上尿路梗阻，引起肾功能不良。

支气管嗜铬细胞瘤可表现为哮喘和干咳，纤维支气管镜检查可以确诊。

有时嗜铬细胞瘤自发破裂出血，容易和急腹症混淆。肝区嗜铬细胞瘤也有被误诊为肝癌的报道。肠系膜嗜铬细胞瘤可以有肠梗阻的表现。

这类患者术前容易误诊、漏诊，在进行其他手术时出现难以解释的急剧血压升高或剧烈波动，应想到是否有嗜铬细胞瘤的存在。如果可能应停止手术，待诊断、术前准备充分后再进行，如不行，应立即进行按嗜铬细胞瘤麻醉方案进行循环调控、容量治疗，严密监测患者病情，防止发生严重意外。

（三）多发性内分泌肿瘤

多发性内分泌肿瘤（multiple endocrine neoplasia，MEN）也称为多发性内分泌腺瘤病，是指在两个以上内分泌腺发生肿瘤或增生，出现多种内分泌功能障碍，有明显的家族遗传性。一般分为3型，MEN－Ⅰ型（wermer综合征）包括甲状旁腺、胰岛、垂体、肾上腺皮质和甲状腺功能亢进。MEN－Ⅱa或MEN－Ⅱ（sipple综合征）包括嗜铬细胞瘤（可能为双侧和肾上腺外分布）、甲状腺髓样癌和甲状旁腺增生。MEN－Ⅱb或MEN－Ⅲ型，包括甲状腺髓样癌、嗜铬细胞瘤和神经瘤等。

含嗜铬细胞瘤的后两种亚型可家族性发病，也可散在性发病；所累及的内分泌腺体可先后发病，亦可同时发病，临床表现复杂。但有以下特点：①临床表现虽因组合的肿瘤不同而异，但常以某一突出症状就诊，其中以甲状腺肿块居多；②甲状腺髓样癌的发生率约80%以上，发病年龄早，多为双侧多病灶发病，恶性程度高、转移早，常伴有异位ACTH综合征等症状；③肾上腺嗜铬细胞瘤的发生率为50%～80%，其发病年龄相对较晚，发病前常有肾上腺髓质增生开始，双侧多病灶发病约占患者的50%。肾上腺外嗜铬细胞瘤较少见。恶性嗜铬细胞瘤也少见，但是局部复发的倾向较高；④甲状旁腺增生常为双侧多病灶发病，有泌尿系统结石、骨质疏松等临床表现；⑤MEN－Ⅱb除MEN－Ⅱa上述特点外，尚具有特有的类马方征面容和体型，舌黏膜下或睑结膜多发性神经瘤。上述特点，可与单纯甲状腺髓样癌，嗜铬细胞瘤及黏膜下神经瘤相鉴别。

MEN－Ⅱ的治疗主要是切除甲状腺髓样癌和嗜铬细胞瘤。在切除甲状腺髓样癌前，应查明有无嗜铬细胞瘤。若两者同时存在，先行嗜铬细胞瘤切除，2周后再行甲状腺切除。即使嗜铬细胞瘤无症状，也应该先处理嗜铬细胞瘤。嗜铬细胞瘤多为双侧发病，对切除双侧肾上腺者应充分作好预防发生肾上腺危象的准备，必要时可留少量正常肾上腺组织。

（四）妊娠期嗜铬细胞瘤

妊娠期嗜铬细胞瘤是嗜铬细胞瘤中较严重的一种状况，可严重危及母婴的生命安全。据统计患该病时母亲确诊前死亡率可达48%，胎儿可达54%，而即使确诊后，并采取一定措施母亲死亡率仍为17%，胎儿死亡率仍可高达50%。临床症状主要是由于嗜铬细胞瘤存在或子宫随妊娠逐渐增大压迫邻近部位肿瘤所致，表现为儿茶酚胺增多症候群。但有些患者预先无明显症状，而在分娩或产后突然出现血压增高或休克。如果患者有不稳定的高血压或体位性高血压，充血性心力衰竭，心律失常，应该考虑嗜铬细胞瘤的诊断。

对该病的处理，原则上妊娠3个月以内，最好先采取人工流产，再处理原发病灶。妊娠前半期争取手术切除，后半期用药物控制病情，等待足月分娩，一般不提倡阴道分娩，因其可诱发致命的高血压发作，以剖宫产为最佳。条件许可时还可一并手术摘除肿瘤。有腹腔镜手术成功摘除嗜铬细胞瘤的报道。术前、术中及术后必须严密监护，合理用α及β阻滞剂，用量不宜过大，血压过低，对胎儿有害。对足月分娩患者，症状缓解，应跟踪追查，以防再次妊娠，再次发作。

（五）其他

1. 儿童嗜铬细胞瘤　嗜铬细胞瘤在小儿比较少见，临床症状与成人有不同，头痛，恶心，呕吐，体重减轻，视觉困难较成人常见。多尿，惊厥等在成人少见，而在儿童的发生率可达25%。90%的患者高血压呈持续性，常伴心脏损害。和成人相比，儿童家族性嗜铬细胞瘤和双侧嗜铬细胞瘤的发病率较高，分别为28%和20%，恶性嗜铬细胞瘤的发生率为8.3%～13.1%。手术切除是主要的治疗手段。术前治疗可采用α及β受体阻滞剂，必要时可采用α-甲基酪氨酸。

2. 恶性嗜铬细胞瘤　大约占嗜铬细胞瘤的10%，一般文献报道为13%～26%。肾上腺外的嗜铬细胞瘤中，恶性发生率明显高于肾上腺内者。恶性嗜铬细胞瘤无论从组织学上还是临床表现上均难与良性嗜铬细胞瘤区分，其主要特点是易向周围侵犯，易复发和转移。临床诊断的可靠标准是复发和转移病灶的出现。围术期处理没有特殊性。

（刘　冬）

第七节　皮质醇增多症手术的麻醉

一、概述

皮质醇增多症是肾上腺皮质分泌过量的糖皮质激素所致的疾病症候群。1932年库欣（Cushing）收集文献中的10例病例，结合自己观察的2例，对其临床特点作了系统描述，故又称库欣综合征（Cushing syndrome）。根据病因不同，分为库欣病（垂体分泌ACTH过多），库欣综合征（肾上腺分泌糖皮质激素过多）和异位ACTH综合征（垂体以外癌瘤产生ACTH）。在分泌过多的皮质激素中，主要是皮质醇，故称为皮质醇增多症。垂体肿瘤及垂体以外癌瘤手术的麻醉不在本节讨论中。

来源于肾上腺病变的患者手术治疗效果好。肾上腺皮质增生主要为垂体性双侧肾上腺皮质增生，约占皮质醇增多症的2/3，可伴有或不伴有垂体肿瘤。肾上腺皮质肿瘤约占1/4，多为良性，属腺瘤性质，一般为单侧单发的。癌肿较少见。肿瘤的生长和分泌肾上腺皮质激素是自主性的，不受ACTH的控制。由于肿瘤分泌了大量的皮质激素，反馈抑制了垂体的分泌功能，使血浆ACTH浓度降低，从而使非肿瘤部分的正常肾上腺皮质明显萎缩。

二、临床表现

本病的临床表现是由于皮质醇过多而引起糖、蛋白质、脂肪、电解质代谢紊乱和多种脏器功能障碍所致。以女性为多见，部分病例在妊娠后发病。男女发病率比约1∶2。发病年龄多在15～40岁，但最小者可仅7岁，最大者62岁。成人比儿童多见，儿童患者多为癌肿。如有女性男性化或男性女性化则常提示有癌肿可能。肾上腺皮质增生和腺瘤病例的进展较慢，往往在症状出现后2～3年才就诊，而癌肿的发展则快而严重。

1. 肥胖　呈向心性。主要集中在头颈和躯干部。呈满月脸，红润多脂，水牛背，颈部粗短，腹部隆起如妊娠。四肢因肌萎缩反显得细嫩。患者因肌肉萎缩而感易疲乏，是与正常肥胖的不同点。

2. 多血质和紫纹　皮肤萎缩菲薄，皮下毛细血管壁变薄而颜面发红，呈多血质。毛细血管脆性增加，轻微损伤易生瘀斑，尤其易发生于上臂、手背和大腿内侧等处。在腹部、腰、腋窝、股、腘窝等处可出现紫纹，其发生率达3/4。紫纹一般较宽，颜色长期不变。不仅在脂肪多的部位出现，也可发生在股内侧、腘部。

3. 疲倦、衰弱、腰背痛　这往往是肌萎缩、骨质疏松的结果，以脊柱、盆骨、肋骨处尤为明显。严重者可发生病理骨折。骨质疏松引起尿钙排出增加，有时可并发肾结石。

4. 高血压　较常见。是与皮质醇促进血管紧张素原的形成和盐皮质激素引起水、钠潴留有关。

5. 毛发增多，脱发和痤疮　无论男女均常有多毛现象，在女性尤为引人注目，甚至出现胡须。但常伴脱发，这可能与皮肤萎缩有关。痤疮可发生在面部、胸部、臀部和背部。

6. 性功能障碍　患者常有性欲减退。男性出现阳痿，女性则有闭经、月经紊乱或减少。

7. 糖尿病　多数为隐性糖尿病，表现为空腹血糖升高和糖耐量试验呈糖尿病曲线，占本病的60%～90%。少数病例出现临床糖尿病症状和糖尿，称类固醇性糖尿病。患者对胰岛素治疗往往有拮抗作用。

8. 电解质代谢和酸碱平衡紊乱　表现为血钠增高，血钾降低。严重者发生低钾、低氯性碱中毒。患者可因钠潴留而有水肿。

9. 对感染抵抗力减弱　患者易患化脓性细菌、真菌和某些病毒感染。且一旦发生，往往不易局限而易于扩散至全身，常形成严重的败血症和毒血症。伤口感染不易愈合。发热等机体防御反应被抑制，往往造成漏诊误诊，后果严重。躯干部的痤疮和体癣如在所选切口部位，则影响手术进行。

10. 其他症状　如水肿，肝功能损害，消化道溃疡加重或出血，精神失常等表现。

三、麻醉前准备

皮质醇增多症的患者由于代谢和电解质紊乱，对于手术耐受性差，而肾上腺的切除又可使功能亢进突然转为功能不足，机体很难适应这种变化，给麻醉管理带来困难。因此需在术前作一些准备。

1. 纠正代谢紊乱，治疗并发症　最常见的是低血钾，除加重患者的肌软瘫外，还可引起心律失常。应适当补充钾，必要时可用螺内酯。血精增高或已有糖尿病者应作相应的处理，如饮食控制或口服药物等，必要时可用胰岛素来治疗。但应注意肾上腺切除后的低血糖，需严密监测血糖的浓度。一些病情严重者，呈现体内负氮平衡，常表现有严重的肌无力、骨质疏松，可考虑给予丙酸睾酮或苯丙酸诺龙以促进体内蛋白质的合成。合并有高血压者应给予降压药，控制血压在相对正常、稳定的水平。有感染者应积极治疗。

2. 皮质激素的补充　此类患者原来体内有高浓度的皮质醇，一旦切除肿瘤或增生的腺体全切或大部全切除后，体内糖皮质激素水平骤降，如不及时补充，则可以发生肾上腺皮质功能低下或危象。因此，术前、术中、术后应补充肾上腺皮质激素。可于手术前一日给醋酸可的松100mg肌肉注射，术中常给予氢化可的松100mg静脉滴注。

四、麻醉管理

由于皮质醇增多症患者对手术麻醉的应激能力低，耐受性差，因此对麻醉药物（包括肌松药等）用量较正常患者相对要小。虽有肥胖，但不能按每公斤体重常规剂量用药。麻醉前用药一般仅及正常人的1/2～1/3即可，病情非常严重者可以不用术前药。

1. 麻醉方法　麻醉方法的选择没有特殊要求，不论采用全身麻醉或硬膜外麻醉均可完成肾上腺皮质醇增多症患者的手术。目前常用于全身麻醉中的静脉麻醉药、吸入麻醉药、肌松弛药均无绝对禁忌，但有些药物会对肾上腺皮质功能有一定影响。氟烷与甲氧氟烷对肾上腺皮质功能有抑制作用，以氟烷最强，甲氧氟烷次之，安氟烷、异氟烷、七氟烷对其基本没有影响。静脉麻醉药中除依托咪酯在长期使用时对肾上腺皮质功能产生抑制作用外，其他如硫喷妥钠、咪达唑仑、地西泮、丙泊酚等影响均较小。总之，麻醉期短时间地使用这些药物不会引起肾上腺皮质功能的明显变化。

全麻时需注意皮质醇增多症患者面颊肥胖、颈部短粗，可能发生插管困难，导致局部损伤，如牙齿脱落、口咽部软组织挫伤血肿等；并因氧储备能力低，容易发生缺氧；诱导期易发生呕吐、误吸等严重呼吸系统并发症；麻醉恢复期拔管时因肥胖和肌力减弱，易出现呼吸道梗阻、缺氧，即使按正常手法托起下颌，也很难维持呼吸道通畅，需准备并及时置入口咽导管或鼻咽导管来维持正常通气；在有条件的医院，全麻后的皮质醇增多症患者应转运至恢复室，待其完全恢复才可返回病房。

根据临床经验硬膜外麻醉也可以满足手术要求。优点是方法较全身麻醉简单，减少不良反应，麻醉并发症少，对肾上腺皮质功能影响也较全身麻醉要小，患者恢复较快。但需要注意的是，要充分考虑到因患者肥胖造成的穿刺困难，尽量避免穿刺过程中对组织，尤其是对神经组织的损伤；麻醉过程中应调整适当的麻醉平面，过低不能满足手术需要，过高则影响呼吸功能，尤其在特殊的侧卧腰切口位，会加重对呼吸的抑制，同时这类患者因肥胖本身造成的氧储备降低，往往会因此引发严重不良后果，手术中应常规经面罩给氧；术中为减轻患者的不适感而给予镇静药物时，切忌过量，以免导致严重呼吸抑制；对于肾上腺位置较高的患者，在分离腺体过程中有可能损伤胸膜发生气胸，这将给麻醉管理带来很大困难，在胸膜修补前，需用面罩加压给氧或采取其他辅助呼吸方式，以确保解除呼吸困难。另外，对合并有精神症状的患者、硬膜外穿刺部位有感染的患者、合并有明显心血管疾患及呼吸功能明显低下的患者均不宜采用硬膜外麻醉。采用硬膜外麻醉复合浅全麻是一种较好的方式。

2. 围术期管理　此类患者呼吸储备功能及代偿功能差，对缺氧耐受性差，再加体位的影响（侧卧头低足低位），手术时胸膜破裂发生气胸，全麻过深或硬膜外阻滞平面过高等，均可进一步影响患者的呼吸功能，麻醉中应严密观察患者通气状态，维持呼吸道通畅，确保呼吸功能处于正常状态。

无论使用何种麻醉方法，此类患者对失血的耐受性差，即使出血量不多，也常见血压下降，甚至休克。对此，除正确判断并及时补充血容量外，还应考虑肾上腺皮质功能不全的可能性，如有原因不明的低血压、休克、心动过缓、发绀、高热等，对一般的抗休克治疗如输液、使用升压药等效果不佳时，应考虑经静脉给予氢化可的松 100～300mg，术后每 8h 经肌内注射醋酸可的松 50～100mg，逐日减少，根据病情可持续 1～2 周或更长时间。

皮质醇增多症患者皮肤菲薄，皮下毛细血管壁变薄，呈多血质，有出血倾向；晚期有骨质疏松，可发生病理性骨折，麻醉手术过程中应保护好皮肤和固定好肢体。此类患者抗感染能力差，应用肾上腺皮质激素后，炎症反应可被抑制，应加抗感染处理。

（刘　冬）

第八节　腹部创伤手术的麻醉

腹部创伤不管在和平年代还是战争年代都常见，发病率为 0.4%～2.0%，居创伤外科的第三位。死亡率 6.5%～8.8%，死亡率与受伤至早期救治的时间、致伤原因、有无内脏损伤、内脏和血管损伤的部位、全身多发伤以及急救和治疗技术等因素有关。可分为闭合性和开放性两大类。腹部实质性脏器损伤以肝、脾破裂居多。

一、肝破裂的诊断和治疗

肝的解剖部位较隐藏，受到胸廓的保护，可是在腹内脏器损伤中，肝损伤的发生率最高。致伤原因包括：①开放性或穿透性损伤，常见为刀刺伤或枪伤等。②闭合性钝性损伤，常见为车祸、摔伤和直接打击伤等。肝损伤的并发症和死亡率与肝损伤的严重程度密切相关。目前国际上采用的肝损伤分级是美国创伤外科协会肝外伤分级法：Ⅰ级：血肿位于包膜下，不继续扩大，<10%的肝表面积；裂伤：包膜撕裂不出血，肝实质破裂，深度浅于1cm。Ⅱ级：血肿位于包膜下，不继续扩大，血肿占表面积的10%～15%，肝实质内血肿不继续扩大，直径<2cm；裂伤：肝实质裂伤深度浅于1～3cm。长度<10cm。Ⅲ级：血肿位于包膜下，>50%的肝表面积或继续扩大，包膜下血肿破裂并有活动性出血，肝实质内血肿直径>2cm；裂伤：肝实质裂伤深度大于3cm。Ⅳ级：中心血肿破裂；肝实质破坏不超过肝叶的25%～75%。Ⅴ级：肝实质破坏不超过肝叶的75%；血管损伤：肝静脉附近损伤（肝后下腔静脉，大的肝静脉）。Ⅵ级：血管一肝撕脱。以上分级如为多发性肝损伤，其损伤程度则增加一级。

肝破裂的诊断依据：①临床表现：常见的症状为下胸或上腹部疼痛、恶心、呕吐等；体征有不同程度的出血性休克表现，如精神紧张、倦怠、烦躁不安、面色苍白、脉率加快、血压下降等；右下胸和上腹部压痛、腹膜刺激症状及肠鸣音减弱或消失；大量血腹时可查出腹部移动性浊音；闭合性损伤者可有右下胸或上腹部软组织挫伤或肋骨骨折体征；开放性损伤者可在上述部位发现刀口或子弹入口或出口；②实验室检查：肝损伤数小时后才出现红细胞计数下降和反应性白细胞计数增高；更有意义的是血红蛋白值和红细胞计数的动态变化，可提示有活动性出血；③诊断性腹腔穿刺是目前最常用的诊断方法，准确率达70%～90%；④超声检查：近年来，一般认为腹部超声检查是诊断肝损伤的首选方法，不仅能发现肝包膜的连续性消失，而且可以了解腹腔内积血量，有报道超声检查发现肝损伤的敏感度为80%，特异性为98%，正确性为97%，因此认为可以代替CT和诊断性腹腔灌洗而成为首选诊断方法；⑤对病情稳定而诊断困难者可做CT检查。

肝损伤的治疗：对于血流动力学稳定的肝损伤患者多采用非手术治疗。入院时有低血压的肝损伤患者应立即行手术治疗，手术指征为：①经晶体液复苏和与肝损伤有关的输血量达2个单元以后，血流动力学仍不能保持稳定者；②在72小时内，因肝活动性出血需要输血超过4个单元才能维持血流动力学稳定者；③合并其他腹内脏器损伤者。

二、脾破裂的诊断和治疗

脾脏是腹腔内的一个实质性脏器，其位置深，受下胸壁、肋骨、腹壁和膈肌的保护。由于脾脏质地脆弱，受外力作用后很容易破裂，在闭合性腹部外伤中，脾脏居腹内脏损伤之首位。按脾脏损伤的原因可分为：①外伤性（闭合性或开放性）脾破裂，包括立即脾破裂、延迟性脾破裂和隐匿性脾破裂；②自发性脾破裂；③医源性脾破裂；④新生儿脾破裂。目前国际上采用的脾损伤分级是1994年美国创伤外科协会（AAST）制订的脾损伤分级标准：Ⅰ级：血肿位于包膜下，非扩展性，<10%的脾表面积；裂伤：包膜撕裂不出血，脾实质破裂深度浅于2cm。Ⅱ级：血肿位于包膜下，非扩展性，血肿占表面积的10%～50%，脾实质内血肿不继续扩大，直径<5cm；裂伤：包膜撕裂、活动出血；脾实质裂伤深度1～3cm但未累及主要血管。Ⅲ级：血肿位于包膜下，>50%的脾表面积或继续扩大，包膜下血肿破裂并有活动性出血，脾实质内血肿直径>5cm或扩展性；裂伤：脾实质裂伤深度大于3cm或脾小梁血管损伤，但未伤及脾门血管；Ⅳ级：脾实质内血肿破裂伴活动性出血；伤及脾段或脾门血管，脾脏无血供区>25%；Ⅴ级：完全脾破碎，脾门血管损伤，脾脏失去血供。

脾破裂的诊断依据：①临床表现：有邻近脾脏的腹部外伤史，腹痛，以左上腹痛为主且70%～80%的患者有左肩部牵涉性疼痛（Kebr征）和（或）失血性休克。血腹较多时可有移动性浊音，但因脾周有血凝块的存在，左侧卧位时，右侧腰区呈鼓音，右侧卧位时除右侧腰区呈浊音外，左腰区的浊音较固定即所谓的Balance征。②实验室检查：血红蛋白值和红细胞计数的进行性下降可提示有活动性出血。③超声检查：B超具有分辨率高，简便迅速，易于动态观察的特点，可作为外伤性脾破裂诊断和观察的首选方法。④CT检查：CT对急性脾损伤诊断的敏感性和特异性均较高，准确率可达95%以上。

脾损伤的治疗原则：近年来非手术治疗脾损伤的报道越来越多，尤其是儿童非手术治愈的比例高达70%。但必须严把其适应证：①入院时血流动力学稳定，或仅伴有轻度的失血性休克，经补液或少量输血（400～800mL）可使血压迅速得以改善且维持稳定；②不合并腹内其他脏器损伤；③脾损伤程度AAST分级Ⅰ～Ⅲ级；④具备中转手术和重症监护的条件；⑤不伴有影响腹部损伤严重程度评估的腹外伤。

三、腹部创伤患者的麻醉特点

腹部创伤以腹内实质性脏器肝、脾破裂多见。需要手术治疗的出血量多在2 000mL以上，均有不同程度的出血性休克。所以此类患者的麻醉特点可概括为以下几个方面：

1. 对麻醉的耐受性差　椎管内麻醉可引起明显的血流动力学的改变，安全性明显低于全身麻醉。全身麻醉的药物对机体各系统，尤其是心血管和呼吸系统具有一定的抑制作用，因此对伴有失血性休克的肝脾损伤的患者来说，合理选用全身麻醉药及掌握麻醉药用量非常重要。

2. 难以配合麻醉　局部麻醉、神经阻滞麻醉和椎管内麻醉的实施都需要患者的配合。腹部创伤的患者往往疼痛难忍，如合并有循环障碍，多有烦躁不安甚至意识障碍，难以配合麻醉。

3. 难以避免呕吐误吸　疼痛、恐惧、休克和药物等多种因素都可使胃的排空延迟，进食与受伤间隔的时间短者，胃内容物存留更明显。麻醉前须明确伤者最后进食与受伤的间隔时间，因为伤后24小时内都存在呕吐误吸的危险。因此，对于这类患者都应该按饱胃处理。

4. 常伴有不同程度的脱水、酸中毒　失血量多的患者均伴有等渗性脱水，长时间的低血压严重影响机体通过有氧代谢获得能量，使无氧代谢途径加强，酸性代谢产物增多，同时肾脏对代谢废物的排泄和再生 HCO_3^- 的功能受损，必然会出现代谢性酸中毒。

5. 低体温　术中输入大量的库存血和液体，大面积的手术野长时间暴露于外增加体热的蒸发，腹腔冲洗等多种因素使得低体温的发生率增加。一旦低体温没有及时的纠正，就会出现凝血功能障碍、酸中毒加重、麻醉药物代谢障碍、苏醒延迟、影响心血管药物的效果、严重的心律失常等不良后果。

四、麻醉处理原则

（1）术前应给予适当的镇痛、镇静药，但须注意所用药以不使血压下降、不抑制呼吸为前提。对于休克状态的患者可待诱导前经静脉小剂量用药。

（2）采取尽可能的措施避免胃内容物反流和误吸：①术前可靠有效的胃肠减压；②H_2－受体拮抗剂如西咪替丁的应用，有减少胃液分泌、降低胃液酸度、减轻吸入性肺炎严重程度的功效；③采用快诱导气管插管技术，以保证在尽可能短的时间内控制气道：在保证呼吸道通畅的前提下，选用起效快、不增加胃内压的药物以尽量缩短诱导时间，同时助手指压环状软骨（Selliek 手法）的方法有减少胃内容物反流和误吸的作用；④术前疑为困难气道的，采用表面麻醉下清醒气管插管是避免误吸最安全的方法；⑤苏醒期须待患者保护性反射恢复，完全清醒后拔管。

（3）休克的患者对疼痛反应以较迟钝，只需维持浅麻醉结合肌松药就可完成手术。腹腔探查是应激最强的阶段，可用起效快、作用时间短的丙泊酚加深麻醉。

（4）循环管理是肝脾破裂失血性休克患者术中处理的重中之重。对于低血容量休克来说，补充血容量是抗休克的根本措施。补液的原则是“需多少，补多少”和“缺什么，补什么”。补液量往往要多于估计的失液量，因为休克患者除向体外丢失液体外，还有血管容量的扩大，微循环中血液淤积以及失液于“第三间隙”等等。具体措施有：①液体复苏：理想的复苏液体应能够提供快速的容量扩张，以供给组织灌注，预防或延迟低血容量休克的发生，能维持缺氧细胞的代谢需要同时不诱发剧烈的免疫反应。近年来有人主张在急救时，可以先输入7.5%的高渗氯化钠溶液（2～4mL/kg，不超过6mL/kg）。输入高渗氯化钠溶液可以早期提高血液渗透压，减轻细胞水肿、组织水肿和脑水肿，高渗利尿，使失于第三间隙的液体返回血液中恢复血容量，升高血压；改善微循环，高渗状态可使肿胀的血管内皮细胞收缩，毛细血管内径恢复正常，舒通微循环，逆转失血性休克的关键环节，减轻心脏的前后负荷，改善组织灌流；有改善心功能，增加心肌正性收缩力，增快心率，大幅度提高动脉压的作用；还有调节免疫功能而减少由于免疫活性物质释放对组织器官的损伤而改善预后。其他常用的液体有林格氏液、平衡盐液、右旋糖酐、血浆、全血、白蛋白，以及血浆代用品等。在输液的时机上也要注意：活动性出血止住前以输平衡液为主，出血止住后再输全血以节省血源。腹压很高的患者在切开腹膜时可出现血压骤降的意外，应缓慢减压并做好快速输血的准备。②慎用血管活性药和正变力性药物：创伤性失血性休克时体内有大量的儿茶酚胺释放，如再用血管收缩药必然会增加心脏后负荷，减少脏器血流灌注。但如果血压已低到危险水平，且难以一时用输液纠正，则应及时给予血管活性药。对于严重休克晚期伴有原发性或继发性心功能不全或低心排者可选用多巴胺或多巴酚丁胺，但慎用洋地黄制剂；降低外周阻力和改善微循环可选用低分子右旋糖酐、苄胺唑啉或苯苄胺。如果出现有高排低阻型的感染性休克可考虑应用血管收缩药，但应严密监测循环功能的情况下进行。③皮质激素的应用：在创伤应激时肾上腺皮质系统活动增强，肾上腺皮质激素分泌增加。但是由于血浆中结合型皮质醇增加，而起作用的游离的皮质醇相对不足，同时创伤应激状态下细胞膜皮质激素受体受损，使其功效减弱。因而使用大剂量外源性皮质激素能起补偿作用。一般主张早期、大剂量、短程应用。④抗生素的应用：创伤应激状态下全身免疫功能下降、缺血缺氧性肠黏膜屏障作用破坏所致肠源性感染或微生物移位可能是导致难逆性休克或 MODS 重要机制之一。因而主张对严重创伤性失血性休克患者需要应用广谱抗生素，尤其对肠道细菌感染的还要联合应用抗厌氧菌感染的抗生素。

（刘　冬）

第十一章 泌尿外科手术的麻醉

第一节 泌尿外科手术麻醉生理与特点

特殊年龄段患者需要接受肾脏和泌尿生殖系统手术的机会多一些。老年人除了生理性的老龄化改变以外，常伴发心血管和呼吸系统疾病。询问病史、体格检查和适当的实验室检查对于评估伴发疾病是很必要的。对于小儿泌尿疾病患者，应该仔细询问病史来排除其他的非泌尿系统先天性损害。

一、泌尿生殖系统的疼痛传导途径和脊髓投射节段

泌尿系统手术主要涉及肾脏、肾上腺、输尿管、膀胱、前列腺、尿道、阴茎、阴囊、睾丸和精索。由于它们的感觉神经支配主要是胸腰段和骶部脊髓（表 11－1），这样的结构非常适合实施区域麻醉。

表 11－1　泌尿生殖系统的疼痛传导途径和脊髓投射节段

器官	交感神经脊髓节段	副交感神经	疼痛传导脊髓水平
肾	T_8~L_1	CNX（迷走神经）	T_{10}~L_1
输尿管	T_{10}~L_2	$S_{2\sim4}$	T_{10}~L_2
膀胱	T_{11}~L_2	$S_{2\sim4}$	T_{11}~L_2（顶部），$S_{2\sim4}$（颈部）
前列腺	T_{11}~L_2	$S_{2\sim4}$	T_{11}~L_2，$S_{2\sim4}$
阴茎	L_1 和 L_2	$S_{2\sim4}$	$S_{2\sim4}$
阴囊	NS	NS	$S_{2\sim4}$
睾丸	T_{10}~L_2	NS	T_{10}~L_1

注：NS 表示无明显的伤害感受器功能。

二、肾脏血流和肾功能评估

肾脏接受 15%～25% 的心输出量，或者说每分钟 1.0～1.25L 的血液通过肾动脉，这取决于机体的状况。大部分血液由肾皮质接受，仅 5% 心输出量流经肾髓质，这导致肾乳头对于缺血非常敏感。肾脏血流通过各种能够控制血管平滑肌活动和改变血管阻力的机制来调节。运动时肾血管交感神经张力增加使肾血流分流给运动中的骨骼肌，同样的，在机体休息状态下肾血管松弛。手术引起的交感刺激会增加血管阻力，减少肾血流，而麻醉药可能会通过减少心输出量来减少肾血流。

引起肾入球小动脉血管舒张和收缩的内在机制自动调节肾脏血流。当平均动脉压降至 7.98kPa 以下时，平均动脉压的下降将减少肾的血流并最终影响肾小球滤过率（glomerular filtration rate，GFR）。因为有内在机制的自主调节，持续的 7.98kPa 以上的低平均动脉压虽影响肾血流，但不影响 GFR。在正常或去神经支配肾脏，当平均动脉压维持在 7.98～21.28kPa 时，都能维持肾的自主调节。

泌尿外科患者常并发肾功能不全，术前进行充分的肾功能评估对围术期肾脏保护意义重大。常用的实验室检查包括：①肾功能及电解质：尿素氮、肌酐、钠、钾、氯、二氧化碳、尿酸钙磷。②尿常规。③肾小球滤过率、肌酐清除率、核素肾血流图。④影像学检查：肾脏 CT、肾脏、输尿管和膀胱的 CT 扫

描、肾血管造影等。

三、药物对肾功能不全患者的影响

肾衰竭会严重影响吗啡和哌替啶的临床作用。但是对于芬太尼类药物则影响不大。

所有吸入麻醉药部分被生物转化，代谢的非挥发性产物几乎完全通过肾脏消除。但是吸入麻醉药对中枢神经系统作用的消退依赖肺排泄，所以肾功能受损并不会改变对这些麻醉药的反应。轻度或中度肾功能不全患者应选择对其无害的麻醉药，依据这样的观点，所有现代强效吸入麻醉药都是合适的。七氟烷稳定性差，钠石灰可以导致其分解，并在肝脏进行生物转化。已有报道，血浆无机氟化物浓度在长时间吸入七氟烷后接近肾脏毒性水平（50μmol/L）。但是在人类还没有发现七氟烷损害肾脏功能的证据。

尿毒症患者使用大剂量麻醉剂和镇静剂麻醉时，有关这些药物的分布没有报道。这些药物在排泄以前被大量代谢，所以当复合30%～50%氧化亚氮时，他们的作用没有明显延长。苯二氮䓬类药物，尤其是地西泮，其半衰期长，所以在有些病例会产生蓄积。在尿毒症患者，由于有效的吸入麻醉药相对于静脉药物来说更容易逆转，因此全麻诱导时吸入麻醉药更具有优势。

琥珀酰胆碱可能引起血清钾离子水平快速而短暂地升高。创伤、烧伤或神经功能损伤患者，最高可达5～7mmol/L，这可能是由于肌膜去神经性化后对于琥珀酰胆碱和乙酰胆碱的超敏感的结果，这可能会引起心血管系统崩溃。在尿毒症高钾血症患者，血清钾的进一步升高是非常危险的，因此除非患者在术前24h已经接受透析治疗，否则不推荐使用琥珀酰胆碱。如果患者最近进行了透析或者血清钾正常，使用琥珀酰胆碱据报道是安全的。非去极化肌松药的药物分布已经得到深入研究。肾衰竭通过降低药物的消除或者肾脏对其代谢，或降低其代谢酶活性来影响非去极化肌松药的药理学作用，例如美维库铵。因此肾衰竭患者的肌松药作用时间可能延长。然而，顺式阿曲库铵是阿曲库铵的单顺式异构体，器官非依赖性机制（霍夫曼消除）占整个顺式阿曲库铵消除的77%。因为肾脏排泄只占顺式阿曲库铵消除的16%，所以肾衰竭对其作用时间的影响很小。

四、泌尿外科手术的麻醉特点

多数泌尿外科手术的患者为老年患者，因此在进行泌尿外科手术麻醉时应考虑到老年人的生理特点。

1. 心血管系统　具体如下。

（1）动脉粥样硬化导致收缩期高血压，脉压增大。

（2）心室肥厚伴有心室顺应性降低，导致每搏量下降。

（3）最快心率的降低导致心排血量减少。

（4）瓣膜的纤维钙化。

（5）自主神经系统功能减低导致对容量、体位、麻醉深度的变化难以调节，对椎管内阻滞时血流动力学改变的敏感性增加，对肾上腺素能激动药和拮抗药的反应降低。

2. 呼吸系统　肺弹性减低，导致肺不张和通气，血流比失调；残气量增加，肺活量和用力呼气－秒率下降；肺泡无效腔量和解剖无效腔量增加。

3. 中枢神经系统　进行性神经元缺失和神经递质活性的减低导致对麻醉药需要量减少。

4. 泌尿系统　肾血流量和肾小球滤过率下降；保钠和浓缩尿液的能力下降。

5. 肝脏系统　肝血流量减少，经肝药物消除能力降低。

6. 老年患者的麻醉特点　具体如下。

（1）硬脊膜外麻醉可导致药液向头侧的过度扩散。

（2）睾丸相关手术要求感觉阻滞平面到T_9，上尿路手术需到T_6平面，下尿路手术需到T_{10}平面。

（3）肝、肾功能的减退、蛋白结合力的改变和分布容积的改变，导致所有静脉麻醉药需要量减少。神经肌肉阻滞药的剂量，在整个成人期相似。

（4）吸入麻醉药的MAC和年龄成反比。

（刘　斌）

第二节　肾脏手术麻醉及并发症

一、肾创伤手术麻醉

（一）肾创伤的分类

肾创伤（Renal trauma）目前多以 Sargent 分类与美国创伤外科协会分级为诊断标准。Sargent 将肾创伤分为四类：Ⅰ类伤，肾挫伤；Ⅱ类伤，不涉及集合系统的轻微裂伤；Ⅲ类伤，伴有或不伴有尿外渗的深度裂伤及碎裂伤；Ⅳ类伤，涉及肾蒂的损伤。美国创伤外科协会将肾创伤分为五度：Ⅰ度，肾挫伤；Ⅱ度，肾小裂伤；Ⅲ度，肾大裂伤，累及肾髓质，但并未入集合系统；Ⅳ度，肾全层裂伤伴肾盂、肾盏撕裂，肾碎裂、横断及贯通伤；Ⅴ度，肾动脉和静脉主干破裂或肾碎裂及横断同时伴有肾门区肾段动静脉断裂、肾盂撕裂。另外还可以按受伤机制分为以下三种类型：①开放性创伤：多见于刀刺伤，子弹穿透伤，多并发胸、腹及其他器官创伤。②闭合性创伤，包括直接暴力，上腹部或肾区受到外力的撞击或挤压，如交通事故、打击伤、高空坠落后双足或臀部着地、爆炸冲击波。会伤及肾实质、肾盂及肾血管破裂，出现肾包膜下、肾周围及肾旁出血。③医源性肾创伤，手术时意外撕裂或经皮肾镜术，体外冲击波碎石术有引起肾创伤的可能。

（二）肾创伤的诊断及检查

1. 外伤史　详尽的外伤史对肾创伤的诊断很有价值，如受伤原因、事故性质、受伤着力部位、伤后排尿情况、有无血尿、昏迷、恶心及呕吐、呼吸困难、休克等。

2. 临床表现　具体如下。

（1）血尿：血尿为肾创伤最常见的症状，94.3% ~98.0% 的肾创伤患者有肉眼血尿或镜下血尿。

（2）疼痛及肿块：多数患者就诊时有肾区或上腹部疼痛，可放射到同侧背部或下腹部。肾区可触及肿块。

（3）休克：休克是肾严重创伤及并发多脏器创伤并危及生命的临床表现。表现为低血容量休克。开放性肾创伤休克发生率高达 85% 。

（4）并发伤：无论是开放性还是闭合性肾创伤，还可能同时有肝、结肠、肺、胸膜、胃、小肠、脾及大血管损伤。临床表现更严重，病情危重，须及时手术、麻醉进行抢救。

3. 实验室检查及影像学检查　具体如下。

（1）尿常规检查：可能表现镜下血尿、肉眼血尿。

（2）血常规检查：动态观察血红蛋白，如果血红蛋白及红细胞压积持续下降说明存在活动性出血，白细胞计数增高，提示并发感染或其他部位有感染灶存在。

（3）血清碱性磷酸酶：在肾创伤后 8 小时升高有助于诊断。

（4）超声作为闭合性肾创伤的检查方法有助于诊断。CT 及 MRI 诊断肾创伤的敏感度高，可确定肾创伤的程度、范围及肾实质裂伤、肾周血肿的诊断。X 线片可见肾轮廓增大或局部肿大，伤侧膈肌升高。

（三）肾创伤的治疗

（1）非手术治疗：排除了肾蒂伤，肾粉碎伤需紧急手术处理外，轻度的肾挫伤，裂伤的患者，无其他脏器并发伤的可入院观察行保守治疗，卧床休息，观察血压、脉搏、呼吸、体温，动态观察血、尿常规。补充容量、保持足够尿量，应用抗生素预防感染等治疗。

（2）手术治疗：对于开放性肾创伤，并发其他脏器创伤，伴有休克的患者应急症手术进行抢救。闭合性肾创伤一旦确定较严重肾挫伤也须尽早手术探查。手术包括肾修补、肾动脉栓塞、肾部分切除或肾全切除，手术切口可以经腰切口或经腹切口。

二、肾创伤手术的麻醉处理

（一）术前评估及准备

手术前熟悉病史，对创伤患者行头部、胸部、腹部、脊柱及四肢检查。并对呼吸功能、循环功能、肝肾功能、神经系统功能等做相应评估。根据ASA评估分级及创伤严重程度分级评估对麻醉的耐受性。麻醉前观察患者的神智、精神状态、血压、心率、呼吸状态注意患者有无烦躁不安、疼痛、出汗、血尿、恶心呕吐等症状。常规行心电图、血常规、尿常规、凝血功能等检查，按急诊手术患者处理。肾创伤后腹膜后肾周血肿会突发破裂危及生命，如救治不当，死亡率很高，术前做好创伤急救准备工作。

（二）麻醉前用药

严重肾创伤患者，病情变化快，常伴有失血性休克，或并发其他脏器创伤。因此术前慎用或禁用镇静，镇痛药物，以免造成呼吸抑制。

（三）麻醉中监测

包括心电图、心率、无创血压、脉搏血氧饱和度、呼气末二氧化碳分压、尿量及体温。危重患者行中心静脉导管置入监测中心静脉压，有创动脉压监测。必要时置入肺动脉漂浮导管，监测心排血量（CO）、每搏量（SV）、心脏指数（CI）、肺毛细血管楔压（CWCP）、混合静脉血氧饱和度（SVO_2）指导目标治疗达到较好氧供（DO_2）。

（四）麻醉方法选择

对于病情较轻的行肾创伤探查术的患者可选择硬膜外麻醉。对于严重肾创伤，并发其他脏器创伤，伴有失血性休克的患者或急诊探查性质手术患者应选择气管插管全身麻醉。硬膜外麻醉在创伤手术患者实施容易引起明显血流动力学改变，安全性明显低于全身麻醉。肾创伤伴有休克的患者对全身麻醉药耐药性差，因此合理的选择全身麻醉药及剂量非常重要。

（五）麻醉中药物选择

1. 麻醉中常用的依赖肾脏清除的药物（表11－2）

表11－2　麻醉中常用依赖肾脏清除的药物

依赖	部分依赖
地高辛，正性肌力药	静脉麻醉药——巴比妥类
氨基糖苷类，万古霉素，	肌松药——泮库溴铵
头孢菌素，青霉素	抗胆碱药——阿托品，胃长宁
	胆碱酯酶抑制剂——新斯的明，依酚氯胺
	其他——米力农，肼苯达嗪

2. 静脉全麻药　依托咪酯对循环影响轻可作为循环不稳定时麻醉诱导及维持，但休克及低血压患者慎用。丙泊酚有较强的循环功能抑制作用，它通过直接抑制心肌收缩力和扩张外周血管双重作用引起血压下降，因此对有效循环血量不足的患者及老年人用量要减少。丙泊酚用于肾衰竭患者与正常人的总清除率相似，在肾切除的患者中，其清除率也不受明显影响，因此丙泊酚对肾功能影响不大。硫喷妥钠对循环影响较大，不主张用于休克患者，肾功能不全时应慎用。

3. 麻醉性镇痛药　吗啡主要在肝脏代谢为无活性的葡萄糖苷酸经肾排泄，肾功能不全患者应用镇痛剂量吗啡时，时效不会延长。瑞芬太尼、舒芬太尼、阿芬太尼及芬太尼镇痛作用强，对血流动力学影响轻，是创伤休克患者首选的麻醉药，芬太尼也在肝脏代谢，仅仅7%以原形排泄。瑞芬太尼和舒芬太尼的药代动力学和药效动力学在肾功能不全患者与正常人之间无显著差异，瑞芬太尼长时间用于严重肾功能不全的患者也是安全的。

4. 吸入麻醉　氧化亚氮、异氟烷、七氟烷和地氟烷无肝肾毒性可安全用于肾脏手术麻醉。Higuchi 报道七氟烷在 >5MAC 的浓度下维持 1h 也不增加血浆肌酐的含量。Morio 等研究低剂量七氟烷（0.4% ~ 3.0%）和异氟烷（0.2% ~1.5%）麻醉后测出的复合物 A（compound A）平均值 11.2ppm ± 7.2ppm，含量极微，即使用于术前有肾功能不全的患者也影响不大，尿素氮和肌酐值术前和术后无差异。地氟烷稳定性强，用于肾衰竭患者是安全的。

5. 肌肉松弛药　箭毒类药物基本上从肾脏排泄，因此肾脏手术麻醉不宜选用。琥珀胆碱及阿曲库铵在体内削除不依赖肝脏和肾脏，可以安全用于肝、肾手术的患者，但在创伤患者使用琥珀胆碱可致一过性的血钾升高，诱发心律失常应慎用。大约 30% 的维库溴铵由肾排泄，研究发现肾功能不全患者使用该药后神经肌肉阻滞作用时间长于肾功能正常者。泮库溴铵和哌库溴铵也主要由肾脏排泄，因此用于肾功能不良患者时效会延长。胆碱酯酶拮抗剂新斯的明约 50%，溴吡斯的明和依酚氯胺约 70% 在肾脏排泄，致使肾功能不全患者用此药后排泄会延长。

（六）肾创伤手术的麻醉处理

创伤患者多为饱胃，如何防止呕吐误吸是麻醉诱导中必须重视的问题。疼痛、恐惧、休克均可使胃排空时间延长，麻醉前应行胃肠减压，准备吸引装置。全麻气管插管最好采用清醒状态下气管内表面麻醉下插管，如果做快速诱导插管，应采取措施预防反流误吸，如压迫环状软骨。

麻醉应维持在合适水平，以减轻应激反应，降低肾素 - 血管紧张素 - 醛固酮系统的反应，增加肾脏灌注，保护肾功能。注意术中电解质，酸碱平衡的调节，补充血容量，用血管活性药物稳定血流动力学，提高组织氧供，降低氧耗，长时间低血压和手术时间过长都可导致肾血流量减少而影响肾脏灌注，保持良好的循环功能是保护肾功能的先决条件。肾功能不仅受麻醉药物、手术创伤、低血压、低血容量等因素的影响，还受到并发症如高血压、糖尿病等影响，麻醉中应综合考虑给以相应治疗。

肾创伤伴有低容量性休克患者，应在有创血流动力学监测下指导治疗，如 CVP，有创动脉压，利用 Swan - Gan 导管监测肺毛细血管楔压、心排血量等，及时补充血容量，包括血液、胶体液、乳酸林格液体。琥珀明胶、羟乙基淀粉（6% 130/0.4 或 200/0.5），都可安全用于扩容，而不影响肾脏功能。在扩容同时可使用血管活性药物，如多巴胺、多巴酚丁胺、肾上腺素、去甲肾上腺素、苯肾上腺素等维持较好灌注压。维持 CVP 在 0.266 ~1.176kPa，平均动脉压在 7.98kPa 以上，混合静脉血氧饱和度大于 70%，心脏指数大于 4.5L/（min · m^2），组织氧供指数大于 600mL（min · m^2）小剂量多巴胺 1 ~10μg/（kg · min）可激动多巴胺受体产生作用，扩张肾血管、肠系膜血管、冠状动脉血管及脑血管，增加心肌收缩力，提高心排血量和肾脏血流，如果多巴胺对提高血压效果不佳时可用肾上腺素或去甲肾上腺素，呋塞米可增加肾血流量，增加肾脏氧供有利于保护缺血后肾功能损害。

肾创伤手术麻醉中应保持呼吸道畅通，保证足够的通气量，避免缺氧和二氧化碳蓄积，重视动脉血气监测。创伤休克患者术中防止体温过低，注意术中保温。严重创伤患者的呼吸循环功能障碍，肝肾功能继发受损，即使使用较少的麻醉药物，也会使术后苏醒明显延迟，因此应加强术后患者的监护治疗。

三、肾脏肿瘤手术的麻醉

肾肿瘤（tumor of kidney）是泌尿系统常见的肿瘤之一，肾肿瘤的发病率与死亡率在全身肿瘤中占 2% 左右，在我国泌尿外科恶性肿瘤中膀胱肿瘤最常见，肾癌占第二位，肾脏肿瘤多采取手术治疗。肾脏肿瘤可能会并有其他一些并发症，麻醉实施及管理上更有一些特点。

（一）肾肿瘤的发病原因

肾肿瘤发病的原因与吸烟、肥胖、职业、高血压、输血史、糖尿病、放射、药物、饮酒、饮食、家族史等可能有关。吸烟使肾癌的危险增加 3% ~100%，肥胖与肾癌发病也有相关性。焦炭工人、石油工人及印刷工人因接触有害化学物质有增加肾癌发病的危险性。

（二）肾肿瘤的分类及治疗

1. 肾恶性肿瘤　具体如下。

（1）肾癌

1）肾癌的临床表现及诊断：肾癌又称肾细胞癌，肾癌经血液和淋巴转移至肺、脑、骨、肝脏等，也可直接扩散到肾静脉，下腔静脉形成癌栓。临床表现有：血尿、疼痛、肿块及发热，夜间盗汗，消瘦，红细胞沉降率增快，肾功能异常。肾肿瘤压迫肾血管，肾素分泌过多会引起高血压，肺转移引起咯血，骨转移可继发引起病理性骨折，脊椎转移引起神经病变等。诊断依靠上述临床表现及超声，泌尿系X线平片、CT及MRI，选择性肾动脉数字减影进行诊断。

2）肾癌治疗：根治性肾切除是肾癌的基本治疗方法。肾动脉造影常用于手术困难或较大的肾癌，在术前造影和进行肾动脉栓塞可以减少术中出血。肾癌有肾静脉或/和下腔静脉癌栓的，术前必须了解静脉内癌栓情况决定手术方式。手术切口采用经腰切口，或经腹腔手术，胸腹联合切口。近年来开展了经后腹膜腹腔镜下行肾癌根治的新方法，对患者创伤小，恢复快。

（2）肾母细胞瘤：它是小儿泌尿系统中最常见的恶性肿瘤，临床症状有腹部肿块、腹痛、发热、高血压及红细胞增多症，晚期出现消瘦、恶心呕吐、贫血症状。早期可经腹行肾切除术。

2. 肾良性肿瘤　具体如下。

（1）肾囊肿：肾囊肿内容物为清亮浆液性液体而不是尿液，肾囊肿一般肾功能正常。如果肾囊肿对肾组织压迫并破坏严重时可出现肾功能改变。肾囊肿压迫肾盏、肾盂、输尿管可引起尿路梗阻，如果肾囊肿增大对肾脏功能有影响可采用手术或经皮腔镜微创手术治疗。

（2）肾血管平滑肌脂肪瘤：又称错构瘤，可通过超声、CT鉴别诊断，较大的肾血管平滑肌脂肪瘤可突然破裂，出现急腹痛，腹腔内大出血，伴有休克症状，须急诊手术切除或介入性肾动脉栓塞。

（3）其他：肾良性肿瘤有肾皮质腺瘤、肾嗜酸细胞瘤、肾血管瘤等，应考虑保留肾组织手术，或部分肾切除等。

（三）肾肿瘤手术的麻醉处理

1. 术前评估　术前常规对肾肿瘤患者进行评估，对患者呼吸功能、循环功能、肝功能、肾功能进行相应检查。注意肾肿瘤患者术前有无并发冠心病、高血压、糖尿病、贫血、低蛋白血症，有无咯血、血尿、呼吸系统疾患等情况。常规检查心电图、胸部X线片、尿常规、血常规、肝、肾功能、凝血功能等。

2. 麻醉前准备及用药　肾肿瘤手术多为择期手术或限期手术，术前有并发症的应做相应内科治疗，如纠正贫血、控制高血压、纠正低蛋白血症、控制血糖等，术前应用利尿剂、钾制剂的患者应注意纠正电解质紊乱，酸碱失衡。术前适当应用镇静、安定类药物，或麻醉性镇痛药可减轻患者的焦虑及紧张情绪。麻醉前酌情给予抗胆碱药以减少麻醉中腺体分泌。肾脏手术前应用抗胆碱药最好选用东莨菪碱，因为东莨菪碱在肾排泄之前几乎完全被代谢，而静脉注射阿托品大致50%是以原形从肾排泄。长期服用血管紧张素转换酶抑制剂（ACEI）的患者会增加术后肾功能不全的危险性。

3. 麻醉方法选择　肾脏肿瘤手术的麻醉根据手术切口可选用硬膜外麻醉，气管内插管全身麻醉或全麻联合硬膜外麻醉。硬膜外麻醉宜选择$T_{10\sim11}$椎间隙穿刺，向头端置管注药，局部麻醉选择1.5%～2.0%利多卡因或0.75%～1.00%罗哌卡因，或以上两种药联合应用。使神经阻滞范围达到$T_5\sim L_2$，会产生良好的麻醉效果。利多卡因与罗哌卡因都是酰胺类药物，主要在肝脏代谢，仅有少量以原形经肾排泄，有研究证实注射利多卡因或丁哌卡因后，经肾脏以原形排泄的比例分别是10%和16%，因此可安全用于肾功能不全患者的麻醉；为提高椎管内麻醉的满意和减轻术中牵拉反应，术中辅助镇静、镇痛药物，如咪达唑仑2mg静脉注射，咪达唑仑5mg肌内注射；芬太尼0.01～0.05mg静脉注射，或辅助丙泊酚泵注。硬膜外麻醉不仅满足手术要求，而且交感神经阻滞后，肾血管扩张，肾血流增加，在维持较好的血压下有利于肾功能保护。术后还可采用留置硬膜外导管进行患者自控镇痛（PCEA）。非甾体抗炎镇痛药（NSAIDS）如双氯芬酸钠不减少肾血流量，不降低肾小球滤过率，可用于肾脏手术后疼痛治疗，但也有学者执不同观点。

肾癌并发肾静脉癌栓或上腔静脉癌栓患者、肾上腺手术、老年患者，并发严重心肺疾患、糖尿病患者、凝血功能不良患者宜选择气管插管全身麻醉，或联合硬膜外麻醉。Brodner 推荐在大的泌尿外科手术中全麻并用硬膜外麻醉可降低应激反应，减少儿茶酚胺分泌，改善胃肠功能，促进患者恢复。全身麻醉药物选择可参考肾创伤手术患者麻醉用药。近年来腹腔镜肾上腺和肾肿瘤微创手术的开展，在腹腔镜下阻断肾蒂出血减少，效果好，但这种手术也须在全麻下完成。

4. 麻醉中监测　麻醉中常规监测心电图、心率、无创血压、脉搏血氧饱和度、呼气末二氧化碳分压、尿量。实施麻醉时应建立通畅的静脉通路，置入中心静脉导管，监测中心静脉压指导输液量和速度很有必要，有创动脉血压在肾肿瘤手术中应当建立，可及时观察术中血压的瞬时变化，有条件的可做动脉血气监测。

肾癌手术时可能会发生癌栓脱落造成肺动脉栓塞导致严重并发症，因此注意心电监测和呼吸功能监测，维持血流动力学稳定。

5. 麻醉中处理　肾肿瘤手术多采用特殊体位，如侧卧位、侧卧肾垫起位，患者在硬膜外麻醉下采取这种体位多感不舒适，且这种体位对呼吸、循环也有一定影响。因此硬膜外麻醉时应用辅助药更要注意患者呼吸幅度、频率、血氧饱和度及血压变化。

全身麻醉选用对肾功能、循环功能影响较小的全麻药，术中避免低血压、低血容量。通过已建立的中心静脉导管监测中心静脉压来调整输液量和输液速度，调整好麻醉机呼吸参数维持较好的血氧饱和度和适宜的呼气末二氧化碳分压。

慢性肾功能不全的患者术后肾衰竭发生率高达 10% ~15%，因此术中避免低血压和低血容量、保证肾脏血液灌注，术前尿素氮、血肌酐升高预示术后发生肾功能不全可能。肾肿瘤患者，在术中易发生大出血危险，因此术前应准备好库血，当术中失血量大时注意补充容量和血压维持。

6. 肾癌并发静脉癌栓手术的麻醉　对于肾癌发生肾静脉和下腔静脉癌栓甚至累及右心房者，手术范围大，术中出血较多，手术和麻醉有较大难度和危险性。Novick 等提出在全身麻醉，体外循环转流下采用深低温停循环取出腔静脉和右心房癌栓。这种手术采取胸正中和腹部正中切口，全身麻醉后肝素化，当 ACT >450 秒，行主动脉插管、右房插管，采用膜式氧合器，用平衡液或胶体预充，建立体外循环，动脉流量维持 50 ~80mL/（kg · min），血液降温，阻断升主动脉后灌注冷停跳液使心脏停搏保护心肌。转流中行血液稀释，HCT 维持在 20% ~25%，当肛温降到 18 ~20℃时，降低动脉灌注流量到 10 ~20mL/（kg · min），直到停止转流。深低温下停循环时间可维持在 45 ~60min，在此期间行肾及癌栓切除手术，肿瘤及癌栓切除后恢复体外循环转流并复温，心脏复跳后维持较好的动脉血压、血气、电解质及酸碱平衡的基础上停止体外循环转流，用鱼精蛋白中和肝素。这种方法对肾癌并发腔静脉或右房癌栓的患者会取得良好的手术效果。但由于手术时间长，肝素化后术野渗血多，术中输血较多，体外循环转流对机体的影响，及深低温停循环对中枢神经系统的影响，仍存在不利因素。

7. 肾肿瘤手术麻醉中输血问题　肿瘤患者往往由于慢性消耗，失血性贫血、低蛋白血症，及肾癌根治术术中失血较多，需要在手术中输入大量异体血，因此肿瘤手术患者术前备血很重要。但前瞻性研究表明输入同种异体血会抑制机体免疫功能，使肿瘤患者术后肿瘤复发率高，生存期缩短。因此对肿瘤手术患者应提倡自身输血，自身输血就是将手术患者的自身血液预先采集，或术中失血回收后再回输，而减少异体血的输入，减少输血反应，减少病毒和感染性疾病的传播，减轻免疫功能抑制。常用的自身输血有：①术前三天或术日采集自身血液，在术中需要时再输入。②术前稀释性自身输血法，麻醉后采集患者自身血，同时补充晶体或胶体维持较好循环容量，术中或术后回输自身血。③术中用血液回收机回收术野自身血，这种回收系统可将血液中 55% ~76% 的肿瘤细胞滤除，再回输患者，这种自身输血方法对良性肿瘤患者无疑是有利的。目前对于恶性肿瘤手术不主张术中自体血回输。

四、常见并发症的防治

1. 气胸　肾脏手术在解剖过程中可发生胸膜损伤而导致气胸，应密切观察患者呼吸状况，如患者有呼吸困难，气道压增加，肺顺应性降低，血氧饱和度下降及血流动力学改变，考虑有气胸发生可能，应尽早做胸膜修补或闭式胸腔引流。

2. 低血容量休克　严重肾创伤，发生低血容量休克时对肾功能会造成一定的损害，但当补充血容量，循环功能稳定后，肾血流也会得到一定改善。因此在发生低血容量休克时，应及时积极进行容量复苏，合理应用正性肌力药物，维持有效循环血量，增加氧供和组织灌注。在失血性休克复苏治疗中目前认为在出血未被有效控制情况下，大容量液体复苏和提升血压可以导致继续出血，血液稀释和体温下降，进而造成微循环障碍，氧输送不足，凝血功能障碍，会增加死亡的风险。因而提出低度干预的复苏策略模式，即在出血未被有效控制的情况下，用尽可能少的液体输注将血压维持在能够勉强保持组织灌注的较低水平，来避免因快速和大量液体复苏引发的问题。但血压仍具有休克复苏效果的可信性，在复苏过程中出现少尿或无尿，则提示补液不足，血压过低，肾灌注不良，需要在治疗中注意。

3. 肾功能不全及肾衰竭　术中或术后肾衰竭是麻醉和手术的严重并发症，高危因素为严重多器官创伤，包括肾严重创伤、大手术、持续低血压、输血错误引起溶血反应等。创伤性休克可造成肾缺血，缺氧影响肾功能，严重肾缺血将使近端和远端肾小球上皮细胞变性坏死，肾小球缺血，滤过率下降，严重创伤后肾小管可能被血红蛋白和肌红蛋白阻塞，肾小管上皮坏死，导致急性肾衰竭。急性肾衰竭的病理过程中，氧供/需平衡很重要，保持稳定血流动力学，可保证肾脏的灌注和氧供，扩血管药及利尿药呋塞米也会增加肾血流，增加氧供，减少肾脏氧耗，对保护肾功能有益。

维拉帕米可调节肾脏微循环，抑制肾脏入球小动脉的收缩，使肾脏小动脉、静脉扩张，预防血栓形成，能防止肾脏缺血再损伤。

乌司他丁能明显减轻肾小管上皮细胞的变性和死亡，能保护低灌注压引起的肾脏缺血性损害，防止术后发生肾衰竭。并能促进全身血液循环，改善血液黏滞度，清除自由基及内毒素作用，有利于创伤及术后机体器官功能的恢复。

4. 多器官功能障碍综合征　肾创伤如果并发多脏器的创伤，由于伤情复杂，内环境紊乱严重及免疫功能明显抑制，容易发生多器官功能障碍综合征（MODS）甚至多器官功能衰竭（MOF），死亡率高。因此近20年来，损伤控制外科（damage control surgery，DCS）作为严重创伤和多发伤治疗的新策略，即初期简化手术、重症监护室复苏治疗和再手术实施。这种治疗打破了对严重创伤患者在危重时实施过大打击的复杂手术所造成的恶性循环，可避免在严重创伤治疗中致死的三联症体温不升、凝血障碍和酸中毒，它们互为因果，恶性循环。因为在患者危重时长时间经历复杂的外科手术及麻醉会进一步引起失血，体内热量丢失，中心体温降低，血红蛋白氧解离曲线左移，氧释放减少，氧供减少，导致体内乳酸堆积加重酸中毒，发生全身炎症反应综合征和免疫系统受损。DCS理念更符合多发性创伤患者的病理生理变化，把创伤对患者的损害降到最低程度，在实施创伤控制外科策略时腹膜间隙综合征是严重的致死性并发症，发生原因与腹膜内继续出血、腹膜后血肿扩大、腹膜和腹膜间隙水肿及腹腔填塞物有关，麻醉医生在实施创伤危重患者麻醉中应有这一理念，提高抢救成功率。

（刘　斌）

第三节　尿石症手术麻醉及并发症

尿石症又称为尿路结石（urolithiasis），包括肾结石、输尿管结石、膀胱结石和尿道结石，是泌尿外科常见疾病之一。近20年来，尿路结石的治疗发生了很大变化，除了开放手术治疗外，90%左右的尿路结石应用微创手术碎石取石或无创的碎石技术，使麻醉的实施及管理上有许多特点，熟悉尿路结石的病理生理及微创取石及碎石的方法，选择适宜的麻醉方法，保证患者在治疗中舒适、无痛、安全。

一、尿石症的病理生理

尿石症可分为肾脏和输尿管的上尿路结石，及膀胱和尿道的下尿路结石。尿石症不应仅仅看成是尿盐在尿路沉淀形成结石，而应当作全身疾病的一种局部表现。尿石症在其形成的病因、发生的部位、年龄及性别、结石的成分、对泌尿系统及机体的影响、手术方法、治疗及预后都有差别。

随着生物化学的发展，细胞生物学和分子生物学的进展，对尿石症的病因、发病机制有了深入的认识，如遗传因素的影响，机体及细胞对结石成分生成、代谢、吸收和转输等机制的研究，预防措施正在加强。对尿石症的治疗，除了传统的手术治疗，目前多采用体外冲击波碎石，经皮肾镜及各种内镜取石或碎石的微创手术，都已积累了丰富的经验。这些新的治疗手段促进了麻醉学的发展，使尿石症患者在麻醉下的手术更安全、舒适。

（一）尿路结石的病因

目前认为尿石症生成与人类种族遗传、自然环境、气候、饮食习惯、营养、代谢异常等因素有关，以上因素导致尿液成分的变化，而形成尿路结石。

1. 遗传因素　Goodman 等认为草酸钙结石是一种多基因的遗传性疾病，许多统计表明尿石症患者中 13% ~46% 有家族史，近亲结婚者发生率更高。形成尿酸结石的痛风症和黄嘌呤尿结石也属于遗传疾病。

2. 自然环境的影响　流行病学调查在热带和亚热带、气候湿热和干燥的地方结石发病率较高。中国南部的省份结石病发病率高于中部和北部。高温气候使人体水分过多蒸发，尿液浓缩，促进结石盐沉淀，使尿内结石盐析出而形成结石。大量饮水使尿液稀释，尿量增加可防止结石形成。

3. 营养与尿石症的关系　尿石症与食物组成及营养状况有密切关系，在贫困地区膀胱结石多见，在营养水准高的人群上尿路结石发病较高，高动物蛋白的摄取可导致尿液中钙尿酸含量增加，高动物蛋白摄入增加了机体的酸负荷，使尿液 pH 下降，有利于尿酸沉淀，也使钙排泄增加，导致草酸钙的形成。而枸橼酸盐减少是促进尿石形成的重要原因。尿钙和尿酸是尿结石形成的物质基础。蔗糖食入过多，导致尿钙排泄增加可使尿结石高发。谷类、蔬菜、纤维食物摄入可降低肾结石的发病率。

4. 代谢和转输异常　结石与新陈代谢有关，如胱氨酸结石、含钙结石、尿酸结石和黄嘌呤结石等是由机体代谢产物形成。维生素 B_6 和维生素 B_1 在生成草酸上有重要作用，当有足够的维生素 B_6 和维生素 B_1 时大部分乙醛酸可转化为甘氨酸而大大减少草酸的生成，从而降低草酸钙的生成。机体内钙和磷的代谢、尿酸的代谢、枸橼酸的代谢和转输等都与尿石症形成有关。甲状旁腺代谢紊乱也与结石形成有关。

5. 泌尿系统自身原因　具体如下。

（1）泌尿系统梗阻：如肾盂积液、肾盂输尿管积液、输尿管畸形、前列腺增生、尿道狭窄梗阻使尿液潴留诱发结石形成。

（2）感染：泌尿系统感染后细菌及坏死组织可诱发结石形成。

（3）其他原因：如长期卧床患者、甲状旁腺功能亢进患者、痛风患者等易发生结石。

（二）尿路结石的病理生理

尿路结石位于肾盂颈部梗阻，引起肾积液，并发感染影响肾功能，并使肾实质萎缩功能受损。梗阻严重可导致肾衰竭、尿毒症。多数输尿管结石是肾结石排出过程中停留在输尿管，输尿管在肾盂输尿管连接处、输尿管跨过髂血管处及输尿管膀胱壁处有三个狭窄处，结石沿输尿管下移时，常停留或嵌顿于这三个生理狭窄处，但以输尿管下 1/3 处最常见。尿路结石可引起泌尿系统损伤、梗阻、感染等。尿路梗阻及肾小管阻塞使肾小球囊内压升高，导致肾小球有效滤过压降低，炎症及损伤都可破坏肾小球滤过膜的完整性而导致通透性增加，引起血尿和蛋白尿。肾小管梗阻后缺血，并发感染引起肾小管上皮细胞变性坏死使肾小管重吸收、分泌和排泄功能障碍、肾浓缩功能降低而多尿，尿中出现蛋白质、红细胞、白细胞、管型等，血浆肌酐与血浆尿素氮也有所改变，使钠、钾、镁、钙、磷排泄异常，临床上有些患者表现为低钠血症、低钾血症、高钾血症、低蛋白血症、肾性贫血、下肢水肿、代谢性酸中毒。肾实质病变也可引起肾性高血压、肾功能不全、凝血机制障碍导致出血。

二、肾结石手术的麻醉

（一）肾结石的临床表现、诊断及治疗

1. 临床表现　肾结石（renal calculi）和输尿管结石（ureteral caculi）又称上尿路结石，主要的临床表现为血尿和疼痛，其程度与结石部位，结石大小，有无感染，尿路梗阻有关。肾结石可引起肾区疼痛和肾区叩击痛，活动后出现上腹部或腰部钝痛。输尿管结石可引起肾绞痛，发作时表现为剧烈疼痛，疼痛可在腹部、上腹部或中下腹部，也可以放射至同侧腹股沟，同时伴有恶心、呕吐。肾结石患者大多数有肉眼血尿。如果结石并发肾盂肾炎、肾积脓或肾周脓肿时，患者可有发热、寒战等症状。

2. 肾结石的诊断　结合病史、疼痛部位、疼痛性质、有无血尿进行诊断，实验室检查血尿阳性。B超、泌尿系X线、CT、放射性核素肾显像及内镜检查有助明确诊断。发生肾绞痛时须与外科急腹症如异位妊娠、卵巢囊肿蒂扭转、急性胆囊炎鉴别诊断。

3. 治疗　具体如下。

（1）药物治疗：包括碱化尿液，口服别嘌呤醇、枸橼酸钾、碳酸氢钠及改变饮食结构有治疗作用。在药物治疗中须大量饮水利尿并控制感染。中草药金钱草、车前子有助于排石。

（2）微创手术：经皮肾镜取石或碎石术，经输尿管镜取石或碎石术，体外冲击波碎石术。

（3）手术治疗：传统的开放性尿路结石手术包括，肾实质切开取石、肾盂切开取石、肾部分切除、肾切除、输尿管切开取石。本节主要介绍肾结石手术的麻醉。

（二）术前准备和术前用药

1. 术前准备　术前常规检查心电图，血常规，尿常规，肝、肾功能，胸部X线，凝血功能，电解质及酸碱平衡变化，尿素氮及血肌酐等。全面了解病史，根据全身各器官功能状态评定ASA分级，重点了解肾功能及肾结石对泌尿系统及全身影响。对于并发心脏病、高血压、糖尿病、甲状旁腺机能亢进、肾性贫血、低蛋白血症患者，应给以相关积极治疗以提高麻醉安全性。泌尿系感染患者术前应用抗生素控制感染。由于肾结石手术多在硬膜外麻醉下完成，采用侧卧位手术，术前应注意患者有无呼吸道感染、肺部疾病，保持良好的呼吸功能。

2. 术前用药　术前酌情应用镇静、安定类药物使患者安静，消除对手术、麻醉的恐惧、焦虑和紧张心理，取得很好配合。麻醉性镇痛药可用于手术前有明显疼痛症状的患者，抗胆碱药以选择东莨菪碱为宜。

（三）肾结石手术的麻醉与管理

1. 麻醉方法选择　传统的肾结石手术体位一般采用侧卧位，患侧在上，选择经腰切口。麻醉方法根据手术部位及方法，患者的全身状况，麻醉医师的经验或习惯及麻醉设备条件来选择。多数肾结石手术可在硬膜外麻醉下完成，且术后尚可进行患者自控硬膜外镇痛。硬膜外麻醉的效果确切不仅能满足手术的要求，而且交感神经阻滞后，肾血管扩张，血流增加，氧供增加，有利于保护肾功能。硬膜外麻醉可选择$T_{10\sim11}$椎间隙穿刺，向头端置管注药。局麻药可选择1.5%～2.0%利多卡因或0.75%～1.00%罗哌卡因，使阻滞平面达$T_6\sim C_2$，有较满意的麻醉效果。对于老年人、小儿，并发严重心肺疾病的患者，手术难度较大的患者宜选择气管内插管全身麻醉，或全身麻醉联合硬膜外麻醉，全身麻醉用药参照肾肿瘤手术麻醉。

2. 麻醉中监测　麻醉中应常规监测心电图、无创血压、心率、脉搏血氧饱和度、呼气末二氧化碳分压、中心静脉压和尿量。

3. 麻醉管理及注意事项　肾结石手术多采用侧卧位，侧卧位时腰部垫高，对呼吸有一定的影响，使下侧肺的肺功能残气量减少，由于重力的影响肺血流也较多的分布于下侧肺，可造成肺通气/血流比值失调。故硬膜外麻醉中必须仔细观察患者呼吸变化，并做好对呼吸急救准备，保证侧卧位时呼吸道通畅。为使椎管内麻醉满意，并减轻手术牵拉反应可使用镇痛、镇静药物，如芬太尼、丙泊酚、咪达唑仑等。实施全身麻醉时选用对肾功能、循环功能影响较小的药物。在麻醉前应建立通畅的静脉通路包括中

心静脉导管置入，以保证术中输液和在术中发生大出血时快速补充血容量。围术期肾功能的保护，关键在于维持较好的肾灌注，避免发生低血压，在低血压时及时补充血容量，同时可用麻黄素、多巴胺等提升血压，保证肾脏的灌注。

（四）并发症防治

（1）术中寒战，椎管内麻醉影响中心体温调控而降低寒战的阈值，故椎管内麻醉应注意防治寒战，减少机体氧耗，α－肾上腺能受体激动剂可乐定可明显降低硬膜外麻醉下的寒战，曲马朵能有效抑制术中寒战。另外，对输入液体加热和保温也是有效预防寒战的方法。

（2）侧卧位下进行肾脏手术会损伤胸膜，造成气胸，麻醉中应观察患者呼吸状况，发生气胸时应早做胸膜修补或闭式胸腔引流。

三、经皮肾镜取石或碎石的麻醉

（一）经皮肾镜取石及碎石术

经皮肾镜取石术（percutaneous nephrolithotripsy，PCNL）采用微创肾镜或输尿管镜先建立皮肤到肾集合管系统的手术通道，俯卧位下选择在第12肋上缘或下缘腋后线区域在B超引导下进行经皮肾穿刺，见尿液后置入导丝，用经皮肾扩张管通过导引钢丝，逐级扩张至F16留置扩张鞘，经鞘置入肾镜或输尿管镜来观察肾盂、肾盏、输尿管上段的结石。常规在经皮肾穿刺前应在膀胱镜下经输尿管内置入输尿管导管。在B超监视下采用超声碎石、弹道碎石或激光碎石设备进行碎石。

1. 超声碎石（ultrasound litholapaxy） 超声碎石是指频率在10～20kHz间的机械振动波，每次碎石间隔0～15s。原理为以电压效应制成换能器，将电能转换成机械能，通过一个金属管即超声电极传递至电极远端的振动探头上，振动探头使结石发生高频共振而碎石。超声碎石由超声发生器、换能装置、碎石探头和负压吸引泵组成，超声碎石效能较低。

2. 弹道碎石（the swiss lithoclast） 弹道碎石是将压缩空气产生的能量驱动碎石机手柄内的弹丸，以12kHz频率击打和手柄相连的金属杆的底部，通过金属杆的机械运动冲击结石，是较理想的腔内碎石方法。探头直径0.8～2.0mm，输出能量80～100mJ，是超声碎石能量的50倍。

3. 激光碎石（laser litholapaxy） 激光碎石是利用结石表面和激光头之间形成的气态等离子区膨胀产生的声学冲击波而碎石。目前用的钬（Ho：YAG）激光是利用氪闪烁光源激活嵌在钇－铝－石榴石晶体上的稀有元素钬而产生的脉冲式激光，激光2140nm，组织穿透度＜0.5mm，脉冲发射时间0.25ms，钬激光功率为20～100W，能粉碎各种结石。由于钬激光可能会造成眼睛损伤，因此操作医生需戴防护眼罩。

（二）经皮肾镜取石的体位

经皮肾镜取石术多采用俯卧位，这种体位可使术者有一个好的操作空间，易选择合适的穿刺部位，但俯卧位时由于身体重力压迫胸腔导致肺功能残气量及肺活量下降，同时因腹垫的影响，使下腔静脉及髂静脉受压，回心血量减少，前负荷降低，可引起循环功能的紊乱，尤其是对肥胖患者及肺功能障碍患者影响更大。

对于肥胖、心肺功能障碍，脊柱后凸患者可选择侧卧位，由于腰桥升起后使患者头侧和臀部向下降，腰部向上凸，导致肋骨和髂嵴间距改变，有利于手术操作，出现并发症时能及时行开放手术。

采取平卧位，体位舒适，对患者血流动力学及呼吸功能影响小，有利于高危手术患者在麻醉中观察和处理。但此体位在经皮肾穿刺时结肠损伤的概率增大。

（三）经皮肾镜取石麻醉

1. 麻醉前准备 麻醉前做好患者心理及体位指导工作，并了解患者心肺功能、凝血功能、肝肾功能，电解质平衡状况。对并发糖尿病、高血压、心律失常、贫血者术前给予相应治疗。常规心电图、血常规、尿常规、凝血功能检查。

2. 麻醉方法选择 经皮肾镜的取石术多采用二期手术。第一期的经皮肾造瘘术可在放射科或手术室进行，采用局部浸润麻醉或硬膜外麻醉；第二期的取石、碎石术在造瘘后几天进行，可采用硬膜外麻醉或气管插管全身麻醉。

（1）硬膜外麻醉：选择 $T_{10\sim11}$ 椎间隙穿刺，向头置管注药，应用 1.5% ~2.0% 的利多卡因或 0.50% ~0.75% 的罗哌卡因，使脊神经阻滞范围在 $T_5\sim L_2$，术中常规吸氧，为使麻醉满意可辅助咪达唑仑或芬太尼等镇静、镇痛类药物。也可选择 $L_{2\sim3}$ 及 $T_{10\sim11}$ 椎间隙两点穿刺置管双管给药，先给 2% 的利多卡因 3 ~5mL 试验量，出现阻滞平面后再给 0.50% ~0.75% 的罗哌卡因，但要掌握局麻药剂量，防止麻醉平面过宽。也可选择 $T_{10\sim11}$ 硬膜外穿刺置管，然后选用针内针法行 $L_{3\sim4}$ 蛛网膜下隙阻滞，使麻醉平面上界达 $T_{7\sim8}$，下界达 S_5，如果手术时间长可从硬膜外导管给药，这种方法镇痛、肌松好。

（2）气管内插管全身麻醉：适宜于老年人、小孩、并发心肺疾病、凝血功能异常的患者及双侧行经皮肾镜取石或碎石的患者。全身麻醉用药参照肾肿瘤手术麻醉。

（3）经尿道黏膜浸润麻醉：目前常用 1% ~2% 丁卡因或 2% ~40% 利多卡因。这种麻醉方法可以完成输尿管下段结石气压弹道碎石术。采用尿道黏膜浸润麻醉结合经皮肾穿刺点的局部麻醉也可以完成 B 超引导的微创经皮肾镜取石术。在行局麻时穿刺点的局部浸润麻醉要充分并达到肾包膜，但须掌握局麻药的浓度及剂量。在局部麻醉下患者会有不同程度的疼痛，感到不舒适，术中需用镇痛药。

3. 麻醉中管理　麻醉中监测包括：心电图、无创血压、SpO_2、$P_{ET}CO_2$、心率等，并准备好麻醉机，气管插管用具，急救药品。

经皮肾镜取石或碎石术实施过程中患者应先于截石位经尿道行输尿管镜下置入输尿管导管，然后改为俯卧位或侧卧位进行手术。术中体位变化、俯卧位或侧卧位时垫物放置不合适，除了患者感到不舒适外，也会引起呼吸循环功能的变化。因此要仔细观察患者呼吸及血压变化，注意治疗中灌注液的用量，如果灌注液吸收过多，应给以呋塞米 5 ~20mg。术中使用的灌注液应加温至 37℃，因为麻醉及低体温可能引起寒战导致氧耗增加，诱发心、肺并发症。寒战时可用地塞米松、曲马朵等药物治疗。在行蛛网膜下隙阻滞麻醉时控制麻醉平面不要过宽。

4. 并发症及防治　具体如下。

（1）肾损伤、肋间血管损伤、肾门处血管损伤可引起术中出血，应严密观察，及时补充容量。

（2）胸膜腔损伤，胸膜腔损伤与经皮肾穿刺有关，可造成气胸、血胸，表现为呼吸困难，可放置胸腔闭式引流。

（3）稀释性低血钠血症，由于治疗中灌注液大量吸收，可造成稀释性低钠血症（血钠 <120mmol/L），引起中枢神经系统症状，表现为头痛、头晕、意识障碍、恶心等，进一步发展为昏睡、昏迷。因此术中注意灌注液的入量和出量，限制液体入量，监测血电解质变化，并给以利尿剂等治疗。

（4）渡边道哉报道行肾镜取石的并发症除出血、气胸外还会出现发热、感染、败血症和心搏骤停，建议在俯卧位手术最好选择气管插管全身麻醉，有利于出现意外时能及时复苏治疗。

（5）结肠损伤，经皮肾镜通道建立过程中会损伤结肠，出现腹胀、腹膜感染等征象，需手术探查治疗。

四、体外冲击波碎石的麻醉

（一）体外冲击波碎石的原理

体外冲击波碎石（extrocorporpeal shock wave lithotripsy，ESWL）是通过 X 线或 B 超对结石进行定位，利用高能冲击波聚焦后作用于结石，使结石裂解，是目前泌尿结石首选的治疗方法。1980 年，由法国 Munich 开始用于临床。目前第一代碎石机还在很多研究所使用，由于在治疗中患者身体需要部分浸没于水中，在碎石中多采用全麻或硬膜外麻醉，又因水浴及水浴温度影响而产生明显的心血管和呼吸系统的改变。因此第二、三代碎石机通过改进问世，有许多优点，首先是没有水槽，避免了患者侵入水中引起的问题，另外冲击波聚焦后，引起的疼痛较轻，更安全，患者在治疗中更舒适。

（二）体外冲击波碎石的适应证及禁忌证

1. 适应证　适用于肾、输尿管上段结石。输尿管下段结石的治疗仍选用输尿管镜。

2. 禁忌证　禁忌证包括：①全身性出血性疾病、心力衰竭、严重心律失常、妊娠、腹部安置心脏起搏器患者。②极度肥胖患者结石定位困难，并且这些患者还常伴有高血压、缺血性心脏病、糖尿病。ESWL 治疗产生的不良反应的风险大。③急性尿路感染不宜碎石，否则易发生炎症扩散甚至导致败血症。④结石远端尿路梗阻。⑤并发腹主动脉瘤或肾动脉瘤患者不宜行 ESWL，在碎石时可能导致瘤体破裂。

（三）体外冲击波碎石的麻醉

1. 术前准备　术前一天服缓泻剂，清洁肠道以减少肠内积气及粪便。治疗当日禁食，治疗前让患者了解碎石的方法，麻醉方法及体位的摆放。解除恐惧心理，争取主动配合。ESWL 前掌握泌尿系统的病情，通过腹部平片、B 超、尿路造影全面了解结石部位、大小、数量等，做好相关检查，如心电图、肾功能、凝血功能、血常规、尿常规、血小板计数及全身情况。

2. 体外冲击波碎石的体位　碎石治疗时的体位有仰卧位和俯卧位两种。仰卧位时背部靠板可略竖起，下肢稍屈曲，并略向左或右倾斜，这种体位姿势使输尿管中、下段结石特别是位于骶髂骨前方的结石碎石难度增加。因此目前对输尿管中、下段的结石碎石采用俯卧位。由于碎石机改进、治疗床代替了体位架，水囊代替了水槽使患者侵入水中的部位减少，并发症也随之减少，患者在碎石中更舒适。

3. 碎石术中监测　在碎石术中应监测心电图、心率、血压、脉搏血氧饱和度。观察患者在治疗中循环、呼吸功能变化。

4. 麻醉方法　在第一代水浴型的碎石机下碎石的患者常采用气管插管全身麻醉或硬膜外麻醉，患者浸入水中有较明显的心血管和呼吸系统功能改变，引起中心静脉压升高和肺动脉压升高，当患者在水浴中浸没到锁骨位置时引起呼吸功能改变，功能残气量和肺活量下降，肺血流量增加，发生通气/血液比例失调和缺氧。水浴的温度也明显影响患者的体温。有统计表明在碎石术中全麻、硬膜外麻醉、蛛网膜下隙麻醉中低血压的发生率分别为 13%、18% 和 27%。

在新一代碎石机用于临床治疗后，因为能量低、聚焦、引起疼痛较轻，更加安全有效。因此丙泊酚、芬太尼、瑞芬太尼及咪达唑仑，清醒镇静麻醉及肋间神经阻滞联合局麻药乳膏表面麻醉为优先选择的麻醉方法。小孩的碎石术麻醉以选择气管插管麻醉或喉罩下全身麻醉，便于呼吸管理。Joo 在 ESWL 术中应用瑞芬太尼 10μg/mL 及瑞芬太尼 10μg/mL 并用丙泊酚 5mg/mL 分二组实施患者自控镇静（patient – controlled sedation，PCS）都能达到满意效果，术后 70min 患者就可回家。Coloma 在 ESWL 术中做了全麻与监测下麻醉管理（monitored anesthesia care，MAC）二组比较，MAC 组用丙泊酚 50 ~ 100μg/（kg · min)，瑞芬太尼 0. 05μg/（kg · min)；而全麻组用丙泊酚、瑞芬太尼诱导后放置喉罩控制呼吸，麻醉维持用七氟醚（2% ~ 4%）和氧化亚氮，二组均使镇静评分（observer's assessment of alertness/sedation，OAA/S）维持在 2 ~ 3 分钟。结果两组患者术后恢复快，但认为七氟醚组清醒程度优于 MAC 组。阿芬太尼静脉靶控输注在 ESWL 的应用也达到了很好镇痛效果。丙泊酚和短效的阿片类药物应用使 MAC 及靶控技术在体外冲击波碎石术的麻醉更加优越。

针刺麻醉在 ESWL 的镇痛作用是有效的，可选用合谷、足三里、足临泣等穴位，用针麻仪刺激，调节频率及强度。也可以在穴位注射 1% 利多卡因 2 ~ 4mL，针刺麻醉安全，简便，镇痛效果好，术中循环、呼吸功能稳定。针刺镇痛机制为，刺激中枢神经系统产生类内啡肽物质，使感觉中枢对疼痛刺激性降低，提高周围神经末梢对疼痛刺激的痛阈。

5. 并发症的防治　具体如下。

（1）血尿：体外冲击波碎石治疗后患者会出现血尿。一般卧床休息，给予止血治疗。

（2）肾血肿是 ESWL 后较严重的并发症，出血性疾病患者行 ESWL 治疗后肾血肿发生率较无出血性疾病高出 20% ~ 40%，因此应掌握治疗适应证。

（3）碎石过程中碎石波可诱发心律失常，Simon 报道发生率为 10% ~ 14%。早期碎石机使人体侵入水中过多易引起血流动力学及呼吸改变，使血压下降，现改为水囊或小水盆，对循环呼吸影响较小，心律失常已少见。

（刘　斌）

第四节　泌尿外科腹腔镜手术的麻醉

腹腔镜泌尿外科手术是一项新的微创外科技术。随着手术方式的不断改进及腔镜技术的日益完善，腹腔镜手术在泌尿外科的应用发展十分迅速。目前，泌尿外科大部分手术均可应用腹腔镜来完成。主要有两大类，一是毁损性手术，二是脏器功能重建手术。毁损性手术包括肾上腺肿瘤切除、无广泛粘连的无功能肾切除、乳糜尿肾蒂淋巴管结扎以及肾癌根治术等。脏器功能重建手术主要指肾盂成形术、根治性前列腺切除术及尿道重建术和根治性膀胱切除术及肠道新膀胱术等。

一、手术适应证

泌尿外科腹腔镜手术适应证的选择有两个层面的含义。首先，应严格遵循外科手术治疗的原则。腹腔镜手术是为了使患者在得到有效治疗的同时减少创伤，对于有明确手术禁忌或不适合腹腔镜手术的患者，不能为了手术或开展新技术而忽视手术适应证的选择。腹腔镜手术有其优势，但也有其局限性，目前尚不能完全替代开放手术。其次，随着科学和手术技术的发展，腹腔镜手术适应证在逐步拓展，而禁忌证在逐渐缩小。对于不同医生来说适应证也是相对的。一直以来，过度肥胖、腹部手术史、感染性疾病伴广泛而严重的器官和组织粘连，及解剖层次紊乱等复杂情况是腹腔镜手术的禁忌或相对禁忌。近年来，国内外诸多学者相继报道成功挑战这些禁区，如肾上腺手术后腹腔镜二次手术切除肾上腺；肾盂成形术失败而行腹腔镜二次成形，均达到理想效果。

目前临床上该技术被用于隐睾的诊断及功能评价、睾丸固定术、精索静脉曲张切除术、膀胱悬吊术、盆腔淋巴结清扫术、肾切除术、肾输尿管切除术、肾上腺切除术、经皮肾盂或输尿管结石取出术、根治性前列腺切除术和膀胱切除术等。

二、泌尿外科腹腔镜手术麻醉的特点

泌尿系统的腹腔镜手术与其他系统的腹腔镜手术有一些区别。因为泌尿生殖系统的许多器官位于腹膜后（如盆腔淋巴结、膀胱、输尿管、肾上腺和肾脏等），在这些器官的腹腔镜手术中常常需要采取腹膜后间隙充气。充入的 CO_2 面临的是巨大的腹膜后间隙和腹膜后间隙与胸腔及皮下组织的交通结构。这些患者经常发生皮下气肿，并可能一直扩散到头和颈部。大多数严重病例，黏膜下 CO_2 导致的纵隔气肿可压迫上呼吸道，危及生命。已有研究表明，CO_2 在腹膜外间隙的吸收率要高于其在腹膜腔内的吸收率。Mulet 等人发现，在经腹膜外间隙的腹腔镜盆腔淋巴结清扫术中，CO_2 清除率增加 76%，而在腹膜内的腹腔镜盆腔检查和胆囊切除术中，CO_2 清除率则分别增加 15% 和 25%。有回顾性研究显示，在肾脏和盆腔器官的腹腔镜手术中，采取经腹膜外间隙入路时，CO_2 的清除率增加高达 135%，而采取腹膜内入路时，CO_2 清除率仅增加 61%。因此在经腹膜外间隙的腹腔镜手术中，麻醉医师应密切监测和调整患者的通气，以维持正常的血 CO_2 浓度。

麻醉处理原则应是确保患者术中的安全与舒适。硬膜外阻滞麻醉，虽简便、经济，但腹腔镜下行泌尿外科手术（如肾和肾上腺切除），需要较广的麻醉阻滞平面（$T_5 \sim L_2$），对呼吸和循环的影响较明显，并增加心律失常的发生率。人工气腹后，膈肌运动受限，存在通气换气不足。同时膈神经受牵张，肩部可出现胀痛感，而影响患者情绪，严重者影响手术操作。某些泌尿外科的腹腔镜手术，如腹腔镜下的膀胱切除术和肾切除术等，耗时较长，CO_2 吸收量增加，可影响机体的生理功能。而采用气管内插管全身麻醉可以完全克服硬膜外阻滞麻醉带来的不适和不安全因素。

对于泌尿外科的另外一些腔镜下手术的麻醉，如经皮肾取石、膀胱输尿管取石及激光前列腺切除术等，可采用低浓度罗哌卡因持续硬膜外麻醉。

三、泌尿外科腹腔镜手术麻醉并发症

McDougall 等人报道，在猪的模型试验中，即使循环血量和心排血量正常，长时间增加腹腔内压

(≥1.995kPa) 也可导致尿量显著减少。其机制可能与气腹过程中肾皮质血流减少和肾静脉回流受阻有关。这种少尿是一过性的，并不会导致术后持续性肾功能异常。有回顾性研究发现，在最初接受腹腔镜肾切除术的10例患者中，术后有2例患者发生了一过性充血性心力衰竭。研究者认为，这种心力衰竭是术中出现少尿后人为过度扩容所导致的。腹腔镜术中出现的少尿还可能与应激状态下某些激素（如ADH）的分泌变化有关。因为术中一旦出现少尿往往会采取扩容治疗，因此对麻醉医师来说必须清楚在腹腔镜手术中出现的一过性少尿并不一定意味着血管内血容量的丢失。

另外，水中毒、气栓及低温所致严重心律失常等罕见并发症应引起高度重视。

（刘　斌）

参考文献

[1] 姚尚龙．临床麻醉基本技术．北京：人民卫生出版社，2011.

[2] 吴新民．麻醉学高级教程．北京：人民军医出版社，2015.

[3] 田玉科．小儿麻醉．北京：人民卫生出版社，2013.

[4] 吴安石，岳云主译．成人围手术期麻醉学．北京：人民卫生出版社，2007.

[5] 邓小明，姚尚龙，于布为，黄宇光．现代麻醉学．北京：人民卫生出版社，2014.

[6] 黄宇光．北京协和医院麻醉科诊疗常规．北京：人民卫生出版社，2012.

[7] 盛卓人，王俊科，等．实用临床麻醉学．第四版．北京：科学出版社，2010.

[8] 郭曲练．普外科及泌尿外科手术麻醉．北京：人民卫生出版社，2011.

[9] 杭燕南．当代麻醉学．上海：上海兴界图书出版社，2011.

[10] （美）郎格内克（Longnecker，D. E.），等．范志毅主译．麻醉学（上、下册）．北京：科学出版社，2010.

[11] 陈斌，刘斌．全身麻醉深度监测研究的新进展．《国外医学》麻醉学与复苏分册，2004，25（5）：298－301.

[12] 于剑锋，隽兆东，张蕊．麻醉学课程体系改革思路的初步探讨．中国高等医学教育，2013，（11）：76－77.

[13] 吴涯雯，陈郡兴，张双全．PBL 教学模式在麻醉学硕士研究生教学中的初步探讨．中国高等医学教育，2013，（8）：129－131.

[14] 唐可欣，曹焕军，张蕊．双导师制在麻醉学专业研究生培养中的应用．中华医学教育探索杂志，2011，10（4）：483－485.

[15] 曹俊浩，尚玉燕，胡娟．舒芬太尼与芬太尼在子宫肌瘤手术麻醉中的应用分析．内蒙古中医药，2011，30（10）：101－102.

[16] 张振红．比较瑞芬太尼与芬太尼静脉麻醉在老年患者手术麻醉中的应用效果．世界最新医学信息文摘（电子版），2015（26）：133－134.

[17] 刘俊杰，赵俊．现代麻醉学．北京：人民卫生出版社，2010.

[18] 曾因明，姚尚龙，等．麻醉科特色治疗技术．上海：科学技术文献出版社，2003.

[19] 孙大金，杭燕南．实用临床麻醉学．北京：中国医药科技出版社，2011.

[20] 徐建国．手术后恶心呕吐的防治．临床麻醉学杂志，2006，7（22）：557－558.

[21] 庄心良，曾因明，陈伯銮．现代麻醉学．第三版．北京：人民卫生出版社，2014，7.

[22] 李李，常业恬，等．临床麻醉常见问题与对策．北京：军事医学科学出版社，2009.

[23] 彭婕娜．重症颅脑损伤伴急性肺水肿的麻醉处理．河北医学，2011，7：549.

[24] 杨青云．氯胺酮异丙酚复合利多卡因用于小儿手术麻醉临床效果观察．中国实用医刊，2016（6）：12－13

[25] 闫增，信文启，邱平洋，等．手术麻醉苏醒期间对呼吸道并发症的临床观察与处理．世界最新医学信息文摘（电子版），2015（26）：81.

[26] 滕毓峰．慢诱导在老年患者手术麻醉过程中的应用．中国医药指南，2015，13（7）：71.

[27] 王士雷，曹云飞．麻醉危象急救和并发症治疗．北京：人民军医出版社，2006：27－43.

[28] 路江松．硬膜外阻滞用于胸腰椎手术麻醉 100 例临床效果分析．实用中西医结合临床，2014，（4）：42－43

[29] 杭燕南，庄心良，徐惠芳．当代麻醉学．上海：上海科学技术出版社，2012，8：277－289.